BIOFÍSICA

TERCERA EDICIÓN

A. S. Frumento

Profesor Titular de Biofísica
Facultad de Ciencias Exactas y Naturales
Universidad de Buenos Aires. Argentina

"Este libro está especialmente destinado a los estudiantes de América Latina y se publica dentro del Programa Ampliado de Libros de Texto y Materiales de Instrucción (PALTEX) de la Organización Panamericana de la Salud, organismo internacional constituido por los países de las Américas, para la promoción de la salud de sus habitantes. Se deja constancia de que este programa está siendo ejecutado con la cooperación financiera del Banco Interamericano de Desarrollo."

Mosby / Doyma Libros

Barcelona - Madrid - Baltimore - Boston - Buenos Aires - Caracas - Chicago - Filadelfia
Londres - México DF - San Luis - Santafé de Bogotá - Sidney - Tokio - Toronto - Wiesbaden

Es una publicación de
Mosby / Doyma Libros

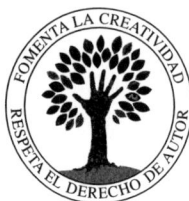

Mosby / Doyma Libros, S.A.
Times Mirror International Publishers
División Iberoamericana

ISBN: 84-8174-073-X

Depósito legal: M. 8.758 - 1995

Imprime: CLAMADES, S.L.

Para llegar a emprender esta obra, el autor debió recorrer un arduo camino, cuando era aventurado pretender ser biofísico en América Latina y difícil mantener el derrotero sin desviarse hacia metas más halagüeñas. Y pudo hacerlo gracias a Lina, quien entre la lucha y el bienestar eligió siempre la primera, anteponiendo a cualquier otro interés la satisfacción de ayudar a un intelectual a preservar su vocación. Su obra anónima no está impresa en estas páginas, y por razones académicas no puede figurar como autora, pero si este libro llega a constituir la contribución que el autor desearía, de ella es el mérito y no de quien gozó el placer de escribirlo.

Prólogo

Agotada la segunda edición de este libro, circunstancias diversas hicieron postergar prolongadamente la puesta en marcha de la tercera edición. Sin embargo, a pesar del tiempo transcurrido, y aunque en la actualidad existen obras sobre Biofísica de indudable calidad que obedecen a distintas pautas, se percibe aún la necesidad de un libro con la orientación de éste en lengua castellana. En vista de ello y en circunstancias distintas, se ha considerado que sería útil actualizar la obra y llenar ese vacío.

La dificultad en la selección de los temas, señalada en el prólogo de la primera edición, subsiste en la actualidad, por lo que los criterios para hacer esa selección son ahora los mismos de entonces, aunque el progreso científico y tecnológico, ocurrido en los últimos veinte años, ha hecho necesaria la introducción de algunos temas nuevos. Al mismo tiempo, y por razones de espacio, se redujeron y suprimieron algunos tópicos de la obra original.

Si bien el temario no ha cambiado demasiado, se ha creído conveniente modificar el orden de los diversos temas relativos a funciones del organismo, siguiendo en lo posible la secuencia que mejor se ajusta a las adoptadas en la mayoría de los textos de Fisiología. Se ha hecho esto sin alterar demasiado el orden lógico de la Fisicoquímica y tratando de que los primeros temas estudiados sirvan de base para los siguientes. Pero no todos los capítulos están encadenados de esta manera; varios de ellos son relativamente independientes de los que les preceden. Así ocurre, por ejemplo, con los capítulos dedicados a Biofísica de la visión, Biofísica de la audición, Principios de homeostasia, etc.

Estrictamente, para seguir el orden mencionado, el libro debería comenzar con el estudio de la Biofísica de la membrana celular, pero para ello se requieren los conocimientos que se dan en los capítulos 1, 2, 5 y 6. Como no se consideró que fuera lo más pedagógico comenzar el libro con una sucesión de cuatro capítulos de Fisicoquímica, se introdujeron los capítulos 3 (Metabolismo energético) y 4 (Biofísica muscular) que pueden ser salteados y estudiados más adelante.

Para no redundar, no se han incluido varios tópicos que están explicados con suficiente fundamentación en la mayor parte de las obras de Fisiología. Podrá sorprender, por ejemplo, que no figure el mecanismo de los filamentos deslizantes de la contracción muscular o el del acoplamiento excitación-contracción. El motivo: no hay nada que agregar a nivel de grado. Por razones similares no se incluyen las nociones elementales de Fisiología necesarias para comprender los aspectos biofísicos de las diferentes funciones que se tratan en la obra.

Por la importancia que han adquirido en los últimos años diversos recursos instrumentales de uso en la práctica médica, se han incluido varios temas relacionados con dichos recursos. Pero se han dado sobre ellos nociones muy elementales por razones de espacio y por ser ésta una obra introductoria.

Como se dijo en el prólogo de la primera edición del libro, todas las críticas serán muy bien recibidas por el autor y le ayudarán a mejorarlo.

El autor agradece especialmente el apoyo y las facilidades brindadas para la realización de esta obra por el personal de la División Biofísica de la Facultad de Medicina de la Universidad Autónoma de Barcelona.

De igual manera queda muy agradecido al personal de Mosby / Doyma Libros, por la buena voluntad y eficiencia con que llevó a la práctica la publicación de esta nueva edición.

A. S. FRUMENTO

Prólogo a la primera edición

Aunque el estudio fisicoquímico de los fenómenos biológicos comienza ya en forma metódica con Lavoisier y Laplace en el siglo XVIII, el aporte de la fisicoquímica al conocimiento de los seres vivos se incrementó especialmente desde fines del siglo pasado, hasta llegar a constituir una verdadera invasión en los últimos cuarenta años.

Ello ha dado origen a la introducción en los planes de estudios de ciencias biológicas de materias cuyos nombres han ido cambiando, como *física biológica, física médica, biofísica, biofisicoquímica* o *biología molecular.*

En la actualidad no es tarea fácil hacer con certeza la selección temática de una obra llamada "Biofísica", pero, aunque muchos de los temas podrían ser discutibles, es totalmente cierto que la participación de la fisicoquímica en el estudio de la biología ha introducido una metodología bien característica, no desarrollada tradicionalmente en otras disciplinas de carácter biológico. La necesidad de conocer esa metodología, así como sus frutos, es razón más que sobrada para justificar el estudio de una disciplina con el nombre de *biofísica* u otro equivalente.

Sobre estas bases, los temas que componen esta obra fueron seleccionados en buena parte por alguna de las razones siguientes:

1. Por la utilidad que su conocimiento presta a todo aquel que estudie el fenómeno biológico en cualquiera de sus manifestaciones.
2. Por la formación metodológica que puede brindar al estudiante.

Por ese motivo, forman parte de la obra temas de carácter biológico, cuyo conocimiento se beneficia de la contribución de la fisicoquímica, y algunos capítulos de índole técnica en los que se dan nociones sobre recursos biofísicos de investigación.

Además, teniendo en cuenta que el estudiante que emprende su carrera universitaria no cuenta a veces con el bagaje suficiente de conocimientos de fisicoquímica pura, el tratamiento de cada uno de los temas mencionados va precedido, cuando se considera necesario, por capítulos dedicados al estudio de los temas de fisicoquímica requeridos para su correcta comprensión.

Se ha adoptado el criterio de no tratar en la obra los temas elementales de física y de química, cuyo conocimiento ha adquirido el estudiante en su educación secundaria, pero los capítulos del libro están ordenados de modo tal que quien necesita repasarlos puede hacerlo siguiendo en general el orden habitual de los libros de texto de la enseñanza media, paralelamente con el estudio de esta obra.

Por razones que se consideraron de mejor encadenamiento, algunos de los temas han sido incluidos bajo títulos que no los encuadran exactamente; tal ocurre, por ejemplo, con los tópicos relacionados con difusión y cinética enzimática, introducidos en el capítulo 3, o con el estudio de la termorregulación, que se hace en el capítulo 5. Aun sabiendo que así se viola la ortodoxia de una correcta clasificación, se ha cometido la trasgresión por considerar que esto es lo más adecuado desde el punto de vista didáctico.

Se ha pretendido siempre presentar los conceptos en la forma más intuitiva posible, y por ese motivo se ha transigido en emplear a veces definiciones que violan la ecuación de dimensión, como la de flujo (masa por unidad de tiempo y de sección) dada en la página 88, u otras parecidas. Otras violaciones de naturaleza semejante, también cometidas en aras de la didáctica, aparecen en algunos otros conceptos, como, por ejemplo, al hablar de distribución de frecuencias en el capítulo 21 (fig. 21.8). Tales licencias sólo se toleraron cuando se estimó que el beneficio real que se logra es más importante que las consecuencias de la inexactitud teórica.

En general, las fórmulas o ecuaciones cuyo conocimiento no se adquiere habitualmente en la enseñanza secundaria se deducen en el texto. Sin embargo, en algunos casos las demostraciones necesarias exceden el nivel que se ha fijado para esta obra, eventualidad ante la cual sólo quedan dos caminos: exponerlas sin la correspondiente demostración o renunciar a los conocimientos que de ellas se pueden extraer. Se ha optado por la primera alternativa, y el lector tendrá que resignarse a admitirlas de buena fe. En opinión del autor, sería absurdo si pretendiese memorizarlas, pues ello no aporta ningún beneficio; en cambio, sí es útil comprender su significado y saber que cuando se las requiera están allí para ser recordadas y empleadas.

En cuanto a la notación matemática, se trató de adoptar la que pudiera crear menos confusión al lector no avezado, y por eso se emplean, por ejemplo, puntos innecesarios (aunque correctos) para representar productos (tales como "$P \cdot \Delta V$" en lugar de "$P \Delta V$") y paréntesis superfluos en algunos casos en que la notación es matemáticamente precisa sin ellos: "$-(A \cdot B)$" –lo cual también es correcto– en lugar de "$-A B$".

Por último, es necesario señalar que no todos los temas de la obra han sido explicados en forma igualmente detallada. Esta falta de uniformidad en el nivel didáctico no es casual y obedece a lo siguiente: los tópicos fundamentales se trataron de explicar en la forma más sencilla, accesible y elemental compatible con la seriedad de la obra, pues ellos deben ser aprendidos por todos, aun por quienes no tienen un especial interés en el tema o no tuvieron la suerte de llegar a la educación superior con una sólida formación básica. Otros temas que se podrían considerar algo superiores pueden ser aprovechados por quienes posean especial interés y una buena formación previa; aunque se ha pretendido poner en ellos el cuidado necesario para presentarlos con claridad, se ha estimado que en su desarrollo se podrían emplear expresiones y recursos que dejasen algo librado al interés y a la capacidad del lector.

Como toda realización humana, este libro contiene errores. Todas las críticas serán recibidas con beneplácito, pues ellas, con seguridad, contribuirán a mejorar la obra.

El autor agradece las valiosas sugerencias que en el terreno científico, y dentro de sus respectivas especialidades, ha recibido de las siguientes personas: Dr. Horacio Bosch, Dr. Jorge Bosch, Dr. Néstor Carlisky, Dr. Horacio Cingolani, Ing. Ricardo Gayoso, Dr. Enrique E. Mariano, Ing. Hugo Mugliaroli, Dr. Ricardo Pichel, Ing. Alejandro E. Placer e Ing. Arturo Saccone.

También está reconocido a la dibujante Claudia Frumento, de quien debe señalar la competencia puesta de manifiesto en la interpretación de los conceptos que debió trasladar a la expresión gráfica y la eficacia con que realizó esta tarea.

Especial mención merece el personal técnico de Editorial Intermédica por la dedicación y voluntad con que contribuyó a solucionar los diversos problemas que planteó la realización de este libro, de acuerdo con las severas exigencias del autor.

A. S. FRUMENTO

Prólogo a la segunda edición

La rapidez con que se agotó la primera edición de esta obra permite suponer que ella ha venido a llenar un vacío en el ambiente científico de habla castellana y, por lo tanto, que ha constituido una contribución útil. Esto ha colmado las expectativas del autor y es para él altamente gratificante, pero, al mismo tiempo, le ha hecho sentir más intensamente su responsabilidad, obligándole a poner el mayor esfuerzo en la tarea de mejorar la obra. En concordancia con esto, se ha hecho una cuidadosa revisión del libro para corregir los errores que pudieran haberse deslizado y actualizar los temas, y se han rehecho capítulos cuando ello se consideró conveniente. Con este criterio, el capítulo 6, sobre biofísica muscular, fue totalmente redactado de nuevo, y se introdujeron cambios significativos en el capítulo 16, sobre estado ácido-básico, modificando el enfoque con el que se trató en la edición anterior. En cuanto al resto de los capítulos, aunque en ellos se han hecho algunos ajustes y modificaciones, han mantenido en general su esquema inicial.

El autor está agradecido a las personas que le han hecho llegar sus críticas, las cuales le han sido de gran utilidad al preparar la presente edición.

A. S. FRUMENTO

Principales símbolos y abreviaturas empleadas en el texto

LETRAS LATINAS

A	Área
A	Amplitud de la acomodación
A	Número de masa
a	Distancia fija, espesor, amplitud
a	Constante, coeficiente angular
a	Actividad
aq	Agua
(aq)	Dilución infinita
Atr	Masa atómica relativa
B	Balance
BB	Base "buffer"
BBN	Base "buffer" normal
BUF	Base "buffer" no volátil
B	Campo magnético
B	Poder amortiguador
b	Constante, término independiente
C	Concentración Constante
CN	Condiciones normales
CR	Cociente respiratorio
CRF	Capacidad residual funcional
C	Capacitancia, complacencia
C	Capacidad
$\mathscr{C}$	Caudal
c	Concentración
c	Velocidad de la luz
c	Velocidad del sonido
$\mathscr{c}$	Caudal

D	Densidad
Ds	Distensibilidad
D	Tasa de depuración Dosis absorbida
$\dot{D}$	Intensidad de dosis
D	Coeficiente de difusión
D	Constante dieléctrica
d	Diámetro, distancia
E	Energía Energía interna
E_c	Energía cinética
E_p	Energía potencial
Eq	Equivalente
E_u	Energía umbral
E_υ	Energía de un fotón
EB	Exceso de base
EBR	Eficiencia biológica relativa
E	Eficiencia Tasa de eliminación, tasa de excreción. Poder emisivo
E	Fuerza electromotriz
E	Campo eléctrico
e	Base de los logaritmos naturales
e^-_{aq}	Electrón hidratado
e	Carga eléctrica elemental
e^-	Electrón
F	Energía libre
F°	Energía libre estándar
FA	Factor de amplificación
F	Fuerza Concentración fraccional

F	Constante de Faraday		$\mathbf{K}$	Constante de difusión alvéolo-capilar
f	Fuerza			
f	Función		k	Constante Constante de equilibrio
			k_b	Constante de eliminación biológica
G	Ganancia			
$\mathbf{G}$	Densidad superficial		k	Coeficiente de extinción
G	Conductancia		k	Coeficiente de partición
$\mathbf{G}$	Conductancia por unidad de superficie		L	Conductividad
(g)	Estado gaseoso		(l)	Estado líquido
g	Conductancia		ln	Logaritmo natural
$\boldsymbol{g}$	Conductancia respecto del equilibrio		log	Logaritmo decimal
			l	Longitud
H	Entalpía		M	Masa
h	Altura		$\mathbf{M}$	Masa molar
$\mathbf{h}$	Constante de Planck		M	Molaridad Momento magnético
I	Intensidad del sonido		m	Masa de una partícula
I_e	Intensidad radiante o energética		mr	Masa molecular relativa
I	Intensidad de corriente		m	Densidad de flujo
i	Título			
i	Intensidad de corriente Factor de Van't Hoff		N	Número de moléculas
			$N_{n'}$	Número de fotones
$\boldsymbol{i}$	Densidad de corriente		N*	Número de átomos (moléculas) radiactivos
			$\ddot{N}$	Número de unidades por unidad de tiempo y de superficie
J	Momento angular		N	Número de Avogadro
j	Flujo		N	Número de neutrones
$j_{i\text{-}o}, j_{o\text{-}i}$	Flujos unidireccionales		$\mathbf{Nr}$	Número de Reynolds
			n	Número de moles Número de osmoles Índice de refracción
K	Constante Constante de equilibrio			
K_c	Constante crioscópica		$\mathbf{n}, {}_0^1\mathbf{n}$	Neutrón
K_d	Constante de disociación		OsM	Osmolaridad
K_e	Constante ebulloscópica			
K_h	Constante de hidratación		P	Presión Perturbación
K_w	Producto iónico del agua			

Pv	Presión de vapor	s	Actividad específica
P_c	Presión cinemática	s	Sensibilidad
P_i	Presióm parcial	s	Sensibilidad relativa
P_{tr}	Presión transmural		
Proy	Proyección	T	Temperatura absoluta
P	Permeabilidad	Tr	Transportador
$\boldsymbol{P}$	Potencia	t	Tiempo
p	Presión	t	Período
$\mathbf{p}$, $\mathbf{{}^1_1p}$	Protón	t	Temperatura centígrada
$\boldsymbol{p}$	Momento		
		U	Tasa de ultrafiltración
Q	Cantidad de calor Cantidad (masa, volumen, etc.)	V	Volumen
$\dot{Q}$	Cantidad por unidad de tiempo	$\dot{V}$	Caudal de gas
Q	Cantidad de electricidad	V	Potencial eléctrico
$\mathbf{Q}$	Carga tubular	$\mathbf{V}$	Volumen molar normal
q	Cantidad (masa, volumen, etc.)	VC	Valor calórico
q	Cantidad de electricidad	VM	Volumen minuto
		v	Velocidad Volumen
R	Rendimiento		
R_q	Rendimiento cuántico	v	Velocidad de desintegración
RAO	Relación de amplificación por el oxígeno	v_c	Velocidad crítica
RPT	Resistencia periférica total	W	Trabajo
R	Resistencia	$\mathbf{W}$	Caudal tubular
$\mathbf{R}$	Constante universal de los gases ideales Tasa de reabsorción	$\mathbf{W_o}$	Caudal de orina
r	Radio, distancia	X	Rayos X
r	Porcentaje	X	Fracción molar Exposición
r	Resistencia	$\dot{X}$	Intensidad de exposición
r	Relación de Donnan	x	Longitud, distancia, espesor
		x	Variable cualquiera
S	Superficie Entropía Sustrato, sustancia	Y	Radiactividad, actividad
s	Superficie	Y'	Frecuencia de contaje
(s)	Estado sólido	Y	Módulo de Young
S	Tasa de secreción	y	Variable cualquiera

Z	Número atómico	Σ	Sumatoria
z	Variable cualquiera	σ	Tensión (fuerza sobre superficie)
z	Valencia		Coeficiente de conducción térmica
			Desviación estándar
			Sección eficaz

LETRAS GRIEGAS

α	Coeficiente de absorción
	Grado de disociación
	Ángulo
	Partículas α, radiación α
$[\alpha]_\lambda$	Poder rotatorio específico
β	Solubilidad de un gas (mol/l)
	Partículas β, radiación β
β^-	Partículas β negativas
β^+	Positrón, radiación β positiva.
γ	Coeficiente de actividad
	Radiación γ
	Constante giromagnética
Δ	Incremento
δ	Fuerza impulsora
	Radiación δ
ε	Coeficiente de extinción molecular
Φ	Intensidad de polarización
Φ_e	Flujo radiante o energético
φ	Momento dipolar
φ_e	Iluminación energética
Λ	Conductancia equivalente
λ	Conductancia iónica equivalente
	Longitud de onda
	Constante de desintegración
μ	Movilidad de los iones
	Coeficiente de atenuación
	Momento magnético
υ	Frecuencia
ω	Ángulo sólido
	Velocidad angular
	Pulsación
Π	Presión osmótica
π	3,1416...
ρ	Peso específico
	Resistencia específica

τ	Tensión (fuerza sobre longitud)
	Semiperíodo
τ_b	Semiperíodo biológico
τ_e	Semiperíodo efectivo
η	Coeficiente de viscosidad

SÍMBOLOS ESPECIALES

[ ]	Molaridad
$\int$	Integral
*	Radiactivo

UNIDADES

Masa

kg	kilogramo
g	gramo

Tiempo

s	segundo
min	minuto
h	hora
d	día
a	año

Longitud y derivadas

m	metro
rad	radián
sr	esterradián
l	litro

Fuerza, presión

N	newton
dyn	dina

gf	gramo fuerza
Pa	pascal
atm	atmósfera
torr	torr, mm de mercurio
cmH_2O	cm de agua

Energía, calor, potencia, temperatura

J	joule
erg	erg
cal	caloría
eV	electronvolt
W	watt
K	kelvin
°C	grado centígrado

Eléctricas

C	coulomb
V	volt
F	farad
S	siemens
Ω	ohm

Fisicoquímicas

D	dalton
mol	mol
Eq	equivalente
Osmol	osmol
UpH	unidad de pH

Física nuclear, Radiaciones

u	unidad de masa atómica
Bq	becquerel
Ci	curie
cpm	cuentas por minuto
dps	desintegraciones por segundo
Gy	gray
rad	rad
R	röntgen

Varias

P	poise
db	decibel
Hz	hertz

Prefijos

M	mega; 10^6
k	kilo; 10^3
h	hecto; 10^2
d	deci; 10^{-1}
c	centi; 10^{-2}
m	mili; 10^{-3}
u	micro; 10^{-6}
n	nano; 10^{-9}
p	pico; 10^{-12}
f	femto; 10^{-15}

Índice de capítulos

1 Conceptos básicos de Fisicoquímica

I. CONCEPTOS PREVIOS

En este capítulo estudiaremos algunos conceptos introductorios referentes al equilibrio fisicoquímico y otros que deberemos emplear enseguida en los capítulos que siguen. Los demás fundamentos de Fisicoquímica serán explicados a lo largo del libro a medida que resulten necesarios.

A. SISTEMAS MATERIALES

1. Concepto

En Fisicoquímica *se llama **sistema material** al cuerpo o conjunto de cuerpos que se estudia.* Por ejemplo, si se consideran los procesos que ocurren cuando un trozo de hielo a −4 °C se pone en contacto con agua a 3 °C, o se estudian las propiedades que tiene el conjunto formado por ambos cuerpos, el sistema está constituido por dicho conjunto (agua y hielo). Si se tiene en cuenta, además, la participación del recipiente que los contiene, éste también forma parte del sistema.

2. Sistemas homogéneos y heterogéneos

Consideremos dos sistemas: uno formado por agua salada y otro, por agua y hielo a 0 °C (fig. 1.1). En el primero no es posible distinguir porciones con distintas propiedades, mientras que en el segundo existen partes con propiedades diferentes: el agua (líquido de 1 g/cm^3 de densidad) y el hielo (sólido de densidad menor). Decimos en este caso que el primer sistema es homogéneo y que el segundo es heterogéneo, de acuerdo a las siguientes definiciones:

*Un sistema es **homogéneo** cuando porciones del mismo volumen, extraídas de cualquiera de sus partes, tienen iguales propiedades.* En caso contrario el sistema se llama **heterogéneo**.

Es importante tener presente que en los sistemas heterogéneos existen superficies definidas, que separan las porciones con propiedades diferentes.

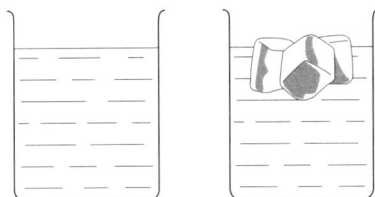

Figura 1.1. *Un sistema homogéneo (agua salada) y uno heterogéneo (agua y hielo).*

Los criterios de homogeneidad y de heterogeneidad dependen del volumen de las porciones cuyas propiedades se estudian. Así por ejemplo, la sangre aparece como homogénea si se comparan porciones de 1 cm^3; pero si se observa con el microscopio y se comparan porciones menores, se verá que en ella existen partes con propiedades diferentes (hematíes, leucocitos, plasma, etc.). Por lo tanto, es necesario fijar un volumen mínimo para poder efectuar la clasificación de los sistemas sobre esa base. En Fisicoquímica se ha establecido que dicho volumen corresponde a partículas de un diámetro del orden de los 5 nm. Este límite puede parecer arbitrario, pero por debajo del mismo carece de sentido el concepto de superficie de una partícula (p. ej., los átomos y las moléculas pequeñas no tienen superficies).

3. Propiedades extensivas e intensivas

Las propiedades que caracterizan a un determinado sistema pueden clasificarse en dos categorías: *extensivas* e *intensivas*. Las primeras dependen de la masa del sistema, mientras que las segundas son independientes de ella. El volumen, por ejemplo, es una propiedad extensiva; en cambio, la densidad, el calor específico, etc., son propiedades intensivas.

4. Fases y componentes de un sistema

*Se llama **fase** de un sistema al conjunto de todas las porciones de éste que tienen iguales propiedades intensivas.*

Nótese que, aunque en el sistema mencionado (fig. 1.1) existan varios trozos de hielo, las fases son solamente dos, pues las diferentes porciones de sólido, por tener iguales propiedades, forman parte de la misma fase. Las superficies que separan las fases reciben el nombre de ***interfases***.

La solución de agua y sal de la misma figura consta de una sola fase. Sin embargo, es posible separar de él dos sustancias: el agua y la sal. Decimos entonces que el sistema está formado por dos componentes*.

*Se llaman **componentes** de un sistema a las sustancias que pueden separarse de él por medios físicos**.*

5. Estado de un sistema

*Se llama **estado** de un sistema al conjunto de **todas** sus propiedades.* Obsérvese que, conforme a esta definición, el cambio de una sola propiedad implica un cambio de estado del sistema. Cuando se habla de estado sólido, líquido o gaseoso se usa la palabra "estado" en un sentido más restringido, pues las únicas propiedades que se tienen en cuenta son la constancia o variación de la forma y del volumen del cuerpo considerado. Nosotros usaremos en este caso la expresión ***estados de agregación***.

---

* El concepto de componente es distinto del de componente independiente, con el que podría confundirse. Nosotros no emplearemos este último concepto.

** Empleamos la palabra "sustancia" con el significado que en algunos textos se da a la expresión "sustancia pura".

B. MAGNITUDES

1. Concepto

Muchas propiedades de un sistema son susceptibles de ser medidas y expresadas mediante un número acompañado de la unidad correspondiente. Dichas propiedades reciben el nombre de *magnitudes*.

2. Magnitudes variables y constantes

Las magnitudes pueden ser variables o constantes; son *variables* aquellas cuyo valor cambia durante el proceso que se estudia, mientras que se llaman *constantes* las que mantienen su valor fijo. Una misma magnitud puede ser constante en un proceso y variable en otro. En el caso de un gas, por ejemplo, es posible modificar la presión y el volumen manteniendo fija la temperatura, y en este caso las dos primeras magnitudes son variables, mientras que la temperatura es constante; pero también ésta podría ser modificada, y entonces sería una variable más.

Para los fines que interesan en un determinado caso, es frecuente que baste establecer los valores de dos o tres variables para que las propiedades del sistema que interesan queden determinadas. Dichas magnitudes reciben el nombre de *variables de estado*. En la primera parte de este capítulo sólo emplearemos tres variables de estado: la presión, el volumen y la temperatura.

3. Variables independientes y funciones

Frecuentemente ocurre que dos magnitudes están relacionadas entre sí de modo tal que dados los valores de una de ellas, quedan determinados los de la otra. En ese caso se dice que la segunda es una *función* de la primera, y a ésta se la llama *variable independiente* o *argumento*. Si representamos con y la función y con x, la variable independiente, esta relación se expresa:

$$y = f(x) \qquad [1.1]$$

Pero el valor de una función podría depender de los de varias variables independientes, por ejemplo x y z; esto se representa así:

$$y = f(x,z) \qquad [1.2]$$

En el caso de un gas, si se modifican a voluntad la presión y la temperatura, el volumen resulta función de esas magnitudes, y esta relación se expresa:

$$V = f(P,T) \qquad [1.3]$$

4. Magnitudes escalares y vectoriales

Muchas magnitudes quedan completamente definidas indicando su valor numérico y la unidad de medida correspondiente. En este grupo se encuentran, por ejemplo, la masa (45 g) el volumen (1,2 cm^3) y la presión (35 kPa). Estas magnitudes reciben el nombre de magnitudes *escalares*. Otras, además de una determinada intensidad tienen una dirección y un sentido dados, por lo que son representables por un vector, es decir, un segmento dirigido, con un origen y un extremo. Estas magnitudes reciben el nombre de magnitudes *vectoriales*. En esa categoría se encuentran, por ejemplo, la fuerza y la velocidad.

C. GASES

1. Ecuación general

Para dos estados cualesquiera 1 y 2 de un gas ideal (fig. 1.2) se cumple:

$$\frac{P_1 \cdot V_1}{T_1} = \frac{P_2 \cdot V_2}{T_2} \qquad [1.4]$$

En esta ecuación, T es la temperatura absoluta, la cual se obtiene sumando 273 °C a la temperatura centígrada:

$$T = t + 273 \text{ °C} \qquad [1.5]$$

Los grados de la temperatura absoluta son iguales a los de la centígrada, pero los orígenes de las escalas son diferentes. Para indicar esta diferencia se usa la letra **K** (Kelvin), unidad de temperatura para la temperatura absoluta y °C para la centígrada. Por ejemplo:

$$T = 283 \text{ K}; \qquad t = 10 \text{ °C} \qquad [1.6]$$

Estas expresiones se leen, respectivamente, "283 Kelvin" y "10 grados centígrados".

Cuando no necesitemos referirnos al origen de la escala, sino indicar solamente diferencias de temperatura, emplearemos el símbolo **K**.

Aplicando la [1.5] se comprueba que para t = −273 °C resulta T = 0 **K**. Se puede demostrar que no existen temperaturas inferiores a ella. Por ese motivo se llama así la escala de temperaturas absolutas.

Si las dos temperaturas de la [1.4] son iguales, la ecuación queda reducida a:

$$P_1 \cdot V_1 = P_2 \cdot V_2 \qquad [1.7]$$

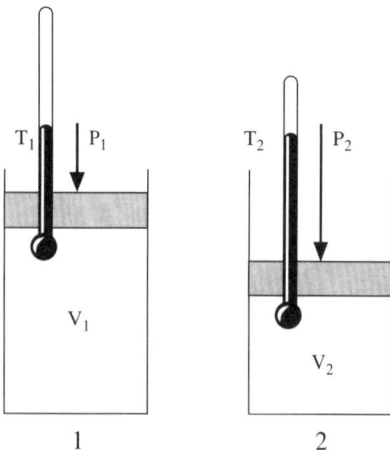

Figura 1.2. Una misma masa de gas a temperaturas y presiones diferentes. (Explicación en el texto.)

Ésta es la expresión de la ley de Boyle y Mariotte, que relaciona las presiones y los volúmenes a temperatura constante.

Puesto que el volumen de una masa gaseosa depende de su presión y temperatura, cuando se indican volúmenes de gases se deben señalar también los valores de las variables que los determinan. Lo habitual es expresar el volumen a 0 °C (273 **K**) y 1 atm (760 torr; 1013 hPa*). Estas condiciones se denominan *condiciones normales* y se las representa con el símbolo CN.

2. Teoría cinética

Las propiedades de los gases ideales quedan explicadas por la teoría cinética, que supone que estos cuerpos están formados por partículas pequeñísimas, animadas de movimientos de traslación y provistas, por lo tanto, de energía cinética. Los espacios que las separan son enormes, comparados con el volumen de las partículas mismas, y entre éstas se producen choques perfectamente elásticos. La presión que el gas ejerce sobre las paredes del recipiente que lo contiene se explica por el permanente bombardeo de las moléculas que chocan y rebotan contra aquéllas.

El calor contenido en el gas **es el movimiento** de las partículas, y su temperatura está directamente relacionada con la energía cinética de las mismas. La quietud total de las partículas significa la ausencia total de calor, y en ese caso la temperatura es 0 **K** (el cero absoluto). Como se comprende, no puede haber temperaturas negativas respecto a este cero.

D. TEORÍA ATÓMICO-MOLECULAR CLÁSICA

1. Postulados

El estado de la teoría, antes de iniciarse el estudio de la estructura atómica, puede resumirse mediante la ley de Avogadro y una serie de postulados que tienen validez actualmente, con las acotaciones que hacemos en el apartado 3.

Los postulados de la teoría atómico-molecular son los siguientes:

1. Todos los elementos están formados por partículas pequeñísimas e indivisibles llamadas átomos.

2. Todos los átomos de un mismo elemento son iguales entre sí (especialmente en masa).

3. Los átomos de un elemento difieren de los de cualquier otro (especialmente en masa).

4. Las sustancias están formadas por agrupaciones de átomos llamadas moléculas. Las propiedades de cada sustancia dependen de como están constituidas sus moléculas.

5. Las moléculas de las sustancias simples están formadas por uno o más átomos de un mismo elemento.

6. Las moléculas de las sustancias compuestas están integradas por átomos de diferentes elementos.

7. Durante las transformaciones químicas el número de átomos de cada elemento se mantiene constante, pero las moléculas de las sustancias reaccionantes se destruyen o modifican y los átomos se reagrupan de diferente manera para formar nuevas moléculas.

---

* Emplearemos el hPa por ser la unidad del sistema internacional más cercana al torr.

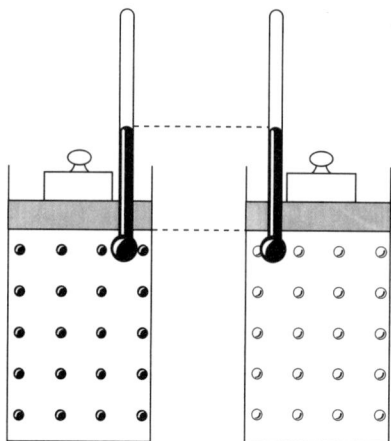

Figura 1.3. *Ley de Avogadro. Se han representado las moléculas distribuidas ordenadamente para destacar el significado de la ley.*

El enunciado de la ley de Avogadro es: *volúmenes iguales de gases distintos, a igual presión y temperatura, tienen el **mismo número de moléculas*** (fig. 1.3).

2. Conceptos derivados

A partir de los principios que acabamos de exponer se pueden obtener las conclusiones que enunciaremos a continuación, sin demostración, dado que el objeto de este apartado sólo consiste en repasar dichos conceptos para ser usados más adelante.

a. Masa molecular relativa

Se llama ***masa molecular relativa*** *(o peso molecular) de una sustancia al cociente entre la masa de una molécula de esa sustancia y la doceava parte de la masa de un átomo de carbono*.*

Para el oxígeno, por ejemplo:

$$mr_{O_2} = \frac{m_{O_2}}{\dfrac{m_{C12}}{12}} = \frac{m_{O_2}}{m_H} = 32 \qquad [1.8]$$

en la que m_{O_2}, m_{C12} y m_H significan, respectivamente, masa de una molécula de oxígeno, de un átomo de carbono y de un átomo de hidrógeno.

La unidad de masa atómica recibe el nombre de ***dalton*** y se suele representar con el símbolo **D**. El peso molecular del oxígeno, por ejemplo, se representa así: $mr_{O_2} = 32$ **D**.

---

* Con más precisión, C^{12} (v. el capítulo 24). La fracción mencionada equivale, con gran aproximación, a la masa de un átomo de hidrógeno, que se tomaba como unidad en la época en que se desarrolló esta teoría.

En el caso de dos gases, a igual temperatura y presión la masa molecular relativa de cada uno es directamente proporcional a su densidad. Para dos gases A y B, se tiene:

$$\frac{mr_A}{D_A} = \frac{mr_B}{D_B} \qquad\qquad [1.9]$$

b. Masa molar

La masa molecular relativa, expresada en daltons, es sólo un número sin dimensión, de modo que, por razones que veremos enseguida, conviene definir una masa mayor derivada de ella.

*Se denomina **masa molar** (o molécula gramo) de una sustancia a una masa que, medida en gramos, es numéricamente igual a la masa molecular relativa.* Por ejemplo, la masa molecular relativa del oxígeno es el número 32 (o 32 **D**); la masa molar (o molécula gramo) de esa sustancia es, pues, 32 g. Representaremos la masa molar con el símbolo **M** de modo que escribiremos, por ejemplo, 1 **M**, 3,5 **M**, etc., cantidades que se leen "1 masa molar, 3,5 masas molares", respectivamente.

A partir de las definiciones dadas es posible demostrar que el número de moléculas de una masa molar **es el mismo para todas las sustancias**. Este número recibe el nombre de **número de Avogadro**, y su valor ha sido calculado por diferentes procedimientos, habiéndose logrado resultados muy próximos entre sí mediante todos ellos. El valor más aceptable, que surge del estudio de cristales con rayos X, es de $6,02 \times 10^{23}$.

c. Mol

La constancia del número de Avogadro es, precisamente, la propiedad que hace útil el concepto de masa molar (o molécula gramo), pues cuando se trata de estudiar transformaciones químicas (en las que la relación entre los números de moléculas que reaccionan es fija) es necesario contar con cantidades de sustancias que contengan números iguales de moléculas. Por ejemplo, para formar agua, cada molécula de oxígeno se combina con dos de hidrógeno; en ese caso, una masa molar de oxígeno (32 g) reaccionará con dos masas molares de hidrógeno (2 g × 2 = 4 g), sin que sobre cantidad alguna de ninguna de las dos sustancias.

Esta constancia en el número de partículas es de interés aunque éstas no sean moléculas; podrían ser, por ejemplo, átomos o electrones. Por ese motivo se emplea el actual concepto ampliado de mol, cuya definición es la siguiente:

*Se llama **mol** a un conjunto que contiene el número de Avogadro de unidades elementales de cualquier clase.* Podemos decir, por ejemplo, un mol de átomos, un mol de fotones o un mol de células, y en todos los casos nos referimos a $6,02 \times 10^{23}$ unidades de la clase respectiva. De acuerdo con esta definición, una masa molar de una sustancia contiene un mol de moléculas. En consecuencia, el concepto de mol puede reemplazar el de masa molar con la ventaja de que tiene un significado de mayor aplicación.

Para su uso en biología, el mol resulta muchas veces una cantidad demasiado grande, de modo que a menudo se emplean sus submúltiplos. En la tabla 1.1 se dan los nombres, los símbolos y los números de unidades que corresponden a dichos submúltiplos.

TABLA 1.1. **Mol y sus submúltiplos**

Nombre	Símbolo	Número de unidades
Mol	mol	$6,02 \times 10^{23}$
Milimol	mmol	$6,02 \times 10^{20}$
Micromol	μmol	$6,02 \times 10^{17}$
Nanomol	nmol	$6,02 \times 10^{14}$
Picomol	pmol	$6,02 \times 10^{11}$

d. Volumen molar

Del concepto de mol y de la ley de Avogadro se infiere fácilmente que *el volumen de un mol, a igual presión y temperatura es el mismo para todos los gases.* Su valor a 0 °C y 1 atm de presión puede ser calculado a partir de la densidad del gas en esas condiciones y de la masa molar. Para el oxígeno, por ejemplo tenemos:

$$V_{O_2} = \frac{32 \text{ g}}{1,43 \text{ g/l}} = 22,4 \text{ l} \qquad [1.10]$$

Para indicar que este volumen se refiere a un mol, y para ser empleado en las ecuaciones que siguen, es más conveniente expresarlo así:

$$V = 22,4 \text{ l/mol} \qquad [1.11]$$

Esta magnitud (volumen de un mol a 0 °C y 1 atm) recibe el nombre de **volumen molar normal**.

e. Ecuación general de estado de los gases ideales

Si se introduce el concepto de mol y de volumen molar aquí estudiados en la [1.4], es fácil demostrar que para cualquier estado de un gas ideal se cumple:

$$P \cdot V = n \cdot R \cdot T \qquad [1.12]$$

en la que n es el número de moles de gas y **R** una constante común a todos los gases, llamada *constante universal de los gases ideales.* El valor numérico de esta constante depende, por supuesto, de las unidades que se empleen. Las expresiones más usuales son:

$$R = 0,082 \ \frac{\text{atm} \cdot \text{l}}{\text{mol} \cdot K} = 8,31 \ \frac{J}{\text{mol} \cdot K} = 1,99 \ \frac{\text{cal}^*}{\text{mol} \cdot K} \qquad [1.13]$$

f. Masa atómica relativa

El concepto de masa atómica relativa es análogo al de masa molecular relativa.

---

* En el capítulo siguiente se verá la equivalencia entre el joule y la caloría.

*Se llama **masa atómica relativa** de un elemento al cociente entre la masa de un átomo de ese elemento y la doceava parte de la masa de un átomo de carbono*:

$$atr = \frac{m_A}{\dfrac{m_{C12}}{12}} = \frac{m_A}{m_H} \qquad [1.14]$$

En esta expresión, m_A representa la masa de un átomo del elemento A.

El concepto de *átomo gramo* es análogo al de masa molar (o molécula gramo) y tiene las mismas propiedades, pero dado que existe el concepto de mol, generalmente es preferible decir, por ejemplo, "un mol de átomos de cloro" en lugar de "un átomo gramo de cloro".

3. Validez de los conceptos estudiados

Los conceptos que hemos estudiado hasta el momento, referentes a la teoría atómico-molecular **clásica** requieren algunos ajustes, pues hemos pasado por alto ciertos hechos que se pueden aclarar ahora.

a. Divisibilidad del átomo

En la actualidad sabemos que los átomos no son realmente indivisibles como dice el primer postulado de la teoría atómico-molecular clásica (pág. 5), pero esto no constituye una contradicción, pues los enunciados de la teoría se refieren sólo a las transformaciones químicas y, efectivamente, los átomos no se dividen en ese tipo de transformaciones.

b. Masa de los átomos

El postulado 2 supone que todos los átomos de un mismo elemento tienen la misma masa. Actualmente sabemos que existen átomos de un mismo elemento con diferentes masas (isótopos), y que ésta es una causa (pág. 452) de los pesos atómicos fraccionarios. Sin embargo, la suposición implícita en ese postulado no entraña ninguna contradicción con los hechos experimentales a que se refiere la teoría pues es demostrable que un átomo gramo de un mismo elemento contiene un mol de átomos, independientemente de que tengan todos la misma masa.

c. Leyes de los gases

La ecuación general de estado de los gases [1.4] y [1.12] que hemos estudiado, sólo se cumple con cierta aproximación en los gases reales. Esta aproximación es tanto mayor cuanto menor es la presión del gas, pero si ésta no es suficientemente pequeña, los efectos de las atracciones entre moléculas y los de su volumen se hacen apreciables. En ese caso, la ecuación general de estado debe modificarse, introduciendo en ella la llamada *presión interna*, producida por las atracciones entre moléculas, y el *covolumen*, que es una corrección relacionada con el volumen de aquéllas. Las fuerzas con que las moléculas se atraen reciben el nombre de *fuerzas de Van der Waals*.

d. Campo de aplicación de los conceptos vistos

Queda por ver ahora cuál es la validez de los conceptos estudiados para cada uno de los estados sólido, líquido y gaseoso. Revisaremos en orden estos conceptos.

1. Hipótesis atómica. La ley de Dalton, base de la hipótesis atómica, se cumple independientemente del estado de agregación de las sustancias en juego. En consecuencia, aceptamos que tanto los sólidos como los líquidos y los gases están constituidos por átomos.

2. Concepto de molécula. El concepto de molécula, en cambio, plantea ciertas dudas que deben ser aclaradas. La existencia de moléculas, como partículas con movimientos independientes, ha sido confirmada en los gases y en los líquidos por numerosos hechos experimentales que no corresponde detallar aquí. Sin embargo, en el caso de los líquidos, las moléculas no siempre son iguales a las que constituyen la misma sustancia en el estado de vapor. Por ejemplo, la fórmula de la molécula de vapor de agua es H_2O, mientras que en el agua líquida se encuentran moléculas de fórmula H_2O, H_4O_2, H_6O_3, etc.

En el caso de los sólidos, éstos no pueden tener partículas con desplazamientos independientes, puesto que tienen forma constante. En consecuencia, para hablar de moléculas en este caso es menester introducir un criterio que permita individualizarlas. Si fuese posible determinar de alguna manera la existencia de grupos de átomos tales que las relaciones entre los átomos de una misma agrupación fuesen diferentes de las que existen entre átomos de grupos distintos, podríamos llamar moléculas a esas agrupaciones. Ahora bien, el estudio de los cristales por medio de rayos X ha permitido establecer que esto se cumple en muchos sólidos, pero no en todos, como se muestra en la figura 1.4 para el caso del cloruro de sodio. En cambio existen las moléculas de glucosa al estado sólido.

En resumen, existen sólidos formados por moléculas y otros que no las contienen. No obstante, en los tres estados de agregación el calor es el movimiento de las partículas, el cual puede consistir en traslaciones (pág. 5), así como rotaciones o vibraciones (pág. 470). Tales movimientos constituyen la *agitación térmica*.

3. Masa molecular relativa. Este concepto sólo vale, por supuesto, para las sustancias formadas por moléculas. Sin embargo, se emplea también en el caso de los sólidos que no las contienen, pues es útil en los cálculos estequiométricos que se hacen para determinar las masas de las sustancias que participan en una transformación química. En la actualidad, cuando se trata de cuerpos que no contienen

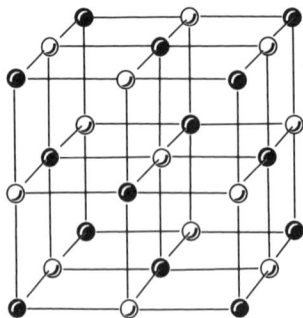

Figura 1.4. *Retículo cristalino del cloruro de sodio. Los nudos de la red están ocupados por iones cloruro o sodio, cada uno de los cuales equidista de 6 de la otra clase.*

moléculas se tiende a emplear la expresión *peso fórmula* en lugar de masa molecular relativa. El peso fórmula se calcula a partir de las masas atómicas relativas y de la fórmula de la sustancia.

4. Masa molar. El concepto de masa molar vale para todas las sustancias formadas por moléculas. Para los sólidos que no las contienen, esta magnitud se define a partir del peso fórmula y se la denomina *fórmula gramo.*

5. Volumen molar. El volumen molar normal es constante sólo para los gases.

6. Número de Avogadro. El número de Avogadro vale para todas las sustancias que contienen moléculas, para el número de átomos de un átomo gramo de cualquier elemento y para cualquier conjunto que contenga dicho número de unidades de una clase cualquiera.

4. Resumen

En el cuadro 1.1 presentamos un resumen de los conceptos vistos en esta sección y de su validez en los diferentes casos.

E. CONCEPTO DE EQUILIBRIO FISICOQUÍMICO

Un sistema se encuentra en **equilibrio fisicoquímico** *si una modificación cualquiera de las variables de estado (por pequeña que sea) produce una transformación del sistema y al volver aquéllas a su valor primitivo, el sistema retorna a su estado inicial.* Cuando esto ocurre, las transformaciones son **reversibles**, y cuando el sistema vuelve del segundo estado al primero pasando, en orden inverso, por todos los estados intermedios que atravesó en la primera transformación. Veamos dos ejemplos:

1. Un sistema formado por agua en contacto con oxígeno (fig. 1.5) a una temperatura y presión dadas se encuentra en equilibrio: si la presión aumenta, parte del gas se disuelve en el agua y, al volver aquélla a su valor inicial, la misma cantidad de oxígeno se desprende de la solución. Un fenómeno de igual naturaleza ocurre al modificar la temperatura.

2. Un sistema formado por dióxido de carbono, óxido de calcio y carbonato de calcio, a una presión y temperatura dadas, se encuentra en equilibrio; si la tempe-

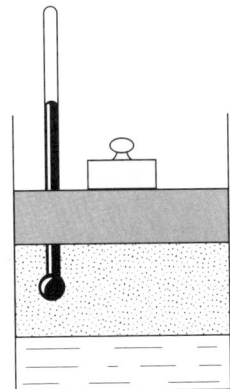

Figura 1.5. *Un sistema fisicoquímico en equilibrio. Oxígeno en contacto con agua. (Explicación en el texto.)*

Cuadro 1.1. *Teoría atómico-molecular clásica. Conceptos y valores válidos en diferentes casos*

Sustancia o elemento	Estructura atómico-molecular	Fórmula	Masa mole-cular relativa	Masa molar	Volumen molar normal	Número de Avogadro
Cloruro de hidrógeno		ClH	36,5	36,5 g	22,4 l	$6,02 \times 10^{23}$ moléculas
Dióxido de carbono		CO_2	44	44 g	22,4 l	
Agua (vapor)		H_2O	18	18 g	22,4 l	
Agua (líquido)		H_2O H_4O_2 H_6O_8	—	18 g	—	—
Glucosa (sólido)		$C_6H_{12}O_6$	180	180 g	—	$6,02 \times 10^{23}$ moléculas
Cloruro de sodio (sólido)		ClNa	58,5	58,5 g	—	$6,02 \times 10^{23}$ átomos de cada clase
Oxígeno (elemento)		—	Masa atómica relativa 16	Átomo gramo 16 g		$6,02 \times 10^{23}$ átomos

ratura aumenta a volumen constante, parte del carbonato de calcio se descompone, formando dióxido de carbono y óxido de calcio, y la presión aumenta. Si la temperatura vuelve a su valor inicial, estas dos sustancias se combinan nuevamente, formando otra vez carbonato de calcio, y la presión retorna a su valor inicial. Los sistemas en equilibrio son estables, es decir, si las variables de estado no se modifican, no cambian sus propiedades en el transcurso del tiempo. Lo contrario ocurre fuera del equilibrio.

II. SOLUCIONES

A. GENERALIDADES

1. Concepto

Una **solución** *es un sistema homogéneo del que pueden separarse porciones de diferentes propiedades por procesos de fraccionamiento físico.* Dicho de otro modo, es un sistema de una sola fase constituido por varios componentes.

2. Clasificación

De acuerdo con la definición, las soluciones pueden encontrarse en cualquiera de los tres estados de agregación; en consecuencia, se pueden clasificar en tres grupos: gaseosas, líquidas y sólidas. Nosotros estudiaremos solamente los dos primeros.

3. Composición de las soluciones

Al iniciar este apartado es conveniente que fijemos una convención de símbolos: en adelante, usaremos los subíndices numéricos 1, 2, 3, etc., para referirnos a los componentes de la solución, y el subíndice s para la solución total.

La composición de una solución se expresa indicando sus componentes y las fracciones de aquella que éstos integran. Esta descripción cuantitativa puede efectuarse mediante el título o el porcentaje.

*Se llama **título** de un componente en una solución al cociente entre la masa de dicho componente y la masa de la solución total:*

$$i_1 = \frac{M_1}{M_s} \qquad [1.15]$$

Por ejemplo, en una solución formada por 4 g de sal y 46 g de agua, el título de la sal es:

$$i_{sal} = \frac{4 \text{ g}}{50 \text{ g}} = 0,08 \qquad [1.16]$$

y el del agua:

$$i_{H_2O} = \frac{46 \text{ g}}{50 \text{ g}} = 0,92 \qquad [1.17]$$

De acuerdo con la definición dada, cada título indica qué parte del entero (la solución) está constituida por cada componente: es obvio, entonces, que la suma de todos los títulos de una solución es igual a 1:

$$i_1 + i_2 + i_3 + \ldots = 1 \qquad [1.18]$$

El lector puede comprobarlo sumando, por ejemplo, los títulos de la [1.16] y de la [1.17].

*Se llama **porcentaje** de un componente a su título multiplicado por 100.*

$$r_1 = i_1 \times 100 \qquad [1.19]$$

Si las masas se miden en gramos, el porcentaje representa la masa de componente contenida en 100 g de solución.

La composición de una solución puede expresarse también mediante la ***fracción molar*** X de cada componente. *Se llama así al cociente entre el número de moles de un componente y el número de moles total de la solución:*

$$X_1 = \frac{n_1}{n_s} \qquad [1.20]$$

En las secciones que siguen veremos otros modos de expresar la composición de una solución.

B. SOLUCIONES GASEOSAS

A diferencia de lo que ocurre con los sólidos y los líquidos, todos los gases son miscibles entre sí en cualquier relación. En consecuencia, toda mezcla de gases constituye una sola fase, es decir, es una solución.

1. Composición

Aunque el concepto de título de un componente en una solución es aplicable a las soluciones gaseosas, en su caso es más práctico definir un nuevo concepto similar utilizando volúmenes en lugar de masas. El cociente así obtenido se denomina ***concentración fraccional*** y se representa con F.

$$F_1 = \frac{V_1}{V_s} \qquad [1.21]$$

Se sobrentiende que todos los volúmenes deben ser medidos a igual temperatura y presión.

De acuerdo con la ley de Avogadro, la concentración fraccional es igual, en el caso de los gases, a la ***fracción molar***. En ese caso, el número de moles puede calcularse dividiendo el volumen del gas en condiciones normales por el volumen molar normal:

$$n = \frac{V}{V} \qquad [1.22]$$

El concepto de porcentaje también puede emplearse para las soluciones gaseosas a partir de la concentración fraccional en forma análoga a la expresada en la [1.19]:

$$r_1 = F_1 \times 100 = \frac{V_1 \times 100}{V_s} \qquad [1.23]$$

2. Presiones parciales. Ley de Dalton

Consideremos un recipiente de volumen V_s dividido por un tabique en dos compartimientos de volúmenes V_1 y V_2 ocupados por gases ideales diferentes a igual presión P_s y a la misma temperatura (fig. 1.6,I). El número de moléculas de cada gas, N_1 y N_2, es proporcional al volumen de cada uno de ellos.

Si se retira el tabique (fig. 1.6,II) ambos gases se mezclan y, como están a igual presión y temperatura, estas variables no se modifican. Se tiene entonces un volumen total igual a la suma de los volúmenes parciales y un número total de moléculas igual a la suma de los correspondientes a ambos gases:

$$V_s = V_1 + V_2 \qquad\qquad [1.24]$$

$$N_s = N_1 + N_2 \qquad\qquad [1.25]$$

Si antes de retirar el tabique se extrae todo el gas 2, de modo que su compartimiento quede vacío, y luego se deja que el gas 1 ocupe el volumen total (fig. 1.6, III), la presión disminuye (pues las moléculas se hallan más dispersas) y se cumple la ley de Boyle y Mariotte:

$$P_1 \cdot V_s = P_s \cdot V_1 \qquad\qquad [1.26]$$

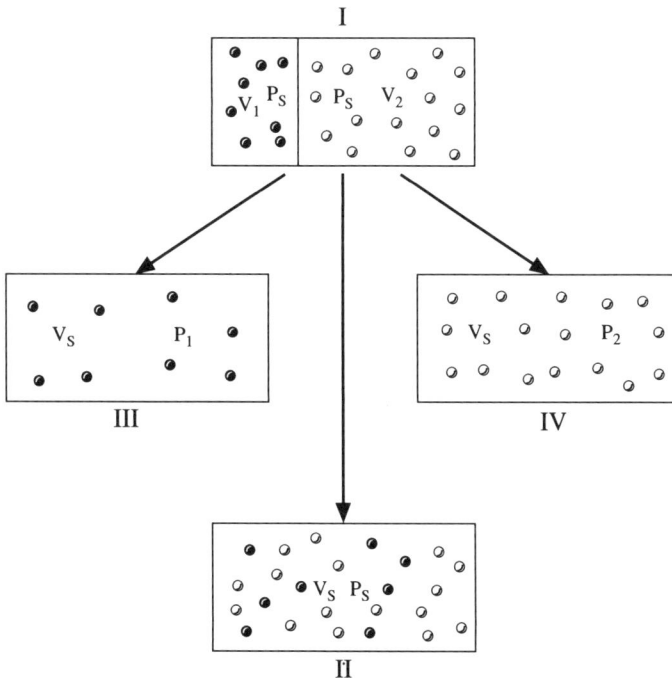

Figura 1.6. *Ley de Dalton de las soluciones gaseosas. (Explicación en el texto.)*

de la cual se obtiene:

$$P_1 = P_s \cdot \frac{V_1}{V_s} \qquad\qquad [1.27]$$

y de acuerdo con la [1.21]:

$$P_1 = P_s \cdot F_1 \qquad\qquad [1.28]$$

Si se efectúa el mismo procedimiento con el otro gas (fig. 1.6,IV), se obtiene:

$$P_2 = P_s \cdot F_2 \qquad\qquad [1.29]$$

Sumando miembro a miembro la [1.28] y la [1.29], se obtiene:

$$P_1 + P_2 = P_s \cdot (F_1 + F_2) \qquad\qquad [1.30]$$

y como la suma de las concentraciones fraccionales es igual a 1:

$$P_1 + P_2 = P_s \qquad\qquad [1.31]$$

Las presiones P_1 y P_2 reciben el nombre de presiones parciales y, de acuerdo con el experimento descrito, la definición que corresponde es la siguiente: *se llama* **presión parcial** *de un gas en una solución gaseosa la presión que tendría dicho gas si a igual temperatura se encontrase solo ocupando el volumen total de la solución.*

Las ecuaciones [1.28], [1.29] y [1.31] expresan lo siguiente:

1. La presión parcial de un gas en una solución gaseosa es igual a la presión total multiplicada por la concentración fraccional (o fracción molar) de dicho gas.

2. La presión total de una solución gaseosa es igual a la suma de las presiones parciales.

De esto se desprende que, en una solución gaseosa, cada gas se comporta independientemente de los demás, como si ellos no existieran. Éste es el enunciado de la ley de Dalton de las soluciones gaseosas.

Corresponde destacar que las conclusiones obtenidas en esta sección son exactas únicamente en el caso de los gases ideales; en el de los gases reales los resultados son sólo aproximados aunque, por lo general, su precisión es suficiente para ser empleados en la práctica en los sistemas biológicos.

C. SOLUCIONES LÍQUIDAS

Las soluciones líquidas tienen especial importancia en biología y, para ordenar su estudio, las dividiremos en tres grupos: soluciones de sólidos en líquidos, soluciones de líquidos y soluciones de gases en líquidos. De los tres grupos, interesan especialmente el primero y el último. A continuación estudiaremos estos dos tipos de soluciones.

1. Soluciones de sólidos en líquidos

a. Soluto y solvente

En el caso de las soluciones líquidas formadas por un líquido y uno o varios sólidos es habitual llamar *solutos* a éstos y *solvente* al líquido. Esta nomenclatura es incorrecta en algunos casos, pero en general no presenta dificultades para las soluciones que estudiaremos al ocuparnos de temas biológicos. En los casos en que empleemos estos conceptos, utilizaremos los subíndices numéricos 1, 2, 3, etc. para los solutos y 0 para el solvente.

b. Modos de expresar la composición

Para soluciones de sólidos en líquidos existen otros modos de expresar la composición, además de los ya vistos. Por razones de carácter práctico, el porcentaje de soluto se expresa por la masa de soluto disuelta en 100 ml de solución total. Esta expresión se emplea a menudo cuando se utilizan soluciones en el laboratorio; en ese caso, cuando se dice, por ejemplo, "solución de glucosa al 25%", se entiende que en 100 ml de solución hay 25 g de glucosa. En las tablas de solubilidad, en cambio, se indica la masa de soluto disuelta en 100 g de solvente.

En muchas ocasiones, es más útil indicar el número de moles de soluto en lugar de su masa en gramos. Entonces, se emplea el concepto de molaridad.

*Se llama **molaridad** al número de moles de soluto contenido en 1 litro de solución.* La molaridad se obtiene, por lo tanto, dividiendo el número de moles de soluto por el volumen de la solución expresado en litros:

$$M_1 = \frac{n_1}{V_s\,(l)} \qquad [1.32]$$

Como el número de moles se obtiene dividiendo la masa de la sustancia por su masa molar, resulta:

$$M_1 = \frac{M_1}{\mathbf{M}_1 \cdot V_s\,(l)} \qquad [1.33]$$

La molaridad de una sustancia se simboliza también encerrando entre corchetes la fórmula de la sustancia en cuestión, por ejemplo, [ClNa].

Cuando una solución contiene un mol por litro se la llama solución molar o, más explícitamente, 1 molar. Para cualquier otra concentración se usa una nomenclatura análoga: 1,7 molar, 0,5 molar, etc. Si la masa de soluto se expresa en milimoles, al número que expresa la molaridad se le agrega la palabra milimolar: 50 milimolar, 120 milimolar, etc.

Muchas propiedades de la soluciones pueden inferirse por vía termodinámica, para lo cual la concentración debe expresarse como molalidad. Se llama así al cociente entre el número de moles de soluto y la masa del solvente expresada en kilogramos:

$$\text{Molalidad} = \frac{n_1}{M_0\,(kg)} \qquad [1.34]$$

Pero nosotros no usaremos este concepto sino el de molaridad porque es más simple y porque en el rango de las concentraciones en que lo utilizaremos el error que se comete por emplear la molaridad en lugar de la molalidad es del orden del 1% o menor.

El término *concentración* se usa para expresar la composición de una solución por cualquiera de los modos detallados aquí. Nosotros lo utilizaremos cuando la manera de expresar la composición sea indiferente o quede sobreentendida. Representaremos la concentración con la letra C, por ejemplo:

$$C = 3.5 \ \frac{g}{l}$$ [1.35]

c. Saturación

Si a un solvente dado se le va agregando soluto, éste se disuelve al principio, pero llega un momento en que las nuevas porciones de sustancia agregadas permanecen en estado sólido, constituyendo otra fase. Se dice entonces que la solución está *saturada*. En ese estado, la solución y el soluto sólido se encuentran en equilibrio.

d. Solubilidad

Se llama *solubilidad* de una sustancia en un determinado solvente a la mayor cantidad de esa sustancia que puede disolverse en 100 g de aquél.

La solubilidad de los sólidos aumenta generalmente (aunque no siempre) con la temperatura, y su variación en función de ésta se representa gráficamente mediante las llamadas curvas de solubilidad (fig. 1.7).

2. Soluciones de gases en líquidos

a. Solubilidad de los gases

La composición de las soluciones de gases en líquidos suele indicarse por la relación entre el volumen de gas disuelto y el volumen de solución total. Con este

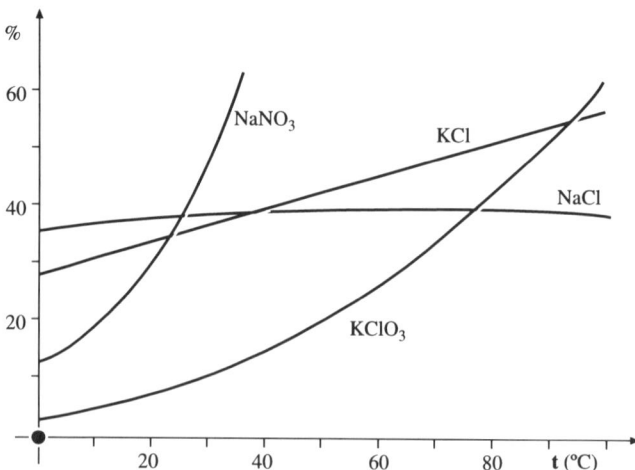

Figura 1.7. Curvas de solubilidad de diversas sales.

criterio, para expresar la solubilidad de los gases en líquidos es frecuente emplear el **coeficiente de absorción**, *que es el cociente entre el volumen de gas disuelto y el volumen de solvente, cuando el gas en contacto con el líquido se halla a la presión parcial de 1 atm (1.013* hPa*)*. Lo representaremos con la letra α.

$$\alpha = \frac{V_g}{V_l} \qquad [1.36]$$

Por ejemplo, el coeficiente de absorción del oxígeno en agua a temperatura normal (0 °C) es de 0,049. Esto significa que en 100 cm³ de agua se pueden disolver 4,9 cm³ de oxígeno en las condiciones indicadas. El volumen de gas que se disuelve se expresa siempre en condiciones normales (0 °C y 1 atm de presión) aunque la solución y el gas en equilibrio con ella se encuentren a diferente temperatura y a otra presión.

En cuanto al volumen del solvente, éste puede considerarse prácticamente igual al volumen de la solución total V_s.

Para muchos fines se presta menos a confusión indicar, en lugar del volumen de gas (que depende de las condiciones en que se mida), el número de moles (o milimoles) que se disuelven en un volumen dado de líquido (p. ej., 1 l). De este modo se evitan equívocos pues, obviamente, el número de moles es independiente de las condiciones en que se determine. Para indicar la solubilidad de esa manera, emplearemos la letra griega β.

La solubilidad de los gases disminuye al aumentar la temperatura (fig. 1.8).

En la tabla 1.2 se da la solubilidad del oxígeno y del nitrógeno a diversas temperaturas.

b. Ley de Henry

Si en un recipiente provisto de un émbolo como el representado en la figura 1.5 se coloca 1 l de agua a 0 °C y sobre ella oxígeno puro a 1 atm de presión, se observa, de acuerdo con lo ya expresado, que se disuelven 49 cm³ de ese gas. Teniendo en cuenta que el volumen molar normal de los gases es 22,4 l/mol, se infiere que en 1 l de agua a 0 °C y 1 atm se disuelven 2,2 mmol de oxígeno. Si la presión aumenta, se

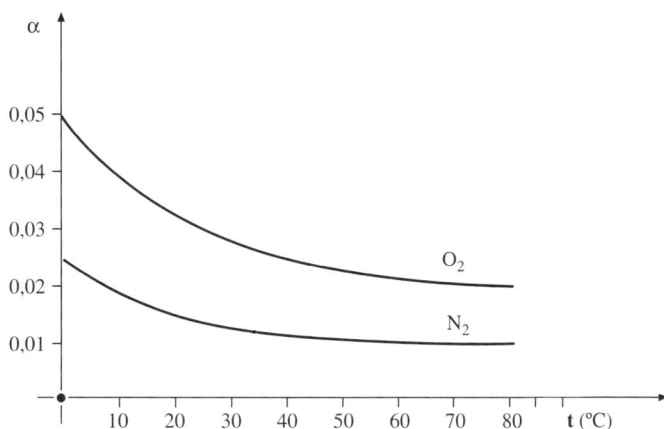

Figura 1.8. Solubilidad del oxígeno y del nitrógeno en agua a diferentes temperaturas.

TABLA 1.2. **Coeficiente de absorción del oxígeno y del nitrógeno a varias temperaturas expresadas en grados centígrados**

Temperatura	Oxígeno	Nitrógeno	Temperatura	Oxígeno	Nitrógeno
0	0,05	0,0235	40	0,0231	0,0118
10	0,0380	0,0186	50	0,0209	0,0109
20	0,0310	0,0155	60	0,0195	0,0102
30	0,0261	0,0134	70	0,0183	0,0098
37	0,0236	0,0121	80	0,0176	0,0096

Valores ajustados a la cuarta decimal.

comprueba que la cantidad de gas disuelto también se hace mayor; por ejemplo, a 2 atm, la molaridad del oxígeno disuelto es el doble, es decir, 4,4 mmol/l. En términos generales, *a temperatura constante la solubilidad de un gas es directamente proporcional a la presión.* Éste es el enunciado de la ley de Henry, que se expresa mediante la siguiente ecuación:

$$M = \beta \cdot P \qquad [1.37]$$

en la que β representa la molaridad del gas que se disuelve cuando la presión parcial del mismo en la fase gaseosa es unitaria.

De acuerdo con lo explicado, para el oxígeno a 0 °C este coeficiente vale:

$$\beta = 0{,}0022 \,\frac{\text{mol}}{1 \cdot \text{atm}} \qquad [1.38]$$

Cuando una mezcla de varios gases se halla en equilibrio con el solvente, la molaridad de cada uno de ellos en la solución líquida se calcula mediante la ley de Henry a partir de su respectiva presión parcial, como se muestra en el siguiente ejemplo.

Si se pone en contacto con agua a 0 °C y a 1,3 atm de presión una mezcla que contenga nitrógeno y oxígeno, a las concentraciones fraccionales de 0,4 y 0,6 respectivamente, y se desprecia la presión parcial del vapor de agua a esa temperatura (menos de 0,001 atm), la presión parcial del oxígeno en la fase gaseosa viene dada aproximadamente por:

$$P_{O_2} = 1{,}3 \text{ atm} \times 0{,}6 = 0{,}78 \text{ atm} \qquad [1.39]$$

y su molaridad en la fase líquida, de acuerdo con la [1.38]:

$$[O_2] = 0{,}0022 \,\frac{\text{mol}}{1 \cdot \text{atm}} \times 0{,}78 \text{ atm} = 0{,}0017 \,\frac{\text{mol}}{1} \qquad [1.40]$$

Si el volumen de la fase líquida es, por ejemplo, 480 cm³, el número de moles de oxígeno disuelto resulta:

$$n_{O_2} = 0{,}0017 \,\frac{\text{mol}}{1} \times 0{,}48 \text{ l} = 0{,}82 \text{ mmol} \qquad [1.41]$$

En condiciones normales, el volumen correspondiente a esta cantidad de oxígeno es:

$$V_{O_2} = 0,82 \text{ mmol} \times 22,4 \; \frac{\text{ml}}{\text{mmol}} = 18,4 \text{ ml} \qquad [1.42]$$

c. Presión parcial de un gas en una solución líquida

En la figura 1.9 se representa una solución de un gas (partículas negras) en un
líquido, en contacto con diferentes mezclas de gases en distintas condiciones. En la
fila superior la fase gaseosa está constituida por el gas puro y mezclado con otro
(partículas blancas) a concentraciones fraccionales (del primer gas) decrecientes. Se
observa que si la presión parcial del gas en la fase gaseosa es alta, ingresa gas en la
solución, mientras que si es baja, aquél se desprende de la fase líquida. Pero existe
una presión determinada en que no ingresan ni se desprenden moléculas de gas de
la solución. *Se llama **presión parcial de un gas en una solución líquida** a la presión
parcial a que debe encontrarse ese gas en una fase gaseosa en contacto con la
solución para que no se produzca intercambio del mismo entre ambas fases.*

En la fila inferior se muestra el mismo efecto pero la fase gaseosa está constituida por el gas puro a diferentes presiones y también en este caso puede lograrse el
equilibrio, si se emplea una presión total adecuada, la cual resulta igual a la parcial

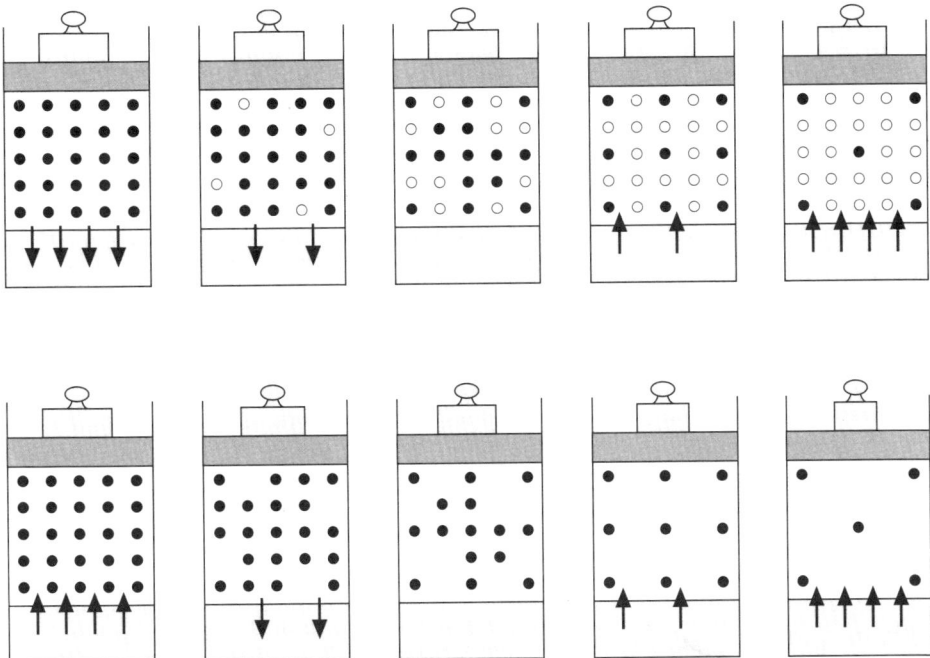

Figura 1.9. *Solución de un gas en un líquido, en contacto con soluciones gaseosas de
diferentes composiciones (fila superior) y con el gas puro a diferentes presiones (fila inferior).
(Explicación en el texto.)*

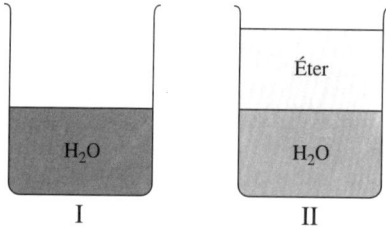

Figura 1.10. Coeficiente de partición. I: solución de ácido succínico en agua. II: ácido succínico distribuido entre agua y éter.

del primer caso. Obsérvese que en el estado de equilibrio de la fila inferior las moléculas (negras) se encuentran tan dispersas como en el caso correspondiente de la primera fila.

Si una solución líquida contiene disueltos varios gases diferentes, a cada gas corresponde una determinada presión parcial de equilibrio, la cual depende de la solubilidad de cada uno de ellos.

D. PARTICIÓN

Hasta aquí hemos estudiado soluciones en las que uno o varios solutos se disuelven en un solvente determinado, constituyendo un sistema homogéneo. Vamos a considerar ahora el caso de un mismo soluto disuelto en dos solventes distintos no miscibles entre sí; por ejemplo, ácido succínico en agua y en éter. Si se prepara una solución de ácido succínico en agua (fig. 1.10,I) y se agita fuertemente con éter, como ambos líquidos no son miscibles se forma un sistema heterogéneo que, dejado en reposo, se distribuye en dos capas: el éter queda en la parte superior y la fase acuosa en la inferior. Si se analizan entonces ambas fases se comprueba que parte del ácido succínico ha pasado del agua al éter; es decir, el soluto se ha distribuido entre los dos solventes (fig. 1.10,II). Si el experimento se hace partiendo de diferentes concentraciones iniciales de ácido succínico, se obtienen distintas concentraciones finales en ambos solventes pero (si las soluciones no son muy concentradas) la relación entre la concentración de ácido en el agua, C_1, y la concentración en el éter, C_2, es constante:

$$\frac{C_1}{C_2} = k \qquad\qquad [1.43]$$

La constante **k** recibe el nombre de *coeficiente de partición* o de *distribución*. Para el ejemplo que hemos tomado vale alrededor de 5,5 a 15 °C.

III. CAMBIOS DE ESTADO DE AGREGACIÓN

A. EQUILIBRIO LÍQUIDO-VAPOR

Si en un recipiente se coloca una cantidad de agua y en contacto con ella un émbolo sobre el cual se pueden apoyar pesas (fig. 1.11,I), es posible estudiar los efectos de la presión y de la temperatura en el estado del sistema. La temperatura

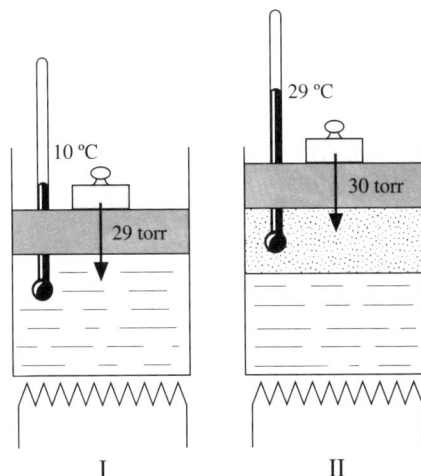

Figura 1.11. *Presión de vapor saturado. (Explicación en el texto.)*

I   II

puede ser modificada, por ejemplo, mediante una resistencia y registrada por medio de un termómetro. Para simplificar, imaginemos que el experimento se realiza en el vacío, de modo que la presión sólo depende de la pesa que se coloque sobre el émbolo.

Supongamos que a partir de una presión de 30 torr (39,9 hPa) y de una temperatura de 10 °C comenzamos a calentar el recipiente. Observamos que al principio el agua continúa en estado líquido, pero al llegar a 29 °C comienza a evaporarse (fig. 1.11,II) y llega a hacerlo totalmente si se mantienen esos valores de las variables. Si entonces se aumenta la presión a 31 torr, el vapor comienza a transformarse en líquido, y el proceso continúa hasta que la fase gaseosa desaparece totalmente. Sin embargo, si la presión se lleva exactamente a 30,043 torr, el vapor y el líquido se mantienen en equilibrio.

Para cada temperatura existe una presión determinada que permite la coexistencia de ambas fases; si en tales condiciones la presión aumenta, todo el vapor pasa al estado líquido; si la presión disminuye, se produce la transformación inversa: todo el sistema pasa al estado gaseoso.

La presión a que debe estar sometido el sistema para que el estado líquido y el gaseoso coexistan a una determinada temperatura recibe el nombre de **presión de vapor saturado** *o, más breve,* **presión de vapor**.

La relación entre la presión de vapor y la temperatura se puede representar gráficamente mediante un sistema de coordenadas, si en el eje de abscisas se anotan las temperaturas y en el de ordenadas, la presión de vapor correspondiente a cada una de ellas. En la figura 1.12 se muestra la *curva de presión de vapor* del agua. En ella se ve que a la temperatura de 29 °C corresponde una presión de vapor de 30,043 torr como habíamos indicado anteriormente. También se observa que a 100 °C corresponde una presión de 760 torr (1.013 hPa). Nótese que éstas son las condiciones en que el agua hierve comúnmente. Todos los líquidos hierven a la temperatura en que su presión de vapor es igual a la atmosférica.

En la tabla 1.3 se dan las presiones de vapor del agua a diferentes temperaturas. Como se ve en ella, si la presión se aumenta a 1.489 torr, el agua se puede calentar en presencia de su vapor hasta casi 120 °C. Esto se aprovecha para realizar esterilizaciones en los aparatos llamados autoclaves, puesto que a esa temperatura prácticamente todos los gérmenes se destruyen.

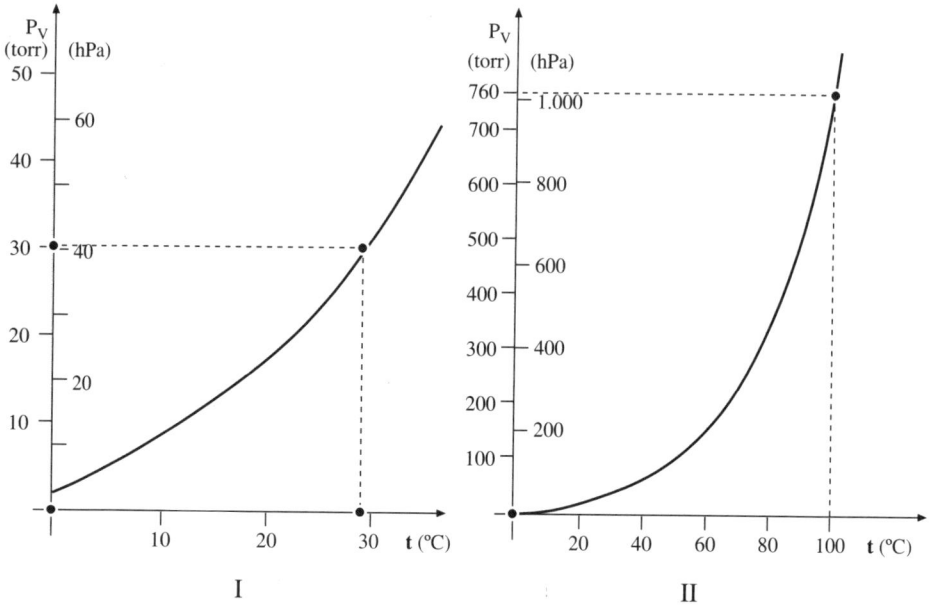

Figura 1.12. Curva de presión de vapor del agua. I: curva por debajo de 30 °C; a la temperatura de 29 °C, corresponde una presión de 30,043 torr. II: curva hasta 100 °C; a esa temperatura corresponde una presión de 760 torr.

TABLA 1.3. **Presión de vapor del agua a diferentes temperaturas**

Temperatura (°C)	Presión de vapor		Temperatura (°C)	Presión de vapor	
	(torr)	(hPa)		(torr)	(hPa)
0	4,579	6,11	70	233,7	311,6
10	9,209	12,28	80	355,1	473,5
20	17,535	23,38	90	525,76	701
30	31,824	42,43	100	760,00	1.013,3
37	47,067	62,75	110	1.074,6	1.433
40	55,324	73,76	120	1.489,1	1.985
50	92,51	123,34	130	2.026,2	2.702
60	149,38	199,17	150	3.570,5	4.761

De acuerdo con lo expresado hasta aquí, en la gráfica de la presión de vapor pueden distinguirse dos zonas (fig. 1.13). Todos los puntos que se encuentran por arriba de la curva (zona A) representan estados en los que la presión es superior a la de equilibrio; por lo tanto, el sistema se encuentra en estado líquido. En cambio, los puntos que se hallan por debajo (zona B) corresponden al estado de vapor.

B. EQUILIBRIO SÓLIDO-LÍQUIDO

El equilibrio sólido-líquido tiene propiedades semejantes a las que hemos explicado para el caso del líquido en contacto con su vapor. A cada temperatura corresponde una presión en la que coexisten aquellos estados, y la curva que representa las presiones en función de la temperatura recibe el nombre de *curva de*

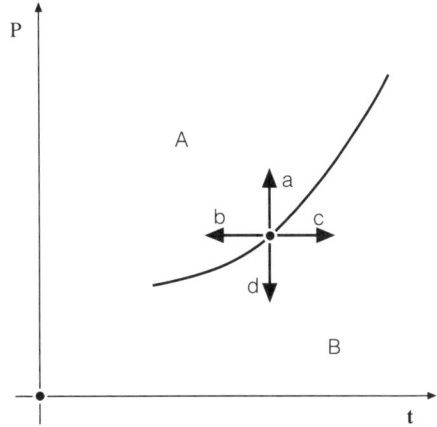

Figura 1.13. *Zonas del diagrama de presión de vapor. A, estado líquido; B, vapor. Si a partir de los valores de la curva la presión aumenta (a) o la temperatura disminuye (b) el sistema pasa al estado líquido. Si la temperatura asciende (c) o la presión se reduce (d), pasa al estado gaseoso.*

fusión. En la figura 1.14 que muestra dicha curva para el caso del agua (curva b), se ve que ella, como lo hace la curva de presión de vapor, separa dos zonas: a su derecha se encuentra la región de los líquidos (A), y a su izquierda, a temperaturas menores, la de los sólidos (C).

C. EQUILIBRIO SÓLIDO-VAPOR. PUNTO TRIPLE

Si las curvas de presión de vapor (a) y de fusión (b) de la figura 1.14 se prolongan hacia abajo, disminuyendo la presión y modificando la temperatura como corresponde a cada presión, ellas llegan a unirse, y resulta perfectamente delimitada la región de los líquidos (A), la cual queda separada de la zona de los gases (B) por una parte, y de la de los sólidos (C) por la otra.

Las zonas de estos dos últimos estados también están separadas por una curva que representa, para cada temperatura, la presión en que ambos estados coexisten (fig. 1.15). Esta curva (c) recibe el nombre de *curva de sublimación*. Como se ve en la gráfica, la sublimación sólo puede ocurrir por debajo de una temperatura y presión determinadas.

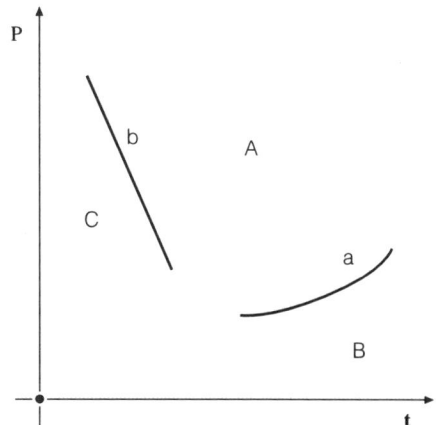

Figura 1.14. *Curvas de presión de vapor y de fusión. A, estado líquido; B, estado gaseoso; C, estado sólido; a, curva de presión de vapor; b, curva de fusión.*

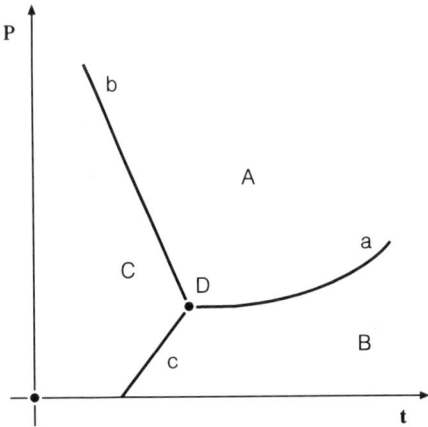

Figura 1.15. Curvas de equilibrio entre los tres estados de agregación. D, punto triple; c, curva de sublimación.

Las tres curvas (de presión de vapor, de fusión y de sublimación) se unen en un punto D, determinado por una sola presión y una sola temperatura. Este punto recibe el nombre de **punto triple**, y en él coexisten los tres estados de agregación.

En el caso del agua, el punto triple corresponde a la temperatura de 0,001 °C mientras que el punto de fusión del hielo a 1 atm de presión es de 0,002 °C. En general, la temperatura del punto triple es cercana a la temperatura de fusión del sólido.

IV. EQUILIBRIO QUÍMICO

A. CONCEPTO

Consideremos la siguiente transformación química:

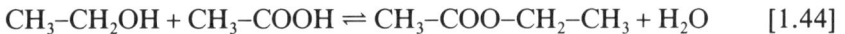

$$CH_3-CH_2OH + CH_3-COOH \rightleftharpoons CH_3-COO-CH_2-CH_3 + H_2O \qquad [1.44]$$

Esta ecuación indica que cuando un mol de alcohol reacciona con un mol de ácido acético se forma un mol de acetato de etilo y uno de agua. Sin embargo, no debe interpretarse que cuando esas cantidades de sustancias se ponen en contacto reaccionan totalmente entre sí. La experiencia enseña que en este caso el proceso ocurre hasta que alrededor de los dos tercios de las masas de las sustancias reaccionantes se han transformado, y entonces se detiene. Si una vez que esto ha ocurrido, se agrega al sistema agua o acetato de etilo, estas dos sustancias reaccionan entre sí en parte, produciendo alcohol y ácido acético. En general, cuando la reacción ha llegado a detenerse, el agregado de una nueva cantidad de cualquiera de las dos sustancias del primer miembro da lugar al proceso indicado por la ecuación de izquierda a derecha, e igual modificación en las del segundo miembro produce el efecto contrario. El desplazamiento de la reacción en cualquiera de los dos sentidos puede ser también provocado por la modificación adecuada de otras variables, como, por ejemplo, la temperatura. Cuando un sistema formado por varias sustancias se encuentra en estas condiciones, se dice que está en equilibrio químico. La definición es la siguiente: *un sistema formado por varias sustancias se encuentra en **equilibrio químico** cuando una modificación cualquiera de las variables que determinan su estado produce una transformación química entre las sustancias que lo componen, y al retornar las variables a su valor inicial, la reacción procede en sentido contrario, volviendo el sistema al estado anterior.*

B. LEY DE ACCIÓN DE LAS MASAS

Cuando un sistema se encuentra en equilibrio químico, es posible comprobar experimentalmente que las molaridades están ligadas por una determinada relación que depende de la ecuación química que corresponde al proceso*. Para el ejemplo representado en la [1.44] se cumple:

$$K = \frac{[CH_3-COO-CH_2-CH_3] \cdot [H_2O]}{[CH_3-COOH] \cdot [CH_3-CH_2OH]} \qquad [1.45]$$

en la que K es una constante. Cuando los coeficientes de la ecuación química son diferentes de 1, aparecen como exponentes en la relación mencionada. Por ejemplo, para una transformación química representada por:

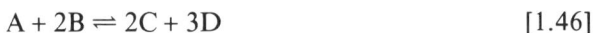

$$A + 2B \rightleftharpoons 2C + 3D \qquad [1.46]$$

la relación es:

$$K = \frac{[C]^2 \cdot [D]^3}{[A] \cdot [B]^2} \qquad [1.47]$$

Ésta es la expresión de la ***ley de acción de las masas*** enunciada por Guldberg y Waage, que dice: *cuando una transformación química llega al equilibrio, el cociente entre el producto de las molaridades** de las sustancias resultantes, afectadas por exponentes iguales a los coeficientes de la ecuación química, y el producto de las molaridades de las sustancias reaccionantes, con análogos exponentes, es una constante.* Esta constante recibe el nombre de ***constante de equilibrio***.

La constante K es propia de cada reacción y, a temperatura constante, es independiente de las concentraciones. Esto significa que si se modifica una de las molaridades (p. ej., agregando más cantidad de alguna de las sustancias), los demás valores en el cociente [1.45] se modifican de modo que la constante mantiene su valor. En la figura 1.16 se ilustra esto mediante un ejemplo numérico para una reacción del tipo siguiente:

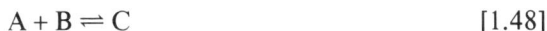

$$A + B \rightleftharpoons C \qquad [1.48]$$

La constante de equilibrio depende de la temperatura, de modo que, de acuerdo con el valor de ésta, el equilibrio se desplazará en un sentido u otro.

---

* La misma relación puede demostrarse a partir de los principios de la termodinámica.

** En rigor, debe decirse actividades, pero no podemos desarrollar este concepto en un curso de iniciación.

$$I \quad \frac{1}{4} = \frac{\boxed{C}\boxed{C}\boxed{C}\boxed{C}\boxed{C}\boxed{C}\boxed{C}\boxed{C}\boxed{C}}{\boxed{A}\boxed{A}\boxed{A}\boxed{A}\boxed{A}\boxed{A} \quad \boxed{B}\boxed{B}\boxed{B}\boxed{B}\boxed{B}\boxed{B}} = \frac{9}{6 \times 6}$$

II

$$III \quad \frac{1}{4} = \frac{\boxed{C}\boxed{C}\boxed{C}\boxed{C}\boxed{C}\boxed{C}\boxed{C}\boxed{C}\boxed{C}}{\boxed{A}\boxed{A}\boxed{A}\boxed{A}\boxed{A}\boxed{A}\boxed{A}\boxed{A} \quad \boxed{B}\boxed{B}\boxed{B}\boxed{B}\boxed{B}} = \frac{10}{8 \times 5}$$

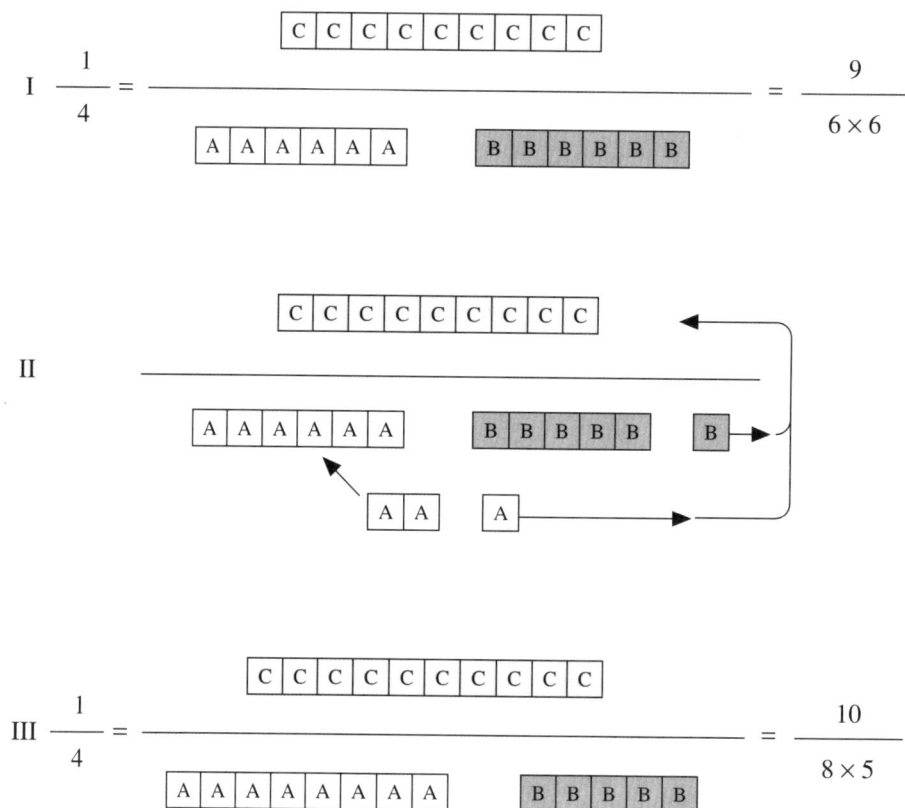

Figura 1.16. *Restablecimiento del equilibrio químico. I: 9 mol de C se hallan en equilibrio con 6 mol de A y 6 mol de B. La constante de equilibrio vale 1/4. II: se agregan 3 mol de A que se distribuyen como lo muestra la figura. III: se restablece el equilibrio y el valor de la constante se mantiene.*

Ejemplificaremos el equilibrio químico con un caso real. Se puso cierta cantidad de alcohol en presencia de ácido acético a una determinada temperatura; cuando la reacción llegó al equilibrio, la mezcla fue analizada, encontrándose los siguientes resultados: alcohol, 5,2 g; ácido acético, 6,2 g; éster (acetato de etilo), 19,36 g; agua, 3,96 g. Se trata ahora de determinar la constante de equilibrio.

La ecuación química que representa el proceso es:

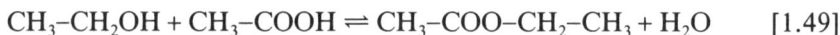

$$CH_3-CH_2OH + CH_3-COOH \rightleftharpoons CH_3-COO-CH_2-CH_3 + H_2O \qquad [1.49]$$

Por lo tanto, la constante de equilibrio está dada por:

$$K = \frac{[CH_3-COO-CH_2-CH_3] \cdot [H_2O]}{[CH_3-CH_2OH] \cdot [CH_3-COOH]} \qquad [1.50]$$

Para hallar las molaridades respectivas debemos dividir las masas de las sustancias por las masas molares correspondientes y por el volumen, pero como este último figurará dos veces en el numerador de la [1.50] e igual cantidad de veces en el denominador, lo podemos simplificar y trabajar sólo con los números de moles:

$$n_{al} = \frac{5,2 \text{ g}}{46 \text{ g}} = 0,113; \quad n_{ac} = \frac{6,2 \text{ g}}{60 \text{ g}} = 0,103$$

$$\quad [1.51]$$

$$n_{es} = \frac{19,36 \text{ g}}{88 \text{ g}} = 0,22; \quad n_{H_2O} = \frac{3,96 \text{ g}}{18 \text{ g}} = 0,22$$

Introducimos ahora estos valores en la ecuación [1.50]:

$$K = \frac{0,22 \times 0,22}{0,113 \times 0,103} \qquad [1.52]$$

$$K = 4,16 \qquad [1.53]$$

En varios capítulos de este libro haremos uso del concepto de equilibrio químico y de la constante de equilibrio correspondiente.

2 Termodinámica

La Termodinámica es la rama de la Física que estudia las relaciones entre el calor y las demás formas de energía. Una de las características importantes de su presentación clásica es considerar cada sistema en conjunto, sin hacer suposiciones de ninguna clase acerca de su estructura molecular o atómica. Ese enfoque, basado en algunos principios enseñados por la experiencia, ha permitido construir una estructura de leyes formales de singular provecho en Fisicoquímica. La Termodinámica parte de dos proposiciones fundamentales llamadas *primer principio* y *segundo principio*.

I. PRIMER PRINCIPIO

Cuando en un sistema material sólo ocurren transformaciones mecánicas, tiene validez el principio de conservación de la energía. Un principio semejante es válido cuando se producen, además, transformaciones térmicas.

A. PRINCIPIO DE EQUIVALENCIA

A mediados del siglo pasado Joule comprobó, mediante un dispositivo adecuado, que al desaparecer cierta cantidad de energía mecánica contenida en un par de pesas suspendidas (energía potencial gravitatoria) aparecía una cantidad proporcional de calor, la cual se podía medir en un calorímetro. Meyer llegó a resultados análogos al estudiar el calentamiento que sufre un gas cuando se lo comprime. Ambos experimentos permitieron establecer que por cada joule de energía mecánica que desaparece se producen 0,24 cal. Esta misma equivalencia ha podido comprobarse en general, cualquiera que sea el dispositivo experimental o el proceso empleado para transformar calor en energía mecánica y viceversa.

De acuerdo con este principio de equivalencia, tiene validez general la siguiente relación:

$$1 \text{ J} = 0,24 \text{ cal} \qquad [2.1]$$

la cual permite medir la energía mecánica y el calor tanto en calorías como en joules.

Además, la misma equivalencia existe entre todas las formas de energía las cuales, mediante procesos adecuados, pueden ser transformadas unas en otras.

De aquí en adelante, cada vez que presentemos una igualdad entre distintas formas de energía se entenderá que las mismas se hallan medidas con la misma unidad (p. ej., calorías).

B. SIGNIFICADO DEL PRIMER PRINCIPIO

1. Enunciado

Supongamos un sistema material al que hacemos pasar de un estado A a otro B y luego llevamos nuevamente al primer estado por un camino diferente. Por

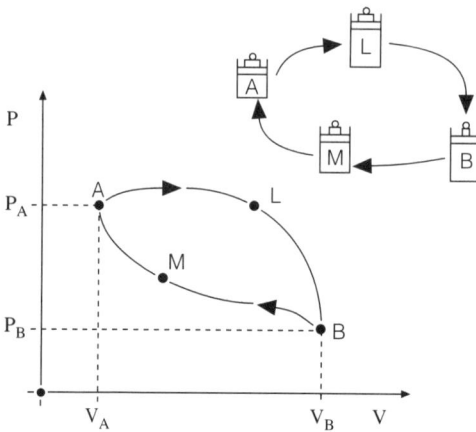

Figura 2.1. *Explicación en el texto.*

ejemplo, podría tratarse de un gas que partiendo del volumen V_A, la presión P_A y la temperatura T_A (fig. 2.1) se expandiera con variación de presión, volumen y temperatura (P_B, V_B, T_B) realizando una transformación como la representada por el trazo ALB, y que luego volviera al estado inicial, pasando por los estados que representa el trazo BMA. Una transformación como ésta, en que el sistema vuelve al estado inicial, se llama cíclica.

A lo largo de la transformación ALB el gas puede haber recibido una cantidad de calor Q_L (que tendrá signo negativo si el calor es cedido por el gas) y haber realizado un trabajo W_L (que tendrá signo negativo si el gas recibe trabajo). Para la transformación BMA las cantidades serán Q_M y W_M respectivamente. Ahora bien, cualesquiera que sean los ciclos recorridos entre esos dos estados, siempre se comprueba que:

$$Q_L + Q_M = W_L + W_M \qquad [2.2]$$

Es decir, *la cantidad total de calor absorbida por un sistema en una transformación cíclica (estado inicial igual al final) es igual al trabajo realizado por el mismo.* Esta proposición constituye el **primer principio de la Termodinámica**.

La ecuación [2.2] puede escribirse de la siguiente manera:

$$Q_L + Q_M - (W_L + W_M) = 0 \qquad [2.3]$$

y en forma más general, así:

$$\Sigma\, Q + \Sigma\, W = 0 \qquad [2.4]$$

en la que $\Sigma\, Q$ significa la suma de todas las cantidades de calor absorbidas (o desprendidas) y $\Sigma\, W$ representa lo mismo respecto del trabajo realizado (o recibido).

2. Energía interna

Supongamos ahora que el sistema puede pasar del estado A al B por diferentes caminos: ALB, AMB, ANB, etc. (fig. 2.2) y que regresa en todos los casos al estado

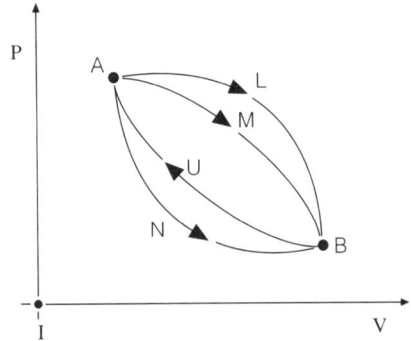

Figura 2.2. *Desarrollo del concepto de energía interna. (Explicación en el texto.)*

inicial por la transformación BUA. El sistema podría recorrer entonces los ciclos ALBUA, AMBUA, ANBUA, etc. y en cada caso las cantidades de calor y los trabajos realizados podrían ser distintos. No obstante, de acuerdo con la [2.3], debe cumplirse:

$$Q_L + Q_U - (W_L + W_U) = 0$$
$$Q_M + Q_U - (W_M + W_U) = 0 \qquad\qquad [2.5]$$
$$Q_N + Q_U - (W_N + W_U) = 0$$

De las ecuaciones que anteceden se deduce:

$$Q_L - W_L = - Q_U + W_U$$
$$Q_M - W_M = - Q_U + W_U \qquad\qquad [2.6]$$
$$Q_N - W_N = - Q_U + W_U$$

Estas tres expresiones tienen el segundo miembro igual y, por lo tanto, también el primero. Esto significa que la diferencia entre el calor absorbido y el trabajo realizado al pasar de un estado a otro (A a B) es independiente del camino seguido por la transformación y queda determinado sólo por los estados inicial y final. *Esta diferencia se llama **variación de energía interna** del sistema* y se representa:

$$Q - W = \Delta E = E_B - E_A* \qquad\qquad [2.7]$$

Como su valor está determinado solamente por los estados inicial y final, se dice que la energía interna es una ***función de estado***. En general *se llaman **funciones de estado** aquellas cuyo valor sólo depende del estado del sistema y no del camino seguido para llegar a él.* Más adelante se verán otras funciones de estado.

Nótese que en las ecuaciones que hemos empleado figura la diferencia de energía interna entre dos estados y no la energía interna en uno solo de ellos. En efecto, midiendo la cantidad de calor absorbido (o cedido) por el sistema y el trabajo realizado (o recibido) se puede, mediante la [2.7], calcular la variación de energía interna al pasar el sistema del estado A al B, pero es imposible conocer su valor en uno solo de esos estados.

---

* Por convención el incremento Δ siempre representa la diferencia que resulta de restar el valor de la variable en el primer estado al valor de ella en el segundo: $\Delta x = x_2 - x_1$.

La ecuación [2.7] constituye una de las maneras de expresar el primer principio de la Termodinámica.

En cuanto a su significado físico, puede comprenderse fácilmente considerando que si un sistema toma calor, está recibiendo energía, y que si realiza trabajo, la está perdiendo. Según cuál de ambos términos sea mayor, el saldo (la variación de energía interna ΔE) será negativo o positivo.

3. Modelo

Quizá se comprenda mejor el primer principio si se representan todas las formas de energía (calor, trabajo, energía interna) por bolillas (todas iguales) y se asimila el sistema a una caja cerrada (fig. 2.3) que contiene una cantidad desconocida de aquéllas. Esta cantidad representa la energía interna. La caja tiene dos aberturas por las que pueden entrar o salir bolillas (energía). Las que entran o salen por la izquierda representan calor Q y las que lo hacen por la derecha, trabajo W. A partir de un estado inicial A, con un determinado contenido de bolillas desconocido (energía interna) el sistema puede realizar infinidad de transformaciones, de las cuales se representan tres ejemplos.

Al pasar de A a B el sistema recibe una cantidad de calor Q mayor que el trabajo que realiza W. La diferencia entre ambas cantidades es la variación de energía interna, que en este caso resulta positiva. Si el sistema pasa de A a C, el trabajo que realiza es mayor que el calor que recibe y la diferencia de energía interna es negativa. Por último, si pasa de A a D el sistema recibe calor y trabajo y aumenta su energía interna (ΔE positiva).

C. APLICACIONES DEL PRIMER PRINCIPIO

Para nuestros fines, la aplicación más importante del primer principio se refiere a las transformaciones químicas, razón por la cual la estudiaremos por separado en

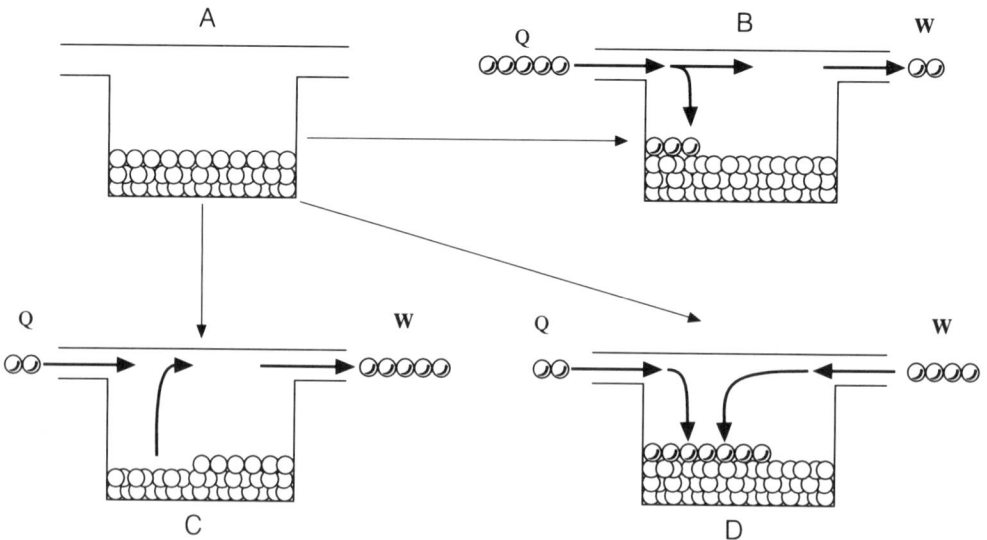

Figura 2.3. *Modelo ilustrativo de la energía interna. (Explicación en el texto.)*

otra sección. En ésta veremos otras aplicaciones con el fin de familiarizarnos con este principio.

Ante todo, es conveniente que dividamos el trabajo W en dos clases: *trabajo de expansión* y *trabajo útil*. Las razones de esta división se verán en la sección D y, especialmente, en el título II.

1. Trabajo de expansión y trabajo útil

Imaginemos que el gas contenido en el recipiente que muestra la figura 2.4 se expande a la presión constante P elevando el émbolo, con la fuerza **F**, de la posición 1 a la 2. El trabajo que realiza se llama *trabajo de expansión*. De acuerdo con la definición de trabajo, aquél está dado por:

$$W_{exp} = F \cdot \Delta x \qquad\qquad [2.8]$$

y como la fuerza es igual a la presión multiplicada por la superficie del émbolo S, el trabajo resulta:

$$W_{exp} = P \cdot s \cdot \Delta x \qquad\qquad [2.9]$$

El producto $s \cdot \Delta x$ es el incremento de volumen ΔV de modo que el trabajo de expansión a presión constante viene dado por:

$$W_{exp} = P \cdot \Delta V \qquad\qquad [2.10]$$

Si en lugar de expandirse, el gas disminuye de volumen, el incremento ΔV de esta ecuación es negativo y, en consecuencia, también lo es el trabajo de expansión.

Se llama **trabajo útil** *a todo trabajo realizado por el sistema que no sea de expansión*; por ejemplo, podría consistir en transferencia de energía eléctrica. De acuerdo con esta definición, el trabajo útil está dado por:

$$W_{út} = W - W_{exp} \qquad\qquad [2.11]$$

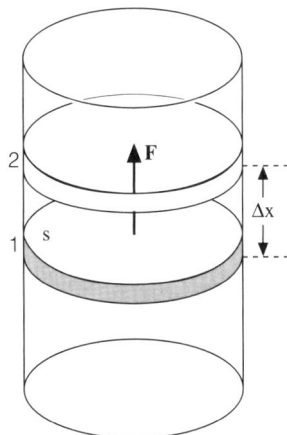

Figura 2.4. *Trabajo de expansión. (Explicación en el texto.)*

2. Expansión isotérmica de un gas ideal

Un gas ideal puede expandirse a temperatura constante siguiendo la ecuación general [1.12]. Tal transformación se llama expansión *isotérmica*.

En este caso el trabajo no está dado directamente por la [2.10] porque la presión no es constante. En consecuencia debe calcularse aquél a partir de la sumatoria de infinitos incrementos de volumen a presión decreciente.

Se puede demostrar que, para la expansión isotérmica de un mol de gas, el trabajo viene dado por:

$$W_{exp} = R \cdot T \cdot \ln \frac{V_2}{V_1} \qquad [2.12]$$

Para aplicar el primer principio a la expansión isotérmica de un gas ideal debemos tener en cuenta que a temperatura constante la energía interna de un gas ideal no varía*. En consecuencia, para el caso que estamos tratando:

$$\Delta E = 0 \qquad [2.13]$$

y aplicando la [2.7], resulta:

$$W_{exp} = Q \qquad [2.14]$$

Para que un gas ideal realice una transformación isotérmica debe absorber una cantidad de calor igual al trabajo que realiza (fig. 2.5).

3. Expansión adiabática

*Se llama **adiabática** a cualquier transformación en que el sistema no reciba ni entregue calor.* Por lo tanto, si un sistema realiza una expansión adiabática:

$$Q = 0 \qquad [2.15]$$

Aplicando la [2.7] resulta:

$$W_{exp} = - \Delta E \qquad [2.16]$$

Es decir, el trabajo realizado por un sistema en una expansión adiabática se efectúa a expensas de la energía interna, la cual disminuye (fig. 2.6). De acuerdo

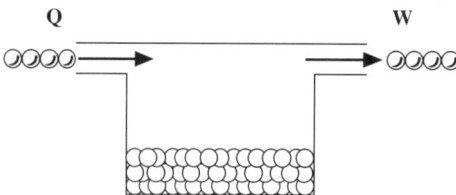

Figura 2.5. Modelo de la transformación de la energía en la expansión isotérmica de un gas ideal. La energía interna no varía.

---

* Es posible demostrar esta afirmación a partir de la teoría cinética de los gases.

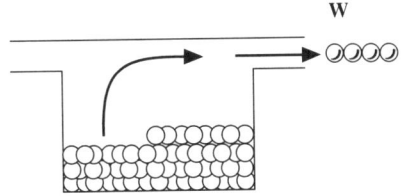

Figura 2.6. *Modelo de la variación de energía durante una expansión adiabática. El trabajo se realiza a expensas de la energía interna.*

con lo visto en el parágrafo anterior, la expansión adiabática de un **gas ideal** no puede ser isotérmica*.

4. Motor perpetuo de primera especie

*Se llama **motor perpetuo de primera especie** a un sistema que, efectuando transformaciones **cíclicas**, tendría como único saldo la producción de trabajo* (sin consumo de calor). Ahora bien, si el sistema realiza una transformación cíclica la variación de energía interna al terminar el ciclo debe ser nula:

$$\Delta E = 0 \qquad\qquad [2.17]$$

y en consecuencia:

$$Q = W \qquad\qquad [2.18]$$

Por lo tanto, de acuerdo con el primer principio, el motor perpetuo de primera especie es imposible. Ciertamente, un sistema puede realizar trabajo sin consumo de calor, a expensas de su energía interna, como en la expansión adiabática, pero en ese caso no vuelve al estado inicial y no puede ser utilizado indefinidamente: es decir, el motor no es perpetuo.

D. ENTALPÍA

1. Concepto

Ya vimos que la energía interna E es una función de estado, así como el volumen y la presión, y su producto P·V. En consecuencia, la suma E + P·V sólo depende del estado del sistema. Como esta suma desempeña un papel importante en Termodinámica, definimos una nueva función de estado H, a la que denominamos *entalpía*, mediante la ecuación:

$$H = E + P \cdot V \qquad\qquad [2.19]$$

de modo que su variación en un proceso sólo depende de los estados inicial y final y queda expresada por:

$$\Delta H = \Delta E + \Delta(P \cdot V) \qquad\qquad [2.20]$$

---

* Un sistema real, gaseoso o no, podría cambiar de volumen en forma adiabática e isotérmica.

en la que $\Delta(P \cdot V)$ significa:

$$\Delta(P \cdot V) = P_2 \cdot V_2 - P_1 \cdot V_1 \qquad [2.21]$$

Si la transformación ocurre a presión constante:

$$\Delta(P \cdot V) = P \cdot \Delta V \qquad [2.22]$$

Haciendo el reemplazo en la [2.20] obtenemos:

$$\Delta H = \Delta E + P \cdot \Delta V \qquad [2.23]$$

en la que $P \cdot \Delta V$ es el trabajo de expansión a presión constante (ecuación [2.10]).

Si en la [2.23] reemplazamos ΔE por su valor en la [2.7], resulta:

$$\Delta H = Q - W + P \cdot \Delta V \qquad [2.24]$$

Nótese que en esta ecuación W es el trabajo total, incluyendo también el de expansión $P \cdot \Delta V$. Pero en muchos casos interesa considerar todo otro trabajo, excluyendo precisamente el de expansión (p. ej., el trabajo de tracción en la contracción muscular). Por eso nos interesa la relación que tratamos en el apartado siguiente.

2. Entalpía, trabajo útil y calor

De acuerdo con la [2.11], el trabajo útil a presión constante está dado por:

$$W_{\text{út}} = W - P \cdot \Delta V \qquad [2.25]$$

Sumando miembro a miembro esta expresión y la [2.24], simplificando y reordenando, resulta:

$$\Delta H = Q - W_{\text{út}} \qquad [2.26]$$

Y si el sistema no realiza trabajo útil ($W_{\text{út}} = 0$):

$$\Delta H = Q \qquad [2.27]$$

Es decir, si en una transformación a presión constante el sistema no realiza trabajo útil la variación de entalpía es igual al calor absorbido por el sistema.

Enseguida haremos uso de estos conceptos. Por el momento, es conveniente recordar que la entalpía es una función de estado y que las conclusiones a que hemos llegado sólo son válidas **a presión constante**.

3. Cambios de estado de agregación

Si a 1 g de hielo que se halla por debajo de su temperatura de fusión (p. ej., a −20 °C) se le suministra calor a la presión constante de 1 atm, su temperatura aumenta hasta llegar a 0 °C (fig. 2.7). A esa temperatura el hielo comienza a fundir,

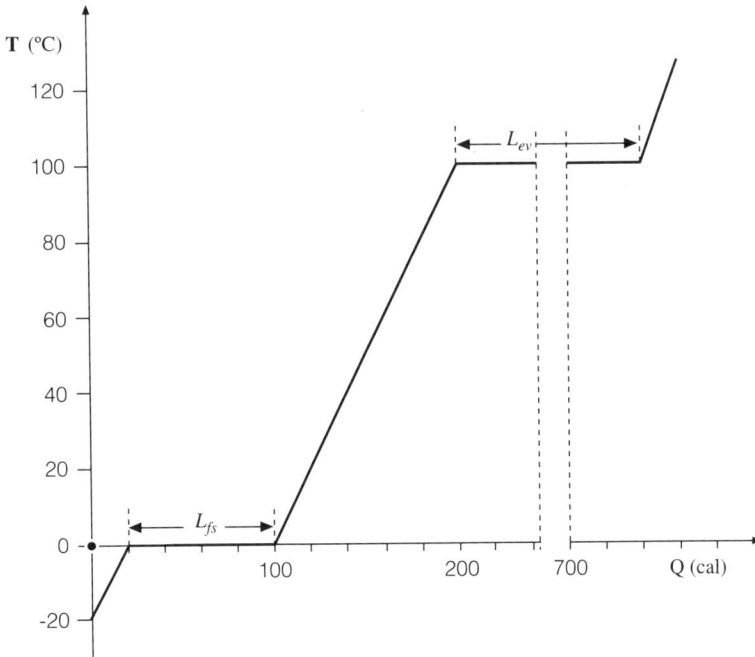

Figura 2.7. *Calor latente de cambio de estado.* L_{fs}, *calor de fusión;* L_{ev}, *calor de evapo-ración.*

y mientras esto ocurre, a pesar de que es necesario seguir suministrándole calor para que la fusión continúe, la temperatura no varía hasta que todo el hielo ha fundido. Durante la fusión, disminuye el volumen y el sistema no realiza trabajo útil. En las condiciones mencionadas, la variación de entalpía del sistema es igual a calor recibido. Esa cantidad de calor, que no ha hecho subir la temperatura del sistema recibe el nombre de **calor latente de fusión** o, simplemente, **calor de fusión**.

Cuando todo el hielo ha fundido, si se continúa suministrando calor, la temperatura vuelve a aumentar, y sigue subiendo hasta llegar a 100 °C*, temperatura en la que se produce la ebullición. Entonces, la temperatura se mantiene otra vez constante, y el calor suministrado se emplea nuevamente en cambiar el estado de agregación. Esta cantidad de calor recibe el nombre de **calor de evaporación**.

Sólo cuando toda el agua se haya evaporado, el suministro de calor hará ascender la temperatura del vapor.

De modo similar se comportan todas las sustancias que pueden cambiar de estado de agregación a presión constante.

De acuerdo con lo expuesto, los calores de fusión y de evaporación se definen de la siguiente manera:

*Se denomina **calor de fusión** a la cantidad de calor que se le debe suministrar a 1 g (o 1 mol) de sustancia para producir el pasaje del estado sólido al líquido a temperatura constante.*

---

* Se ha despreciado la pequeña cantidad de líquido que se evapora durante este paso.

Se llama **calor de vaporización** a la cantidad de calor que es necesario suministrar a 1 g (o 1 mol) de sustancia para producir el pasaje del estado líquido al gaseoso a temperatura constante.

El calor de fusión depende muy poco de la presión; en cambio, el de vaporización varía apreciablemente en relación con ella.

Durante los procesos inversos, es decir, durante la condensación del vapor o la solidificación del líquido, los mismos calores latentes se desprenden en lugar de ser absorbidos por el sistema.

El calor de fusión del hielo a 0 °C es de 79,71 cal/g y el de vaporización del agua a presión normal es de 539,55 cal/g.

4. Calor de disolución, calor de dilución, dilución infinita

Cuando se efectúa la disolución de una sustancia a temperatura constante, el sistema puede absorber o desprender calor en cantidades que dependen de su masa, así como de la concentración de la solución. Sobre esta base, se define el calor molar de disolución, concepto que no emplearemos. En cambio, nos interesa el **calor de dilución.** Se llama así al calor que se desprende o absorbe cuando una solución se diluye mediante el agregado de solvente. El calor de dilución va disminuyendo a medida que la solución se hace más diluida y llega a un punto en que el agregado de nuevas cantidades de solvente no produce prácticamente ninguna modificación térmica (fig. 2.8).

Cuando una solución llega a este grado de dilución, se dice que su **dilución es infinita.**

E. TERMOQUÍMICA

La Termoquímica estudia las relaciones entre los procesos químicos y la producción o absorción de calor. Su estudio nos brinda una de las bases para comprender el metabolismo energético del organismo.

1. Ecuaciones termoquímicas

La cantidad de calor que se desprende o se absorbe durante las transformaciones químicas depende de varios factores como la temperatura, la presión, el estado

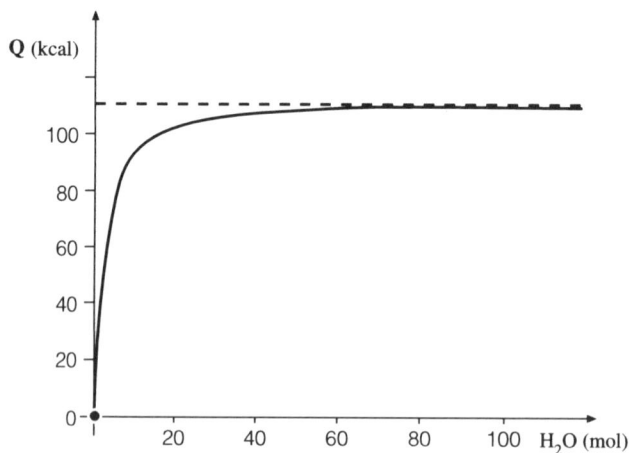

Figura 2.8. Calor de dilución. A medida que se agrega solvente la cantidad de calor que se absorbe o desprende disminuye.

de agregación de las sustancias que participan, sus concentraciones, etc. Por ello, para estudiar este tema es necesario emplear expresiones especiales, llamadas *ecuaciones termoquímicas*, en las que se especifican todas las condiciones necesarias. Los estados de las sustancias que intervienen se representan mediante los siguientes símbolos:

(s)   : sólido
(l)   : líquido
(g)   : gas
(aq) : dilución infinita

La cantidad de calor producida o consumida se puede representar siempre mediante el símbolo Q = ..., pero cuando la transformación ocurre a presión constante y sin trabajo útil es habitual emplear el símbolo ΔH = ..., por las razones ya explicadas (ecuación [2.27]). En ambos casos se anota como subíndice de estos símbolos la temperatura a la que se produce la reacción. De acuerdo con la convención ya establecida, las cantidades de calor se consideran positivas cuando aquél es absorbido y negativas cuando se desprende. Por ejemplo, la combustión del etanol se representa como sigue:

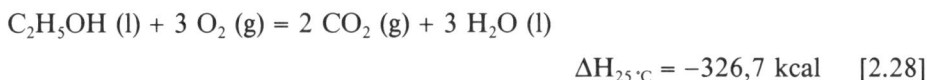

$$C_2H_5OH \ (l) + 3 \ O_2 \ (g) = 2 \ CO_2 \ (g) + 3 \ H_2O \ (l)$$

$$\Delta H_{25 °C} = -326,7 \ kcal \quad [2.28]$$

Esta expresión se lee como sigue: al reaccionar el alcohol líquido con oxígeno gaseoso con producción de dióxido de carbono gaseoso y de agua líquida, a 25 °C, se desprenden 326,7 kilocalorías por cada mol de alcohol. Cuando no se especifica nada respecto de la presión se sobrentiende que la transformación tiene lugar a la presión constante de una atmósfera.

2. Calor de reacción. Ley de Hess

a. Concepto

Se llama **calor de reacción** *a la cantidad de calor que se absorbe o se desprende al reaccionar varias sustancias en las cantidades de moles que figuran en la ecuación química siendo la temperatura inicial del sistema igual a la final.* Por ejemplo:

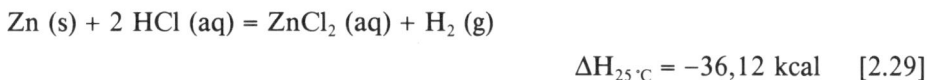

$$Zn \ (s) + 2 \ HCl \ (aq) = ZnCl_2 \ (aq) + H_2 \ (g)$$

$$\Delta H_{25 °C} = -36,12 \ kcal \quad [2.29]$$

b. Ley de Hess

Dado que la entalpía es una función de estado, la ley de Hess surge de la aplicación de la ecuación [2.27] la cual, como ya explicamos, se cumple cuando un sistema sufre una transformación a **presión constante sin efectuar trabajo útil**. Como éstas son precisamente las condiciones que se cumplen en el organismo en reposo*, la aplicación de esta ley permite medir el valor calórico de los alimentos, que se estudiará en el capítulo siguiente.

---

* Se podría pensar, por ejemplo, que aun en reposo el diafragma, así como el miocardio, están constantemente realizando trabajo. Esto es cierto pero el sistema es el organismo entero y dichos trabajos no se ejercen fuera de él como trabajo útil.

El enunciado de la **ley de Hess** es el siguiente: *en una transformación química a presión constante y sin trabajo útil, la cantidad de calor absorbida o desprendida está determinada únicamente por las sustancias iniciales y finales de la reacción y por los estados de las mismas y no depende de los pasos intermedios de la transformación.*

Por ejemplo, la combustión de un mol de glucosa produce la misma cantidad de calor que el desdoblamiento de igual cantidad de glucosa en ácido láctico seguida de la combustión de los dos moles de ácido resultantes. Las ecuaciones son las siguientes:

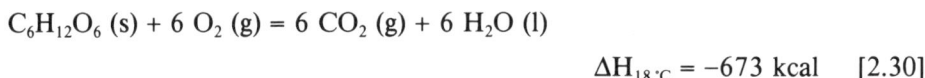

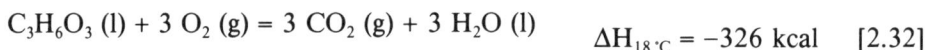

$$C_6H_{12}O_6 \text{ (s)} + 6 \ O_2 \text{ (g)} = 6 \ CO_2 \text{ (g)} + 6 \ H_2O \text{ (l)}$$

$$\Delta H_{18°C} = -673 \text{ kcal} \qquad [2.30]$$

$$C_6H_{12}O_6 \text{ (s)} = 2 \ C_3H_6O_3 \text{ (l)} \qquad \Delta H_{18°C} = -21 \text{ kcal} \qquad [2.31]$$

$$C_3H_6O_3 \text{ (l)} + 3 \ O_2 \text{ (g)} = 3 \ CO_2 \text{ (g)} + 3 \ H_2O \text{ (l)} \qquad \Delta H_{18°C} = -326 \text{ kcal} \qquad [2.32]$$

Puede comprobarse que la variación de entalpía es la misma en ambos casos:

$$-326 \text{ kcal} \times 2 + (-21 \text{ kcal}) = -673 \text{ kcal} \qquad [2.33]$$

3. Calor de combustión

En sentido estricto, se llama combustión a toda transformación química que ocurre con desprendimiento de luz y calor, y que una vez iniciada se mantiene sin suministro de energía exterior.

Aunque las oxidaciones que ocurren en el organismo no se ajustan a esta definición, es usual llamarlas combustiones, a pesar de que no se producen con desprendimiento de luz.

*Se llama **calor de combustión** a la cantidad de calor que desprende un mol de sustancia al ser quemada totalmente, siendo la temperatura inicial igual a la final.* Por supuesto, es una condición indispensable que la sustancia sea quemada totalmente pues, como ya sabemos, el calor depende de las sustancias iniciales y finales de la reacción.

El calor de combustión está determinado, además, por otras condiciones. Por ejemplo, cuando la reacción ocurre a volumen constante (caso en que no se genera trabajo de expansión) el calor es distinto del producido a presión constante. En este último caso, si el sistema aumenta de volumen, realiza trabajo y una parte de la variación de entalpía se invierte en efectuar ese trabajo, de modo que la cantidad de calor desprendida es menor. Lo contrario ocurre si el sistema disminuye de volumen al producirse la combustión.

4. Calor de formación

A los efectos de los cálculos termoquímicos es útil el concepto de calor de formación. *Se llama **calor de formación** a la cantidad de calor que se absorbe o se desprende al formarse un mol de sustancia compuesta a partir de las sustancias simples correspondientes.* Se representa mediante el símbolo ΔH_f. Por ejemplo, el calor de formación del óxido de calcio está dado por:

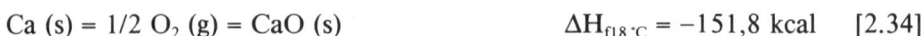

$$Ca \text{ (s)} = 1/2 \ O_2 \text{ (g)} = CaO \text{ (s)} \qquad \Delta H_{f18°C} = -151,8 \text{ kcal} \qquad [2.34]$$

TABLA 2.1. **Calores de formación de algunas sustancias a 25 °C**

Sustancia	ΔH_f (kcal/mol)
Sustancias simples	0
CO_2 (g)	-94,05
H_2O (l)	-68,3
Metano (g)	-17,9
Benceno (g)	+19,8
Etanol (l)	-66,4

En la tabla 2.1 se dan los calores de formación de algunas sustancias.

A partir de la ley de Hess es fácil demostrar *que el calor de una reacción es igual a la suma de los calores de formación de las sustancias resultantes menos los calores de formación de las sustancias iniciales.* A partir de esta regla el lector puede calcular, por ejemplo, el calor de combustión del metano, tomando los datos necesarios de la tabla anterior.

5. Transformaciones endotérmicas y exotérmicas

Se dice que una transformación es **endotérmica** *cuando el sistema absorbe calor y* **exotérmica** *en caso contrario.* Es conveniente señalar que estas definiciones pueden ser mal interpretadas. Por ejemplo, al disolver cloruro de potasio en agua la temperatura del sistema desciende, por lo que se podría considerar que el mismo ha perdido calor y que la reacción es exotérmica. En realidad, lo que se observa es el descenso de la temperatura y no la pérdida de calor. Para que la temperatura del sistema no cambie es necesario suministrarle calor, de acuerdo con la ecuación:

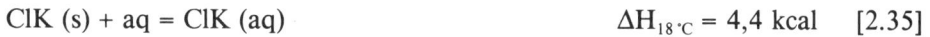

$$\text{ClK (s)} + \text{aq} = \text{ClK (aq)} \qquad \Delta H_{18\,°C} = 4,4 \text{ kcal} \qquad [2.35]$$

El criterio que se debe tener en cuenta es el siguiente:

Una transformación es endotérmica si para mantener constante la temperatura del sistema es necesario proporcionarle calor, y exotérmica en caso contrario.

II. SEGUNDO PRINCIPIO

A. SIGNIFICADO

El primer principio de la Termodinámica establece la equivalencia entre calor y trabajo y posibilita la obtención de algunas conclusiones. Por ejemplo, nos permite afirmar que si un cuerpo cae desde cierta altura y su energía potencial se transforma en calor al chocar contra el suelo, esa misma cantidad de calor, transformada en trabajo, permite elevar el cuerpo a la misma altura inicial. Pero el primer principio nada dice acerca de cuál de los dos procesos ocurre espontáneamente: si el cuerpo cae y su energía potencial se transforma finalmente en calor, o si el calor se transforma en trabajo y el cuerpo sube. El conocimiento de que en tales condiciones ningún cuerpo sube espontáneamente empleando el calor del ambiente no es una consecuencia del primer principio, sino un resultado de la experiencia.

1. Enunciado

El segundo principio se relaciona con el sentido posible de las transformaciones y surge de la imposibilidad, comprobada por toda la experiencia recogida, de obtener un proceso cíclico cuyo único efecto sea la transformación de calor en trabajo. Su enunciado, de acuerdo con W. Thompson, es el siguiente: *es imposible obtener un proceso cíclico cuyo único efecto sea la transformación de calor en trabajo*.

Esto no contradice el principio de equivalencia mencionado en la página 31. Si un proceso cíclico transforma 0,24 cal en trabajo, producirá efectivamente un trabajo de 1 J (ecuación [2.1]); pero también generará otros efectos, cumpliendo así con el segundo principio, que excluye la posibilidad de esa única transformación.

Para aclarar esto, supongamos que de la fuente A, cuya temperatura es T_1 (fig. 2.9,I) tomamos una cantidad de calor, Q_1, la cual queremos transformar totalmente en trabajo mediante el proceso cíclico C. La experiencia demuestra que esto es imposible. Si deseamos transformar esa cantidad de calor en trabajo mediante un proceso cíclico, debemos disponer de otra fuente B a temperatura menor, T_2 (fig. 2.9,II), y tomar de la primera fuente una cantidad de calor mayor que la que deseamos transformar. El proceso cíclico entregará una parte de ese calor en forma de trabajo y cederá el resto, Q_2, a la fuente de temperatura menor. Esa cantidad de calor, si bien no ha desaparecido, queda inutilizada para su empleo por el sistema, que sólo puede tomar calor de la fuente de mayor temperatura. Se dice que la cantidad de calor Q_2 se ha degradado.

Un sistema que realiza una transformación como la que se muestra en la figura 2.9,II recibe el nombre de **máquina térmica**.

2. Rendimiento

El esquema de la figura 2.9,II muestra que la máquina toma de la fuente caliente la cantidad de calor Q_1 y que sólo parte de ésta, $Q_1 + Q_2$ (Q_2 es negativa, de modo que su valor absoluto se resta), se aprovecha para ser transformada en trabajo. Ahora bien, como el proceso es cíclico debe cumplirse la [2.17]:

$$\Delta E = 0 \tag{2.36}$$

y, de acuerdo con la [2.7]:

$$W = Q_1 + Q_2 \tag{2.37}$$

(recuérdese que Q_2 es negativa).

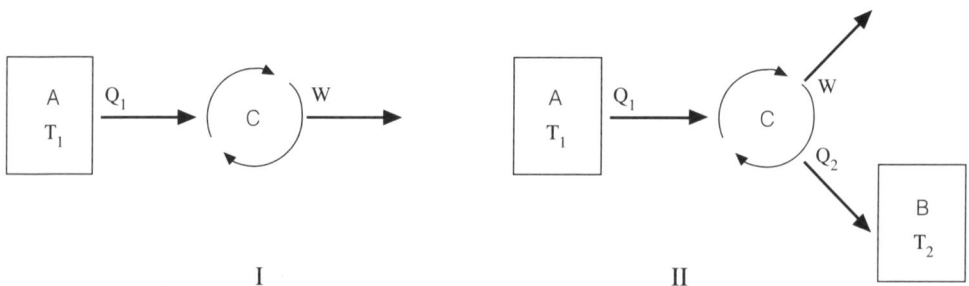

Figura 2.9. *Segundo principio de la Termodinámica. (Explicación en el texto.)*

*Se llama **rendimiento** de una máquina térmica al cociente entre la cantidad de calor aprovechado (trabajo producido) y la cantidad de calor tomada por la máquina:*

$$R = \frac{W}{Q_1} = \frac{Q_1 + Q_2}{Q_1} \qquad\qquad [2.38]$$

Si el rendimiento de la máquina resulta, por ejemplo:

$$R = \frac{W}{Q_1} = \frac{Q_1 + Q_2}{Q_1} = 0,5 \qquad\qquad [2.39]$$

ello significa que sólo la mitad del calor tomado por la máquina de la fuente caliente es transformado en trabajo, y el resto es entregado a la fuente fría.

3. Procesos reversibles e irreversibles

a. Concepto

Sabemos por experiencia que cuando dos cuerpos de temperaturas distintas se ponen en contacto, el calor pasa en forma espontánea del cuerpo de temperatura mayor al de menor temperatura. Siempre ocurre así, y el proceso inverso es incompatible con el segundo principio. En efecto, si esto pudiese ocurrir, en el sistema representado por la figura 2.9,II la cantidad de calor Q_2 entregado a la fuente fría podría ser nuevamente transportado por conducción a la caliente (fig. 2.10) sin que esto produjera ninguna otra transformación. Tendríamos entonces, en contra del segundo principio, un proceso cíclico que sólo transforma calor en trabajo.

En virtud de lo explicado decimos que el pasaje de calor por conducción (de una temperatura mayor a otra menor) es un proceso irreversible, de acuerdo con las siguientes definiciones:

Un proceso por el que un sistema pasa de un estado A *a otro* B *es **reversible** si el sistema puede volver del estado* B *al* A, *pasando, en sentido contrario, por los*

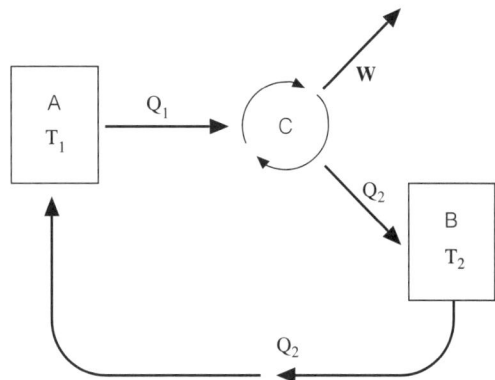

Figura 2.10. El transporte de calor por conducción es un proceso irreversible. (Explicación en el texto.)

mismos estados por los que pasó en la primera transformación. Es posible demostrar que si esto ocurre no queda ninguna transformación fuera del sistema. Esto constituye una definición alternativa, equivalente a la primera enunciada.

*En caso de que las condiciones mencionadas no se cumplan, el proceso es **irreversible**.*

El hecho de que una transformación sea irreversible no implica que el sistema no puede volver del segundo estado al primero. Esto es posible en muchos casos, pero siempre queda como saldo una transformación fuera del sistema. *Un proceso después del cual el sistema puede volver al estado inicial recibe el nombre de **invertible**.*

Teóricamente, el proceso representado en la figura 2.9,II podría llegar a ser reversible. En efecto, el trabajo W podría ser empleado en hacer funcionar el ciclo en sentido contrario, el sistema tomaría de la fuente fría una cantidad de calor numéricamente igual a Q_2 (pero ahora positiva) y entregaría a la fuente caliente, en valor absoluto, la cantidad de calor $Q_1 = Q_2 + W$. En ese caso el sistema habría vuelto al estado inicial y no habría quedado ninguna transformación fuera de él.

Sin embargo, esto resulta, en la práctica, imposible de llevar a cabo; para que el calor Q_2 sea transferido de la fuente caliente A a la máquina que realiza el ciclo C, la temperatura de ésta debe ser inferior a la de aquélla (fig. 2.11,I) de modo que el calor debe pasar por conducción y lo mismo ocurre en la transferencia de calor de la máquina a la fuente fría B. Es decir, en el sistema completo hay pasaje de calor por conducción, proceso que, como ya vimos es irreversible.

Ahora bien, como la transferencia de calor por conducción se debe a las diferencias de temperatura, éstas podrían hacerse bastante pequeñas (fig. 2.11,II) y el sistema se acercaría a la reversibilidad aunque, en ese caso, el pasaje de calor sería muy lento, así como el funcionamiento del sistema. Teóricamente, las caídas de temperatura pueden suponerse tan pequeñas como se desee y, en el límite ideal, aquéllas serían nulas y el proceso, reversible.

En la realidad, no existen procesos reversibles; éstos constituyen únicamente el límite ideal al que los procesos reales sólo pueden aproximarse*.

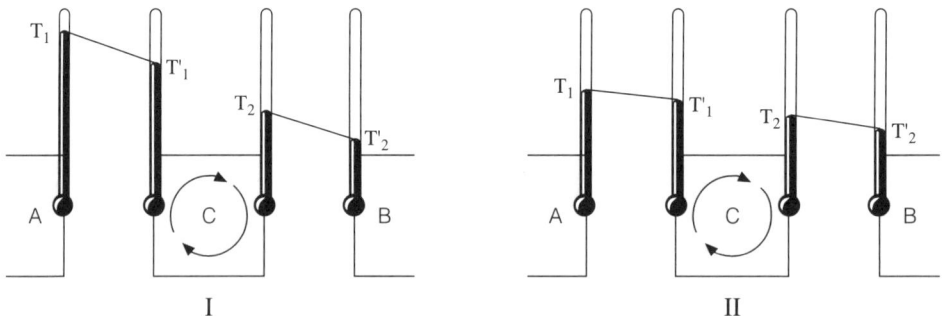

Figura 2.11. *Transferencia de calor en una máquina térmica. Reversibilidad ideal. (Explicación en el texto.)*

---

* Aunque los procesos reversibles son sólo ideales, este concepto es de suma utilidad en la práctica, como lo es, por ejemplo, el concepto de gas ideal.

b. Rendimiento y temperatura

Es posible demostrar que en el caso de una máquina térmica **reversible** el rendimiento (ecuación [2.38]), las cantidades de calor y las temperaturas están relacionados por:

$$R = \frac{Q_1 + Q_2}{Q_1} = \frac{T_1 - T_2}{T_1} \qquad [2.40]$$

En los procesos cíclicos irreversibles (reales) el rendimiento es menor que este valor, de modo que se cumple:

$$R = \frac{Q_1 + Q_2}{Q_1} < \frac{T_1 - T_2}{T_1} \qquad [2.41]$$

(Recuérdese que Q_2 en este caso es negativo.)

c. Trasformación isotérmica reversible

En el parágrafo anterior tratamos el caso de una máquina térmica reversible (imaginaria) y presentamos una expresión para el rendimiento, que nos será de utilidad más adelante.

En el caso de que el proceso no fuera cíclico, el sistema podría realizar trabajo pasando de un estado A a otro diferente B y tomando calor de una sola fuente (fig. 2.12). La expansión isotérmica de un gas ideal constituye un ejemplo, pero no el único; entre los mismos estados inicial y final, un sistema puede pasar por diferentes caminos y en cada caso podría realizar un trabajo diferente (o no), tomando cantidades de calor distintas (o no).

Es posible demostrar que *para que una transformación isotérmica sea reversible debe realizar el **trabajo máximo***. Es decir, **en condiciones isotérmicas, el trabajo de una transformación reversible es mayor que el de una irreversible:**

$$W_{rev} > W_{irr} \qquad [2.42]$$

En el estudio del segundo principio surgen dos conceptos de importancia para nosotros, el de entropía y el de energía libre. A cada uno de ellos dedicaremos sendas secciones.

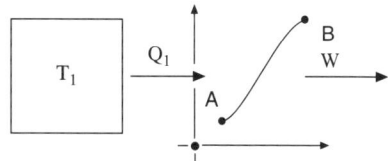

Figura 2.12. *Transformación de calor en trabajo por un proceso acíclico. Esto no contradice el segundo principio. (Explicación en el texto.)*

B. ENTROPÍA

1. Concepto

Hemos señalado que para el caso de una máquina térmica reversible se cumple la [2.40]. Restándole 1 al segundo y tercer miembro de esa expresión se obtiene:

$$\frac{Q_2}{Q_1} = -\frac{T_2}{T_1} \qquad [2.43]$$

de la cual surge:

$$\frac{Q_1}{T_1} = - \frac{Q_2}{T_2} \qquad\qquad [2.44]$$

Esta expresión se puede escribir así:

$$\frac{Q_1}{T_1} + \frac{Q_2}{T_2} = 0 \qquad\qquad [2.45]$$

Como se ve, la suma de los cocientes $\dfrac{Q}{T}$ para un ciclo completo de una máquina térmica **reversible** es nula. Esta afirmación es válida para todo proceso cíclico reversible (máquina térmica o no) y cualquiera que sea la cantidad de fuentes que entregan o reciben calor.

El cociente $\dfrac{Q_{rev}}{T}$ *para una transformación* **reversible** *cualquiera recibe el nombre de variación de* **entropía***. Se representa esta variación con el símbolo ΔS:

$$\Delta S = \frac{Q_{rev}}{T} \qquad\qquad [2.46]$$

Imaginemos ahora un sistema que puede pasar del estado A al B (fig. 2.13) por dos caminos reversibles distintos, p y q, y que puede retornar al estado inicial por el camino reversible u. De acuerdo con lo que acabamos de explicar, para los ciclos ApBuA y AqBuA, podemos escribir:

$$\Delta S_p + \Delta S_u = 0 \quad y \quad \Delta S_q + \Delta S_u = 0 \qquad\qquad [2.47]$$

de las cuales se obtiene:

$$\Delta S_p = \Delta S_q \qquad\qquad [2.48]$$

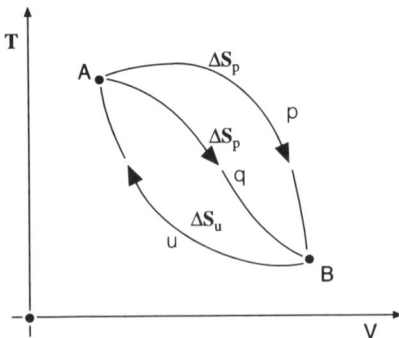

Figura 2.13. La entropía es una función de estado. (Explicación en el texto.)

---

* Para simplificar hemos usado una sola temperatura, pero el concepto de entropía tiene validez también para temperatura variable y las conclusiones que se obtienen en ese caso son las mismas.

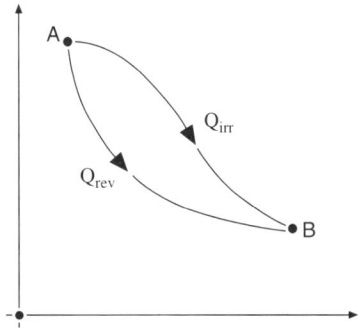

Figura 2.14. *La variación de entropía para un proceso irreversible está dada por la cantidad de calor absorbida y la temperatura para una transformación reversible entre los mismos estados.*

Esta igualdad muestra que la variación de entropía para pasar del estado A al B sólo depende de esos estados y es independiente del camino seguido por la transformación. En consecuencia, *la entropía es una* **función de estado**. Esto significa que para los procesos irreversibles también corresponde una variación de entropía: es el cociente de la [2.46] (para una transformación **reversible**) entre los mismos estados inicial y final. Para una transformación irreversible, también se puede calcular el cociente $\dfrac{Q_{irr}}{T}$, pero éste **NO** es la variación de entropía (fig. 2.14).

2. Transformaciones adiabáticas

a. Transformación reversible

Como en una transformación adiabática no hay entrada ni salida de calor, Q = 0, de modo que:

$$\frac{Q}{T} = 0 \qquad\qquad [2.49]$$

Además, si la transformación es reversible, ese cociente es la variación de entropía. En consecuencia, en una transformación adiabática reversible, la entropía no varía. Obsérvese que si la transformación fuese irreversible, la [2.49] también se cumpliría, pero ese cociente no sería la variación de entropía.

b. Transformación irreversible

Se puede demostrar que para una transformación adiabática irreversible entre dos estados, A y B, la entropía aumenta, es decir:

$$\frac{Q_{rev}}{T} > 0 \qquad\qquad [2.50]$$

Esta expresión indica que una transformación reversible entre los mismos estados A y B no puede ser adiabática pues Q no es nula. De todos modos eso no afecta la conclusión. Como ya dijimos, la variación de entropía entre dos estados de un sistema sólo depende de ambos estados y no de que la transformación entre ellos sea adiabática o no lo sea.

c. Resumen

Como consecuencia de lo explicado, el concepto de entropía nos permite establecer cuál es el sentido posible de una transformación adiabática. Si la variación de entropía es nula, el proceso es reversible; si la entropía aumenta, es irreversible, y como no hay otra clase de procesos, si disminuye, la transformación es imposible.

$\Delta S = 0$ Proceso reversible. Sistema en equilibrio.

$\Delta S > 0$ Proceso espontáneo.

$\Delta S < 0$ Proceso imposible.

La demostración de las afirmaciones que hemos hecho podría estar al alcance del lector, pero hemos preferido ahorrar espacio, porque los seres vivos no son sistemas adiabáticos y no pueden aplicarse a ellos las conclusiones a que hemos llegado*. De todos modos necesitamos el concepto de entropía porque en él se basa el de energía libre, que sí se aplica a los seres vivos, y porque el tema merece el comentario que sigue.

3. Entropía y probabilidad

Además de su presentación clásica, existe también un enfoque estadístico de la Termodinámica. No podemos entrar es ese tema, pero podemos dar una noción cualitativa del mismo.

Consideremos un gas en un estado determinado por su presión P, su volumen V y su energía interna E. Las tres variables no son más que el resultado estadístico macroscópico del comportamiento de las moléculas individuales. Como sabemos, no todas ellas se mueven en la misma dirección ni tienen la misma energía cinética. De esto se infiere que un determinado macroestado corresponde a infinidad de diferentes conjuntos de estados individuales de sus moléculas. En forma un tanto imprecisa llamaremos *probabilidad termodinámica* de un determinado macroestado al número de "arreglos" de sus moléculas individuales que pueden dar como resultado ese macroestado. Imaginemos ahora un sistema adiabático que se encuentra en el estado A, cuya probabilidad termodinámica es menor que en el estado B. Fácilmente se comprende que el sistema pasará espontáneamente al estado B. Esto nos permite establecer que la entropía crece con la probabilidad termodinámica.

Ahora bien, en los cristales, los iones o moléculas que los forman se encuentran "ordenados" en los nudos de la red cristalina y su probabilidad termodinámica es mucho menor que la de un gas, cuyas moléculas se encuentran en completo "desorden". Sobre esta base se podría dar un concepto intuitivo de entropía pero las palabras "orden" y "desorden" no están definidas en Fisicoquímica y empleando esos términos podríamos llamar entropía a entes que no lo son. Como regla, tengamos presente: si el cambio de una magnitud no se puede expresar en calorías sobre kelvin no es variación de entropía.

---

* El concepto de entropía puede aplicarse a los sistemas abiertos, en el campo de la Termodinámica de los procesos irreversibles, pero ello escapa de los límites de esta obra.

C. ENERGÍA LIBRE

1. Concepto

El concepto de *energía libre* se define a partir de los de entropía y de entalpía; la variación de energía libre ΔF entre dos estados de un sistema, queda definida por la expresión:

$$\Delta F = \Delta H - \Delta(T \cdot S) \qquad [2.51]$$

Como la entalpía, la temperatura y la entropía son funciones de estado, la energía libre definida por ellas también lo es. En consecuencia, la variación de energía libre de una transformación sólo depende de los estados inicial y final.

Introduciendo en la [2.51] la expresión de ΔH dada en la [2.20] se obtiene:

$$\Delta F = \Delta E + \Delta(P \cdot V) - \Delta(T \cdot S) \qquad [2.52]$$

A presión y temperatura constantes, esta ecuación se puede escribir como sigue:

$$\Delta F = \Delta E + P \cdot \Delta V - T \cdot \Delta S \qquad [2.53]$$

En estas condiciones es aplicable a los seres vivos y a la mayor parte de las reacciones que se efectúan en el laboratorio.

2. Procesos a presión y temperatura constantes

a. Proceso reversible

Si un proceso es reversible, de acuerdo con la definición de entropía (ecuación [2.46]) se tiene:

$$T \cdot \Delta S = Q_{rev} \qquad [2.54]$$

Además, de acuerdo con la [2.7]:

$$Q_{rev} = \Delta E + W_{rev} \qquad [2.55]$$

De estas dos expresiones surge:

$$T \cdot \Delta S = \Delta E + W_{rev} \qquad [2.56]$$

Reemplazando en la [2.53], simplificando y reordenando:

$$\Delta F = \Delta E + P \cdot \Delta V - \Delta E - W_{rev}$$
$$\Delta F = P \cdot \Delta V - W_{rev} \qquad [2.57]$$
$$\Delta F = - (W_{rev} - P \cdot \Delta V)$$

De acuerdo con la [2.11], el segundo miembro de la ecuación precedente es el trabajo útil reversible cambiado de signo. Luego:

$$\Delta F = -W_{\text{út.rev}} \qquad [2.58]$$

Es decir, *la variación de energía libre de una transformación reversible a presión y temperatura constantes es igual al trabajo útil reversible cambiado de signo.*

Si el proceso sólo realiza trabajo de expansión, el trabajo útil es nulo. En ese caso:

$$\Delta F = 0 \qquad\qquad [2.59]$$

En consecuencia, *en una transformación **reversible** a presión y temperatura constantes, sin trabajo útil, **la variación de energía libre es nula**.*

b. Proceso irreversible

Por ser la energía interna una función de estado, su variación para un proceso reversible es la misma que para uno irreversible. Por lo tanto, de acuerdo con la [2.7], podemos escribir:

$$Q_{irr} - W_{irr} = Q_{rev} - W_{rev} \qquad\qquad [2.60]$$

y como a temperatura constante (pág. 47) el trabajo reversible es mayor que el irreversible, resulta:

$$Q_{irr} < Q_{rev} \qquad\qquad [2.61]$$

En consecuencia, de acuerdo con la [2.54]:

$$Q_{irr} < T \cdot \Delta S \qquad\qquad [2.62]$$

Si el sistema no realiza trabajo útil sino sólo de expansión:

$$Q_{irr} = \Delta E + P \cdot \Delta V \qquad\qquad [2.63]$$

Reemplazando Q_{irr} en la [2.62]:

$$\Delta E + P \cdot \Delta V < T \cdot \Delta S \qquad\qquad [2.64]$$

de la cual se obtiene:

$$\Delta E + P \cdot \Delta V - T \cdot \Delta S < 0 \qquad\qquad [2.65]$$

El primer miembro de esta expresión es la variación de energía libre (ecuación [2.53]) para este caso. Por lo tanto:

$$\Delta F < 0 \qquad\qquad [2.66]$$

Es decir, *para una transformación irreversible a presión y temperatura constantes la variación de energía libre es negativa.*

c. Resumen

La variación de energía libre permite predecir la evolución de los procesos que ocurren a presión y temperatura constantes sin trabajo útil. Si la variación de energía libre es nula, el proceso es reversible, si es negativa es irreversible y si es positiva es imposible.

$\Delta F = 0$ Proceso reversible. Sistema en equilibrio.
$\Delta F < 0$ Proceso irreversible (espontáneo).
$\Delta F > 0$ Proceso imposible*.

3. Comentario

Es importante no confundir energía interna con energía libre y formarse una idea precisa de este último concepto. De acuerdo con el primer principio, un sistema podría pasar de un estado A a otro B absorbiendo por ejemplo, una cantidad de calor de 5 cal, disminuyendo su energía interna en 4 cal, ejerciendo un trabajo de expansión de 6 cal y un trabajo útil de 3 cal. Pero si la transformación ocurre a presión y temperatura constante y la variación de energía libre entre esos mismos estados es de -2 cal, en ningún caso podría producir trabajo útil mayor que esa cantidad cambiada de signo aunque absorbiese la misma cantidad de calor y su disminución de energía interna fuese la misma (ecuaciones [2.42] y [2.58]).

Por último, se debe tener presente que la energía libre sólo es un índice de la capacidad de un sistema de realizar trabajo útil o del sentido en que un sistema puede evolucionar. **No** es forzosamente energía contenida en el sistema (energía interna). Bien podría ser que un sistema realizase trabajo útil con disminución de energía libre y aumento de energía interna. El trabajo y el aumento de energía interna provendrían entonces del calor absorbido y/o de una reducción del volumen (trabajo de expansión negativo). La disminución de energía libre sólo indica que el sistema, en el segundo estado, no está en condiciones de producir tanto trabajo útil como en el primero.

4. Transformaciones endergónicas y exergónicas

*Se denominan **exergónicas** las transformaciones que se producen con disminución de energía libre* (ΔF negativo). Como ya hemos explicado, si la presión y la temperatura no varían y no se produce trabajo útil, los procesos exergónicos ocurren espontáneamente.

*Una transformación es **endergónica** cuando se produce con aumento de energía libre* (ΔF positivo). A presión y temperatura constantes y sin trabajo útil, un proceso aislado no puede ser endergónico.

Lo explicado es válido para todo tipo de procesos en las condiciones mencionadas. Puede tratarse de reacciones químicas, como la combustión de glucosa (reacción exergónica) o la formación de glucógeno a partir de aquélla (reacción endergónica), del desplazamiento de cargas eléctricas, de las modificaciones en la concentración de una sustancia disuelta, etc.

5. Energía libre de una transformación química

La variación de energía libre correspondiente a una transformación química, puede calcularse a partir de su constante de equilibrio (pág. 27).

---

* Nótese que estamos tratando un solo proceso aislado. En el caso de varios procesos debe considerarse el sistema en su conjunto. Más adelante hablaremos de esto (pág. 66).

Dada la reacción:

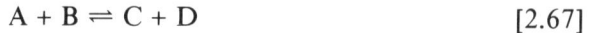

$$A + B \rightleftharpoons C + D \qquad [2.67]$$

la constante de equilibrio está dada por:

$$K = \frac{[C] \cdot [D]}{[A] \cdot [B]} \qquad [2.68]$$

Entre esta constante y la variación de energía libre de la transformación existe una relación que deberemos admitir sin demostración; dicha relación está dada por:

$$\Delta F° = - \mathbf{R} \cdot T \cdot \ln K \qquad [2.69]$$

en la cual $\mathbf{R}$ y T tienen los significados habituales y $\Delta F°$, llamada *variación estándar de energía libre* es la variación de energía libre que tiene lugar cuando un mol de A reacciona con un mol de B, produciendo las sustancias C y D a una determinada temperatura y a molaridades unitarias (1 mol/l). En esta relación se basa uno de los recursos para determinar la variación de energía libre de una determinada reacción.

6. Energía libre y concentración

Cuando la concentración de una sustancia disuelta cambia, se modifica la energía libre del sistema. Si la sustancia pasa de la concentración C_1 a la concentración C_2 (fig. 2.15) la variación de energía libre para un mol está dada por:

$$\Delta F = \mathbf{R} \cdot T \cdot \ln \frac{C_2}{C_1} \qquad [2.70]$$

De acuerdo con esta ecuación si C_1 es mayor que C_2, a presión y temperatura constante, la variación de energía libre es negativa y, si el desplazamiento de la sustancia no deja un saldo de trabajo útil aquélla pasa espontáneamente de la concentración mayor a la menor.

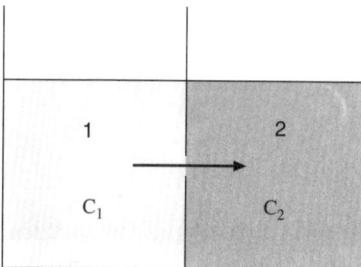

Figura 2.15. *Pasaje de soluto de una solución a otra de diferente concentración. (Explicación en el texto.)*

3 Metabolismo energético

I. INTRODUCCIÓN

Aunque los seres vivos son sistemas abiertos y, como veremos (pág. 281) no se encuentran en equilibrio, es posible aplicar a ellos buena parte de los conceptos estudiados en el capítulo 2, que se refiere a sistemas cerrados y que, respecto de las transformaciones, sólo trata los estados de equilibrio inicial y final de las mismas.

Por ejemplo, si un animal realiza trabajo físico, es posible considerar aquél como un sistema cerrado y medir el trabajo W que realiza, así como la cantidad de calor Q que elimina, considerando los estados del organismo al comenzar y al terminar las determinaciones, como si fueran de equilibrio.

En cuanto al intercambio de materia con el exterior (ingreso de oxígeno y eliminación de dióxido de carbono así como de excreciones) no implica realización de trabajo de expansión, pues en general cuando ingresa al organismo o sale de él un volumen cualquiera, el volumen de aquél aumenta o disminuye respectivamente en cantidades prácticamente iguales. En cuanto al calor que los gases y las excreciones podrían llevar consigo, es despreciable pero, si se desea, se puede medir como veremos más adelante.

En este capítulo estudiaremos las aplicaciones válidas del primer y segundo principios de la Termodinámica a los organismos.

II. APLICACIÓN DEL PRIMER PRINCIPIO A LOS ANIMALES

El primer principio se puede aplicar en los seres vivos al estudio de diversas transformaciones de energía que ocurren en ellos y, en particular, a la producción de calor y trabajo mecánico. Este conjunto de transformaciones recibe el nombre de *metabolismo energético*. Para su estudio, tiene especial importancia la ley de Hess (pág. 41).

A. LEY DE HESS

1. Introducción

Esta ley permite determinar la cantidad de calor que puede originar en el organismo la combustión de los alimentos. Esta combustión ocurre a presión y temperatura constantes y, en reposo, sin trabajo útil. En esas condiciones, de acuerdo con la ley de Hess, la cantidad de calor que producen en el organismo las transformaciones metabólicas es la misma que producirían *in vitro* siempre que los estados iniciales y finales de las sustancias transformadas sean los mismos, aunque los pasos del metabolismo intermedio no concuerden con los que tienen lugar en el calorímetro.

2. Valor calórico de los alimentos

*Se llama **valor calórico** de un determinado alimento al calor desprendido por combustión de un gramo del mismo.* Este valor puede determinarse, quemando la sustancia en un calorímetro.

Cuando se conoce el calor de combustión (pág. 42) de una sustancia, su valor calórico puede determinarse a partir de él. Por ejemplo como el calor de combustión de la glucosa es 673 kcal/mol*, su valor calórico se obtiene dividiendo el calor de combustión por la masa molar:

$$VC_{gluc} = \frac{673 \text{ kcal/mol}}{180 \text{ g/mol}} = 3,74 \frac{\text{kcal}}{\text{g}} \qquad [3.1]$$

Sin embargo, en el caso de las proteínas, éstas desprenden en el organismo una cantidad de calor inferior a la que se obtiene en el calorímetro, pero esto no se debe a que deje de cumplirse la ley de Hess, sino a que los productos finales del metabolismo de los prótidos no son los mismos que los de su combustión completa. Se define entonces para este tipo de sustancias el *valor calórico fisiológico*. Se llama así a *la cantidad de calor que un gramo de estos alimentos desprende cuando es metabolizado en el organismo.* El valor calórico fisiológico de las proteínas, VC_p, es 4,1 kcal/g.

Téngase presente que el valor calórico de un alimento es el calor desprendido cuando el sistema no realiza trabajo útil. Si lo efectúa, la cantidad de calor desprendida – Q es menor. De acuerdo con el primer principio, se cumple:

$$VC = -Q + W_{út} \qquad [3.2]$$

Nótese que Q es el calor absorbido (pág. 32). Si el calor se desprende, $Q < 0$ y – Q es positivo.

En la tabla 3.1 se da el valor calórico promedio de los diferentes tipos de alimentos.

Corresponde aclarar que el valor calórico de un alimento, el de la glucosa por ejemplo, no es la cantidad de calor o la energía contenida en 1 g de esa sustancia (esta expresión carece de sentido) sino la diferencia de energía interna entre el sistema inicial, formado en nuestro ejemplo por 1 g de glucosa y el oxígeno necesario para quemarla totalmente y el sistema final, formado por el dióxido de carbono y el agua resultantes de su combustión, menos (o más) el trabajo que realiza (o recibe) el sistema en el caso de que aumente (o disminuya) su volumen.

TABLA 3.1. **Valor calórico de los diferentes tipos de alimentos**

Glúcidos	VC_g = 4,2 kcal/g
Lípidos	VC_l = 9,4 kcal/g
Prótidos	VC *(in vitro)* = 5,4 kcal/g
	VC_p = 4,4 kcal/g

* Aunque la variación de entalpía es negativa el calor de combustión se considera positivo cuando es desprendido.

Por eso es incorrecto suponer que al ingerir 1 g de glúcido, por ejemplo, van dentro de él 4,1 kcal. Recuérdese (pág. 33) que el contenido de energía de un sistema no se puede conocer y sólo se puede determinar la diferencia de energía entre dos estados del mismo. En el caso del metabolismo, el sistema está formado inicialmente por el alimento y el oxígeno necesario para su combustión, y el estado final lo constituyen los productos del metabolismo (incluyendo el dióxido de carbono).

B. CALORIMETRÍA ANIMAL

1. Concepto

Se llama calorimetría animal al conjunto de procedimientos empleados para determinar la cantidad de calor y de trabajo producidos por los animales. Las primeras determinaciones de calorimetría animal fueron hechas por Lavoisier y Laplace, quienes colocaron una cobaya en un calorímetro en el que la cantidad de calor desprendida por el animal se medía por la masa fundida de una cantidad de hielo colocada en el calorímetro. Simultáneamente midieron la cantidad de dióxido de carbono eliminado por el animal y la compararon con la producida por la combustión de una determinada cantidad de carbono. Las conclusiones que sacaron no fueron totalmente correctas, pero permitieron establecer que el calor animal es producido por combustiones análogas a las que ocurren fuera del organismo.

2. Procedimientos de calorimetría animal

Los procedimientos de calorimetría animal pueden ser clasificados en dos grupos: a) calorimetría directa, y b) calorimetría indirecta. En el primer caso, el animal es colocado en un calorímetro y la cantidad de calor se mide directamente; en el segundo, la cantidad de calor se calcula a partir de otros datos como sustancias ingeridas, gases de la respiración, etc. La calorimetría indirecta, a su vez, puede ser de dos clases, según los datos que se empleen para la determinación: calorimetría indirecta *por balance energético* y calorimetría indirecta *respiratoria*.

A continuación estudiaremos la calorimetría directa y el procedimiento por balance energético. En cuanto a la calorimetría indirecta respiratoria, por considerarla más práctica y de mayor importancia, le dedicaremos una sección especial.

a. Calorimetría directa

La calorimetría directa se emplea principalmente en la experimentación con animales y su realización es fácil cuando aquéllos son pequeños.

En el caso del hombre se puede emplear el calorímetro de Atwater, en el que cabe cómodamente una persona y cuya descripción detallada no interesa. Es posible formarse una idea sobre dicho aparato observando el esquema de la figura 3.1 en cuyo epígrafe se dan algunas explicaciones elementales. Lo interesante de este dispositivo es que constituye un sistema cerrado, que dentro de él la persona puede realizar trabajo físico medible fuera del sistema como calor, y que permite hacer las correcciones correspondientes al calor intercambiado por los gases de la respiración y al invertido en la evaporación de agua. De esa manera, las determinaciones resultan muy exactas, pero como su empleo es relativamente complicado, no se utiliza en la práctica corriente.

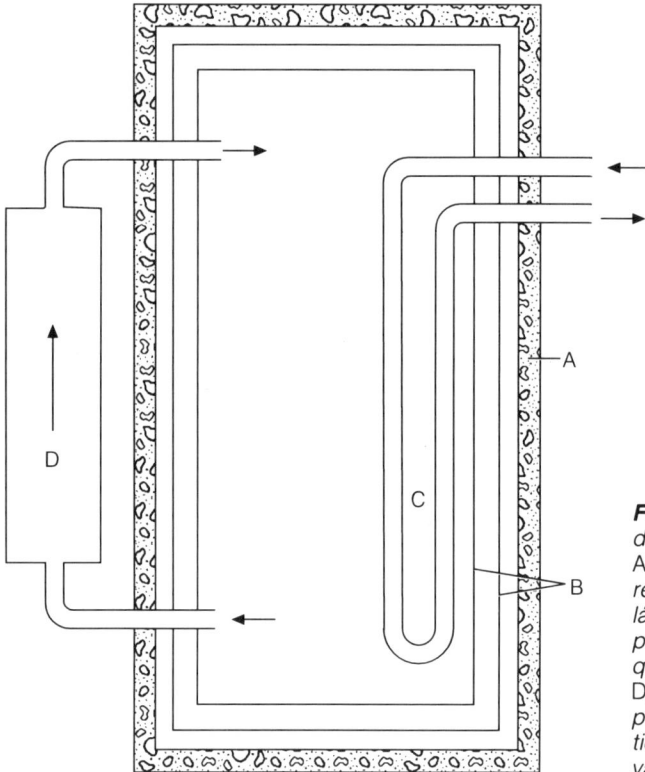

Figura 3.1. Esquema simplificado del calorímetro de Atwater. A, capa exterior aisladora; B, pared de cobre formada por dos láminas mantenidas a igual temperatura; C, corriente de agua que recoge el calor producido, y D, sistema de ventilación que repone el oxígeno consumido y retiene el dióxido de carbono y el vapor de agua.

b. Calorimetría indirecta por balance energético

En este procedimiento, la cantidad de calor desprendida por el organismo se mide por la diferencia entre el calor de combustión de los alimentos ingeridos y el de las sustancias excretadas. Los resultados obtenidos por este procedimiento pueden ser significativamente inexactos, pues durante la determinación, el organismo puede quemar sus propias reservas además de los alimentos ingeridos, o fijar parte de ellos en forma de reservas sin quemarlos.

C. CALORIMETRÍA INDIRECTA RESPIRATORIA

1. Valor calórico del oxígeno

Si se supiese cuánto calor se produce en el organismo por cada litro de oxígeno consumido en la combustión de los alimentos, sería muy sencillo determinar el metabolismo energético midiendo simplemente el consumo de ese gas. El primer paso consiste entonces en establecer el ***valor calórico del oxígeno***. Se llama así *la cantidad de calor que se desprende en el organismo por cada litro de oxígeno empleado en la combustión de un determinado tipo de alimento.* El valor calórico del oxígeno se puede calcular como se muestra a continuación, tomando como ejemplo la glucosa, cuyo valor calórico ya conocemos.

En primer lugar establecemos qué volumen de oxígeno se emplea en la combustión de 1 g de glucosa. De acuerdo con la ecuación [2.30]:

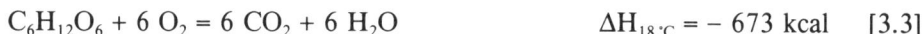

$$C_6H_{12}O_6 + 6\ O_2 = 6\ CO_2 + 6\ H_2O \qquad\qquad \Delta H_{18\,°C} = -\ 673 \text{ kcal} \qquad [3.3]$$

con 1 mol de glucosa reaccionan 6 mol de oxígeno y se desprenden 673 kcal. A partir de la variación de entalpía de esta reacción y del volumen molar normal del oxígeno es posible determinar el valor calórico de este gas:

$$VC_{O_2} = 5{,}0 \text{ kcal/l} \qquad\qquad [3.4]$$

El lector puede efectuar los cálculos y confirmar este valor.

El valor calórico así obtenido es el correspondiente a 1 l de oxígeno medido en condiciones normales; ésta es la manera habitual de expresar el volumen de un gas, aunque la reacción se produzca en otras condiciones de temperatura y presión. Que corresponda o no hacer correcciones por este motivo, depende del fin para el que se empleen los datos.

Aunque la variación de entalpía que aparece en la [3.3] corresponde a 18 °C y la que se produce en el organismo ocurre a 37 °C, la diferencia en el calor de combustión entre esas dos temperaturas es despreciable.

Por supuesto, el valor calórico del oxígeno depende de la sustancia para cuya combustión es empleado. En consecuencia, para calcular la cantidad de calor desprendida por el organismo, no basta conocer el volumen de oxígeno consumido; es necesario también saber qué sustancias se están metabolizando durante la determinación. En el apartado siguiente veremos cómo se soluciona este problema.

En la tabla 3.2 se dan los valores calóricos promedio del oxígeno para los glúcidos, lípidos y prótidos.

2. Cociente respiratorio

a. Concepto

Como los diferentes tipos de alimentos consumen al ser quemados distintas cantidades de oxígeno y producen diferentes volúmenes de dióxido de carbono, la relación entre esos volúmenes puede suministrarnos cierta información sobre el tipo de alimentos que el organismo está metabolizando.

Se llama *cociente respiratorio* al *cociente entre el volumen de dióxido de carbono producido por la combustión de los alimentos y el de oxígeno consumido* (por supuesto, ambos medidos a igual temperatura y presión):

$$CR = \frac{V_{O_2}}{V_{CO_2}} \qquad\qquad [3.5]$$

Como surge de la ecuación [3.3] el volumen de dióxido de carbono producido por la combustión de la glucosa es igual al del oxígeno consumido, por lo cual el

TABLA 3.2. **Valor calórico promedio del oxígeno para los diferentes tipos de alimentos**

Glúcidos	5,05 kcal/l
Lípidos	4,69 kcal/l
Prótidos	4,58 kcal/l

cociente respiratorio en este caso es 1. Lo mismo es válido para todos los glúcidos. En cambio, los prótidos y los lípidos producen en su combustión un volumen de dióxido de carbono menor que el de oxígeno consumido, de modo que su cociente respiratorio es menor que la unidad. Los cocientes respiratorios de estos tipos de alimentos no pueden calcularse como lo explicamos para el caso de los glúcidos porque, dentro de cada tipo, las ecuaciones que representan la combustión son muy diversas para las distintas sustancias. En consecuencia, se debe calcular un cociente respiratorio promedio a partir de la composición centesimal media de cada grupo. Por razones de brevedad, no podemos desarrollar este procedimiento, aunque sus fundamentos son sencillos.

En la tabla 3.3 se dan los cocientes respiratorios promedio de los diferentes tipos de alimentos y los volúmenes de gases correspondientes a su combustión.

TABLA 3.3. **Volúmenes de gases correspondientes a la combustión de 1 g de los diferentes tipos de alimentos y sus cocientes respiratorios**

Tipo de alimento	Volúmenes		Cociente respiratorio
	O_2 (l)	CO_2 (l)	
Glúcidos	0,829	0,829	$CR_g = 1,000$
Lípidos	2,013	1,431	$CR_l = 0,711$
Prótidos	0,957	0,774	$CR_p = 0,809$

De acuerdo con esta tabla, si en una determinación encontramos que el cociente respiratorio es 1 o muy cercano a 0,71, estamos en condiciones de afirmar que el organismo está consumiendo glúcidos o lípidos respectivamente y, empleando el valor calórico del oxígeno de la tabla 3.2, podemos calcular la producción de calor. Pero si el cociente respiratorio vale 0,809 no podemos afirmar que se están consumiendo prótidos, pues el metabolismo simultáneo de glúcidos y lípidos o el de los tres tipos de alimento puede dar cualquier valor del cociente respiratorio comprendido entre 1 y 0,71. En este caso, que es precisamente el más habitual, no basta la determinación de los volúmenes gaseosos y, para calcular la cantidad de calor producido, se debe proceder como explicamos a continuación, empleando el concepto de cociente respiratorio no proteico.

b. Cociente respiratorio no proteico

1. Concepto. Se llama **cociente respiratorio no proteico** *al cociente respiratorio que resulta de los volúmenes de oxígeno y de dióxido de carbono correspondientes sólo en la combustión de glúcidos y lípidos*, es decir, excluyendo el dióxido de carbono producido por la combustión de los prótidos y el oxígeno consumido por aquélla.

De la definición surge que, para calcular el cociente respiratorio no proteico es necesario restar al volumen total de dióxido de carbono el producido por la combustión de los prótidos y al volumen total de oxígeno el consumido en dicha combustión. Queda ahora pendiente la determinación de esos volúmenes. Esto se logra como se explica a continuación.

2. Determinación. Se sabe que 1 g de nitrógeno eliminado por la orina corresponde muy aproximadamente a la combustión de 6,25 g de proteínas. A partir de la tabla 3.3 es posible determinar el volumen de oxígeno consumido y el de dióxido de carbono producido por la combustión de esa masa de prótidos. Esos volúmenes son 5,98 l y 4,84 l respectivamente. Con estos datos se pueden calcular los volúmenes de los gases correspondientes a la masa de nitrógeno excretada. Restando los volúmenes así obtenidos a los volúmenes totales de ambos gases es posible obtener los volúmenes de dióxido de carbono y de oxígeno correspondientes a los glúcidos y lípidos.

Además, a partir de la masa de prótidos consumida y del valor calórico fisiológico de esos alimentos, podemos ya dejar establecida la siguiente correspondencia entre la masa de nitrógeno excretada, y las otras cantidades que nos interesan referentes a los prótidos (tabla 3.4).

TABLA 3.4. **Relaciones entre distintas cantidades referentes al metabolismo de los prótidos**

Nitrógeno excretado	Masa de prótidos metabolizada	Volumen de oxígeno consumido	Volumen de dióxido de carbono producido	Cantidad de calor producido
1 g	6,25 g	5,98 l	4,84 l	27,39 kcal

3. Ejemplo. Supongamos que en un lapso determinado una persona consumió 176,8 l de oxígeno, produjo 153,6 l de dióxido de carbono y excretó 5,2 g de nitrógeno. El volumen de oxígeno consumido por la combustión de los prótidos es:

$$V_{O_2}(p) = 5,2 \times 5,98 \text{ l} = 31,1 \text{ l} \qquad [3.6]$$

y el de dióxido de carbono eliminado:

$$V_{CO_2}(p) = 5,2 \times 4,84 = 25,2 \text{ l} \qquad [3.7]$$

Restando estos valores a los respectivos volúmenes totales obtenemos las cantidades de gases correspondientes a los glúcidos y lípidos:

$$V_{O_2}(g.l) = 176,8 \text{ l} - 31,1 \text{ l} = 145,7 \text{ l} \qquad [3.8]$$
$$V_{CO_2}(g.l) = 153,6 \text{ l} - 25,2 \text{ l} = 128,4 \text{ l} \qquad [3.9]$$

El cociente respiratorio no proteico viene dado por:

$$CR(g.l) = \frac{128,4 \text{ l}}{145,7 \text{ l}} = 0,88 \qquad [3.10]$$

4. Cociente respiratorio no proteico y valor calórico del oxígeno. Como el valor calórico del oxígeno depende del tipo de alimentos en cuya combustión es consumido ese gas, debemos determinar primero qué fracción de glúcidos y qué fracción de lípidos deben metabolizarse para obtener un valor determinado del cociente respiratorio no proteico.

Supongamos, por ejemplo, que las fracciones respectivas de glúcidos y lípidos en 1 g de la mezcla de ambos tipos de alimentos metabolizados son 0,78 y 0,22. De acuerdo con la tabla 3.3, los volúmenes de oxígeno consumido y de dióxido de carbono producido por la combustión de los glúcidos será:

$$V_{O_2}(g) = V_{CO_2}(g) = 0,78 \times 0,83 \text{ l} = 0,65 \text{ l} \qquad [3.11]$$

Para los lípidos, esas cantidades son:

$$V_{O_2}(l) = 0,22 \times 2,01 \text{ l} = 0,44 \text{ l}$$
$$V_{CO_2}(l) = 0,22 \times 1.43 \text{ l} = 0,31 \text{ l} \qquad [3.12]$$

A partir de los datos de estas tres últimas ecuaciones, el cociente respiratorio no proteico está dado por:

$$CR(g.l) = \frac{0,65 \text{ l} + 0,31 \text{ l}}{0,65 \text{ l} + 0,44 \text{ l}} = 0,88 \qquad [3.13]$$

De esta manera se puede confeccionar una tabla con los cocientes respiratorios no proteicos para diferentes fracciones de glúcidos y lípidos. Además, a partir de esas fracciones, de los volúmenes de oxígeno consumido por ambas clases de alimentos y de los valores de la tabla 3.1, se puede calcular, de modo parecido, el valor calórico del oxígeno para cada composición de la mezcla (tabla 3.5). Los valores de esta tabla se pueden representar gráficamente como se ilustra en la figura 3.2.

El lector puede comprobar si los cocientes respiratorios y los valores calóricos del oxígeno de la tabla son correctos. Por ejemplo, puede elegir una mezcla de 0,7 g

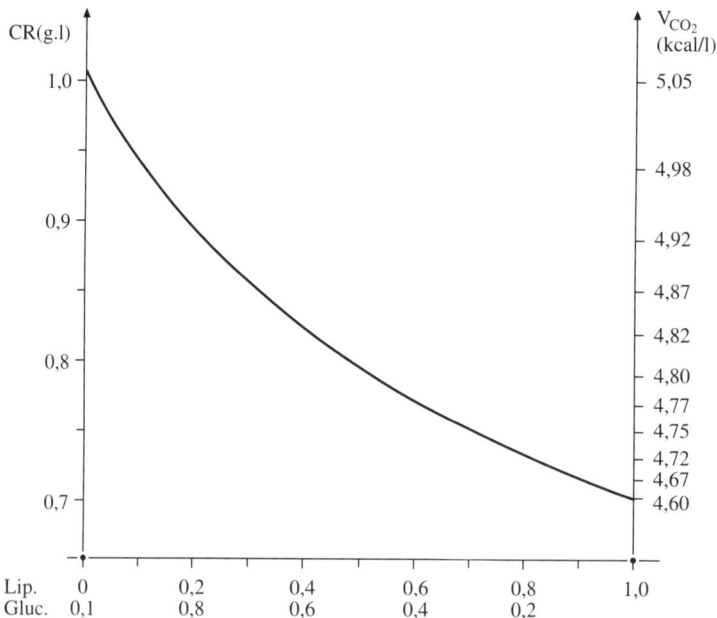

Figura 3.2. *Cociente respiratorio no proteico en función de los porcentajes de glúcidos y lípidos y valor calórico del oxígeno para cada mezcla.*

de glúcidos y 0,3 g de lípidos: la cantidad de calor (Q) producida por la combustión total de esa mezcla la puede calcular a partir de la tabla 3.1; los volúmenes de oxígeno consumido por 0,7 g de glúcidos y por 0,3 g de lípidos y análogos volúmenes de dióxido de carbono puede determinarlos a partir de la tabla 3.3; con los datos así obtenidos está en condiciones de calcular el cociente respiratorio no proteico. Por último, en posesión del volumen total de oxígeno consumido y la cantidad de calor producida, es muy simple obtener el valor calórico del oxígeno para esa mezcla.

TABLA 3.5. **Cociente respiratorio no proteico y valor calórico del oxígeno para distintas fracciones de glúcidos y lípidos metabolizados**

Fracción de glúcidos	Fracción de lípidos	Cociente respiratorio	Valor calórico del oxígeno (kcal/g)
1,0	0,0	1,0	5,05
0,9	0,1	0,938	4,98
0,8	0,2	0,890	4,92
0,7	0,3	0,852	4,87
0,6	0,4	0,820	4,82
0,5	0,5	0,794	4,80
0,4	0,6	0,772	4,77
0,3	0,7	0,753	4,75
0,2	0,8	0,737	4,72
0,1	0,9	0,723	4,70
0,0	1,0	0,710	4,69

3. Cálculo del metabolismo energético

a. Fundamentos

Con los conceptos que hemos desarrollado en los apartados anteriores podemos calcular el metabolismo energético por calorimetría indirecta respiratoria. Los datos que deben obtenerse para la determinación son los siguientes:

1. Volumen total de oxígeno consumido: $V_{O_2}(t)$
2. Volumen total de dióxido de carbono producido: $V_{CO_2}(t)$
3. Masa de nitrógeno excretada: N
4. Tiempo de duración de la determinación: Δt

A partir de la masa de nitrógeno excretado se puede calcular, empleando las equivalencias de la tabla 3.4, el volumen de oxígeno $V_{O_2}(p)$ y el de dióxido de carbono $V_{CO_2}(p)$ correspondientes a la combustión de los prótidos y la cantidad de calor Q_p generada por la misma. Los volúmenes así obtenidos se restan de los volúmenes totales de esos gases:

$$V_{O_2}(t) - V_{O_2}(p) = V_{O_2}(g.l) \qquad V_{CO_2}(t) - V_{CO_2}(p) = V_{CO_2}(g.l) \quad [3.14]$$

De esta manera se calculan los volúmenes de los gases correspondientes a la combustión de los glúcidos y lípidos, con los cuales se puede determinar el cociente respiratorio no proteico. Este dato y el volumen $V_{O_2}(g.l)$ permiten conocer la cantidad de calor $Q_{g.l}$ ("no proteico") producido por la combustión de los glúcidos y lípidos, empleando el valor calórico del oxígeno que corresponde, de acuerdo con la tabla 3.5. La cantidad de calor total Q_t producida durante la determinación se obtiene sumando a la cantidad de calor "no proteico" $Q_{g.l}$ la cantidad producida por las proteínas Q_p:

$$Q_t = Q_p + Q_{g.l} \qquad [3.15]$$

La tasa metabólica se obtiene dividiendo esta cantidad por el tiempo empleado en la determinación.

b. Ecuación de Brouwer*

1. Expresión matemática. Todos los pasos que implica el procedimiento que acabamos de explicar pueden ser abreviados empleando una sola ecuación muy simple que evita el cálculo del cociente respiratorio no proteico. La obtención de esta ecuación es relativamente simple pero, por razones de espacio, no podemos desarrollarla en esta obra. Por lo tanto, la enunciaremos sin demostración y daremos un ejemplo. De acuerdo con esta ecuación, la cantidad de calor total producida por el organismo viene dada por:

$$Q_t = (V_{O_2}(t) \times 3,81 + V_{CO_2}(t) \times 1,19) \text{ kcal/l} - (N \times 1,38 \text{ l/g}) \text{ kcal/l} \qquad [3.16]**$$

En la que N es la masa de nitrógeno excretada.

Los valores numéricos de esta ecuación surgen de los datos obtenidos de las tablas que ya hemos presentado.

2. Ejemplo. Supongamos que una persona, en un lapso de 2 h, excretó 1,04 g de nitrógeno, consumió 35,4 l de oxígeno y produjo 30,7 l de dióxido de carbono. De acuerdo con la [3.16] la cantidad de calor que produjo es:

$$Q_t = (35,4 \text{ l} \times 3,81 + 30,7 \text{ l} \times 1,19) \text{ kcal/l} -$$

$$- (1,04 \text{ g} \times 1,38 \text{ l/g}) \text{ kcal/l} = 170 \text{ kcal} \qquad [3.17]$$

La tasa del metabolismo energético es:

$$Q_t = \frac{170 \text{ kcal}}{2 \text{ h}} = 85 \frac{\text{kcal}}{\text{h}} \qquad [3.18]$$

4. Cálculo aproximado

En los casos en los que no se requiere gran precisión, el procedimiento se simplifica dejando de considerar el metabolismo de los prótidos y admitiendo un cociente respiratorio de 0,86 y el valor calórico del oxígeno que corresponde,

---

* La ecuación de Brouwer contiene un término relacionado con la excreción de amoníaco y otro con la de metano que no tienen importancia en el metabolismo energético humano y que nosotros descartaremos.
** En esta ecuación, los volúmenes se expresan en litros y la masa de nitrógeno en gramos. La cantidad de calor queda así, expresada en kilocalorías.

tomado de la tabla 3.5. El valor del cociente respiratorio mencionado se obtiene aproximadamente si el día anterior al de la determinación se suministra una dieta pobre en prótidos y rica en glúcidos.

D. TASA BÁSICA DEL METABOLISMO ENERGÉTICO

Como la tasa metabólica energética se expresa por el equivalente calórico de todas las formas de energía liberadas por el organismo, se comprende que la misma sea influida por diversos factores, en especial por el grado de actividad física. Por ese motivo es de importancia en muchos casos conocer la tasa metabólica mínima (llamada habitualmente metabolismo básico), que representaría el costo energético de las funciones vegetativas solamente. *Se llama **tasa básica de metabolismo energético** a la cantidad de calor que produce una persona por unidad de tiempo, despierta, en reposo físico y mental, en ayunas desde 12 h antes de la determinación y en un ambiente de temperatura confortable.* Como la tasa de metabolismo básico depende de la superficie del cuerpo, habitualmente se expresa en calorías por metro cuadrado de superficie corporal y por hora.

En la práctica, la superficie corporal se obtiene a partir de la talla y del peso corporal, mediante tablas especiales y la energía desprendida a partir del volumen de oxígeno consumido, empleando la aproximación explicada al final del apartado anterior.

La tasa de metabolismo básico normal de un adulto oscila alrededor de 40 kcal/m$^2 \cdot$ h. En total, un adulto promedio, en condiciones básicas produce alrededor de 70 kcal/h.

La tasa de metabolismo básico depende fundamentalmente de la función tiroidea y en la práctica médica se la empleó mucho para estudiar esa función. En la actualidad, este recurso ha sido reemplazado por otras determinaciones más precisas relacionadas con el metabolismo del yodo.

III. LA ENERGÍA LIBRE EN LOS PROCESOS BIOLÓGICOS

A. NECESIDAD DE ENERGÍA LIBRE DE LOS ANIMALES

La mayoría de los procesos orgánicos tiene lugar a presión y temperatura constantes. En consecuencia (pág. 51) la variación de energía libre desempeña un importante papel en tales procesos. A continuación consideraremos algunos ejemplos.

a) Trabajo muscular. Como sabemos, el organismo puede realizar trabajo mecánico por medio de su tejido muscular. Este trabajo constituye trabajo útil (pág. 35) y, dadas las condiciones en que se realiza, el sistema sólo puede efectuarlo si pasa de un estado de mayor energía libre a otro en que ésta sea menor, es decir, el trabajo muscular sólo puede realizarse con pérdida de energía libre. Una vez efectuado el trabajo, si el sistema no puede pasar a un estado de energía libre menor aún, para realizarlo nuevamente debe pasar otra vez al estado inicial (de mayor energía libre).

b) Formación de orina concentrada. Habitualmente la orina, que el riñón produce a partir de la sangre, tiene una molaridad mayor que la del plasma. En consecuencia, el riñón debe cumplir la función de llevar especies químicas de una solución de concentración menor a una mayor, lo cual sólo puede ocurrir con ganancia de energía libre por parte de la solución (pág. 54) y una pérdida mayor por el organismo.

c) *Síntesis de proteínas.* La síntesis de proteínas, que las células realizan constantemente, va acompañada de aumento de energía libre. Por lo tanto, el organismo debe consumirla en mayor cantidad, para poder efectuar esa función.

El primero de los ejemplos mencionados muestra directamente la necesidad del organismo de proveerse de **sistemas de sustancias** de "alta energía libre"*. En cuanto a los dos últimos, nos dan pie para analizar un tema que mencionamos en el capítulo 2 (pág. 53, pie de página).

B. UTILIZACIÓN DE LA ENERGÍA LIBRE POR LOS ANIMALES

1. Acoplamiento de reacciones

Consideremos, por ejemplo, el caso de la formación de glucógeno a partir de glucosa, reacción que ocurre con aumento de energía libre. El agregado de cada molécula de glucosa a una cadena de glucógeno va acompañada de un incremento de energía libre de 4,2 kcal/mol. Esto se puede expresar mediante la ecuación:

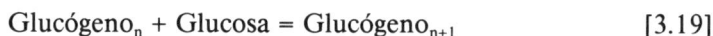

$$\text{Glucógeno}_n + \text{Glucosa} = \text{Glucógeno}_{n+1} \qquad [3.19]$$

En las condiciones del organismo (presión y temperatura constantes y sin trabajo útil) sería imposible que esta reacción se produjese, pero ocurre acompañada de otros procesos que, globalmente, pueden representarse de la siguiente forma:

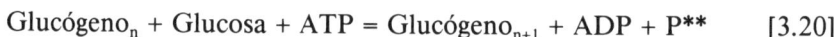

$$\text{Glucógeno}_n + \text{Glucosa} + \text{ATP} = \text{Glucógeno}_{n+1} + \text{ADP} + \text{P}** \qquad [3.20]$$

Como la energía libre es una función de estado, podemos descomponer esta transformación en dos pasos (aunque éstos sean teóricos), siempre que los estados inicial y final del sistema sean los mismos que los reales. Anotaremos al margen, la variación de energía libre correspondiente a cada paso y la variación total de ambos:

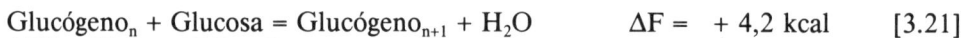

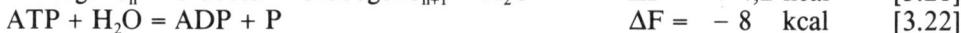

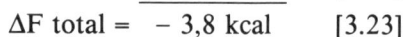

$\text{Glucógeno}_n + \text{Glucosa} = \text{Glucógeno}_{n+1} + H_2O$	$\Delta F = + 4,2$ kcal	[3.21]
$\text{ATP} + H_2O = \text{ADP} + \text{P}$	$\Delta F = - 8 \quad$ kcal	[3.22]
	ΔF total $= - 3,8$ kcal	[3.23]

Como se puede observar, el proceso total va acompañado de una disminución de energía libre y, por lo tanto, puede ocurrir en las condiciones del organismo. Decimos en este caso, que ambas reacciones están *acopladas.* En general, cada vez

---

*En realidad no existen sustancias de "alta energía libre". Existen sistemas que pueden pasar de un estado de mayor energía libre a otro de energía libre menor.

**El símbolo P representa el resto fosfato. Habitualmente no se hace figurar el ion H^+ formado al desprenderse este resto.

que en el organismo debe producirse una transformación con ganancia de energía libre, se acoplan las reacciones correspondientes a otra u otras que ocurren con pérdida mayor de energía libre, de modo que el saldo total es siempre negativo.

2. Eficiencia

Como se mostró en el apartado anterior para producir una reacción con una ganancia de energía libre de 4,2 kcal/mol, el organismo ha debido realizar otra con una pérdida de 8 kcal/mol. Es decir, sólo una fracción de la energía libre perdida por el sistema ATP – H_2O fue aprovechada por el sistema Glucógeno$_n$ – Glucosa. Si no fuese así, es decir, si el organismo no perdiese energía libre, la reacción no se produciría (pág. 53).

*Se llama **eficiencia** del sistema acoplado al cociente entre la ganancia de energía libre propia de una de las reacciones y la pérdida correspondiente a la otra.* En el ejemplo, la eficiencia es:

$$E = \frac{4,2 \text{ kcal/mol}}{8 \text{ kcal/mol}} = 0,525 \qquad [3.24]$$

(Obsérvese que en esta ecuación la variación de energía libre del denominador, está cambiada de signo.)

En general, la eficiencia representa la fracción de energía libre aprovechada. Si dicha fracción fue empleada en trabajo útil, la eficiencia viene dada por:

$$E = \frac{W_{út}}{-\Delta F} \qquad [3.25]$$

3. Fuentes de energía libre

Por lo que hemos descrito, el saldo de energía libre de las reacciones que acontecen en el organismo de los animales es negativo. En consecuencia, éstos deben proveerse de sistemas de sustancias capaces de sufrir transformaciones con disminución de energía libre. Se dice que tales sustancias tienen un "alto contenido de energía" pero, aunque esta expresión resulte cómoda es desafortunada, pues induce a errores; como ya se explicó carece de sentido hablar del contenido de energía interna (pág. 33), ni de energía libre de una sustancia.

El organismo puede proveerse de "sustancias de alta energía libe" por dos caminos: formándolas él mismo o ingiriéndolas del exterior. En el primer caso, como ya apuntamos, sólo puede formarlas por medio de reacciones acopladas y, en última instancia, las sustancias necesarias para ello provienen del exterior y, originalmente, de los vegetales. Éstos pueden formar sustancias a través de reacciones endergónicas, gracias al aprovechamiento de la energía solar. Esto no está en contra de lo establecido en el capítulo 2, pues la energía solar constituye trabajo exterior realizado sobre el sistema y en ese caso no se cumplen las condiciones señaladas en el resumen de la página 53.

4. "Transportadores" de energía libre

Ya dijimos que la energía libre empleada en el organismo proviene de la combustión de las sustancias que ingresan en él. Por ejemplo, la combustión completa de un mol de glucosa ocurre con una disminución de energía libre de 710 kcal/mol:

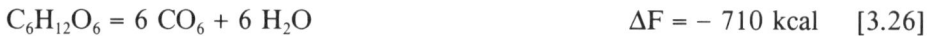

$$C_6H_{12}O_6 = 6\ CO_6 + 6\ H_2O \qquad\qquad \Delta F = -\ 710\ kcal \qquad [3.26]$$

Pero si se efectúa la combustión directa de la glucosa, esta variación de energía libre no se puede emplear para realizar trabajo útil ni ser aprovechada por una reacción endergónica. En realidad la combustión de la glucosa sigue en el organismo una serie de pasos a lo largo de los cuales se acopla la formación de ATP a partir de fosfato y ADP. El desarrollo de este proceso corresponde a los tratados de Bioquímica; sólo representaremos aquí la reacción global:

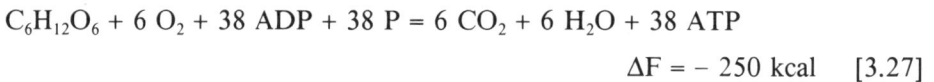

$$C_6H_{12}O_6 + 6\ O_2 + 38\ ADP + 38\ P = 6\ CO_2 + 6\ H_2O + 38\ ATP$$

$$\Delta F = -\ 250\ kcal \qquad [3.27]$$

Como la variación de energía libre de la combustión de la glucosa en condiciones fisiológicas es – 710 kcal/mol, hay un saldo de 460 kcal/mol que es aprovechado en la formación de 38 mol de ATP. Por lo tanto, la eficiencia de esta transformación es de 0,65 aproximadamente. La energía libre "acumulada" por la formación de cada mol de ATP en el organismo es de alrededor de 10 kcal. Esta propiedad del ATP, que es debida a la unión de sus grupos fosfato, no es exclusiva de esta sustancia; la comparten el ácido glicerofosfórico, la fosfocreatina y otras. En el apartado siguiente se tratará esto con mayor detalle.

5. Enlaces de alta energía

En el organismo existen diversas sustancias que contienen uno o más grupos fosfato, los cuales pueden separarse por hidrólisis dando ácido fosfórico (o ion fosfato) como se muestra en la siguiente ecuación general:

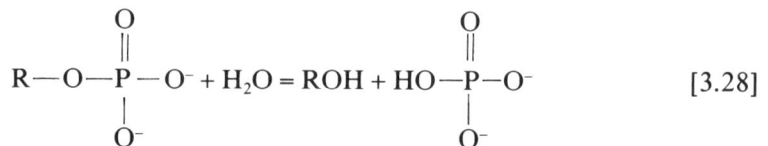

$$R{-}O{-}\overset{\displaystyle O}{\overset{\|}{\underset{\underset{\textstyle O^-}{|}}{P}}}{-}O^- + H_2O = ROH + HO{-}\overset{\displaystyle O}{\overset{\|}{\underset{\underset{\textstyle O^-}{|}}{P}}}{-}O^- \qquad [3.28]$$

En muchos casos esta transformación ocurre con una importante disminución de energía libre. Se dice entonces que el enlace que se destruye por hidrólisis es de *alta energía* y se representa por un trazo ondulado: O$\sim$P. A continuación exponemos las fórmulas de las sustancias nombradas, con las correspondientes variaciones estándar (pág. 54) de energía libre de hidrólisis.

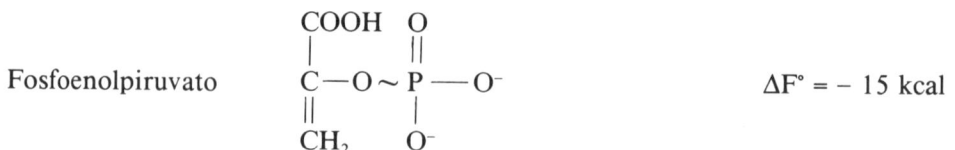

Fosfoenolpiruvato

$$\begin{array}{c} COOH \quad\ O \\ | \qquad\quad \| \\ C{-}O \sim P{-}O^- \\ \| \qquad\quad | \\ CH_2 \qquad\ O^- \end{array} \qquad\qquad \Delta F° = -\ 15\ kcal$$

Fosfocreatina

$$\begin{array}{c} COOH \\ | \\ CH_2 \\ | \\ N \!-\!\!-\!\!-\!\!-\! C \!-\!\!-\!\!-\!\!-\! N \overset{H}{\sim} P \!-\! O^- \\ | \quad\quad \| \quad\quad\quad \| \\ CH_3 \quad +NH_2 \quad\quad O^- \end{array}$$

$\Delta F° = -10$ kcal

Adenosín-trifosfato
(ATP)

$$A\!-\!P\overset{O}{\overset{\|}{-}}O \sim P\overset{O}{\overset{\|}{-}}O \sim P\overset{O}{\overset{\|}{-}}O^- \quad \Delta F° = -7 \ \text{kcal}$$
$$\quad\quad | \quad\quad\quad | \quad\quad\quad | \\ \quad\quad O^- \quad\quad O^- \quad\quad O^-$$

A significa:

Como se observa, los enlaces de los dos últimos grupos fosfato del ATP son de alta energía, pero no el primero.

Es necesario destacar que la expresión "enlace de alta energía" es poco afortunada puesto que puede inducir a interpretaciones erróneas. En efecto, la *energía de enlace* es la que habría que suministrar al sistema para destruir el enlace, separando los átomos ligados. En el caso de las sustancias que ya describimos, el proceso no es la separación de átomos sino la hidrólisis, como se ilustra a continuación:

Rotura
del enlace

$$-\overset{\|}{P}\!-\!O \sim \overset{\|}{P}\!-\!O \ \rightarrow \ -\overset{\|}{P}\!-\!O\!-\! + \ -\overset{\|}{P}\!-\!O \qquad [3.29]$$

Hidró-
lisis:

$$-\overset{\|}{P}\!-\!O \sim \overset{\|}{P}\!-\!O \ + \ H_2O \ \rightarrow \ -\overset{\|}{P}\!-\!OH \ + \ HO\!-\!\overset{\|}{P}\!-\!O \quad [3.30]$$

Como puede apreciarse, el proceso representado en la última ecuación consiste en la transferencia de un grupo fosfato del ATP al agua. El ATP es la sustancia "dadora" del grupo y el agua es la "receptora". La variación de energía libre que tiene lugar debido a este proceso se denomina energía libre de transferencia de grupo. Dicha energía puede ser empleada para producir otras reacciones por acoplamiento, para concentrar solutos, para efectuar trabajo mecánico, etc.

Como ya indicamos, la variación de energía libre de la combustión de 1 mol de glucosa es de −710 kcal, pero si esta reacción va acoplada a la formación de 38 mol de ATP, sólo se pierden alrededor de 250 kcal. La diferencia es "acumulada" en el ATP a razón de 12 kcal por mol aproximadamente*. De esto surge que la función de los enlaces llamados de alta energía consiste en conservar la energía libre en pequeñas alícuotas aprovechables a medida que van siendo necesarias en los procesos que las requieren.

BIBLIOGRAFÍA

Bray HG, White K. Kinetics and Thermodynamics in Biochemistry. Nueva York, Academic Press Inc 1966.

Klotz IM. Some Principles of Energetics in Biochemical Reactions. Nueva York, Academic Press Inc 1957.

McLean JA. Animal calorimetry. En: McAinsh TF, ed. Physics in Medicine and Biology Encyclopedia. Oxford, Pergamon Press 1986; 1: 9.

Pardee AB, Lingraham LL. Free energy and entropy in metabolism. En: Greenberg DM, ed. Metabolic Pathways. Nueva York, Academic Press Inc 1960.

Wilkie DR. Thermodynamics and the interpretation of biological heat measurements. Progress Biophys Biophys Chem 1960; 10: 259.

* En las condiciones del organismo.

4 Temas de biofísica muscular

El sistema locomotor de un vertebrado constituye una estructura que, desde el punto de vista mecánico, está compuesta por unidades contráctiles (los músculos) que ejercen fuerzas de tracción mediante cuerdas (los tendones) sobre un sistema de palancas articuladas (los huesos y las articulaciones).

En este capítulo analizaremos algunos aspectos de la Biofísica del músculo esquelético.

I. PROPIEDADES MECÁNICAS DEL MÚSCULO ESQUELÉTICO

Todos los músculos pueden ejercer fuerzas de tracción en la dirección de sus fibras y éste es el único tipo de fuerza fisiológicamente útil, común a todos ellos.

Por no caer en repeticiones inútiles, no entraremos en detalles sobre algunos temas (como la estructura microscópica y submicroscópica y el mecanismo molecular de la contracción) que se hallan bien tratados en las obras de Fisiología y que daremos por conocidos al iniciar este capítulo. En las figuras 4.1 y 4.2 resumimos parte de estos conocimientos.

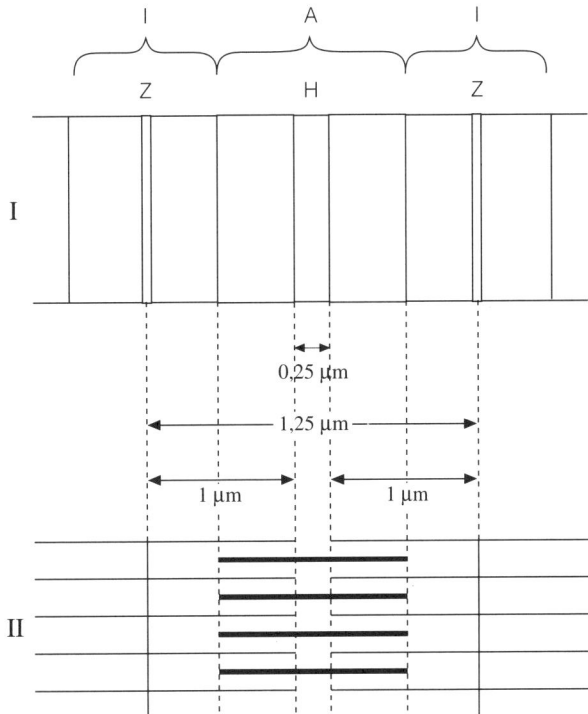

Figura 4.1. Representación esquemática de la estructura de un sarcómero. I: estructura microscópica. A, I, H, Z, bandas homónimas. El sarcómero contiene una banda A y dos semibandas I. En la figura se muestran las dimensiones del sarcómero y de algunas de sus partes. II: estructura submicroscópica. Los filamentos gruesos y los finos se intercalan entre sí. Los primeros ocupan la banda A. Los finos ocupan la banda I y parte de la A, dejando libre, en reposo, la banda H.

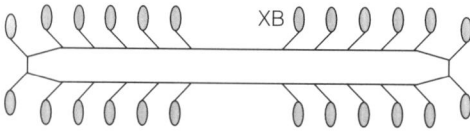

Figura 4.2. *Representación esquemática de la estructura de un filamento grueso. En la parte central no posee cabezas móviles (segmentos XB).*

A. MÚSCULO AISLADO EN REPOSO

La única característica que nos interesa del músculo en reposo es su comportamiento elástico, razón por la cual veremos a continuación algunas nociones físicas sobre elasticidad a la tracción.

1. Elasticidad a la tracción

Si se aplica una fuerza de tracción al extremo de un hilo cuyo otro extremo está fijo, aquél sufre un aumento de longitud Δl (fig. 4.3). Dentro de ciertos límites, este alargamiento obedece a la *ley de Hooke*, cuya expresión es:

$$\Delta l = \frac{l_o \cdot F}{Y \cdot A} \qquad [4.1]$$

En esta ecuación, l_o es la longitud del cuerpo cuando no está sometido a tracción, A el área de su superficie de sección e Y una constante llamada *módulo de elasticidad* o de Young el cual, a una determinada temperatura, depende del material.

El cociente entre la fuerza y la superficie de sección del segundo miembro de la [4.1] recibe el nombre de *tensión*. Este término se emplea en Física con varios significados distintos. En este caso la representaremos con la letra griega σ (sigma) y la llamaremos, por ejemplo, "tensión del hilo" o "tensión de la fibra".

$$\sigma = \frac{F}{A} \qquad [4.2]$$

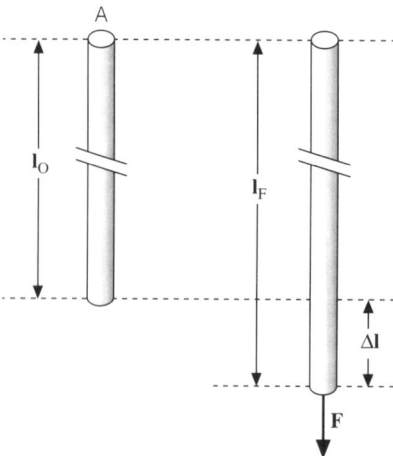

Figura 4.3. *Elasticidad de tracción. (Explicación en el texto.)*

Haciendo el reemplazo en la [4.1], resulta:

$$\Delta l = \frac{l_o}{Y} \cdot \sigma \qquad [4.3]$$

De esta ecuación se puede despejar el módulo de Young:

$$Y = \frac{l_o}{\Delta l} \cdot \sigma \qquad [4.4]$$

De acuerdo con esta expresión el módulo de Young se expresa en N/m^2.
La longitud total l_F que adquiere un hilo al aplicarle una fuerza de tracción F está dada por:

$$l_F = l_o + \Delta l \qquad [4.5]$$

e introduciendo en ella el valor de Δl dado en la [4.3] se obtiene:

$$l_F = l_o + \frac{l_o}{Y} \cdot \sigma \qquad [4.6]$$

Esta ecuación se puede reordenar así:

$$\sigma = \frac{Y}{l_o} \cdot l_F - Y \qquad [4.7]$$

Esta expresión es de la forma $y = a \cdot x + b$ (pág. 568), en la que $a = \dfrac{Y}{l_o}$ y $b = Y$.
Por lo tanto, la representación gráfica de σ en función de l_F es una recta (fig. 4.4) cuyo punto de intersección con el eje de abscisas es la longitud del hilo cuando no se ejerce tracción, pues si $l_F = l_o$ y $\sigma = 0$.

2. Diagrama longitud-tensión

En estado de reposo, la mayoría de los músculos, en el organismo, ejercen cierta fuerza de tracción, en virtud de su elasticidad. Estudiaremos primero esta propiedad.
La gráfica que ilustra la relación entre la tensión y la longitud del músculo tiene la forma que se observa en la figura 4.5. El punto A representa la longitud del

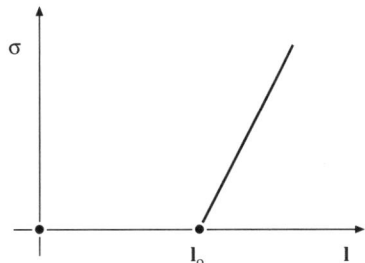

Figura 4.4. Representación gráfica de la ley de Hooke.

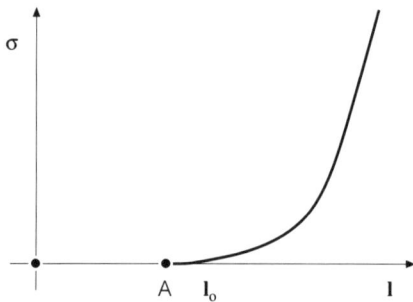

Figura 4.5. *Diagrama longitud-tensión del múscu-lo en reposo.*

músculo aislado en reposo cuando no se le aplica ninguna fuerza. Pero ésta no es la longitud que tiene (también en reposo) en el organismo, donde el músculo se encuentra sometido a una pequeña tensión. La longitud de reposo en el organismo está dada en la gráfica por la abscisa l_o. La figura 4.5 muestra que el músculo no obedece a la ley de Hooke, pues los incrementos de tensión necesarios para producir iguales variaciones de longitud se tornan mayores a medida que la longitud aumenta.

Cuando se estira un músculo en reposo se puede observar que las bandas A no modifican sus dimensiones; en cambio, se alargan* los discos I así como la banda H.

Estos hechos son la consecuencia del desplazamiento de los filamentos finos respecto de los gruesos, cosa que se muestra en la figura 4.6.

B. MÚSCULO EN ACTIVIDAD

Desde el punto de vista mecánico, la actividad del músculo se puede poner de manifiesto por un acortamiento, por el desarrollo de fuerza de tracción o por ambas cosas. Este proceso recibe el nombre de ***contracción muscular***, y el pasaje del estado de actividad al de reposo se llama ***relajación***. En primer lugar haremos una descripción de la contracción.

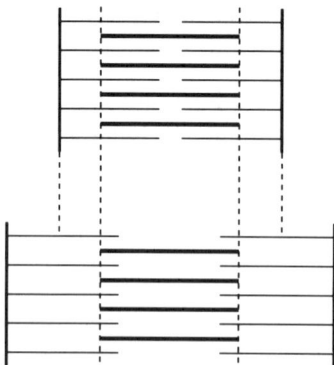

Figura 4.6. *Desplazamiento de los filamentos fi-nos respecto de los gruesos al ser estirado el músculo.*

---

* Llamamos largo a la dimensión que coincide con la dirección de las fibras.

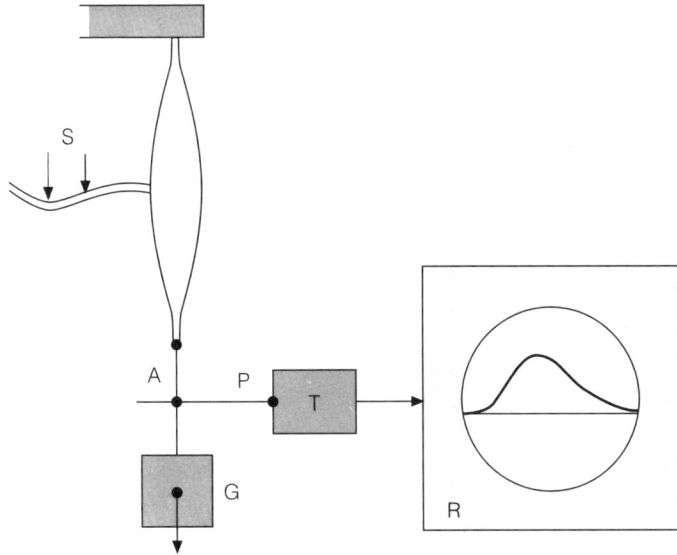

Figura 4.7. Registro de la sacudida simple de un músculo. S, electrodos estimuladores; T, transductor de desplazamiento o de fuerza. R, aparato de registro (osciloscopio); G, pesa. (Explicación en el texto.)

1. Sacudida simple y tétanos

Si se aísla un músculo con su nervio y se instala como se muestra en la figura 4.7, de modo que su extremo A pueda mover el brazo P de un transductor de desplazamiento, se puede obtener una gráfica del acortamiento en función del tiempo.

Si por medio de los electrodos S se estimula el nervio mediante una muy breve descarga eléctrica, el músculo se contrae bruscamente y enseguida se relaja. El proceso recibe el nombre de *sacudida simple*.

La sacudida simple dura entre 10 y 200 ms, según el músculo de que se trate y las condiciones experimentales, especialmente la temperatura.

Si los extremos del músculo se hallan fijos, éste, por supuesto, no se acorta, pero su actividad se pone igualmente de manifiesto por un aumento de tensión que puede registrarse mediante un transductor de fuerza. Puede obtenerse así una gráfica similar a la producida si el músculo se acorta.

Si antes de que se produzca la relajación completa se aplica un segundo estímulo, se produce una nueva contracción y, si aquél se repite a intervalos iguales de baja frecuencia, se obtiene una curva como la que ilustra la figura 4.8,I. Además, si se aumenta la frecuencia suficientemente, la relajación no tiene tiempo de iniciarse, y la gráfica que resulta es una curva en meseta (fig. 4.8,II). Este tipo de contracción sostenida recibe el nombre de *contracción tetánica* o simplemente *tétanos*.

2. Diagrama longitud-tensión

a. Descripción

Para estudiar la relación entre la longitud y la tensión del músculo en actividad es necesario producir la contracción tetánica y efectuar las determinaciones en ese estado.

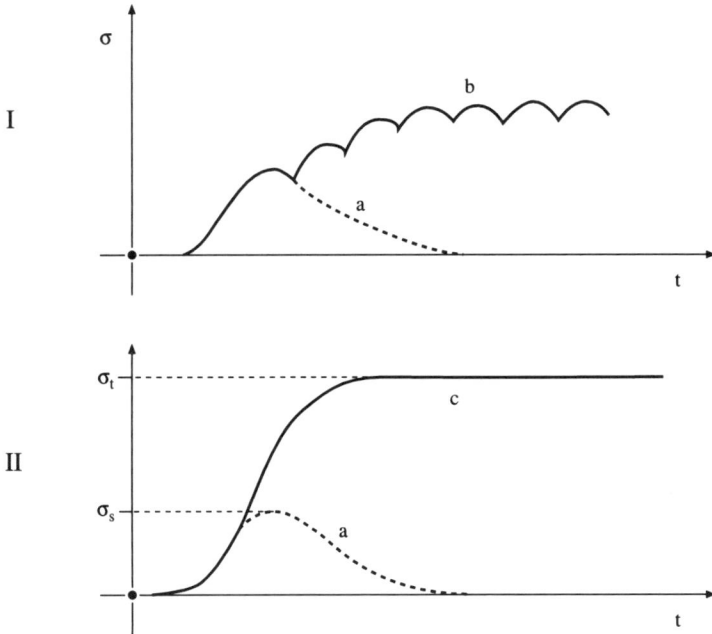

Figura 4.8. Contracción tetánica. I: tétanos parcial; II: tétanos completo. a, curva de la sacudida simple. b y c, gráficas de los tétanos. σ_s, tensión máxima de la sacudida simple. σ_t, tensión del tétanos completo.

Los resultados que se obtienen con el músculo sartorio de rana a diferentes longitudes se muestran en la figura 4.9. En abscisas se representa la longitud l como fracción de la longitud en reposo l_o, y, en ordenadas, la tensión σ, como fracción de la tensión máxima σ_o.

La curva a es la misma de la figura 4.5 y representa la tensión del músculo en reposo; la curva b corresponde a la tensión del músculo en actividad. Esta tensión

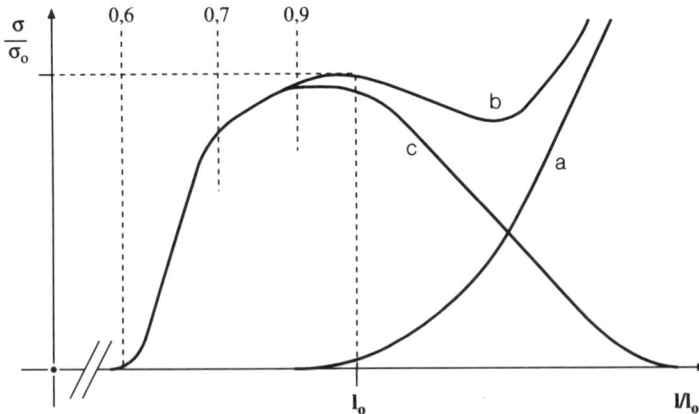

Figura 4.9. Diagrama longitud-tensión del músculo en reposo y en actividad. a, gráfica del músculo en reposo; b, curva del músculo en actividad; c, curva de tensión contráctil.

es la suma de la que ejerce el mecanismo contráctil más la propia de la elasticidad del músculo en reposo. Si restamos la curva a de la b, obtenemos la curva c, que solamente representa la tensión contráctil.

La gráfica muestra que el músculo ejerce su tensión máxima σ_o cuando se halla en las cercanías de su longitud de reposo l_o, y que decrece tanto a longitudes mayores como menores. Alrededor de 0,9 de l_o aparece un cambio de pendiente y otro lo hace cerca del 75% de la longitud óptima. Cuando la longitud llega al 60% de l_o cesa la capacidad de ejercer tracción. En cuanto a las longitudes mayores que la óptima, la tensión contráctil cae en forma aproximadamente lineal y se hace nula al ser la longitud un 70% mayor que l_o.

Conviene aclarar ahora que, si bien la sección del músculo aumenta al acortarse éste, la tensión debe referirse siempre a la de reposo pues, aunque el área de sección cambie, el número inicial de fibras no varía y tampoco lo hace el número de filamentos del mecanismo contráctil de una sección. Es decir, la superficie de sección en reposo depende, en última instancia, del número de filamentos y esto permite comparar músculos de diferente superficie de sección.

b. Interpretación

La porción de las longitudes mayores, en la cual la tensión cae en forma lineal, se explica porque al salir los filamentos finos de entre los gruesos decrece también en forma lineal el número de unidades XB que pueden ejercer tracción (fig. 4.10,I). En las zonas vecinas a l_o los filamentos finos ya ocupan toda la porción de los gruesos que poseen unidades XB y el número de éstas no cambia aunque los filamentos finos se introduzcan más entre los gruesos (II). El primer cambio de pendiente que aparece al acortarse el músculo sería debido al encuentro y superposición de los filamentos finos provenientes de ambos lados de la banda A (III) y el segundo cambio, al encuentro de las bandas Z con los extremos de los filamentos de miosina (IV).

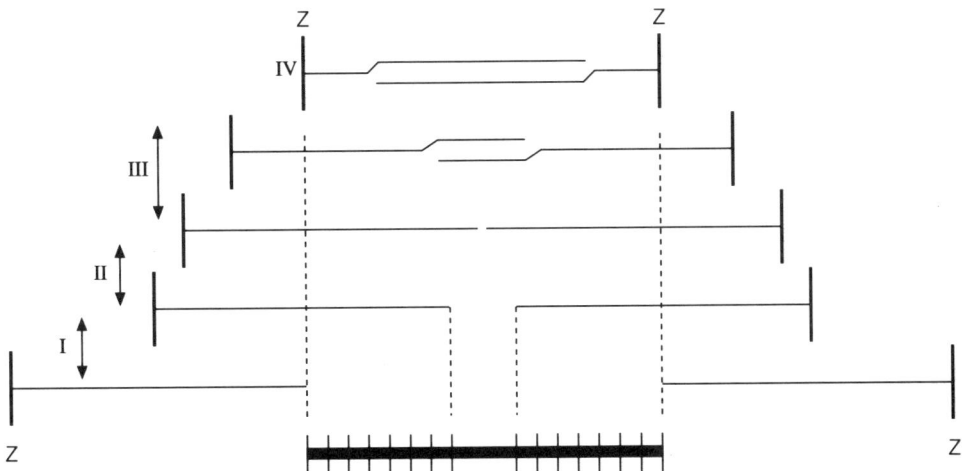

Figura 4.10. *Explicación de las distintas partes de la gráfica longitud-tensión del músculo en actividad por los desplazamientos de los filamentos. (Explicación en el texto.)*

3. Tipos de contracción muscular

Dijimos que tanto el acortamiento como el desarrollo de tensión son resultados de la actividad muscular; estas dos manifestaciones de la contracción pueden combinarse de diferentes maneras, dando lugar a distintos tipos de contracción, que describimos a continuación.

a. Contracción isométrica

Cuando un músculo se contrae y su longitud no varía, la contracción se llama *isométrica*. Para lograr una contracción de este tipo se sujetan los extremos del músculo a soportes fijos (fig. 4.11,I). El músculo tiene así la longitud l_A y está sometido a una tensión σ_A. Este estado se representa en la gráfica por el punto A, perteneciente a la curva del músculo en reposo. Al contraerse el músculo, su longitud no cambia, y sólo varía la tensión, que adquiere entonces el valor σ_B (punto B), en la curva del músculo en actividad. El proceso de la contracción queda representado por el segmento AB.

b. Contracción isotónica

En la contracción *isotónica* el músculo cambia su longitud, pero mantiene constante la fuerza que ejerce durante toda la contracción. Este tipo de proceso se puede lograr como se ilustra en la figura 4.11,II, de modo que al acortarse el músculo eleva una pesa.

La tensión σ_A que extiende el músculo en reposo es el peso de la pesa, y la longitud de aquél es l_A (punto A). Al contraerse, el músculo se acorta hasta l_C elevando la pesa y ejerciendo tensión constante. La contracción queda representada por el segmento AC.

c. Contracción auxotónica

Durante una contracción *auxotónica* varían la longitud y la fuerza. El dispositivo que se muestra en la figura 4.11,III sirve para obtener este tipo de contracción. Cuando el músculo se halla en reposo soporta la tensión σ_A ejercida por el resorte (punto A). Durante la contracción al acortarse el músculo se estira el resorte y la fuerza va en aumento. El acortamiento se detiene cuando las fuerzas ejercidas por el resorte y por el músculo se equilibran. El proceso se representa en forma gráfica por medio del segmento AD.

d. Contracción a poscarga

La contracción a *poscarga* está compuesta de una parte isométrica y una parte isotónica. Para lograrla se puede emplear el dispositivo que aparece en la figura 4.11,IV. El músculo en reposo tiene la longitud l_A, y está sometido a la tensión σ_A correspondiente a dicha longitud. El proceso comienza con una contracción isométrica hasta que la fuerza ejercida por el músculo iguala al peso de la pesa (segmento AE). Una vez alcanzada dicha fuerza el músculo se acorta, levantando la pesa y realizando una contracción isotónica. Esta segunda parte del proceso está representada por el segmento EF.

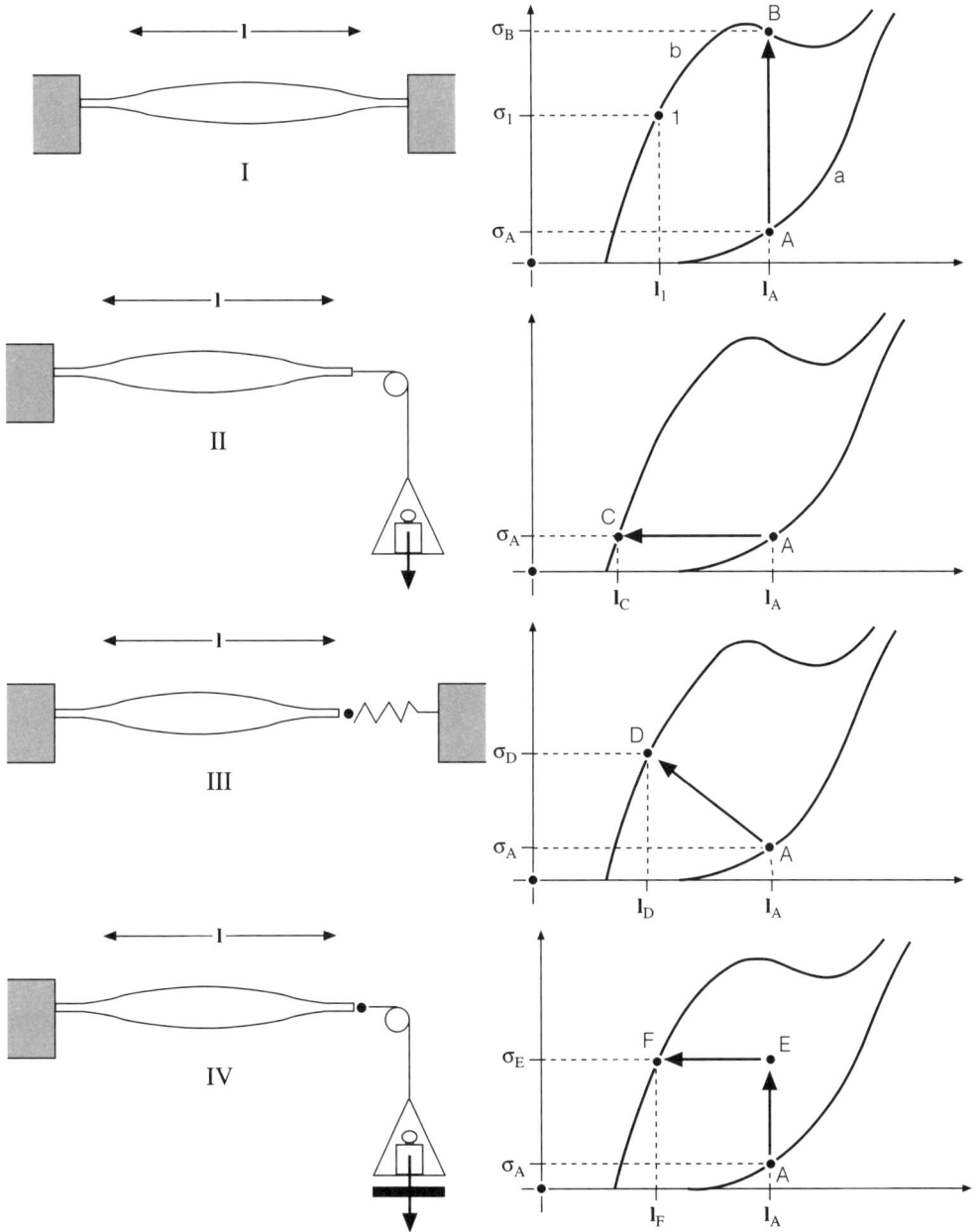

Figura 4.11. Diferentes tipos de contracción. I: contracción isométrica; II: contracción isotónica; III: contracción auxotónica. IV: contracción a poscarga.

C. MODELO EQUIVALENTE

En la figura 4.8,I y II se observa que la tensión (o el acortamiento) desarrollada por la contracción tetánica es mayor que la producida por la sacudida simple. Analizaremos ahora la causa de esa diferencia.

1. Elemento contráctil y elemento elástico en serie

Existen varias razones que inducen a admitir la existencia, en el músculo, de un elemento elástico además del mecanismo contráctil. Mencionaremos un solo experimento demostrativo.

Supongamos que se fijan los extremos de un músculo en su longitud de reposo l_o y se lo hace entrar en contracción tetánica. De acuerdo con la curva b de la figura 4.11,I, el músculo ejerce una determinada tensión σ_B. Si, manteniendo la contracción, se permite al músculo efectuar un brusco acortamiento, aquél debería adquirir la nueva longitud l_1, representada en la misma figura, a la cual corresponde la tensión σ_1. De acuerdo con esto, si se registra la tensión en función del tiempo durante este experimento se podría esperar una curva como la que se muestra esquemáticamente en la figura 4.12,I, en la cual la flecha vertical señala el instante en que ocurre el acortamiento. Sin embargo, la experiencia enseña que no es exactamente eso lo que ocurre. Al permitir el rápido desplazamiento de uno de los extremos, el músculo en realidad se acorta y adquiere la longitud l_1, pero su tensión no cae inmediatamente al valor que corresponde σ_1, sino a uno menor, a partir del cual crece hasta llegar al valor estacionario σ_1 (fig. 4.12,II). El fenómeno queda explicado en forma cualitativa si se admite que durante la contracción muscular participan un elemento contráctil y otro elástico en serie como el que ilustra la figura 4.13,I. La cremallera C representa el elemento contráctil, y en serie con él se halla el elemento elástico, representado por el resorte E. Los resultados señalados en la figura 4.12,II se explican si se supone que al permitir un desplazamiento del extremo Q (fig. 4.13,IIB), lo único notable que ocurrirá de inmediato es un acortamiento del resorte E; aunque el elemento contráctil se irá acortando, el punto R no puede desplazarse simultáneamente con Q porque la rapidez del mecanismo contráctil se halla limitada por la velocidad de las transformaciones conformacionales que en él participan, y resulta relativamente lenta comparada con la de la transformación elástica. En consecuencia, la tensión σ del resorte cae inmediatamente a un valor muy bajo y aumenta luego gradualmente (fig. 4.13,IIC) a medida que se desplaza el punto R, hasta llegar al nuevo estado estacionario (fig. 4.13,IID).

Es obvio que el tendón constituye un elemento elástico en serie con el mecanismo contráctil, pero su comportamiento está bien estudiado en forma independiente y no es adecuado para explicar los fenómenos descritos; por lo tanto, además del tendón debe existir en la estructura de la fibra muscular misma un *elemento elástico en serie* cuya naturaleza no se halla aún bien definida.

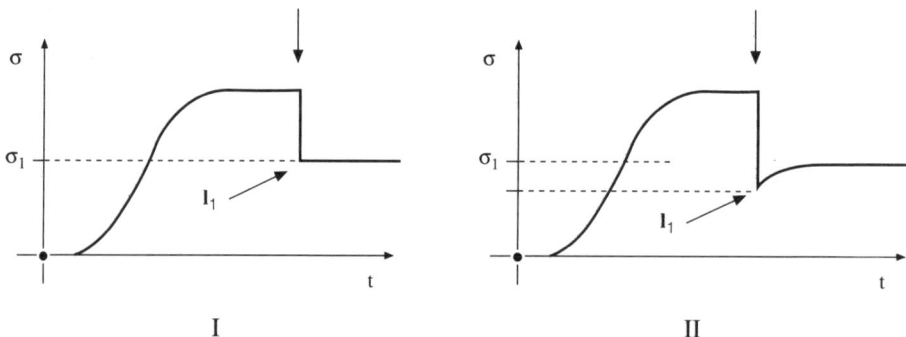

Figura 4.12. *Acortamiento brusco. (Explicación en el texto.)*

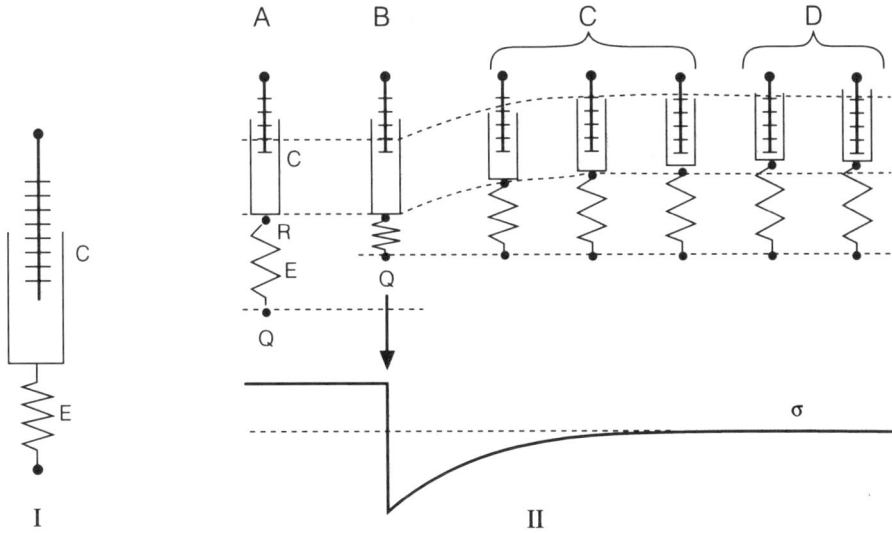

Figura 4.13. *Explicación de la gráfica del acortamiento brusco mediante un modelo equivalente. (Explicación en el texto.)*

2. Elemento elástico en paralelo

Además del elemento elástico en serie, existe uno en paralelo que representa otras estructuras, como el tejido conectivo y el sarcolema. El modelo equivalente completo puede tener una de las formas que se muestran en la figura 4.14, pero nosotros no nos extenderemos sobre esto.

3. Comparación entre la sacudida simple y el tétanos

El modelo que acabamos de describir permite explicar la diferencia entre la sacudida simple y la contracción tetánica isométrica. Si se superponen las curvas de tensión isométrica correspondientes a estos dos procesos (fig. 4.15), se observa que ambas coinciden al principio, pero mientras la curva a de la sacudida simple comienza a declinar, la correspondiente a la contracción tetánica, b, continúa

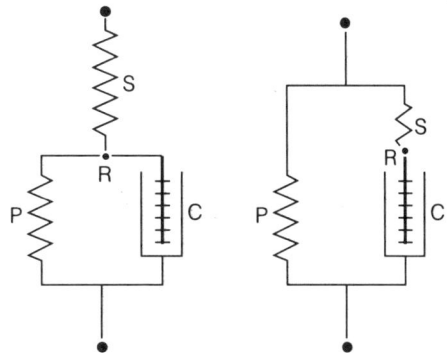

Figura 4.14. *Modelos equivalentes de los diferentes elementos mecánicos del músculo. C, elemento contráctil; S, elemento elástico en serie; P, elemento elástico en paralelo.*

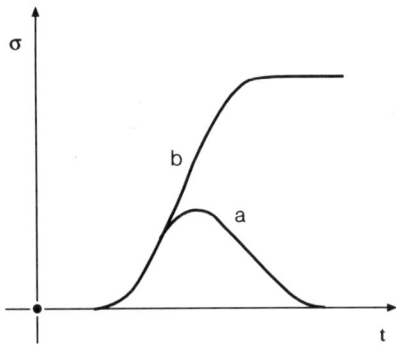

Figura 4.15. *Sacudida simple y contracción tetáni-ca. (Explicación en el texto.)*

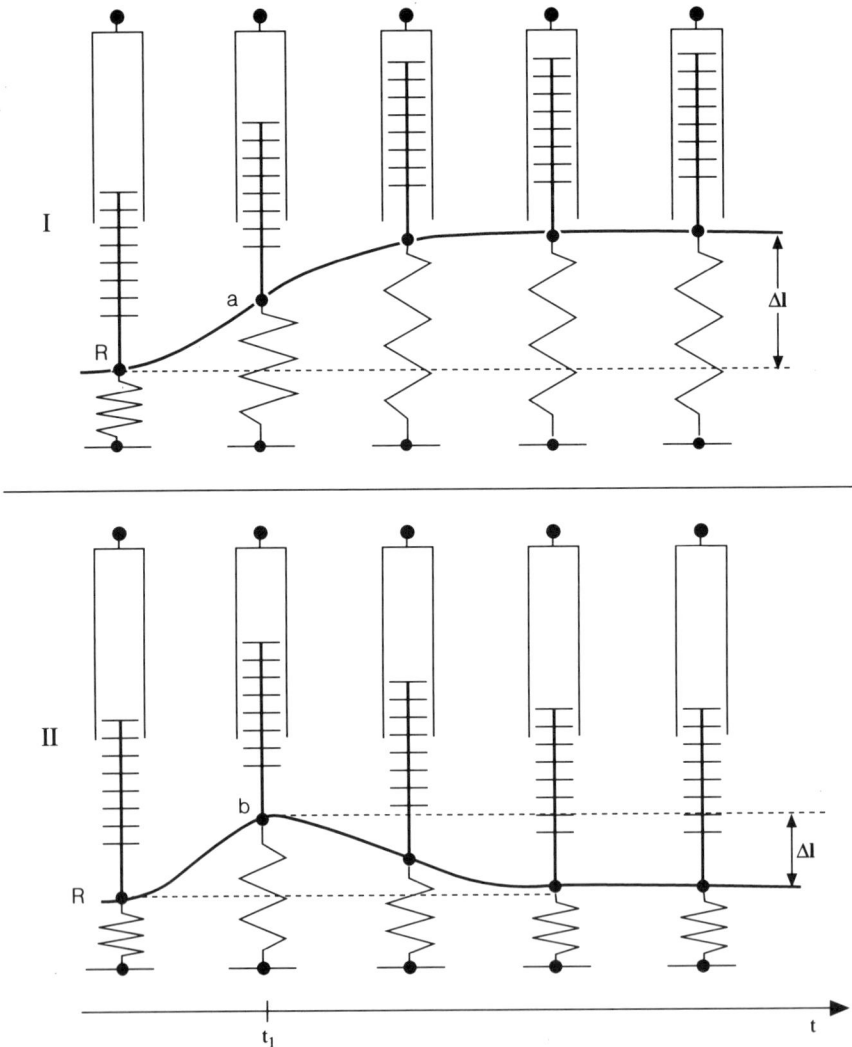

Figura 4.16. *Explicación de la sacudida simple y de la contracción tetánica por la intervención del elemento elástico en serie. (Explicación en el texto.)*

creciendo para estacionarse en un nivel mayor. Ello se debe a que durante el corto intervalo de la sacudida simple el elemento contráctil no ha llegado a estirar el elemento elástico hasta ejercer toda la tensión de que es capaz; antes que ello ocurra, el estado activo ya ha comenzado a decaer, el mecanismo contráctil deja de actuar y la tensión declina nuevamente. Durante el tétanos, por el contrario, el mecanismo contráctil puede estirar el elemento elástico al máximo, pues dispone de tiempo para hacerlo. En la figura 4.16 se muestra la sucesión de estados por los que pasa el modelo equivalente durante el tétanos (I), y durante la sacudida simple (II) y las correspondientes curvas de tensión (a y b) que dependen del estiramiento del elemento elástico en serie. Si la activación se detiene en el instante t_1, la tensión vuelve a caer y se tiene una sacudida simple; si continúa, se produce la contracción tetánica.

Si en el momento de iniciarse la contracción se aplica un brusco estiramiento que lleve el elemento elástico a la longitud estacionaria correspondiente al tétanos, no se da lugar al acortamiento del elemento contráctil y éste ejerce toda su fuerza desde el comienzo. En este caso, la sacudida simple llega a la misma tensión que la contracción tetánica (fig. 4.17).

D. ACTIVACIÓN

1. Concepto. Intensidad del estado activo

Lamamos *estado de activación* al estado en que se encuentra la fibra cuando el mecanismo contráctil ejerce fuerza de tracción. Entendemos por *intensidad del estado activo* en un instante, la fuerza máxima que el sistema contráctil es capaz de

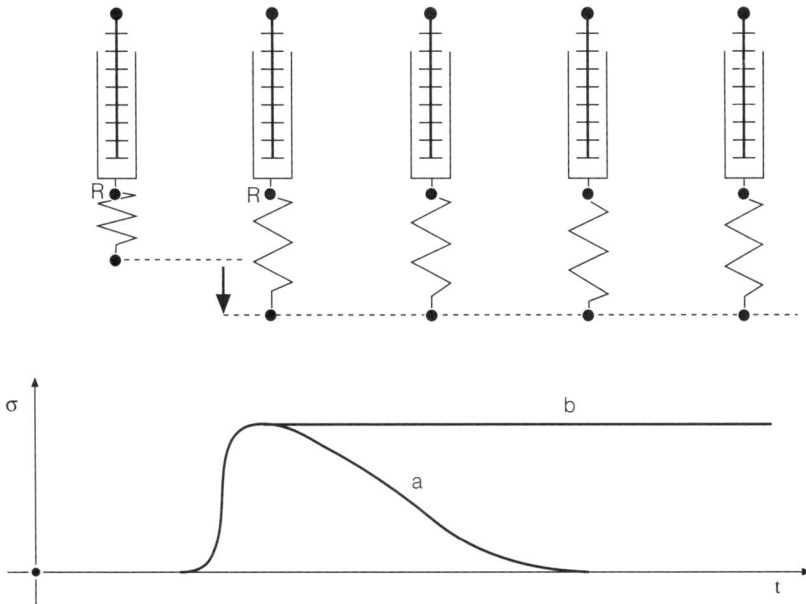

Figura 4.17. Efecto del estiramiento brusco durante el comienzo de la activación. (Explicación en el texto.)

ejercer en ese momento. Esto sólo ocurre cuando el elemento elástico en serie se ha alargado como para oponerle una fuerza igual y de sentido contrario, y el elemento elástico no puede modificar ya su longitud (refiriéndonos al modelo equivalente de las figuras. 4.13, 4.16 y 4.17, cuando el punto R no se desplaza).

2. Iniciación de la activación

Como acabamos de explicar, al comienzo de la contracción la fuerza contráctil no ejerce su máxima acción hasta que ha alargado a la longitud debida el elemento elástico en serie; esto puede lograrse si en el preciso momento en que la activación comienza, se aplica un estiramiento que lleve el elemento elástico en serie a dicha longitud, es decir, un estiramiento tal que el punto R no se desplace (fig. 4.17). Si el músculo está unido a un transductor de fuerza, puede comprobarse que el sistema contráctil ejerce su máxima tracción desde el comienzo del proceso, para decaer de inmediato si se ha aplicado un solo estímulo o mantenerse si se provoca una contracción tetánica.

3. Declinación de la activación

Si se provoca una sacudida simple en las condiciones de la figura 4.17, el estado activo mantiene su intensidad máxima alrededor de 40 ms (a 0 °C) y luego declina gradualmente hasta desaparecer, pero la fuerza exterior lo hace en forma rezagada por razones similares a las ya explicadas. En la figura 4.18 se resume en forma esquemática lo que hemos explicado en este apartado.

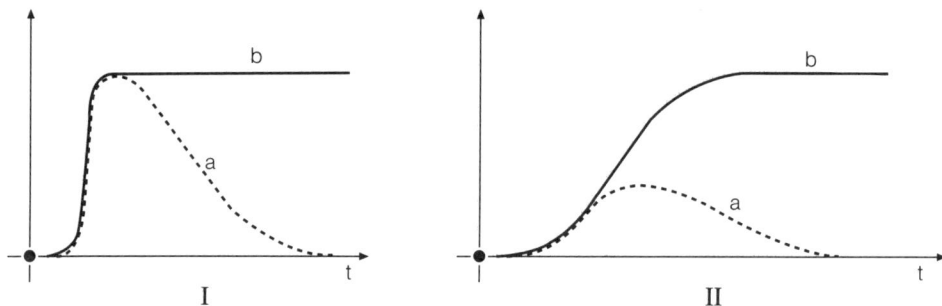

Figura 4.18. Intensidad de la activación (I) y tensión (II). a, sacudida simple; b, contracción tetánica.

II. ENERGÉTICA

A. TRABAJO MUSCULAR

1. Representación gráfica del trabajo de tracción

En adelante nos referiremos siempre al trabajo que realiza el músculo por unidad de sección, magnitud que obtendremos multiplicando la tensión (y no la

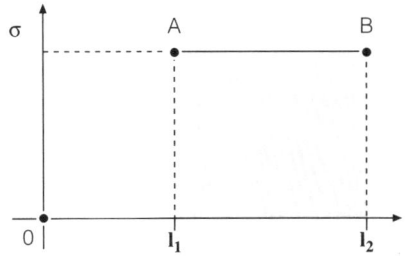

Figura 4.19. *Representación gráfica del trabajo de tracción a tensión constante. (Explicación en el texto.)*

fuerza) por el desplazamiento de su punto de aplicación. Para ser más breves llamaremos a esta magnitud "trabajo" en lugar de "trabajo por unidad de sección". La representaremos con el símbolo W_σ.

En los sistemas de coordenadas utilizados hasta el momento es posible representar el trabajo como lo indicamos a continuación. Supongamos que una tensión σ (fig. 4.19) se halla aplicada en el punto A, a una distancia l_1 del eje de ordenadas. Si la fuerza está dirigida hacia B y se desplaza hacia ese punto, efectuará un trabajo que está dado por:

$$W_\sigma = \sigma \cdot (l_2 - l_1) \tag{4.8}$$

Dicho producto corresponde al área que abarca el rectángulo agrisado en la figura. En este ejemplo, la tensión σ se ha mantenido constante a lo largo de la trayectoria, pero son frecuentes los casos en los que la fuerza varía durante el desplazamiento.

En la figura 4.20,I, por ejemplo, la tensión se modifica desde el valor σ_A hasta el σ_B a lo largo de la trayectoria l_A l_B. En este caso, el trabajo puede ser calculado dividiendo el área de la figura en pequeños rectángulos de base Δl, sumando las áreas de éstos:

$$W_\sigma = \sigma_1 \cdot \Delta l + \sigma_2 \cdot \Delta l + \sigma_3 \cdot \Delta l + \ldots\ldots = \Sigma\ \sigma_i \cdot \Delta l \tag{4.9}$$

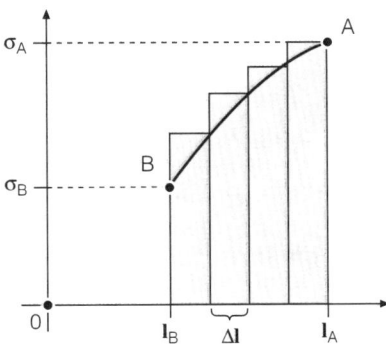

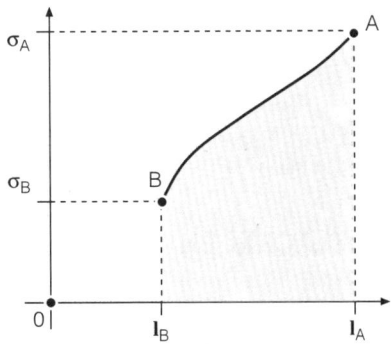

I   II

Figura 4.20. *Trabajo de tracción. (Explicación en el texto.)*

y determinando el límite de esta sumatoria cuando Δl tiende a 0 (pág. 584). De esta manera el trabajo viene dado por la integral:

$$W_\sigma = \int_{l_B}^{l_A} \sigma \cdot dl \qquad [4.10]$$

En general, cualquiera que sea la forma de la curva que representa la tensión en función de la longitud, el trabajo estará dado por el área delimitada por dicha curva, el eje de abscisas y dos perpendiculares al mismo, trazadas por los puntos representativos de las longitudes inicial y final (fig. 4.20,II).

Por ejemplo, en la figura 4.21,I, II y III, el área agrisada en cada gráfica representa, respectivamente, el trabajo realizado en una contracción isotónica, en una auxotónica y en una contracción a poscarga.

Corresponde señalar que en esta figura, el área más oscura que queda por debajo de la curva de reposo (a) no representa trabajo activo efectuado por el mecanismo contráctil, sino que proviene del tejido conectivo y del sarcolema que constituyen el elemento elástico en paralelo.

2. Trabajo interno

La presencia de un elemento elástico en serie hace que, por más que los extremos del músculo se fijen para obtener una contracción isométrica, siempre el elemento contráctil puede acortarse a expensas del elástico. En consecuencia, en la contracción isométrica el mecanismo contráctil realiza trabajo, aunque éste no sale al exterior. Este trabajo recibe el nombre de *trabajo interno*.

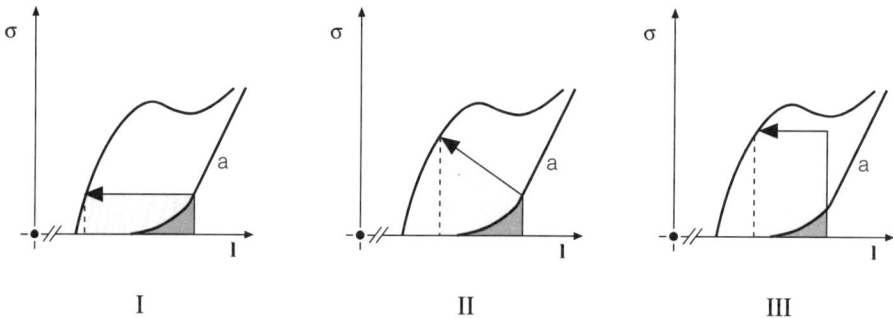

Figura 4.21. *Representación gráfica del trabajo en la contracción isotónica (I), auxotónica (II) y a poscarga (III).*

B. RELACIÓN ENTRE TENSIÓN Y VELOCIDAD DE ACORTAMIENTO

1. Resultados experimentales

Hemos visto que la tensión isométrica que puede ejercer un músculo durante una contracción tetánica depende de su longitud respecto de la longitud óptima l_o (fig. 4.9, curva b). Asimismo, haciendo efectuar al músculo contracciones tetánicas isotónicas, es posible medir, en el instante en que aquél tiene la longitud que se

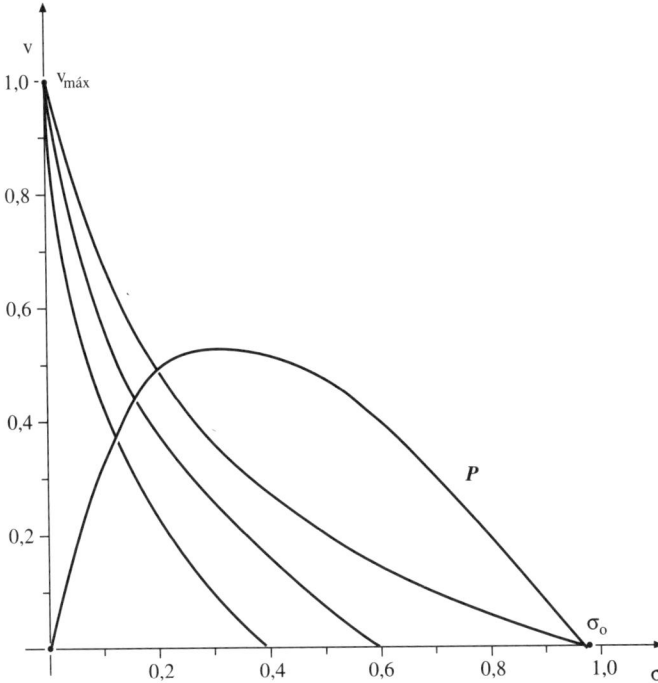

Figura 4.22. *Velocidad de acortamiento en función de la tensión para diferentes longitudes. (Explicación en el texto.)*

desee, la velocidad con que se acorta cuando ejerce diferentes tensiones. Se observa entonces que, para cada longitud, la velocidad con que se acorta depende de la tensión que ejerce y se comprueba que: *a)* cuando el músculo no se acorta (velocidad de acortamiento v = 0), ejerce la tensión máxima, σ_o; es la tensión que señala la curva b para la longitud en estudio; *b)* la velocidad de acortamiento aumenta al disminuir la tensión, y *c)* la velocidad máxima, $v_{máx}$ es alcanzada cuando el músculo se acorta sin ejercer tensión.

En la figura 4.22 se representa gráficamente la velocidad en función de la tensión para tres longitudes distintas de un mismo músculo; cada curva corresponde a una sola longitud y diferentes tensiones. Puede observarse que a velocidad nula las tres tensiones máximas son distintas (de acuerdo con la curva b de la fig. 4.9). Sin embargo, para diferentes músculos a su longitud óptima l_o la tensión máxima varía muy poco de un músculo a otro y aun cuando se comparan diferentes especies. En cambio, la velocidad máxima de acortamiento es independiente de la longitud, pero es diferente para distintos músculos de un mismo animal y más aún para músculos de animales de distintas especies.

2. Ecuación de Hill

Las curvas de la figura 4.22 son hipérbolas que obedecen a la ecuación:

$$(\sigma + a) \cdot (v + b) = C \qquad\qquad [4.11]$$

en la que σ representa la tensión*, v la velocidad de acortamiento y a, b y C son constantes. Esta última puede ser determinada a partir de la contracción isométrica. En ese caso, $v = 0$ y $\sigma = \sigma_0$, por lo que la ecuación se reduce a:

$$(\sigma_0 + a) \cdot b = C \qquad\qquad [4.12]$$

Introduciendo este valor de C en la [4.11], resulta:

$$(\sigma + a) \cdot (v + b) = (\sigma_0 + a) \cdot b \qquad\qquad [4.13]$$

Las constantes a y b pueden ser determinadas a partir de los valores experimentales mediante una transformación algebraica de la ecuación [4.11] que no corresponde detallar aquí.

3. Interpretación de las curvas

Las curvas de la figura 4.22 son coherentes con el mecanismo de los filamentos deslizantes de la contracción.

El hecho de que, para un músculo, la velocidad máxima sea independiente de la longitud de aquél es compatible con el criterio de que las unidades XB generan tracción independientemente. En efecto, dado que en estas condiciones el músculo no ejerce ninguna fuerza, no necesita sumar la acción de determinado número de unidades XB y la velocidad de acortamiento sólo queda limitada por la tasa de los procesos bioquímicos que intervienen en el ciclo que realizan dichas unidades.

En cuanto a la disminución de tensión con el aumento de la velocidad se debería a dos mecanismos: por una parte, al crecer la velocidad aumenta el número de unidades XB que, habiendo cumplido su función de tracción, no se desprenden a tiempo de los filamentos de actina y, en consecuencia, se oponen a su deslizamiento. Además, al aumentar la velocidad disminuye, en cada instante, el número de unidades que han completado ya un ciclo y están disponibles para ejercer tracción.

4. Potencia

Al igual que en el caso del trabajo, nos referiremos a la *potencia por unidad de sección* y la representaremos con P_σ.

Como sabemos, la potencia de una fuerza que se desplaza está dada por:

$$\boldsymbol{P} = \boldsymbol{F} \cdot v \qquad\qquad [4.14]$$

Dividiendo ambos miembros por la sección obtenemos:

$$\boldsymbol{P}_\sigma = \sigma \cdot v \qquad\qquad [4.15]$$

Si aplicamos esta ecuación a los valores que representan las curvas de la figura 4.22 podemos determinar las velocidades y tensiones alrededor de las cuales el

---

* En los trabajos originales se usa P en lugar de σ, y así aparece la ecuación en todos los tratados, pero nos vemos obligados a emplear la letra griega σ para mantener en lo posible la coherencia de los símbolos a lo largo de esta obra, en la que P representa presión.

músculo tiene la mayor potencia. Para comenzar, podemos anticipar que la potencia es nula en los dos extremos de la curva, pues en uno de ellos la velocidad vale 0 y en el otro es nula la tensión. Para cualquier otro punto de la curva la potencia es distinta de 0. En consecuencia, la representación gráfica de la potencia en función de la tensión es una curva que nace en el origen de coordenadas, llega a un máximo y luego desciende, llegando a 0 en el punto de mayor tensión. La mayor potencia es ejercida cuando la tensión es del orden de un tercio de la máxima (fig. 4.22, curva *P*).

C. ENTALPÍA Y CALOR

1. Variación de entalpía

En el capítulo 2 vimos (ecuación [2.26]) que la variación de entalpía de una transformación a presión constante es igual al calor absorbido menos el trabajo útil realizado:

$$\Delta H = Q - W_{út} \qquad [4.16]$$

De acuerdo con la convención adoptada en aquel capítulo, un valor positivo de los términos ΔH, Q y $W_{út}$ significan aumento de entalpía, calor recibido y trabajo realizado por el sistema, respectivamente.

Si multiplicamos toda la expresión por -1 obtenemos:

$$-\Delta H = -Q + W_{út} \qquad [4.17]$$

El primer término de esta expresión (incluyendo el signo) representa disminución de entalpía y el segundo (incluido el signo), calor desprendido. En consecuencia, esta expresión indica que la disminución de entalpía se puede dividir en dos fracciones: calor desprendido y trabajo útil realizado.

Como la entalpía es una función de estado, su variación sólo depende de los estados inicial y final, pero el calor desprendido y el trabajo realizado podrían ser diferentes al pasar el sistema del primer estado al segundo por diferentes estados intermedios.

El estudio del calor desprendido y del trabajo útil realizado contribuyen al conocimiento de las transformaciones químicas que participan en la contracción muscular.

2. Fracciones del calor

a. Calor inicial y calor de recuperación

Además del calor que desprende el músculo como consecuencia de su metabolismo de reposo, disipa una cantidad de calor extra cuando se contrae. Esta cantidad de calor puede ser dividida en dos fracciones: *calor inicial*, $-Q_i$, y *calor de recuperación*, $-Q_r$. El primero se desprende durante la contracción y su tasa de producción es relativamente elevada; por ejemplo, para una contracción tetánica es de alrededor de 5 mcal /g·s (sartorio de rana a 0 °C). El calor de recuperación se registra una vez que la contracción ha terminado, su cantidad es del mismo orden que la del inicial, pero su producción se extiende durante varios minutos. Es significativo el hecho de que ambas magnitudes mantienen una relación de proporcionalidad.

El calor inicial se produce tanto en presencia como en ausencia de oxígeno, lo cual indica que es una consecuencia de la liberación de energía por parte de sustancias contenidas en el músculo. El calor de recuperación, en cambio, sólo tiene la magnitud mencionada en presencia de oxígeno. En anaerobiosis se reduce aproximadamente a 0,08 del calor inicial. Esto indica que el calor de recuperación está relacionado con las oxidaciones que, a continuación de la contracción, reponen los compuestos de alta energía consumidos durante aquélla. La evolución de la energía durante la contracción y luego de ella puede resumirse como sigue:

Procesos iniciales $\qquad\qquad\qquad\qquad -\Delta H_i = -Q_i + W_{\text{út}}$ [4.18]

$$
\text{Recuperación}\left\{\begin{array}{l}\text{Oxidaciones} \qquad\qquad -\Delta H_x \\[1em] \text{Inversión de los} \\ \quad\text{procesos iniciales} \qquad \underline{\quad \Delta H_i \quad}\end{array}\right.
$$

Calor de recuperación $\qquad\qquad\qquad -\Delta H_x + \Delta H_i = -Q_r$ [4.19]

b. Calor de activación. Calor de mantenimiento. Calor de acortamiento

Si se efectúa una serie de sacudidas simples isométricas a diferentes tensiones, se observa que la cantidad de calor es una función lineal de la tensión σ (fig. 4.23). Como se muestra en la figura, el calor inicial está constituido en este caso por una cantidad constante A y una cantidad directamente proporcional a σ. La ecuación que representa la gráfica es:

$$-Q_i = A + k \cdot \sigma \qquad\qquad [4.20]$$

La cantidad de calor constante A recibe el nombre de *calor de activación* y su magnitud es del orden de 0,5 mcal/g a 1,0 mcal/g.

Si en lugar de una sacudida simple se provoca un tétanos isométrico, la curva representativa de la cantidad de calor desprendido en función del tiempo tiene la forma ilustrada en la figura 4.24. Se muestra en ella que, aparte del calor de

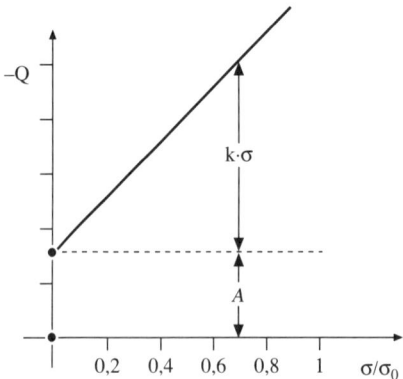

Figura 4.23. *Calor de activación. (Explicación en el texto.)*

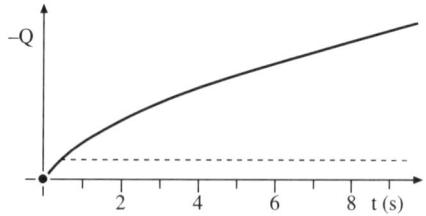

Figura 4.24. *Calor de mantenimiento. (Explicación en el texto.)*

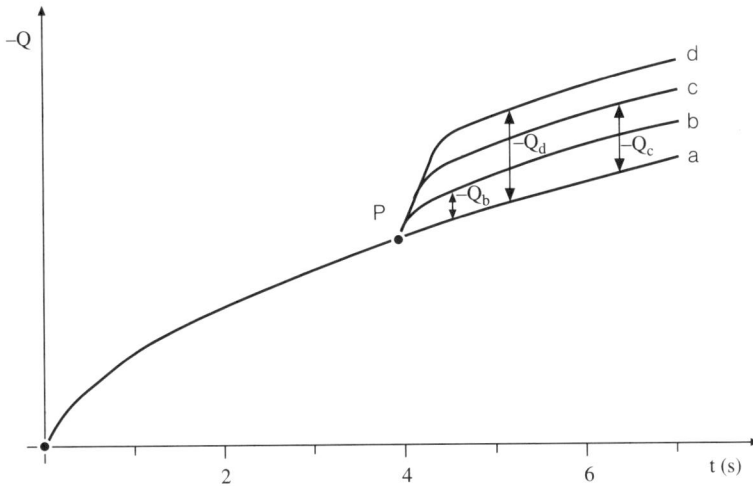

Figura 4.25. *Calor de acortamiento. (Explicación en el texto.)*

activación, la curva asciende primero con una pendiente que va disminuyendo hasta que, al cabo de algunos segundos, la tasa de producción de calor se hace constante. Esta tasa de producción de calor se llama *calor de mantenimiento*.

Si durante un tétanos isométrico se permite al músculo acortarse en diferentes grados, se obtiene una gráfica como la que muestra la figura 4.25 en la que el punto P corresponde al instante en que se permite el acortamiento. Puede observarse que al producirse éste, se desprende una cantidad de calor de acortamiento $-Q_b$, $-Q_c$, etc., proporcional, en cada caso, al acortamiento y luego continúa produciéndose el calor de mantenimiento con su tasa aproximadamente constante.

c. Calor de relajación

Si al contraerse el músculo levanta un peso y una vez elevado, éste se sujeta con un soporte, al relajarse el músculo libera una cierta cantidad de calor proveniente de sus estructuras elásticas. Pero si el cuerpo no se halla sujeto y al relajarse el músculo el peso desciende con él, se agrega al calor de relajación el equivalente a la energía potencial gravitatoria del cuerpo elevado.

3. Interpretación de las diferentes cantidades de calor

En la tabla 4.1 damos un resumen muy abreviado de la interpretación de los fenómenos observados.

D. ENERGÍA LIBRE Y TRABAJO MUSCULAR

1. Provisión de energía libre

El trabajo que realiza el músculo es efectuado a presión y temperatura constantes y constituye trabajo útil (pág. 35) En consecuencia debe realizarse con consumo de energía libre y la reacción exergónica que la provee en forma directa es la

TABLA 4.1. **Interpretación de las diferentes fracciones del calor inicial**

Fracciones del calor desprendido	Interpretación
Calor de activación	Unión de los iones calcio a las unidades de troponina C y desplazamiento de esta proteína
Calor de mantenimiento	Hidrólisis del ATP consumido por las unidades XB y por la bomba de calcio en su reciclamiento de este ion
Calor de acortamiento	Probable pérdida de fosfato inorgánico por hidrólisis del ATP en las unidades XB, el cual se disolvería en el citosol con liberación de calor de disolución

hidrólisis del ATP (págs. 68-70) que, en este caso, se produce en las cabezas de miosina al cumplir su ciclo de unión a la actina, tracción y desprendimiento, durante la contracción.

A pesar de ser la hidrólisis del ATP la fuente directa de provisión de energía libre, el contenido de esta sustancia en el músculo es relativamente bajo y la maquinaria metabólica del músculo no alcanza a regenerarlo a partir del ADP y del fosfato inorgánico con la tasa necesaria para reponerlo a medida que es consumido. Por otra parte, la cantidad de fosfocreatina del músculo esquelético es suficiente para mantenerlo en actividad, a potencia máxima, durante un tiempo 10 veces mayor que el que permitiría su contenido de ATP. Se infiere de esto que la

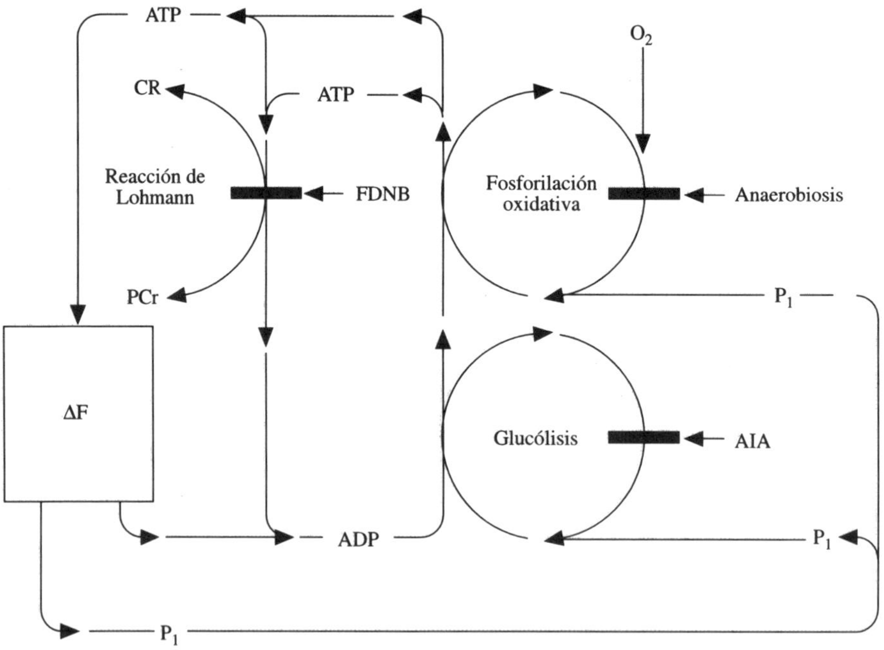

Figura 4.26. *Procesos relacionados con la provisión de energía libre y puntos de bloqueo. Cr, creatina; PCr, fosfocreatina; P_i, fosfato inorgánico. La fosforilación oxidativa puede ser bloqueada mediante anaerobiosis; la glucólisis puede bloquearse con ácido yodoacético (AIA) y la reacción de Lohmann con fluordinitrobenceno (FDNB).*

fosfocreatina constituye una reserva para la reposición de ATP, cosa que ocurre a través de la reacción reversible de Lohmann. Por ello, durante un esfuerzo máximo, de duración limitada, el contenido muscular de ATP no disminuye sensiblemente.

En la figura 4.26 se resumen los procesos que participan en la provisión de energía libre a través del ATP para la realización de trabajo muscular.

2. Eficiencia

La energía libre de la hidrólisis del ATP es aprovechada por el mecanismo contráctil con una eficiencia (pág. 67) del orden del 90% pero durante la contracción se producen otros procesos, como el transporte activo de calcio por el retículo sarcoplásmico, que ocurren con una eficiencia de sólo el 50% y que no se traducen precisamente en trabajo mecánico.

Como resultado de éstas y otras pérdidas, la máxima eficiencia que el músculo logra es del orden del 20% para acortamientos tetánicos breves. En la sacudida simple, el rendimiento es aun menor pues se pierde mucha energía libre en trabajo interno (pág. 86).

BIBLIOGRAFÍA

Gilbert C, Kretzschmar KM, Wilkie DR. Heat work and phosphocreatine spliting during muscular contraction. Cold Spring Harbor Symp. Quant Biol 1972; 37: 613.

Gilbert C, Kretzschmar KM, Wilkie DR, Woledge RC. Chemical change and energy output during muscular contraction. J Physiol 1971; 218: 163.

Hill AV. The heat of activation and the heat of shortenning in a muscle twitch. Proc Roy Soc (Londres) 1949; 136: 195.

Hill AV. The onset of contraction. Proc Roy Soc (Londres) 1949; 136: 142.

Hill AV. The series elastic component of muscle. Proc Roy Soc (Londres) 1950; 137: 237.

Hill AV. The instantaneous elasticity of active muscle. Proc Roy Soc (Londres) 1953; 141: 161.

Huxley AF, Hanson J. The molecular basis of contraction in cross-striated muscles. En: Bourne GH, ed. The Structure and Function of Muscle. Nueva York, Academic Press 1960; I: 183.

Huxley HE. The structural basis of muscular contraction. Proc Roy Soc (Londres) 1971; 178: 131.

Jewell BR, Wilkie DR. An analysis of the mechanical components in frog's striated muscle. J Physiol 1958; 143: 515.

Murphy RA, Beardsley AC. Mechanical properties of the cat soleus muscle in situ. Am J Physiol 1974; 227: 1.008.

Podolosky TJ, Schoenberg M. Force generation and shortening in skeletal muscle. Hanbook of Physiology. American Physiological Society 1983; sec. 10; cap. 6: 173.

Spurway NC. Muscle. En: McAinsh TF, ed. Physics in Medicine and Biology Encyclopedia. Oxford, Pergamon Press 1986; 1: 489.

Walls EW. The microanatomy of muscle. En: Bourne GH, ed. The Structure and Function of Muscle. Nueva York, Academic Press 1960; I: 21.

Wilkie DR. Facts and theories about muscle. Progress Biophys. Chem 1954; 4: 288.

Wilkie DR. The mechanical properties of muscle. Brit Med Bull 1956; 12: 177.

Wilkie DR. Heat, work and phosphorylcreatine break-down in muscle. J Physiol 1968; 195: 157.

Woledge RC. The energetics of tortoise muscle. J Physiol 1968; 197: 685.

Woledge RC. Heat production and chemical change in muscle. Prog Biophys Mol Biol 1971; 22: 37.

5 Propiedades coligativas de las soluciones

A. INTRODUCCIÓN

Si se determina la temperatura de congelación o la de ebullición de una solución de un sólido en un líquido, se comprueba que la primera es inferior y la segunda superior a las del solvente puro. Por ejemplo, una solución de sacarosa en agua al 2 % congela a −0,11 °C mientras que el agua pura lo hace a 0 °C.

Además de las propiedades mencionadas, existen otras dos relacionadas con ellas y las cuatro reciben el nombre de *propiedades coligativas*.

En el caso de las soluciones de no electrólitos, es decir, sustancias cuyas soluciones no conducen la corriente eléctrica, estas propiedades cumplen aproximadamente con ciertas leyes y la aproximación es tanto mayor cuanto más diluida es la solución. El caso de las soluciones de electrólitos será tratado en el capítulo 6.

En el estudio las propiedades coligativas se hace uso de los conceptos de fracción molar y de molalidad (pág. 17). No emplearemos este último concepto, sino el de molaridad por considerarlo más práctico y porque el error en que se incurre al hacer esta sustitución, en el rango de concentraciones que nos interesa, es menor que el que se comete al aplicar las leyes mencionadas a soluciones que no pueden considerarse diluidas.

En este capítulo emplearemos la convención de subíndices establecida en las páginas 13 y 17.

Las cuatro propiedades coligativas son: descenso de la presión de vapor, ascenso ebulloscópico, descenso crioscópico y presión osmótica.

B. DESCENSO DE LA PRESIÓN DE VAPOR

1. Concepto

En el capítulo 1 vimos que la presión de vapor de un líquido depende de su temperatura, lo cual se representa mediante la curva de presión de vapor (fig. 1.12). Si la determinación se efectúa con un líquido puro y con una solución de sólido en un líquido, se comprueba que en el segundo caso la curva de presión de vapor resulta desplazada hacia abajo (fig. 5.1) de modo que a la misma temperatura corresponde una presión de vapor menor. *La diferencia entre la presión de vapor del solvente puro y la de la solución recibe el nombre de **descenso de la presión de vapor**.* Lo representaremos con el símbolo ΔPv:

$$\Delta Pv = Pv_o - Pv_s \qquad [5.1]$$

Como se observa en la figura, el descenso de la presión de vapor de una determinada solución aumenta al ascender la temperatura; el segmento DE, a 50 °C, es mayor que el correspondiente a 30 °C (segmento BC). Por otra parte, a

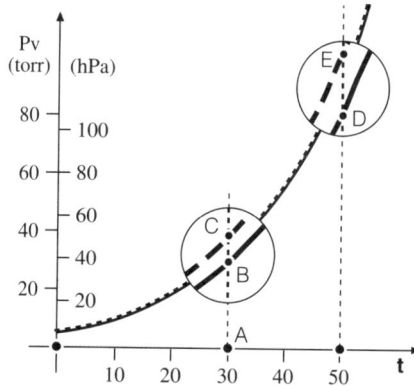

Figura 5.1. *Descenso de la presión de vapor. (Explicación en el texto.)*

temperatura constante el descenso de la presión de vapor es mayor a mayor concentración.

2. Descenso relativo de la presión de vapor

Se llama **descenso relativo de la presión de vapor** *al cociente entre el descenso definido en el apartado anterior y la presión de vapor del solvente puro a la misma temperatura:*

$$\frac{\Delta Pv}{Pv_0} = \frac{Pv_0 - Pv_s}{Pv_0} \qquad [5.2]$$

El descenso relativo de la presión de vapor de las soluciones diluidas es, con gran aproximación, igual a la fracción molar (pág. 14) del soluto:

$$\frac{\Delta Pv}{Pv_0} = X_1 \qquad [5.3]$$

Esta ecuación es la expresión de la **ley de Raoult*** que dice: *el descenso relativo de la presión de vapor de una solución diluida es igual a la fracción molar del soluto.* Es decir, para una determinada fracción molar, el cociente $\Delta P/Pv_0$ es el mismo en cualquier parte de la curva a cualquier temperatura y cualquiera que sea el soluto. En la figura 5.2 se ilustra esto último en forma simplificada.

C. ASCENSO EBULLOSCÓPICO

1. Concepto

Como un líquido hierve cuando su presión de vapor alcanza la presión atmosférica (pág. 23), al desplazarse la curva de presión de vapor de una solución

---

* En realidad, la ley de Raoult es enunciada de muy diversas maneras por los distintos autores y referida a diferentes propiedades coligativas, pero todas ellas son equivalentes y conducen a las mismas conclusiones.

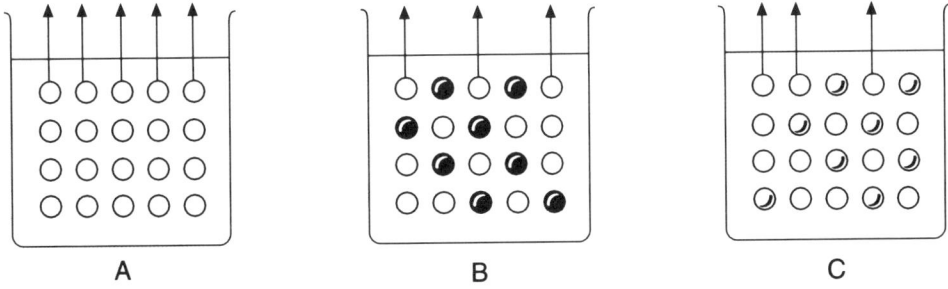

Figura 5.2. *Descenso relativo de la presión de vapor y fracción molar. A, solvente puro; B y C, soluciones del mismo solvente y distintos solutos, de igual fracción molar; en ambos casos el soluto ocupa igual fracción de la superficie de evaporación y se produce el mismo descenso relativo de la presión de vapor.*

respecto de la del solvente puro, la presión atmosférica resulta alcanzada a una temperatura mayor (fig. 5.3). *La diferencia entre la temperatura de ebullición de la solución y la del solvente puro recibe el nombre de* **ascenso ebulloscópico**. Lo representaremos con el símbolo Δt_e. En el caso de la figura el ascenso ebulloscópico es:

$$\Delta t_e = 0,08 \ ^\circ C \qquad [5.4]$$

2. Ascenso ebulloscópico y composición de la solución

Experimentalmente se puede comprobar que para las soluciones diluidas, el ascenso ebulloscópico es, con gran aproximación, directamente proporcional a la molaridad del soluto:

$$\Delta t_e = K_e \cdot M_1 \qquad [5.5]$$

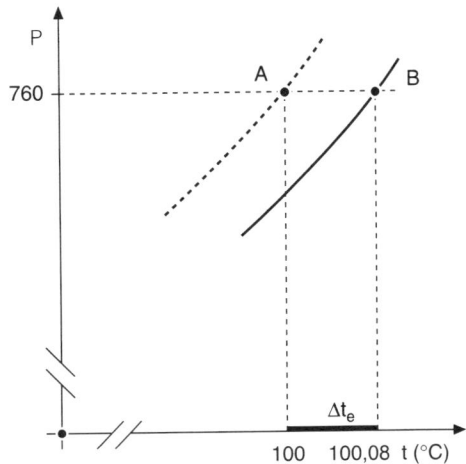

Figura 5.3. *Ascenso ebulloscópico.*
(Explicación en el texto.)

La constante de proporcionalidad depende solamente del solvente y recibe el nombre de **constante ebulloscópica**. Para el caso del agua, esta constante vale $0,512 \dfrac{K}{mol/l}$ (o mejor, $0,521 \dfrac{K \cdot l}{mol}$).

D. DESCENSO CRIOSCÓPICO

1. Concepto

Puesto que la curva de presión de vapor de una solución se halla por debajo de la del solvente puro, encuentra a la curva de sublimación (pág. 26) a una temperatura inferior a la del punto triple de aquél y, en consecuencia, la curva de fusión se desplaza en el mismo sentido. Por lo tanto, la temperatura de fusión (o de congelación) resulta inferior a la del solvente puro (fig. 5.4). *La diferencia entre ambas temperaturas recibe el nombre de* **descenso crioscópico**. Se representa con el símbolo Δt_c y se le atribuye signo positivo pues se obtiene de restar la temperatura de fusión de la solución a la del solvente puro. Por ejemplo, si la temperatura de congelación de una solución en agua es $-0,62\ °C$, el descenso crioscópico resulta:

$$\Delta t_c = 0\ °C - (-0,62\ °C) = 0,62\ °C \qquad [5.6]$$

2. Ley de Raoult

Así como el ascenso ebulloscópico, el descenso crioscópico es directamente proporcional a la molaridad del soluto:

$$\Delta t_c = K_c \cdot M_l \qquad [5.7]$$

Esta relación constituye otro modo de expresar la ley de Raoult. La constante K_c recibe el nombre de **constante crioscópica** y depende sólo del solvente. Para el agua vale $1,86\ \dfrac{K \cdot l}{mol}$. La constante crioscópica es numéricamente igual al descenso crioscópico de una solución 1 molar.

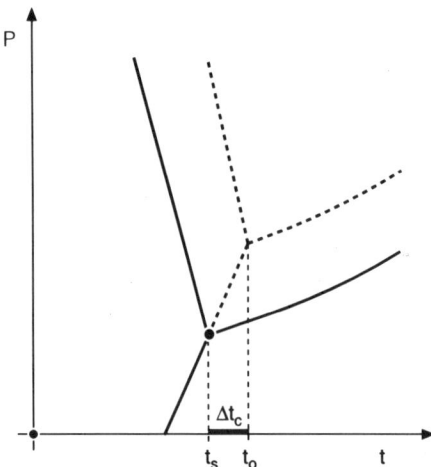

Figura 5.4. *Descenso crioscópico. (Explicación en el texto.)*

Las ecuaciones [5.3], [5.5] y [5.7] ya nos insinúan que a partir del valor de cualquier propiedad coligativa, pueden determinarse los de las otras tres. Como éste es el caso y la más fácil de medir es el descenso crioscópico, detallaremos un poco más la fórmula [5.7].

Si se reemplaza en ella la molaridad del soluto por su expresión en la [1.33], se obtiene:

$$\Delta t_c = K_c \cdot \frac{M_1}{M_1 \cdot V_s(l)} \qquad [5.8]$$

en la que M_1 es la masa del soluto, M_1 su masa molar y $V_s(l)$, el volumen de la solución expresado en litros.

E. PRESIÓN OSMÓTICA

La presión osmótica es la propiedad coligativa que más nos interesa en el hombre, pues se relaciona con la distribución del agua en el organismo. Para estudiarla debemos explicar, en primer lugar, qué es una membrana semipermeable.

1. Membrana semipermeable

Se llama **membrana semipermeable** a aquella que interpuesta entre una solución y el solvente puro sólo permite el pasaje de este último a su través. Como la producción de una membrana semipermeable ofrece serias dificultades técnicas se la suele reemplazar por otras que dejan pasar el soluto con mucha lentitud en relación con el solvente; pero tales membranas, aunque resultan útiles en muchos casos, no son realmente semipermeables.

2. Ósmosis

Si en un recipiente cuyo fondo está constituido por una membrana semipermeable se vierte una solución y aquél se sumerge parcialmente en otro recipiente con solvente puro (fig. 5.5,I), cuidando que ambas superficies líquidas queden al mismo nivel para evitar diferencias de presión hidrostática, se comprueba un pasaje de solvente del recipiente exterior hacia la solución. Se prueba que el pasaje ha sido de solvente y en el sentido mencionado por el aumento del volumen de la solución, por la disminución de su concentración y porque no se comprueba la presencia de soluto en el líquido del recipiente exterior. Este proceso recibe el nombre de ósmosis y también se produce cuando la membrana semipermeable separa dos soluciones de diferente molaridad; en este caso el solvente se desplaza de la solución menos concentrada hacia la de mayor concentración. En consecuencia, ambas concentraciones tienden a igualarse.

Obsérvese que el proceso de la ósmosis consiste sólo en el pasaje del solvente. Es un error confundir con este fenómeno la difusión de otras especies químicas a través de ciertos tejidos.

3. Concepto de presión osmótica

Cuando en el recipiente exterior de la figura 5.5,I se coloca solvente puro, se puede impedir el pasaje de éste a través de la pared semipermeable agregando un

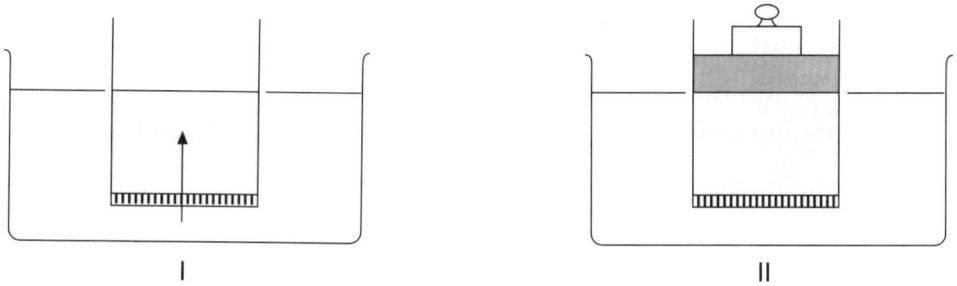

Figura 5.5. *Ósmosis y presión osmótica. (Explicación en el texto.)*

émbolo sobre la superficie de la solución y ejerciendo sobre ella una presión adecuada, la cual puede obtenerse agregando una pesa sobre el émbolo (fig. 5.5,II). El valor de esa presión queda determinado por el peso de la pesa dividido por la superficie del émbolo. (El peso del émbolo debe ser despreciable o anulado de alguna manera.) Se puede comprobar así que existe una presión determinada, tal que no se produce pasaje de solvente en ningún sentido; si se ejerce una presión menor, el solvente pasa hacia la solución, el volumen de ésta aumenta y su concentración disminuye. Si la presión es excesiva, la solución pierde solvente hacia el recipiente exterior y su concentración aumenta. La presión de equilibrio recibe el nombre de **presión osmótica.**

La definición de presión osmótica es la siguiente:

*Se llama **presión osmótica** de una solución a la diferencia de presión que debe existir entre la solución y su solvente puro para que ésta no pase (en ningún sentido) a través de una membrana semipermeable interpuesta entre el solvente puro y la solución.*

La presión osmótica puede medirse también con otros dispositivos; por ejemplo, si el recipiente que contiene la solución se continúa hacia arriba por un tubo vertical (fig. 5.6,I), la altura h a que llega el líquido cuando entra solvente en la solución y el peso específico ρ de ésta permiten calcular la presión osmótica de la solución original, si se desprecia el volumen de líquido que ocupa el tubo:

$$\Pi = h \cdot \rho \qquad\qquad [5.9]$$

Un dispositivo como el explicado recibe habitualmente el nombre de osmómetro.

También se podría medir la presión osmótica mediante un manómetro del tipo de los empleados en las máquinas de vapor (fig. 5.6,II).

Conviene destacar que la presión osmótica es una propiedad inherente a toda solución, esté separada o no del solvente puro por una membrana semipermeable. La presión osmótica del plasma es cercana a 7 atm, aunque se encuentre aquél en un osmómetro o en un frasco cualquiera.

La presión osmótica depende de la molaridad y de la temperatura de la solución, como se explica en el apartado siguiente.

4. Ley de Van't Hoff

La ley de Van't Hoff surge de considerar que el soluto de una solución se comporta como si fuese un gas, en ausencia del solvente, es decir, como si las

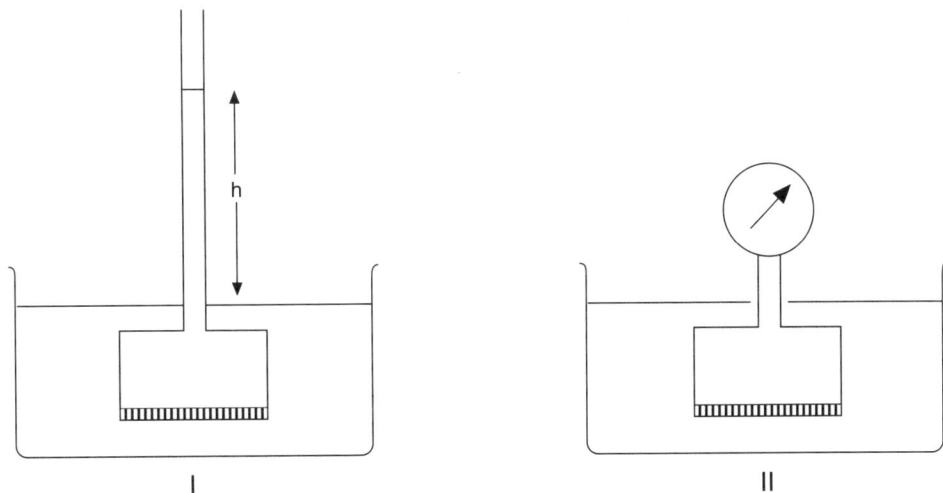

Figura 5.6. *La presión osmótica se puede medir con cualquier instrumento para medir presión.*

partículas del soluto, que están distribuidas en el seno de la solución, se desplazasen como las moléculas de un gas cuya presión, de acuerdo con la teoría cinética, es producida por el choque de aquéllas contra las paredes del recipiente. En ese caso, la temperatura depende de la energía cinética de las partículas así como la frecuencia de los choques, la cual, además, depende de la concentración (número de partículas por unidad de volumen), al igual que en el caso de los gases. De acuerdo con lo explicado, un enunciado preciso de la ley de Van't Hoff es el siguiente: *la presión osmótica de una solución, su temperatura, el número de moles de soluto y su volumen están ligados por la misma relación que existe entre análogas magnitudes en el caso de un gas ideal.* Como sabemos (ecuación [1.12]), esta relación es:

$$P \cdot V = n_1 \cdot \mathbf{R} \cdot T \qquad [5.10]$$

y aplicada a una solución:

$$\Pi \cdot V = n_1 \cdot \mathbf{R} \cdot T \qquad [5.11]$$

en la que Π es la presión osmótica, V el volumen de la solución, n_1 el número de moles del soluto y $\mathbf{R}$ y T tienen el mismo significado que en la ecuación general de los gases ideales.

En la ecuación así presentada pueden introducirse algunas modificaciones. Expresando el volumen en litros y pasándolo al segundo miembro obtenemos, de acuerdo con la [1.32]:

$$\Pi = M_1 \cdot \mathbf{R} \cdot T \qquad [5.12]$$

y reemplazando M_1 por su expresión en [1.33]:

$$\Pi = \frac{M_1 \cdot \mathbf{R} \cdot T}{\mathbf{M}_1 \cdot V_s(l)} \qquad [5.13]$$

Como ejemplo, calcularemos la presión osmótica de una solución 1 molar a 0 °C, introduciendo en la [5.12] los valores correspondientes:

$$\Pi = 1 \frac{mol}{l} \times 0,082 \frac{atm \cdot l}{mol \cdot K} \times 273 \ K = 22,4 \ atm \qquad [5.14]$$

Es decir, la presión osmótica de una solución 1 molar es de 22,4 atm aproximadamente.

5. Relación entre presión osmótica y descenso crioscópico

Como hemos visto, los valores de todas las propiedades coligativas de las soluciones diluidas dependen de la molaridad de la solución cualquiera que sea el soluto. Es decir, quedan determinadas por el número de partículas de soluto por unidad de volumen, independientemente de la naturaleza de aquél. Esto es lo que permite relacionarlas entre sí y determinar la presión osmótica (difícil de medir experimentalmente) a partir del descenso crioscópico.

Si se divide la [5.12] por la [5.7], simplificando se obtiene:

$$\frac{\Pi}{\Delta t_c} = \frac{R \cdot T}{K_c} \qquad [5.15]$$

y despejando Π:

$$\Pi = \Delta t_c \cdot \frac{R \cdot T}{K_c} \qquad [5.16]$$

Por ejemplo, a 25 °C la presión osmótica de la solución de sacarosa mencionada al comenzar este capítulo, será:

$$\Pi = 0,11 \ K \cdot \frac{0,082 \ atm\cdot l/mol\cdot K \times (25 + 273) \ K}{1,86 \ K\cdot l/mol} = \qquad [5.17]$$

$$= 1,45 \ atm = 1.464 \ hPa$$

6. Soluciones hipotónicas, isotónicas e hipertónicas

Cuando una solución tiene mayor presión osmótica que otra se dice que es hiperosmótica respecto de ella, en caso contrario se llama hipoosmótica e isoosmótica si la presión es la misma.

Cuando la comparación se hace con un líquido del organismo se toma como patrón la presión osmótica normal de éste y la solución se califica de hipotónica, isotónica o hipertónica, con el mismo criterio ya señalado. Los llamados sueros isotónicos tienen la misma presión osmótica que el plasma.

7. Ósmosis y membranas biológicas

Como ya hemos apuntado, el fenómeno de la ósmosis, consiste en el pasaje de agua solamente a través de una membrana semipermeable. En ese caso es posible

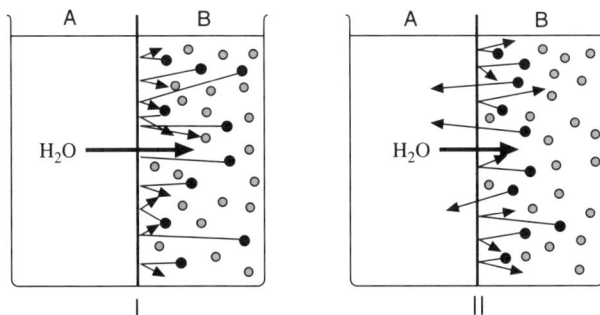

Figura 5.7. Coeficiente de reflexión. Se han destacado en tono más oscuro 10 de las partículas de soluto. (Explicación en el texto.)

el equilibrio entre dos soluciones de diferente concentración si entre ambas se establece una diferencia de presión hidrostática adecuada.

En el caso de las membranas biológicas, ninguna de ellas es totalmente semipermeable, pero pueden aparecer fenómenos osmóticos por tener diferentes permeabilidades para el agua y los distintos solutos. Trataremos de explicar esto en forma un tanto simplificada.

En realidad, el fenómeno osmótico puro ocurre porque la membrana semipermeable se deja atravesar por el agua a la vez que rechaza totalmente las partículas de soluto. En la figura 5.7,I aparece una membrana semipermeable que separa un compartimiento A, en el que hay agua pura de otro B, que contiene una solución. La diferencia de presión osmótica está dada en este caso por la concentración de partículas de soluto. Imaginemos ahora que la membrana es algo permeable al soluto y que rechaza 7 partículas de cada 10 (fig. 5.7,II). En tal caso sólo esas 7 partículas tienen efectos osmóticos y la presión osmótica se reduce a 0,7 del valor que tendría si la membrana fuese realmente semipermeable. Vale decir, cuando la membrana es más o menos permeable al soluto, la presión osmótica "eficaz" se calcula multiplicando la presión osmótica de la solución (página 101) por un factor que representaría la fracción de partículas de soluto que son rechazadas ("reflejadas") por la membrana. *Este valor recibe el nombre de* **coeficiente de reflexión**.

Téngase presente que en este caso no se logra mantener la presión osmótica de la solución. Como siempre pasa una fracción de las partículas de soluto que chocan con la membrana, las concentraciones tienden a igualarse y lo mismo ocurre con la presión osmótica. Si no intervienen otros factores, el sistema llega finalmente al equilibrio.

6 Teoría de los iones

I. INTRODUCCIÓN

Si mediante la ecuación [5.7] estudiada en el capítulo anterior calculamos el descenso crioscópico de una solución de cloruro de sodio al 0,3% obtenemos un valor de 0,095 °C. Pero si hacemos la determinación experimental de dicho descenso, obtenemos un valor que casi duplica el obtenido teóricamente. Existen muchas sustancias que se comportan como el cloruro de sodio, a cuyas soluciones no pueden aplicarse las ecuaciones estudiadas en el capítulo anterior.

Si se clasifican los compuestos de acuerdo con su comportamiento a este respecto, se comprueba que el mismo está ligado a los efectos de la corriente eléctrica. Pueden diferenciarse así dos grupos de sustancias: unas forman soluciones que cumplen con las leyes de las propiedades coligativas que hemos estudiado y que no conducen la corriente eléctrica; las otras forman soluciones que dan experimentalmente resultados mayores que los calculados, conducen la corriente eléctrica y se descomponen (las sustancias disueltas) por el pasaje de aquélla. Este proceso de descomposición se llama *electrólisis* y las sustancias pertenecientes a este grupo reciben el nombre de *electrólitos*. Las del otro grupo se denominan *no electrólitos*.

El hecho de que las soluciones de electrólitos muestren propiedades coligativas de valores mayores que los calculados por las ecuaciones estudiadas hace suponer que sus moléculas se dividen en partes, de modo que el número de partículas en la solución resulta mayor que el número de moléculas correspondiente a la cantidad de soluto. El hecho de que la corriente eléctrica descomponga la sustancia disuelta se explica si se admite que las partículas mencionadas están cargadas eléctricamente y se dirigen a los electrodos cuando se efectúa la electrólisis. Estas fracciones de moléculas cargadas eléctricamente reciben el nombre de *iones*.

La hipótesis enunciada, junto con las conclusiones que se obtienen de ella, constituyen la llamada *teoría iónica*, que estudiaremos a continuación.

II. TEORÍA DE LOS IONES

1. Postulados

Los postulados de la teoría iónica, en su forma clásica, son los siguientes:
1. Cuando un electrólito se disuelve en agua, sus moléculas se dividen en partes cargadas eléctricamente llamadas iones.
2. En valor absoluto, las cargas eléctricas (positivas o negativas) de todos los iones son múltiplos de una carga elemental mínima y única, del signo correspondiente.
3. El número de cargas eléctricas elementales de cada ion es igual a su valencia z.

4. Durante la electrólisis los iones de signo positivo se dirigen al cátodo *(cationes)* y los negativos, al ánodo *(aniones)*. Las cargas de los iones son neutralizadas al llegar éstos a los electrodos.

5. En una solución, el número de cargas eléctricas negativas es igual al de positivas. La solución completa es eléctricamente neutra.

Estos postulados requieren algunos comentarios. En el capítulo 1 hemos señalado que muchos sólidos (p. ej., el cloruro de sodio) no están formados por moléculas. En esos casos los nudos de la red cristalina están ocupados por iones, los cuales se separan cuando la sustancia se disuelve.

Nótese que la disociación del electrólito se produce sin necesidad de que circule corriente eléctrica; el efecto de ésta consiste en desplazar los iones hacia los electrodos, descomponiendo así la sustancia.

Como explicaremos a continuación, la carga eléctrica elemental negativa es la misma de los electrones que forman parte de los rayos catódicos y que entran en la constitución del átomo.

2. Iones y estructura atómica

Es conveniente que adelantemos ya algunas nociones sobre estructura del átomo que podrán ser de utilidad en capítulos posteriores.

Para ello emplearemos el esquema de Bohr que, aunque ya superado, resulta sencillo y suficiente para comprender los temas que deberemos abordar en este libro. De acuerdo con dicho esquema, el átomo está formado por un núcleo cargado positivamente, que lleva la casi totalidad de la masa del átomo, y un conjunto de electrones que se distribuyen a su alrededor. La carga eléctrica del núcleo es un múltiplo entero de la carga elemental positiva mencionada en el postulado 2 del apartado anterior y el número de electrones que completan el átomo es igual al número de cargas elementales positivas del núcleo. El átomo en su conjunto resulta, así, eléctricamente neutro. La formación de iones queda explicada por la pérdida o ganancia de electrones. El ion sodio, por ejemplo, se forma por pérdida de un electrón a partir del átomo neutro, mientras que el ion calcio resulta de la pérdida de dos electrones. En consecuencia, los iones producidos poseen respectivamente 1 y 2 cargas positivas en exceso. El ion cloruro*, que lleva una carga negativa, resulta de la ganancia de un electrón:

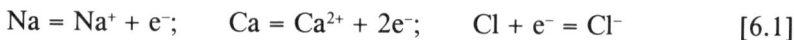

$$Na = Na^+ + e^-; \qquad Ca = Ca^{2+} + 2e^-; \qquad Cl + e^- = Cl^- \qquad [6.1]$$

En el capítulo 24 ampliaremos las nociones referentes a la estructura atómica esbozadas en éste.

3. Constante de Faraday. Equivalente

En el caso de los electrólitos, es importante contar con un número de iones que contenga un mol de cargas eléctricas elementales (positivas o negativas). Esa masa recibe el nombre de equivalente gramo aunque habitualmente se la llama, en forma abreviada, equivalente. La definición es la siguiente:

*Se llama **equivalente** de un tipo dado de iones a una masa de los mismos que contiene un mol de cargas eléctricas elementales.*

---

* Es incorrecto decir "ion cloro". El término "cloro" se refiere al elemento o a la sustancia de fórmula Cl_2.

En el caso de los iones monovalentes (Na^+, Cl^-, NO_3^-, etc.) un mol de iones lleva un mol de cargas eléctricas; en consecuencia la masa de un mol de iones y el equivalente coinciden. Cuando los iones son portadores de más de una carga elemental (SO_4^{2-}, Fe^{3+}, etc.) para obtener el equivalente es necesario dividir la masa de un mol de iones por el valor absoluto de la valencia (el número de cargas elementales) de los mismos. En el caso del ion sulfato, por ejemplo, la masa de un mol se calcula a partir de la suma de las masas atómicas relativas y del número de átomos de los elementos que lo forman. El lector puede obtener la masa de 1 equivalente de ese ion a partir de las masas atómicas relativas del azufre (32), del oxígeno (16) y del valor absoluto de la valencia del ion (2). El resultado correcto: $Eq_{SO_4^{2-}}$ = 48 g.

Es fácil comprobar, en forma experimental, que la cantidad de electricidad de un signo que lleva un equivalente es 96.501 coulombs. Esa cantidad recibe el nombre de **constante de Faraday**. La representaremos con F.

De lo explicado surge que la cantidad de electricidad que transporta un mol de iones viene dada por:

$$Q = F \cdot \mathbf{z} \qquad [6.2]$$

De acuerdo con la definición, un equivalente de iones contiene $6,02 \times 10^{23}$ cargas eléctricas elementales. En consecuencia, la cantidad de electricidad correspondiente a una de dichas cargas está dada por:

$$e^\pm = \frac{96.500\ C}{6,02 \times 10^{23}} = \pm\ 1,6 \times 10^{-19}\ C \qquad [6.3]$$

Un equivalente de iones es generalmente una cantidad demasiado grande en Biología, razón por la cual se emplea el miliequivalente, que es la milésima parte de esa cantidad. Por ejemplo, un equivalente de ion bicarbonato pesa 61 g. En consecuencia:/

$$1\ mEq_{CO_3H^-} = 0,001\ Eq_{CO_3H^-} = 0,061\ g \qquad [6.4]$$

Un miliequivalente contiene, como es obvio, $6,02 \times 10^{20}$ cargas eléctricas elementales.

Es conveniente que destaquemos lo siguiente:

Cuando interesa el número de moléculas (en los casos en que existen) se debe emplear el concepto de masa molar. Cuando interesa el número de cargas eléctricas corresponde utilizar el concepto de equivalente.

III. SOLUCIONES DE ELECTRÓLITOS

A. CONDUCTIVIDAD

1. Concepto

El concepto de conductividad deriva del de conductancia. *Se llama **conductancia** de un conductor a la inversa de su resistencia.*

$$G = \frac{1}{R} \qquad [6.5]$$

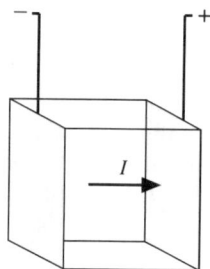

Figura 6.1. *Conductividad. (Explicación en el texto.)*

y, de acuerdo con la definición de resistencia:

$$G = \frac{I}{\Delta V} \tag{6.6}$$

La unidad de conductancia es la inversa de la unidad de resistencia y recibe el nombre de **Siemens**:

$$1\ S = \frac{1}{1\ \Omega} \tag{6.7}$$

La conductancia de un conductor es directamente proporcional a su sección e inversamente proporcional a su longitud.

$$G = L \cdot \frac{S}{l} \tag{6.8}$$

La constante de proporcionalidad L recibe el nombre de **conductividad** y coincide numéricamente con la conductancia de un conductor de 1 cm de longitud y 1 cm² de sección. Por lo tanto, en el caso de las soluciones, la conductividad está dada por la conductancia de 1 cm³ de solución colocado entre dos electrodos de 1 cm² de superficie, dispuestos como se muestra en la figura 6.1.

2. Conductancia equivalente

Como la corriente eléctrica en las soluciones de electrólitos es transportada por los iones, se puede suponer que la conductancia de una solución será mayor cuanto más grande sea el número de cargas que pueden transportar los iones. Por este motivo, para comparar soluciones de distintos electrólitos, se define la **conductancia equivalente.** *Se llama así a la conductancia de una solución que contiene un equivalente de soluto* (1 mol de cargas de cada signo) *comprendido entre dos electrodos separados 1 cm entre sí.* Se la representa con la letra griega Λ.

Experimentalmente se comprueba que, si se mantiene constante la cantidad de electrólito y la distancia entre los electrodos, la conductancia de la solución crece al aumentar la dilución, acercándose gradualmente a un valor máximo a dilución infinita (pág. 40) (fig. 6.2). La conductancia equivalente a dilución infinita se representa con el símbolo Λ_{aq}.

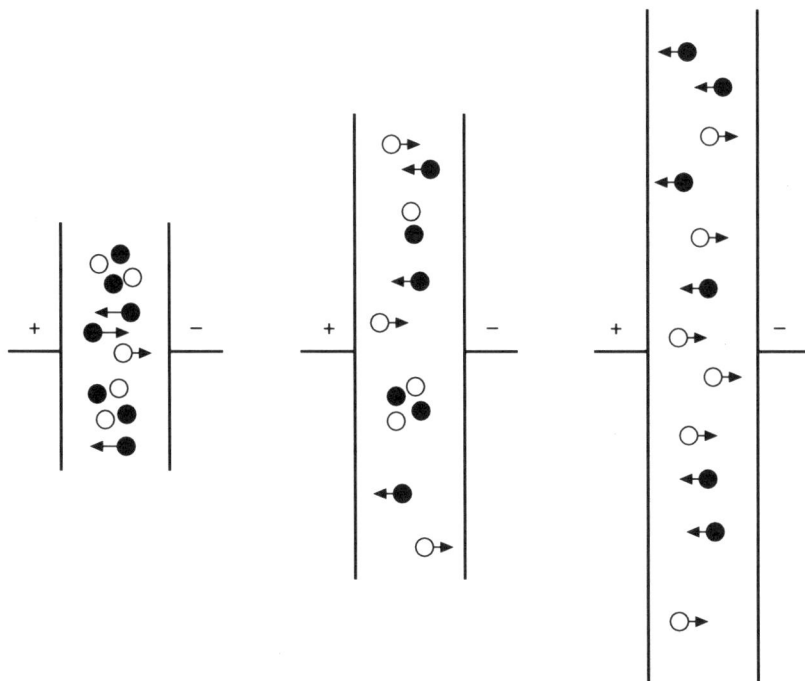

Figura 6.2. *Conductancia equivalente. A medida que aumenta la dilución los iones se despla-*
zan más libremente y la conductancia equivalente asciende.

3. Conductancia iónica equivalente

Como los dos tipos de iones que resultan de la disociación de un electrólito son
diferentes, si una corriente atraviesa su solución, la fracción de aquélla, transportada a través de la solución por cada clase de iones, es distinta. Esta fracción se
puede conocer y determinar a partir de ella la conductancia equivalente de los
iones por separado, magnitud que recibe el nombre de *conductancia iónica equiva-*
lente. Representaremos las conductancias iónicas equivalentes con λ^+ y λ^-.

Al igual que la conductancia equivalente de los electrólitos, la conductancia
iónica equivalente aumenta con la dilución y, a dilución infinita, es independiente
del electrólito del que forman parte los iones. En la tabla 6.1 se dan las conductancias iónicas equivalentes de algunos iones a dilución infinita.

TABLA 6.1. **Conductancia iónica equivalente de algunos iones a dilución infinita**
a 25 °C

Ion	Conductancia iónica equivalente (S/cm)
H^+	349,8
Na^+	50,9
K^+	74,5
HO^-	192,0
Cl^-	75,5
CH_3COO^-	40,9

A dilución infinita, la conductancia equivalente de un electrólito es igual a la suma de las conductancias iónicas equivalentes (a igual dilución) de los iones que lo constituyen. Por ejemplo, para el cloruro de sodio se obtiene:

$$\Lambda_{ClNa} = \lambda_{Cl^-} + \lambda_{Na^+} = 50,9 \ S/cm + 75,5 \ S/cm = 126,4 \ S/cm \qquad [6.9]$$

4. Movilidad de los iones

*Se llama **movilidad*** de un tipo determinado de iones a la velocidad con que se desplazan cuando se establece en la solución un campo eléctrico unitario*, es decir, cuando el potencial cae 1 V por cada centímetro. La representaremos con la letra griega μ. De la definición se desprende que la velocidad con que un ion se desplaza al ser sometido a un campo eléctrico está dada por:

$$v = \mu \left(- \frac{\Delta V}{\Delta x} \right) \qquad [6.10]$$

donde $- \dfrac{\Delta V}{\Delta x}$ es el campo eléctrico, es decir, la variación de potencial por unidad de longitud, cambiada de signo. Definido de esta manera, el campo resulta positivo cuando el potencial cae en el sentido positivo del eje de las x (fig. 6.3). Como se observa en la figura, la diferencia de potencial $\Delta V = V_2 - V_1$ es negativa mientras que el incremento $\Delta x = x_2 - x_1$ es positivo. En consecuencia, el cociente entre ambas diferencias es negativo:

$$\frac{\Delta V}{\Delta x} < 0 \quad y \quad - \frac{\Delta V}{\Delta x} > 0 \qquad [6.11]$$

Para que también quede determinado el sentido de la velocidad, se debe atribuir a la movilidad el signo de la carga del ion.

En la tabla 6.2 se dan las movilidades de varios iones.

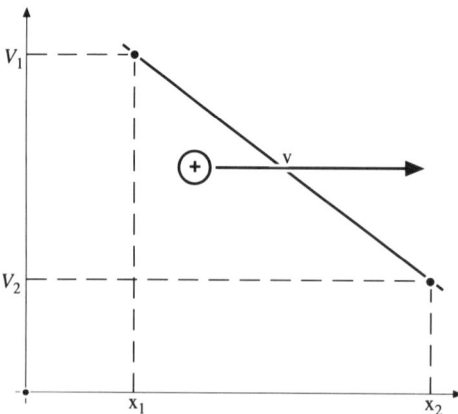

Figura 6.3. Campo eléctrico y movilidad iónica. (Explicación en el texto.)

---

* El término "movilidad" ha sido empleado por algunos autores para el cociente entre la movilidad aquí definida y la valencia del ion: $v = \mu/z$.

TABLA 6.2. **Movilidad de algunos iones a 25 °C**

Ion	Movilidad $\dfrac{cm/s}{V/cm}$
H^+	$36,2 \times 10^{-4}$
Na^+	$5,19 \times 10^{-4}$
K^+	$7,61 \times 10^{-4}$
HO^-	$-20,5 \times 10^{-4}$
Cl^-	$-7,91 \times 10^{-4}$

B. DISOCIACIÓN Y EQUILIBRIO IÓNICO

1. Electrólitos fuertes y débiles

En la mayoría de los casos, la conductividad eléctrica de una solución de electrólito es inferior a la que podría calcularse a partir de las conductancias iónicas equivalentes de los iones que corresponden. Por ejemplo, para el caso del cloruro de sodio en solución 0,1 molar, la conductividad a 18 °C es aproximadamente 0,85 de la teórica, para el sulfato de magnesio a igual concentración, es menor que la mitad y para el ácido acético, mucho menor. En este último caso, para una molaridad de 0,01, la conductividad es poco más de 0,04 de la teórica. Esto último puede explicarse si se supone que, aproximadamente, de cada 100 moléculas se disocian 4, produciendo 8 iones en lugar de 200 que se producirían si la disociación fuese total.

Pero en el caso de muchas sustancias, como el cloruro de sodio, la molécula no existe en estado cristalino (pág. 10) ni en solución. Admitimos entonces que existen dos clases de electrólitos: los que están formados por moléculas, parte de las cuales se disocian en solución y los que sólo producen iones. *Los electrólitos constituidos por iones se denominan electrólitos fuertes*. En esta categoría se incluyen algunos ácidos inorgánicos, los hidróxidos de metales alcalinos y la mayoría de las sales. *Los electrólitos cuyas moléculas no se disocian totalmente en solución se llaman electrólitos débiles*.

2. Grado de disociación

En el caso de los electrólitos fuertes, la falta de coincidencia entre la conductividad real de sus soluciones y la calculada teóricamente, se explica por atracciones entre los iones de diferente carga, tema en el cual no podemos extendernos.

En cambio, para los electrólitos débiles se define el *grado de disociación*. Se llama así al cociente entre el número de moléculas disociadas N_d y el de moléculas totales N_t (disociadas y no disociadas). Se representa con la letra griega α:

$$\alpha = \frac{N_d}{N_t} \qquad [6.12]$$

3. Constante de disociación

Si en una solución existen moléculas disociadas y moléculas enteras, entre éstas y los iones resultantes de la disociación se establece un equilibrio. La disociación es un proceso reversible y puede interpretarse como una transformación química de esa clase (pág. 26). Por lo tanto, para el caso del ácido acético se puede representar así:

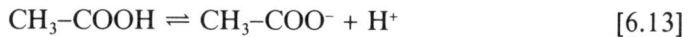

$$CH_3\text{--}COOH \rightleftharpoons CH_3\text{--}COO^- + H^+ \qquad [6.13]$$

Si aplicamos a esta reacción la ley de acción de las masas (pág. 27), tenemos:

$$K_d = \frac{[CH_3\text{--}COO^-] \cdot [H^+]}{[CH_3\text{--}COOH]} \qquad [6.14]$$

En esta ecuación los factores del numerador representan las concentraciones de los iones expresadas en mol/l y el denominador, la molaridad de la parte no disociada.

En general, para un electrólito AB, que se disocia según la ecuación:

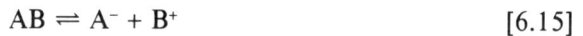

$$AB \rightleftharpoons A^- + B^+ \qquad [6.15]$$

la constante de equilibrio está dada por:

$$K_d = \frac{[A^-] \cdot [B^+]}{[AB]} \qquad [6.16]$$

La constante K_d recibe el nombre de **constante de disociación** y su valor depende de la sustancia de que se trate y de la temperatura. El mecanismo por el cual la constante de disociación mantiene su valor cuando, por algún motivo, se modifica la concentración de alguno de los iones es análogo al mostrado en la figura 1.16 (pág. 28).

A partir de las ecuaciones [6.12] y [6.16] se puede demostrar que el grado de disociación aumenta al hacerse mayor la dilución y, si ésta es suficientemente grande, la disociación tiende a hacerse total.

C. FUERZA ELECTROMOTRIZ

1. Potencial de difusión

Cuando a través de una pared permeable se ponen en contacto dos soluciones de distinta concentración del mismo electrólito, los iones se desplazan de la solución de mayor concentración hacia la de concentración menor. Al producirse este fenómeno, generalmente ocurre que los iones de una clase migran más rápido que los otros y llegan a predominar sobre ellos en la solución de menor concentración. Por ejemplo, en el caso de una solución de cloruro de sodio (fig. 6.4) el ion cloruro se desplaza con mayor velocidad y su concentración aumenta en la segunda solución, la cual se hace negativa respecto de la primera. La diferencia de potencial que se crea retarda el pasaje de los iones cloruro a la vez que acelera el de los iones sodio. Esta diferencia de potencial recibe el nombre de **potencial de difusión**. Cuando esto ocurre el sistema no se encuentra en equilibrio; la migración continuará hasta que las concentraciones de ambos iones en los dos compartimientos se igualen y la diferencia de potencial desaparezca.

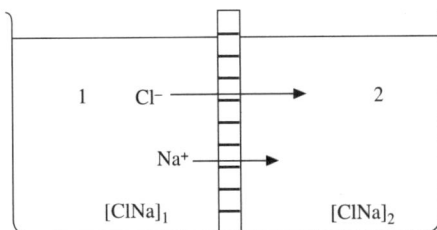

Figura 6.4. *Potencial de difusión. (Explicación en el texto.)*

2. Diferencia de potencial y electroneutralidad de la solución

Lo que acabamos de explicar parece estar en contradicción con el postulado de la teoría de los iones señalado con el número 5 en la página 106, el cual establece que la solución completa es eléctricamente neutra. En realidad, en una solución pueden existir ínfimas diferencias entre el número de cargas eléctricas de ambos signos pero éstas son tan pequeñas que, fuera de los fenómenos eléctricos que originan, no se detectan por métodos analíticos. Esto significa que cuando se habla de electroneutralidad se considera un orden de magnitud; cuando se menciona un exceso de carga, éste se refiere a otro orden de magnitud extremadamente inferior al primero.

3. Potencial de electrodo

Consideremos dos soluciones de sulfato de cobre de diferente concentración comunicadas por un puente conductor (solución de ClK) en cada una de las cuales se sumerge un electrodo del mismo metal (fig. 6.5). Uniendo ambos electrodos entre sí mediante un aparato de medida se comprueba que existe una diferencia de potencial entre aquéllos, la cual no aparece si ambas soluciones tienen igual concentración.

Este fenómeno puede explicarse como se ilustra en la figura 6.6 que muestra un electrodo de cobre sumergido en soluciones que contienen iones del mismo metal a diferentes concentraciones. Existen tres posibilidades: si la solución es muy concentrada, los iones se depositan sobre el metal (I), y éste se hace positivo respecto de aquélla. Si es muy diluida, los iones se desprenden y el electrodo se hace negativo (II). Por último, la solución puede tener una molaridad tal que los iones

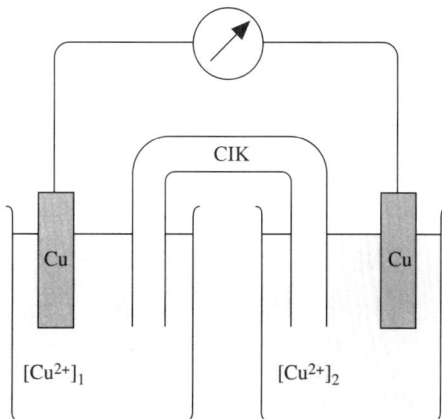

Figura 6.5. *Pila de concentración. (Explicación en el texto.)*

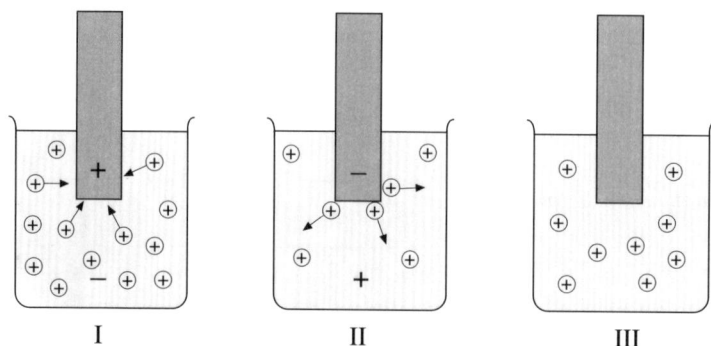

Figura 6.6. Salto de potencial metal-solución. (Explicación en el texto.)

I   II   III

no se depositen ni se desprendan del metal, en cuyo caso no aparece ninguna diferencia de potencial (III).

La diferencia de potencial entre la solución y el metal recibe el nombre de *salto de potencial metal-solución* o *potencial de electrodo* y la molaridad de la solución para la cual la diferencia de potencial es nula se llama *tensión de disolución*.

En realidad, la diferencia de potencial entre un electrodo y su solución no se puede medir, pero si se sumergen sendos electrodos en dos soluciones de diferente concentración unidas por un puente conductor como se mostró en la figura 6.5 queda constituida una pila cuya fuerza electromotriz (la diferencia de potencial entre los electrodos cuando no circula corriente*) es medible. Esta fuerza electromotriz se debe a los distintos saltos de potencial metal-solución en cada solución y su valor está dado por la fórmula de Nernst que se deduce sobre la base de lo explicado:

$$E_{2\text{-}1} = \frac{\mathbf{R} \cdot \mathbf{T}}{\mathbf{z} \cdot F} \cdot \ln \frac{M_2}{M_1} \qquad [6.17]$$

en la cual $E_{2\text{-}1}$ es la diferencia de potencial entre el electrodo 2 y el 1:

$$E_{2\text{-}1} = V_2 - V_1 \qquad [6.18]$$

Los electrodos que pueden desprender un tipo de iones en una solución, tomarlos de ella o permanecer en equilibrio (fig. 6.6) se llaman *electrodos reversibles*.

Aunque el potencial de electrodo no desempeña en el organismo ningún papel conocido, los electrodos reversibles se emplean en muchos equipos de medición y el salto de potencial metal-solución puede aparecer en experimentación, de modo que debe ser tenido en cuenta.

D. ENERGÍA LIBRE, CONCENTRACIÓN Y POTENCIAL ELÉCTRICO

En el capítulo 2 vimos la variación de energía libre que se produce cuando un mol de soluto pasa de una concentración a otra, a presión y temperatura constantes

---

* La diferencia de potencial entre los bornes de una pila cuando circula corriente es menor que su fuerza electromotriz.

(ecuación [2.70]). En ese caso consideramos solamente los efectos del cambio de concentración. En el caso de los iones debemos considerar también los efectos de su desplazamiento en un campo eléctrico.

Desde el punto de vista eléctrico, el pasaje de un mol de iones de un potencial V_1 a otro V_2, a concentración constante, equivale al desplazamiento de su carga Q entre esos potenciales. De acuerdo con la definición de potencial, el trabajo máximo que tal carga puede realizar en ese caso es:

$$W = - Q \cdot \Delta V \qquad [6.19]$$

y de acuerdo con la [6.2]:

$$W = - F \cdot \mathbf{z} \cdot \Delta V \qquad [6.20]$$

Como el trabajo eléctrico es reversible y, a presión y temperatura constantes, la variación de energía libre es igual al trabajo útil reversible cambiado de signo (pág. 52), de la [6.20] surge:

$$\Delta F = F \cdot \mathbf{z} \cdot \Delta V \qquad [6.21]$$

Esta ecuación da la variación de energía libre del sistema, correspondiente al pasaje de un mol de iones de un punto a otro de un campo eléctrico.

Si además del campo eléctrico, en el sistema existe un gradiente de concentración (fig. 6.7), la variación de energía libre correspondiente al desplazamiento de un mol de iones está dada por la suma de la [2.70] y la [6.21]:

$$\Delta F = \mathbf{R} \cdot T \cdot \ln \frac{C_2}{C_1} + \mathbf{z} \cdot F \cdot (V_2 - V_1) \qquad [6.22]$$

Esta variación de energía libre recibe el nombre de **diferencia de potencial electroquímico**. Si la diferencia de energía libre calculada mediante esta ecuación resulta negativa, es decir, si el potencial electroquímico de la solución 1 es mayor que el de la 2, los iones se desplazarán de la primera solución a la segunda (págs. 52, 53). En caso contrario, lo harán en sentido inverso. Por último, si $\Delta F = 0$, el sistema se encuentra en equilibrio y los iones no se desplazan. En ese caso, la [6.22] se puede reordenar así:

$$\mathbf{z} \cdot F \cdot (V_2 - V_1) = - \mathbf{R} \cdot T \cdot \ln \frac{C_2}{C_1} \qquad [6.23]$$

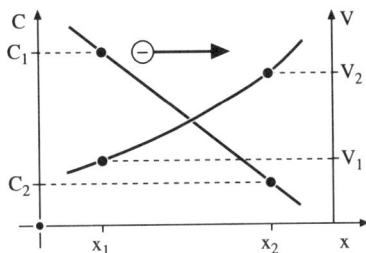

Figura 6.7. Desplazamiento de iones en presencia de un campo eléctrico y de un gradiente de concentración. (Explicación en el texto.)

de la cual surge:

$$\Delta V = \frac{\mathbf{R} \cdot \mathrm{T}}{\mathbf{z} \cdot \mathbf{F}} \cdot \ln \frac{C_1}{C_2} \tag{6.24}$$

Esta diferencia de potencial recibe el nombre de **potencial de equilibrio**. En el capítulo 8 ejemplificaremos y emplearemos este concepto.

IV. ELECTRÓLITOS Y PROPIEDADES COLIGATIVAS

A. El FACTOR i DE VAN'T HOFF

Al comenzar este capítulo expusimos que una solución diluida de cloruro de sodio da un descenso crioscópico (y por lo tanto una presión osmótica) cercano al doble del calculado teóricamente y en la página 111 dijimos que los electrólitos fuertes en solución sólo se encuentran en forma de iones. Por otra parte, las propiedades coligativas dependen de la concentración de las partículas del soluto y no de su naturaleza, por lo cual 1 milimol de moléculas y 1 milimol de iones producirían en solución los mismos efectos osmóticos. En consecuencia, podríamos esperar que para calcular la presión osmótica de un electrólito fuerte bastase con agregar a la [5.12] un factor, i, que sería igual al número de iones en que se disocia la supuesta molécula de electrólito:

$$\Pi = i \cdot M_1 \cdot \mathbf{R} \cdot \mathrm{T} \tag{6.25}$$

En el caso del cloruro de sodio este factor debería valer 2, y en el del sulfato de potasio 3. En la práctica, sin embargo, el factor i no alcanza generalmente el valor esperado y no es un número entero. En la sección siguiente veremos qué explicación tiene este hecho. El factor que hemos agregado, recibe el nombre de **factor de Van't Hoff**.

B. ACCIONES INTERIÓNICAS

1. Actividad

En la sección anterior vimos que el factor i frecuentemente se acerca, pero no alcanza, el número de iones en que se disocia la molécula. Ello es debido a que, por diversas causas, las especies disueltas actúan generalmente como si su concentración fuese menor que la real. Es decir, existe una concentración real y una efectiva. En forma un tanto elemental llamaremos **actividad** *a esta concentración efectiva* y la representaremos con la letra **a** acompañada de un subíndice indicativo de la especie química a que corresponde.

En el caso de las soluciones de electrólitos fuertes la actividad de los iones es menor que su concentración, y tiende a igualarla a medida que aumenta la dilución. Ello se debe a que cada ion de un signo se encuentra en la solución rodeado de una atmósfera de iones del signo contrario y las atracciones que ejercen entre sí disminuyen, por decirlo así, su "acción efectiva". Si la atmósfera mencionada resulta difícil de concebir para cada ion de cada signo, recuérdese la estructura del cristal de cloruro de sodio (fig. 1.4) en que cada ion sodio se halla rodeado de 6 iones cloruro y cada uno de éstos por 6 iones sodio.

2. Coeficiente de actividad

La actividad de una especie química es igual a su concentración multiplicada por un factor llamado *coeficiente de actividad*, que para el caso de los electrólitos suele representarse con la letra griega γ, de modo que:

$$\mathbf{a} = M \cdot \gamma \qquad\qquad [6.26]$$

El coeficiente de actividad no es un valor fijo para cada electrólito, pues depende de las acciones interiónicas de todos los componentes de la solución y, en muchos casos, debe determinarse experimentalmente.

Para soluciones extremadamente diluidas, del orden de 0,0001 mol/l o menos, el coeficiente de actividad tiende a 1 y se cumplen las leyes de las propiedades coligativas en forma prácticamente exacta, empleando las molaridades.

Para soluciones diluidas, hasta 0,01 mol/l, se obtienen muy buenos resultados considerando las acciones interiónicas mencionadas, sobre las cuales no corresponde que nos extendamos.

Hasta una concentración 1 molar haciendo las correcciones que corresponden a las acciones interiónicas se obtienen resultados aproximados, sobre todo si se introducen factores de corrección de origen experimental.

En la práctica, en el orden de las concentraciones del medio interno se puede obtener una aproximación aceptable si los resultados obtenidos a partir de las molaridades se multiplican por 0,92.

C. OSMOLARIDAD

De acuerdo con lo expuesto hasta aquí, en el cálculo de la presión osmótica (y de cualquier otra propiedad coligativa) de una solución que contiene varios solutos se debe emplear la actividad del conjunto de todas las partículas que se hallan en la solución (moléculas o iones). Por ello se emplea el concepto de *osmol*. Se llama así a *un conjunto que contiene un mol de partículas osmóticamente activas* y *se denomina osmolaridad al número de osmoles por litro de solución*. Representaremos la osmolaridad con el símbolo OsM.

En general, el osmol es una cantidad muy grande para su uso en Biología, por lo cual se define el miliosmol (mosmol) cuyo significado se sobrentiende.

Nótese que la osmolaridad resulta generalmente inferior a la molaridad total de las partículas. Por ejemplo, una solución de electrólitos y no electrólitos cuya molaridad (de moléculas y iones) es de 325 mmol/l puede tener una osmolaridad de 300 mosmol/l y su presión osmótica depende de este valor.

A lo largo de la obra emplearemos el concepto de molaridad en lugar del de actividad, pero deberemos tener presente que los resultados así obtenidos son sólo aproximados.

7 Transporte a través de la membrana celular

1. Generalidades

La membrana celular separa dos medios de muy diferente composición y contribuye a mantener esa diferencia. Por ejemplo, la concentración de ion sodio en el interior celular es alrededor de 15 veces menor que en el medio exterior, y esta relación es relativamente constante a pesar de que dicho ion ingresa en la célula en forma permanente, impulsado por el gradiente de concentración y por el campo eléctrico.

Para estudiar el pasaje de sustancias a través de la membrana celular debemos, en primer lugar, establecer un modo de expresar ese pasaje en forma cuantitativa.

2. Flujo. Densidad de flujo

El desplazamiento de un soluto se puede medir por la cantidad de sustancia, expresada en moles (o en gramos), que atraviesa una determinada sección perpendicular a la dirección del desplazamiento por unidad de tiempo*. Esta magnitud recibe el nombre de *flujo* y la representaremos con el símbolo j. Si Δn es el número de moles (o milimoles) que atraviesa la superficie en el tiempo Δt:

$$j = \frac{\Delta n}{\Delta t} \qquad [7.1]$$

Llamaremos densidad de flujo al flujo que atraviesa la sección por unidad de área (fig. 7.1). Si A es el área de la superficie atravesada:

$$m = \frac{j}{A} = \frac{\Delta n}{A \cdot \Delta t} \qquad [7.2]$$

De acuerdo con estas definiciones, el flujo se mide en mol/s (o mmol/s) y la densidad de flujo, en mol/s·cm². Generalmente resulta poco práctico expresar la cantidad de sustancia en gramos.

---

* Consideramos conveniente mantener en Biofísica el significado que el término "flujo" tiene en Física: integral de superficie de una magnitud vectorial.

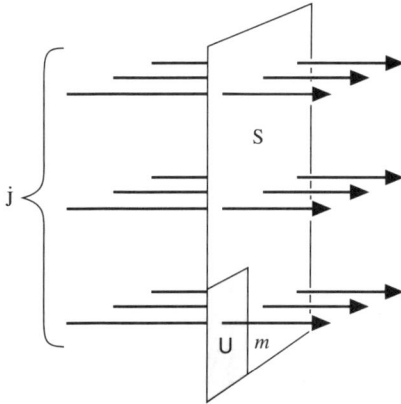

Figura 7.1. Flujo y densidad de flujo. U, unidad de superficie. (Explicación en el texto.)

II. TRANSPORTE PASIVO

*Se llama **transporte pasivo** al producido por la diferencia de potencial electroquímico de la especie transportada.* En esta categoría incluimos el **transporte difusivo simple** y el **transporte facilitado.**

A. DIFUSIÓN SIMPLE

1. Concepto

De acuerdo con la ecuación [2.70], si una cantidad de sustancia pasa de una concentración mayor a una menor, el sistema pierde energía libre. Por lo tanto, si la especie química puede desplazarse, el pasaje se produce espontáneamente (pág. 53). Éste es el caso cuando una especie química se halla disuelta a distintas concentraciones en diferentes zonas de un medio continuo, o en dos compartimientos separados por una membrana permeable. *El desplazamiento de una especie química de una región de mayor concentración hacia otra de concentración menor recibe el nombre de **difusión**.*

2. Ley de Fick

Cuando la diferencia de concentración es la única causa del desplazamiento de la especie química (que es el caso que estamos tratando) y la concentración cae en forma lineal (fig. 7.2), la densidad de flujo entre dos puntos de la solución es directamente proporcional a la diferencia de concentración ΔC entre esos puntos, e inversamente proporcional a la distancia Δx que los separa:

$$m = D \cdot \frac{C_1 - C_2}{\Delta x} = D \cdot \frac{-\Delta C}{\Delta x} \qquad [7.3]$$

o mejor:

$$m = D \cdot \frac{M_1 - M_2}{\Delta x} = D \cdot \frac{-\Delta M}{\Delta x} \qquad [7.4]$$

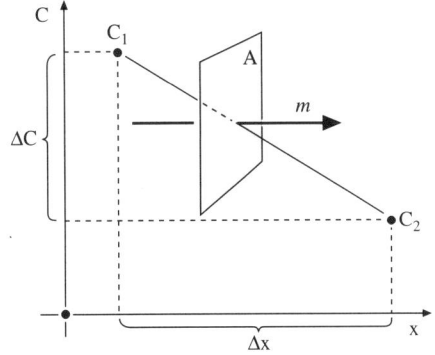

Figura 7.2. *Difusión. Gradiente de concentración constante.*

Si se multiplican los dos primeros miembros de la [7.3] por el área de la sección atravesada, resulta:

$$j = D \cdot \frac{C_1 - C_2}{\Delta x} \cdot A \qquad [7.5]$$

Esta expresión recibe el nombre de **Ley de Fick** y el cociente $\dfrac{\Delta C}{\Delta x}$ se denomina **gradiente** de concentración. La constante de proporcionalidad D se llama **coeficiente de difusión** y es numéricamente igual a la cantidad de soluto que pasa por unidad de tiempo a través de una superficie perpendicular de $1 \ cm^2$, cuando el gradiente de concentración es unitario. Su valor depende de la solución de que se trate y de la temperatura. El signo del flujo se considera positivo si el soluto se desplaza en el sentido del semieje positivo de las abscisas.

En la figura 7.2, la concentración cae en forma lineal entre las concentraciones C_1 y C_2, es decir, el gradiente es constante, pero no siempre ocurre eso; en muchos casos, el gradiente varía en forma continua, como se ilustra en la figura 7.3. En ese caso, el gradiente debe definirse como derivada (pág. 581):

$$\text{grad } C = \frac{dC}{dx} \qquad [7.6]$$

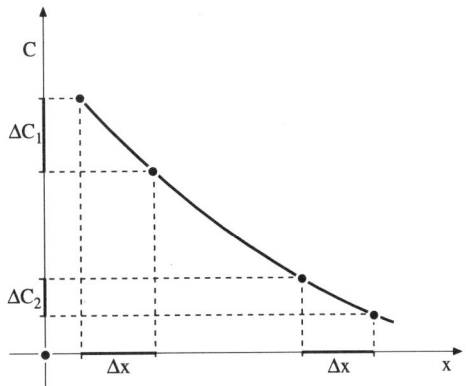

Figura 7.3. *Gradiente de concentración variable. A iguales incrementos de longitud corresponden distintos incrementos de concentración (negativos en este caso).*

Es importante destacar que no se debe confundir gradiente con diferencia. Los cocientes de la [7.3] son gradientes; las diferencias son sólo los numeradores. Un gradiente representa una pendiente.

3. Flujos unidireccionales

Si en la [7.5] la concentración C_1 fuera nula, la densidad de flujo quedaría dada por:

$$j = D \cdot \frac{-C_2}{\Delta x} \cdot A \qquad [7.7]$$

es decir, sería proporcional a la concentración C_2, tendría signo negativo y el flujo se produciría en sentido contrario al del eje de abscisas. Si C_2 fuera nula, el flujo se produciría en sentido positivo:

$$j = D \cdot \frac{C_1}{\Delta x} \cdot A \qquad [7.8]$$

Como no hay razón alguna para suponer que la presencia de una concentración modifica el flujo originado por la otra, de lo expuesto se infiere que el flujo producido por la diferencia entre las dos concentraciones no es más que la suma de dos flujos dirigidos en sentidos contrarios, j_{1-2} y j_{2-1}, que reciban el nombre de *flujos unidireccionales*. La ecuación [7.5] no es más que la suma algebraica de la [7.6] y la [7.7].

Cuando es necesario diferenciar los flujos unidireccionales de su resultante, es conveniente llamar a éste *flujo neto*.

4. Difusión a través de una membrana. Permeabilidad

La ley de Fick es aplicable cuando el medio en que se desplaza la especie que difunde es homogéneo, en cuyo caso el coeficiente de difusión D es constante. Por ello, cuando se estudia el flujo a través de una membrana (como la celular) se debe emplear el coeficiente de difusión de aquélla D_m (supuesto constante) e introducir en la [7.5] las concentraciones c_1 y c_2 que aparecen en el espesor de la membrana junto a cada superficie, y no las de los medios que la bañan por ambos lados.

De acuerdo con la ley de Fick, si el espesor de la membrana es a, el flujo viene dado por:

$$j = D \cdot \frac{c_1 - c_2}{a} \cdot A \qquad [7.9]$$

Los valores de c_1 y c_2 quedan determinados por las concentraciones existentes a ambos lados de la membrana y por el coeficiente de partición correspondiente a la interfase (ecuación [1.43]):

$$c_1 = k \cdot C_1 \qquad y \qquad c_2 = k \cdot C_2 \qquad [7.10]$$

Introduciendo estos valores de la [7.9] resulta:

$$j = D \cdot \frac{\mathbf{k} \cdot (C_1 - C_2)}{a} \cdot A \qquad [7.11]$$

Ahora bien, como $\mathbf{k}$, a y D para una membrana determinada son constantes, se pueden reunir en un solo factor:

$$P = \frac{\mathbf{k} \cdot D}{a} \qquad [7.12]$$

de modo que la [7.9] se simplifica así:

$$j = P \cdot (C_1 - C_2) \cdot A \qquad [7.13]$$

La constante P recibe el nombre de **permeabilidad** y depende de la composición y estructura de la membrana, de su espesor y de la especie química que difunde a través de ella.

En la membrana celular, la difusión simple se produce a través de la doble capa lipídica y obedece a la ecuación [7.13] derivada de la ley de Fick (ecuación [7.5]). En consecuencia, la representación gráfica del flujo en función de la diferencia de concentraciones (fuera y dentro de la célula) es una recta que pasa por el origen de coordenadas (fig. 7.4).

Difunden de esta manera las sustancias liposolubles y el coeficiente de partición desempeña en este caso un importante papel. En la figura 7.5 se representa esquemáticamente el perfil de las concentraciones a ambos lados de la membrana y a través de ella para dos sustancias con diferentes coeficientes de partición. Puede observarse que, aunque la diferencia entre las concentraciones a ambos lados de la membrana es mayor en I, el valor absoluto del gradiente de concentración (negativo) en el espesor de la membrana es mayor en II. Si los coeficientes de difusión son semejantes en ambos casos, la permeabilidad (ecuación [7.12]) es mayor en el segundo caso y por lo tanto el flujo será mayor en II.

El transporte de iones a través de la membrana celular por difusión simple es despreciable.

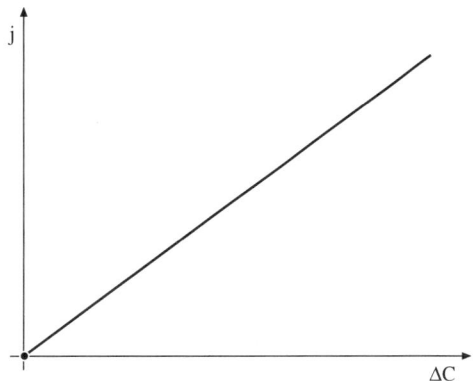

Figura 7.4. Difusión simple. Flujo en función de la diferencia de concentración.

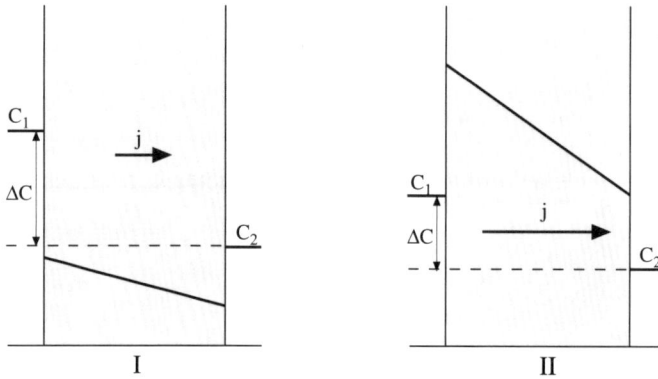

Figura 7.5. *Perfil de la concentración en el interior de una membrana y a ambos lados de ella. (Explicación en el texto.)*

5. Flujo y gradiente de potencial electroquímico

Cuando la especie que se desplaza está constituida por iones, el flujo de los mismos está determinado por el gradiente de concentración y por el campo eléctrico de modo que, en ese caso, no se cumple la ley de Fick. La relación que liga el flujo con las dos magnitudes mencionadas es bastante compleja y no la podemos tratar aquí. Aún en el caso de que el campo eléctrico a través de la membrana fuera constante*, el estudio de la ecuación correspondiente trasciende los objetivos de esta obra.

B. TRANSPORTE FACILITADO

1. Concepto

En el caso de los iones y de muchas sustancias hidrosolubles es necesario admitir que atraviesan la membrana celular por determinados sitios. En éstos el pasaje es facilitado por estructuras especiales formadas por proteínas que se extienden a través de todo el espesor de la membrana. Dichas estructuras pueden ser **canales** o **transportadores**. En el primer caso la estructura proteica forma un conducto en el que pueden alojarse moléculas de agua, y a través de ese conducto las especies químicas hidrófilas se desplazan entre el interior y el exterior celular. Los transportadores son sistemas de proteínas que poseen uno o más sitios de unión para iones u otras especies químicas (ligandos o sustratos) y que efectúan, en forma cíclica, cambios conformacionales (cambios de forma) que dan por resultado el transporte del ligando, de uno a otro lado de la membrana. La diferencia entre canales y transportadores no es siempre clara, pues los canales pueden sufrir también cambios de conformación que muchas veces responden a factores químicos, eléctricos o mecánicos. Asimismo, el pasaje de iones puede mostrar una cinética de saturación como la que se estudia en el apartado siguiente.

El conocimiento de la estructura molecular de ciertos canales se halla muy avanzado, pero su estudio sobrepasa los límites de un nivel introductorio.

*Se llama transporte **facilitado** al transporte pasivo realizado por transportadores.*

---

* En este caso la densidad de flujo está dada por:

$m = P \cdot \psi \cdot (C_2 - C_1 \cdot e^{-z \cdot \beta \cdot \Delta V})$, en la que $\beta = \dfrac{F}{R \cdot T}$ y ψ es una función de ΔV que no resulta sencilla.

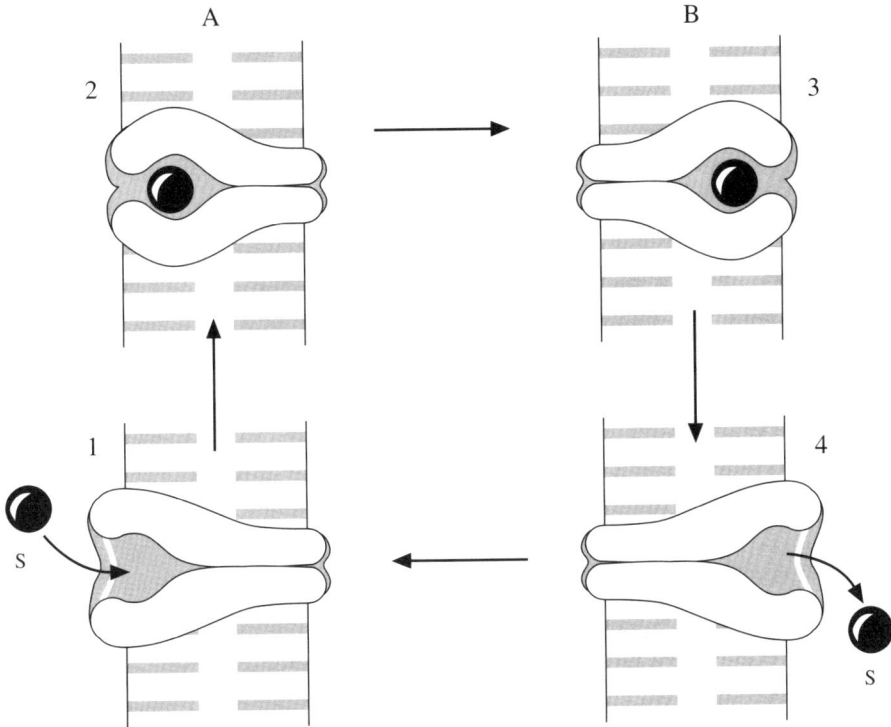

Figura 7.6. *Transporte facilitado. (Explicación en el texto.)*

2. Modelo

En la figura 7.6 se ilustra el transporte facilitado por un transportador mediante un modelo simplificado, con un sitio de unión y dos conformaciones, A y B, que transporta una sola especie química en un sentido.

En la configuración A, el transportador presenta el sitio de unión del lado izquierdo de la membrana y el ligando S se une a aquél en forma reversible:

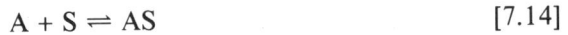

$$A + S \rightleftharpoons AS \qquad [7.14]$$

Luego el sistema adopta la conformación B trasladando el sitio con el sustrato al lado derecho de la membrana. Entonces el ligando se desprende y el transportador vuelve a la configuración inicial.

Para analizar el comportamiento que se puede inferir de este sistema, consideraremos que el factor limitante del flujo es la concentración de las unidades de transporte y el tiempo que toma el cambio de configuración (de AS a BS). Asimismo, admitiremos que las demás transformaciones son instantáneas en comparación con dicho cambio. En ese caso el flujo del ligando es directamente proporcional a la concentración de AS:

$$j = k \cdot [AS] \qquad [7.15]$$

El complejo AS resulta de la reacción reversible [7.14], cuya constante de equilibrio podemos escribir invertida:

$$K = \frac{[S] \cdot [A]}{[AS]} \qquad [7.16]$$

pues la inversa de una constante es otra constante*.

La concentración de transportador en la configuración A es igual a la concentración total de transportador [Tr] menos las otras concentraciones [AS], [BS] y [B], pero podemos tener en cuenta sólo [AS], dada la efímera duración que hemos atribuido a [BS] y [B]. Esta simplificación influye únicamente en los valores de las constantes. Con ese criterio, podemos escribir:

$$[A] = [Tr] - [AS] \qquad [7.17]$$

Introduciendo este valor de [A] en la [7.16] se obtiene:

$$K = \frac{[S] \cdot ([Tr] - [AS])}{[AS]} \qquad [7.18]$$

expresión que se puede transformar como sigue:

$$K \cdot [AS] = [S] \cdot [Tr] - [S] \cdot [AS]$$

$$K \cdot [AS] + [S] \cdot [AS] = [S] \cdot [Tr]$$

$$[AS] \cdot (K + [S]) = [S] \cdot [Tr]$$

$$[AS] = \frac{[S] \cdot [Tr]}{K + [S]} \qquad [7.19]$$

Reemplazando [AS] en la ecuación [7.15] por el segundo miembro de esta expresión, resulta:

$$j = k \cdot \frac{[S] \cdot [Tr]}{K + [S]} \qquad [7.20]$$

de la cual, dividiendo el numerador y el denominador por [S], se obtiene:

$$j = \frac{k \cdot [Tr]}{K/[S] + 1} \qquad [7.21]$$

Esta ecuación muestra que el flujo crece al aumentar [S], pues en ese caso disminuye K/[S]. Si la concentración de sustrato se hace muy grande ([S] tiende a infinito), el cociente K/[S] tiende a 0 y la [7.21] queda reducida a:

$$j_{máx} = k \cdot [Tr] \qquad [7.22]$$

la cual muestra que el flujo alcanza un valor máximo constante.

---

* En el capítulo 1 se definió la constante de equilibrio como la inversa de la empleada en esta expresión. Véase ecuación [1.45].

Remplazando $k \cdot [Tr]$ por $j_{máx}$ en la [7.21], resulta:

$$j = \frac{j_{máx}}{K/[S] + 1} \qquad [7.23]$$

El flujo queda, de este modo, relacionado con la concentración de la especie transportada y con el flujo máximo. Si se introduce en ella la concentración de ligando que produce un flujo igual a la mitad del máximo, que representaremos por $[S]_{1/2}$, obtenemos:

$$\frac{j_{máx}}{2} = \frac{j_{máx}}{K/[S]_{1/2} + 1} \qquad [7.24]$$

En esta ecuación se puede simplificar $j_{máx}$ y se puede modificar como sigue:

$$2 = K/[S]_{1/2} + 1$$

$$1 = \frac{K}{[S]_{1/2}}$$

$$[S]_{1/2} = K \qquad [7.25]$$

Es decir, la concentración que produce un flujo mitad del máximo es igual a la constante de equilibrio K de la [7.16].

Por último, si $[S]$ es muy pequeño, el cociente $K/[S]$ del denominador de la [7.23] se hace muy grande y se puede despreciar el 1. La ecuación se puede escribir entonces:

$$j = \frac{j_{máx}}{K} \cdot [S] \qquad [7.26]$$

Como el primer factor del segundo miembro es constante, esta expresión muestra que para concentraciones bajas de sustrato el flujo es directamente proporcional a la concentración, como si el transporte fuese difusivo simple.

De acuerdo con lo explicado, la curva representativa del flujo en función de la concentración muestra una cinética de saturación; la gráfica comienza como una recta ascendente que luego se curva haciéndose más horizontal a medida que el sistema se satura y el flujo se acerca a su valor máximo (fig. 7.7).

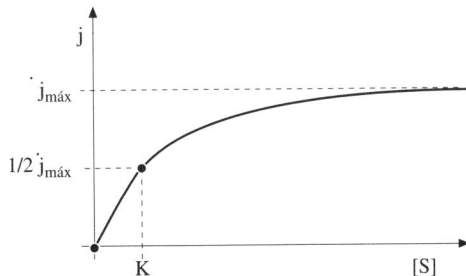

Figura 7.7. *Flujo en función de la concentración en el transporte facilitado. (Explicación en el texto.)*

III. TRANSPORTE ACTIVO

A. INTRODUCCIÓN

De acuerdo con el uso predominante se incluyen en esta categoría *los mecanismos de transporte que no son producidos por la diferencia de potencial electroquímico de la especie transportada.* En tales casos, la energía libre necesaria para el transporte puede provenir de procesos metabólicos o del desplazamiento de otra especie a favor de su gradiente de potencial electroquímico.

En el primer caso, el proceso se clasifica como ***transporte activo primario.*** En el segundo, como ***transporte activo secundario.***

Está claro que, de acuerdo con este criterio, el concepto de transporte activo incluye la participación de mecanismos especiales de la membrana, aunque ello también ocurre en el transporte facilitado*.

B. TRANSPORTE ACTIVO SECUNDARIO

En esta clase se incluyen dos tipos de mecanismos: el ***contratransporte*** y el ***cotransporte.***

1. Contratransporte

a. Concepto

*Se llama **contratransporte** a un mecanismo acoplado que puede transportar una especie en contra de su gradiente de potencial electroquímico ("barranca arriba") a expensas de la energía libre suministrada por otra especie que se desplaza **en sentido contrario** a favor de su gradiente de potencial electroquímico ("barranca abajo").*

b. Modelo

Explicaremos este mecanismo en forma simplificada imaginando un transportador que puede adoptar dos configuraciones, A y B, y que dispone de un sitio de unión al que puede ligarse por vez sólo uno de dos sustratos, X o Y. En la figura 7.8 se representa esquemáticamente el ciclo que realiza este sistema.

En la configuración A el sistema expone su sitio de unión al lado izquierdo de la membrana (1). En ese estado se une, por ejemplo, el ligando X. El transportador toma entonces la configuración B exponiendo el sitio ocupado al lado derecho de la membrana (2). A continuación se desprende el sustrato X y el sitio de unión es ocupado por Y (3). Entonces el transportador adopta nuevamente la configuración A trasladando el nuevo ligando al lado izquierdo de la membrana (4). Por último, Y se desprende y el transportador vuelve al estado inicial (1).

Que el sistema realice el ciclo en un sentido o en el opuesto depende de los potenciales electroquímicos de los sustratos. Explicaremos esto en forma simplifi-

---

* Quizá sería más conveniente considerar activos los procesos que ocurren con consumo de energía libre suministrada por el metabolismo (transporte activo primario) e incluir los mecanismos de transporte activo secundario entre los pasivos.

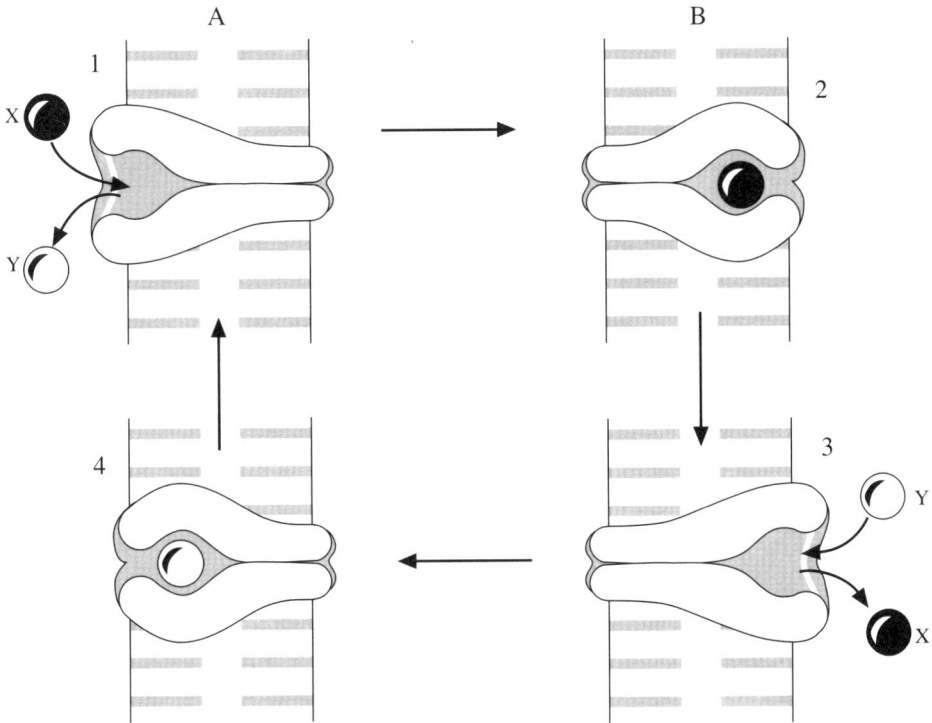

Figura 7.8. *Contratransporte. (Explicación en el texto.)*

cada suponiendo que a uno y otro lado de la membrana el potencial eléctrico es el mismo y que sólo existen diferencias de concentración. En la figura 7.9 se muestran los perfiles de las concentraciones de dos especies, X e Y a ambos lados de la membrana y a través de ella, expresadas en mmol/l.

Podemos calcular la variación de energía libre correspondiente al pasaje de 1 mmol de X de la izquierda de la membrana a la derecha (a 20 °C), empleando la ecuación [2.70]:

$$\Delta F = 8{,}314 \times 10^{-3} \frac{J}{mmol \cdot K} \times 293\ K \times \ln \frac{20\ mmol/l}{150\ mmol/l} =$$

$$= -4{,}91 \frac{J}{mmol} \qquad [7.27]$$

De modo similar podemos calcular la variación de energía libre correspondiente al pasaje de 1 mmol de Y de derecha a izquierda; el resultado obtenido es:

$$\Delta F = 0{,}54 \frac{J}{mmol} \qquad [7.28]$$

Como puede comprobarse, si las dos transformaciones están acopladas, el saldo de energía libre es $-4{,}37 \dfrac{J}{mmol}$ (negativo), lo cual significa que el proceso ocurre espontáneamente y (dicho de modo sencillo) parte de la energía libre perdida por

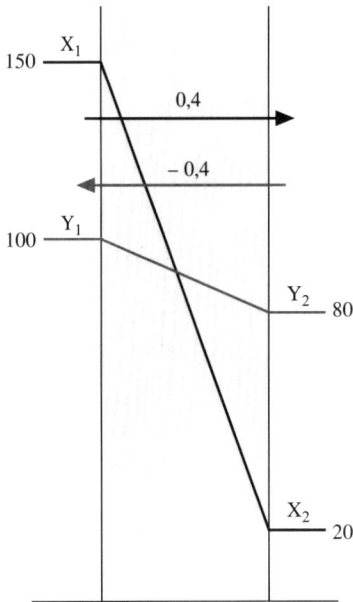

Figura 7.9. Perfiles de concentración y flujos en el contratransporte. Los números que acompañan a los perfiles, a cada lado de la membrana, indican las concentraciones expresadas en mmol/l. (Explicación en el texto.)

X es ganada por Y. Los valores de los flujos que aparecen en la figura han sido calculados en unidades arbitrarias, a partir de un razonamiento probabilístico que no corresponde detallar.

En la figura 7.10 aparecen el esquema de este ejemplo junto con los correspondientes a otros tres perfiles de concentración. Asimismo figuran, en cada esquema,

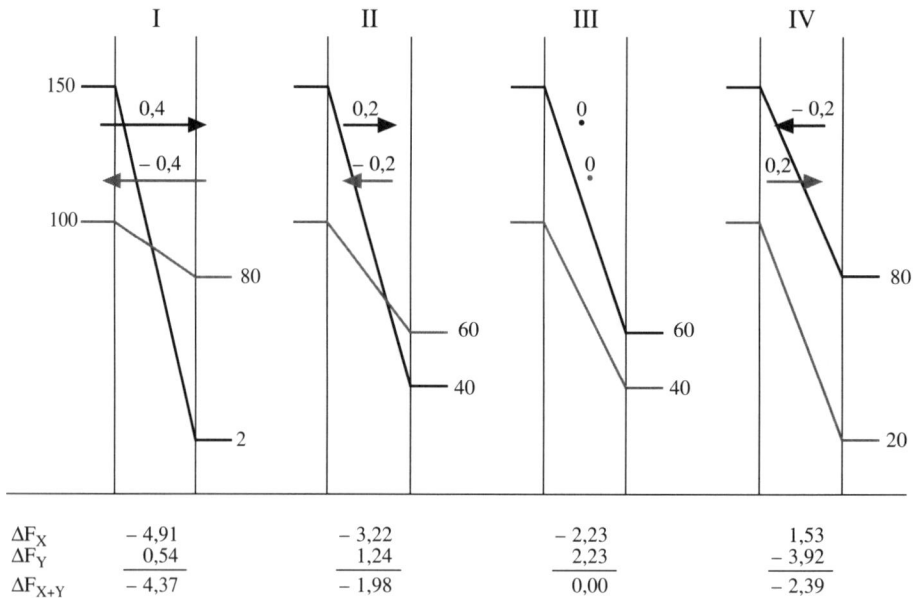

	I	II	III	IV
ΔF_X	− 4,91	− 3,22	− 2,23	1,53
ΔF_Y	0,54	1,24	2,23	− 3,92
ΔF_{X+Y}	− 4,37	− 1,98	0,00	− 2,39

Figura 7.10. Diferentes perfiles de concentración y flujos en el caso del contratransporte. (Explicación en el texto.)

las variaciones de energía libre (expresadas en J) correspondientes al transporte de un mmol de cada especie, en el sentido de los flujos netos y el saldo propio de ambos flujos acoplados.

En la figura puede observarse:

1. Salvo en el caso III, en que no se produce transporte, ambos flujos tienen sentidos contrarios.

2. Modificando las concentraciones adecuadamente (esquema IV) el sistema de transporte puede llegar a funcionar en sentido inverso.

3. Salvo en el caso III, el saldo de energía libre de ambos flujos acoplados es negativo.

4. Las concentraciones del caso III son tales que el saldo de energía libre es nulo. En consecuencia el sistema está en equilibrio y no se produce movimiento de iones. Esto parece estar en contradicción con los perfiles de las concentraciones pero no es así. Si las especies transportadas sólo pueden moverse en forma acoplada, es decir, si al desplazarse una en un sentido la otra debe hacerlo en sentido contrario, no se produce ningún flujo. Si las concentraciones llegan a equilibrarse, no lo hacen por contratransporte.

Un ejemplo de contratransporte lo constituye el pasaje de aniones acoplado al de ion sodio en la membrana de los eritrocitos.

2. Cotransporte

*Se llama **cotransporte** a un mecanismo acoplado que puede llevar una especie en contra de su gradiente de potencial electroquímico a expensas de la energía libre suministrada por otra especie que se desplaza **en el mismo sentido** a favor de su gradiente.*

El cotransporte puede ser explicado de modo parecido a como lo hicimos con el contratransporte. En este caso debe suponerse un transportador con dos sitios de unión a los que pueden unirse sendos ligandos distintos pero sólo uno por vez.

El desarrollo es ligeramente más complicado y no se justifica realizarlo aquí. Las conclusiones a las que se llega respecto de la inversión del proceso y de la evolución de la energía libre son similares a las obtenidas en el caso anterior.

Son ejemplos de cotransporte, el pasaje de glucosa acoplado al de ion sodio en el epitelio intestinal y el de aminoácidos acoplado al mismo ion en las células del organismo en general.

C. TRANSPORTE ACTIVO PRIMARIO

1. Concepto, propiedades y mecanismo

a. Concepto

En la página 119 explicábamos que el ion sodio ingresa constantemente en la célula a favor de su gradiente de potencial electroquímico, a pesar de lo cual su concentración en el interior celular se mantiene relativamente constante. Esto ocurre porque, además del proceso pasivo por el que ingresa, existe otro que lo lleva nuevamente al exterior, "barranca arriba", suministrándole energía libre provista por el metabolismo.

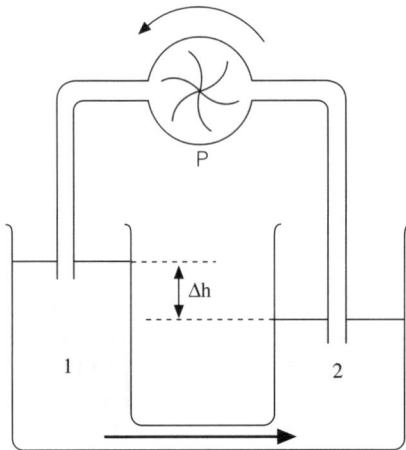

Figura 7.11. Símil hidráulico del transporte activo. (Explicación en el texto.)

*Los procesos de transporte realizados con consumo de energía libre metabólica reciben el nombre de **procesos de transporte activo primario**.*

En el organismo existen varios mecanismos de esta clase, entre ellos, el transporte activo de Na^+ y K^+ y el de Ca^{2+}. Desde el punto de vista energético, este tipo de transporte puede ser comparado con una bomba que restituye a un recipiente de nivel superior el agua que escurre hacia otro de nivel inferior (fig. 7.11). Por esa similitud, los sistemas que realizan esta clase de transporte suelen llamarse **bombas**; bomba de Na^+–K^+ y bomba de Ca^{2+}.

b. Estructura y características de los sistemas de transporte activo primario

Al igual que los transportadores estudiados en el apartado anterior, los sistemas de transporte activo están constituidos por proteínas que se extienden a través de todo el espesor de la membrana y que efectúan cambios conformacionales en forma cíclica.

Todos los sistemas de transporte activo tienen sitios para la fijación de cationes, los cuales son llevados de un lado al otro de la membrana a través de la estructura proteica.

Como el transporte activo depende del suministro de energía libre por parte del metabolismo, su funcionamiento es inhibido por los venenos metabólicos. En la figura 7.12 se muestran los resultados de un experimento efectuado con un cilin-

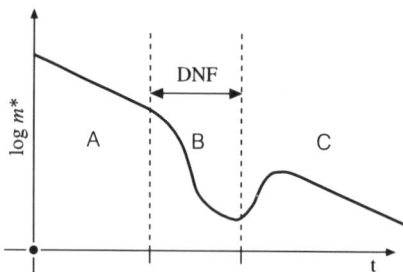

Figura 7.12. Efectos del dinitrofenol sobre el transporte de sodio en el cilindroeje amielínico. (Explicación en el texto.)

Figura 7.13. *Diálisis interna en el cilindroeje amielínico. (Explicación en el texto.)*

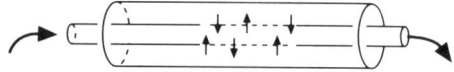

droeje amielínico que previamente se cargó con sodio radiactivo y se colocó luego en agua de mar. En A se comprueba que el flujo radiactivo va disminuyendo normalmente a medida que el cilindroeje pierde radiactividad. En B se agrega al baño dinitrofenol (inhibidor de la cadena transportadora de electrones) y se observa una notable disminución del flujo radiactivo hacia fuera, el cual se restablece nuevamente, como se observa en C, al restituir la fibra al agua de mar normal (sin dinitrofenol). El flujo de sodio inhibido por el dinitrofenol también se restablece, si se inyecta ATP en el interior de la fibra.

En cuanto a la especie química que suministra la energía en forma directa, se ha estudiado en muy diversos tipos de células por distintas técnicas. Por ejemplo, ciertos cilindroejes de algunas especies de calamares tienen un diámetro que llega a medir más de 0,5 mm. Esto permite introducir a lo largo de la fibra un tubo capilar por el cual se puede hacer circular la solución que se desee. El tubo tiene en su parte media una zona porosa (fig. 7.13) a través de la cual la solución intercambia sus solutos con los del cilindroeje pero no las proteínas, porque los poros son suficientemente finos como para retenerlas. De esta manera se puede dar a una porción de fibra la composición que se desee, en cuanto a iones y solutos de molécula relativamente pequeña. Mediante esta técnica se ha comprobado que privando de ATP al cilindroeje, la bomba de sodio-potasio se detiene, mientras que funciona nuevamente al reponer esa sustancia.

Las proteínas que realizan transporte activo son enzimas que aceleran la hidrólisis del ATP, es decir, son ATPasas. La transformación de ATP en ADP + P (fosfato) es la reacción exergónica (pág. 53) que provee la energía libre para el transporte activo. Las ATPasas que constituyen las bombas que mencionamos antes, reciben el nombre de $Na^+K^+ATPasa$ y $Ca^{2+}ATPasa$ respectivamente.

c. Mecanismo de funcionamiento de la $Na^+K^+ATPasa$

La $Na^+K^+ATPasa$ se encuentra en la membrana de todas las células del organismo, transporta ion sodio hacia el exterior de la célula y potasio hacia el interior y genera una diferencia de potencial a través de la membrana. Como veremos en el capítulo siguiente, esta diferencia de potencial es condición necesaria para que se produzcan los fenómenos que caracterizan a los llamado tejidos excitables. Por estos motivos tomamos la $Na^+K^+ATPasa$ como ejemplo para explicar el mecanismo de transporte activo.

La ATPasa realiza su función efectuando, en forma cíclica, cambios conformacionales entre dos estados, E_1 y E_2 (fig. 7.14).

En el estado E_1 fija ATP del lado interno de la membrana, el ion sodio se liga a los sitios de unión correspondientes y se libera potasio (1). El sodio queda ocluido en la estructura proteica (2) y la enzima desprende ADP (3), quedando unido a ella un grupo fosfato (P).

La ATPasa toma entonces la configuración E_2, libera sodio del lado externo de la membrana, fija ion potasio en los sitios de unión para ese catión (4) y se desprende hacia el citosol el ion fosfato que había quedado unido a la enzima (5).

Ésta cambia entonces de conformación, volviendo al estado E_1 y el ciclo se reanuda.

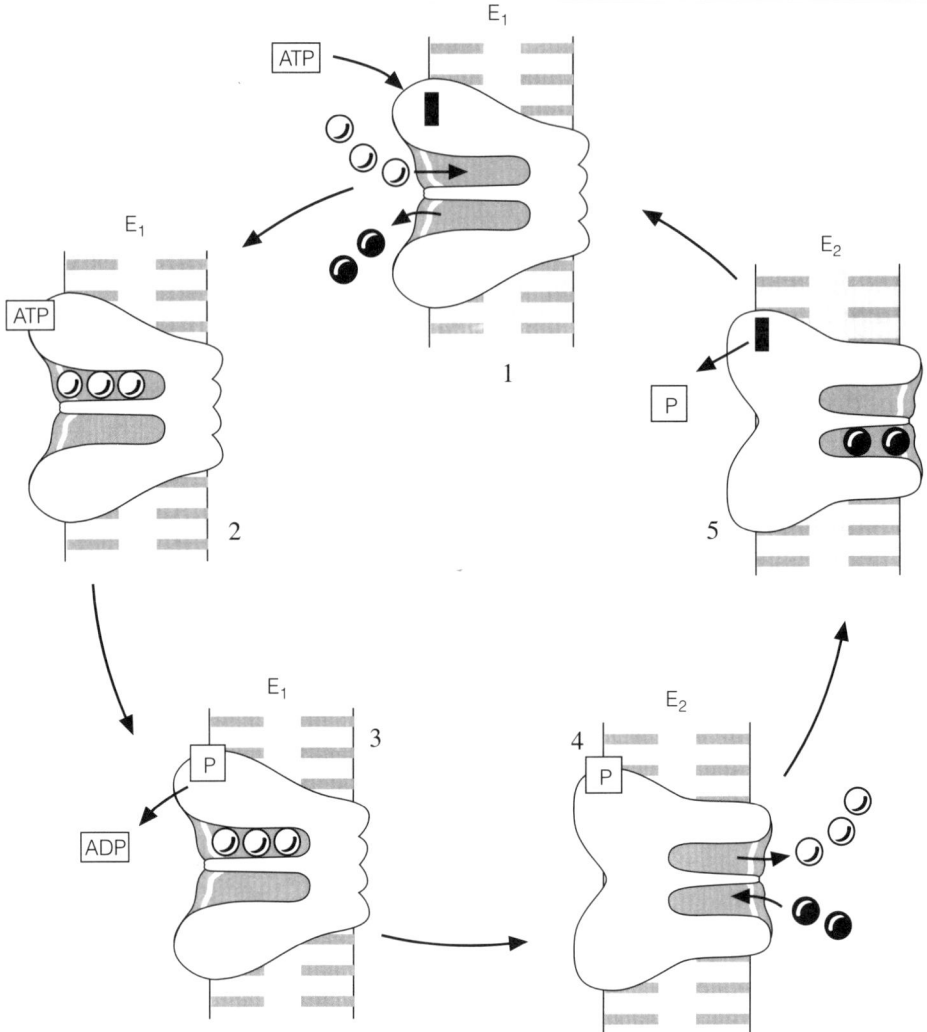

Figura 7.14. *Mecanismo de transporte de la Na+K+ATPasa. (Explicación en el texto.)*

La Na+K+ATPasa tiene 3 sitios de unión para el sodio y 2 para el potasio, y en cada ciclo transporta esas cantidades de iones e hidroliza una molécula de ATP. El transporte de 3 cargas eléctricas elementales positivas hacia afuera y dos hacia dentro genera una corriente eléctrica neta hacia afuera. Se dice por eso que la bomba de Na+–K+ es *electrogénica*.

La velocidad de funcionamiento de la bomba depende del campo eléctrico a través de la membrana y de las concentraciones interior de sodio y exterior de potasio, y llega a saturarse al aumentar suficientemente cualquiera de estas concentraciones.

2. Efectos eléctricos del transporte activo de sodio y potasio

Para comprender las consecuencias del transporte activo de sodio y potasio, consideraremos una célula imaginaria cuya membrana es poco permeable al sodio, bastante permeable al potasio y muy permeable al cloruro y a través de la cual los dos primeros iones son transportados por una bomba de Na^+–K^+ como la descrita en el apartado anterior.

Dividiremos la explicación, artificialmente, en cuatro pasos.

1. Imaginemos, en primer lugar, que no existiese ningún mecanismo de transporte activo; en ese caso, los tres iones se distribuirían en equilibrio entre el interior y el exterior de la célula y no habría diferencia de potencial electroquímico, dado que las concentraciones y los potenciales eléctricos serían iguales a ambos lados de la membrana (fig. 7.15,I).

2. Supongamos ahora que por un momento se obturan los canales para el pasaje de los iones y que comienza a funcionar la bomba transportando, como ya explicamos, 3 iones sodio hacia fuera y 2 iones potasio hacia dentro en cada ciclo. Esto hace que aumente la concentración exterior de sodio y que se reduzca la interior, a la vez que se modifican a la inversa las de potasio. Asimismo se producen un exceso de cargas positivas fuera de la célula y un defecto dentro de ella. Como consecuencia, el potencial exterior se hace positivo respecto del interior (fig. 7.15,II). Si esto fuera todo, la diferencia de potencial alcanzaría un valor muy grande, inconcebible en una célula.

3. Pero en realidad, los canales iónicos están abiertos (fig. 7.15,III). En consecuencia, a medida que las concentraciones varían en la forma explicada y el potencial aumenta en el exterior, el sodio comienza a ingresar impulsado por el gradiente de concentración y por el campo eléctrico. Este ingreso reduce el campo

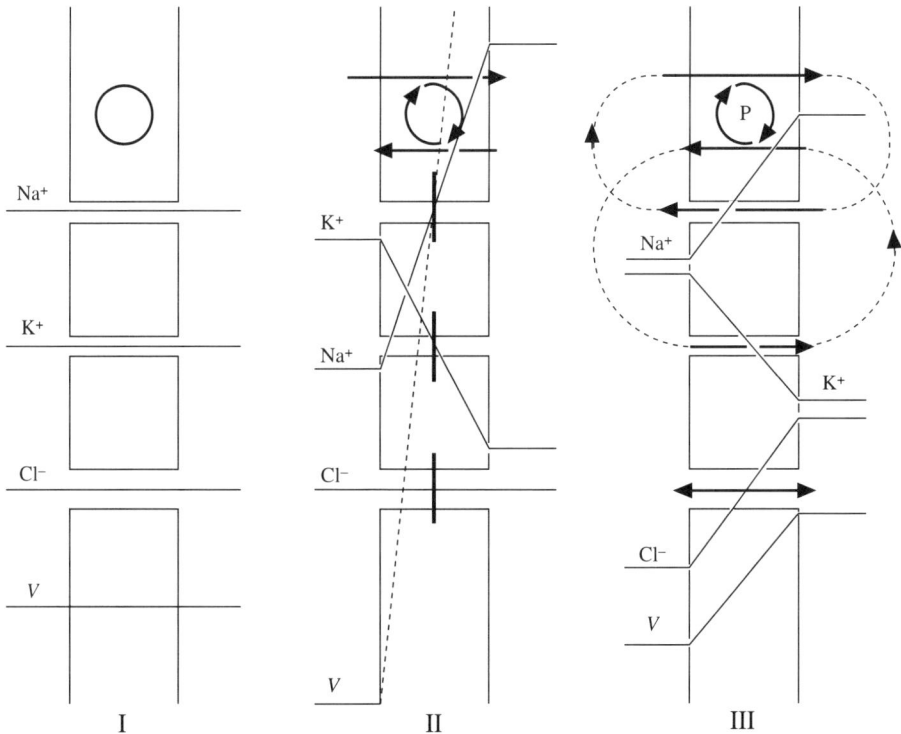

Figura 7.15. *Efectos del transporte activo de Na^+ y K^+ sobre la distribución de iones y el potencial eléctrico de la membrana.*

eléctrico y el potasio comienza a salir, pues la diferencia de potencial, que tiende a hacerlo ingresar, no alcanza a oponerse a los efectos del gradiente de concentración. El ion cloruro ajusta su concentración a la diferencia de potencial, alcanzando una distribución de equilibrio.

4. Finalmente, el sistema adquiere un estado estacionario en el que los iones sodio y potasio atraviesan la membrana en forma pasiva, con flujos de valores absolutos iguales a los producidos por la bomba y de sentido contrario. Esto significa que la bomba vuelve al exterior la misma cantidad de sodio que ingresa y reintegra al interior la misma cantidad de potasio que escapa. El ion cloruro se distribuye pasivamente en equilibrio y la diferencia de potencial se mantiene constante, pues la distribución de las cargas no varía.

Si la bomba transportase igual cantidad de Na^+ y de K^+ en ambos sentidos sería eléctricamente neutra, pero igualmente se generaría una diferencia de potencial a través de la membrana pues ésta es más permeable al ion potasio que al ion sodio. En consecuencia, los flujos pasivos sólo llegarían a igualarse cuando la diferencia de potencial llegase a compensar la diferencia de permeabilidad para ambos cationes.

BIBLIOGRAFÍA

Brinley FJ, Mullins LJ. Sodium extrusion by internally dialyzed squid axons. J Gen Physiol 1967; 50: 2.303.

Cross SB, Keynes RD, Ribová R. The coupling of sodium efflux and potassium influx in frog muscle. J Physiol 1965; 181: 865.

Keynes RD, Swan RC. Effects of external sodium concentration of the sodium fluxes in frog skeletal muscle. J Physiol 1959; 147: 591.

Koester J. Membrane potential. En: Kandel ER, Schwartz JH, Jessell TM, eds. Principles of Neural Science. Nueva York, Elsevier, 1991; 6: 81.

Läuger P. Dynamics of ions transport systems in membranes. Physiol Rev 1987; 67: 1.296.

Mullins LJ, Awad Z. The control of membrane potential of muscle fibers by the sodium pump. J Gen Physiol 1965; 48: 761.

Siegelbaum SA, Koester J. Ion channels. En: Kandel ER, Schwatrz JH, Jessell TM, eds. Principles of Neural Science. Nueva York, Elsevier, 1991; 5: 66.

Sjodin RA, Beauge LA. Coupling and selectivity of sodium and potassium transport in squid giant axons. J Gen Physiol 1958; 51: 152.

Skou JC. The influence of some cations on an adenosine triphosphatase from peripheral nerves. Biochim Biophys Acta 1957; 23: 394.

Skou JC. Further investigations on a $Mg^{++} + Na^+$ activated adenosintriphosphatase possibly realted to the active linked transport of Na^+ and K^+ across the nerve membrane. Biochim Biophys Acta 1960; 42: 6.

Ussing HH. The distinction by means of tracers between active transport and diffusion. Acta Physiol Scand 1949; 19: 43.

Venosa RA. Ionic movements across plasma membrane of skeletal muscle fibers. En: Giebisch G, Toteson DC, Ussing HH, eds. Membrane Transport in Biology. Berlín, Springer-Verlag, 1979; vol. II, (cap. 6): 212.

8 El potencial de acción y su propagación

I. INTRODUCCIÓN

La diferencia de potencial que existe entre el interior y el exterior celular mencionada en el capítulo anterior es de particular interés en ciertos tejidos como el muscular y el nervioso, en los cuales se pueden registrar algunos fenómenos eléctricos clásicos, que pasamos a explicar a continuación.

A. POTENCIALES BIOELÉCTRICOS

Si se secciona un músculo y se aplica un electrodo en la superficie de sección y otro en la zona sana (fig. 8.1) se comprueba que la zona lesionada se hace negativa respecto de la sana. Esta diferencia de potencial recibe el nombre de *potencial de lesión.*

Si los electrodos registradores se aplican sobre la superficie de un músculo sano en reposo (fig. 8.2) no se registran diferencias de potencial. Pero si mediante una breve descarga eléctrica, aplicada en uno de sus extremos, se provoca la contracción del músculo, el electrodo A se hace primero negativo respecto de B, y luego éste se torna negativo respecto del primero. Se dice entonces que se desplaza una onda negativa a lo largo del músculo. El registro gráfico de las diferencias de potencial originadas, en función del tiempo, se muestran en la figura 8.3. Esta variación de potencial no es provocada por la contracción mecánica del músculo, pues ésta se inicia depués que aquélla, como se muestra en la figura 8.4.

Si se emplea una preparación neuromuscular de rana, constituida por el nervio ciático y el músculo gastrocnemio (fig. 8.5), y se aplica al extremo del nervio una descarga que provoque la contracción múscular, se comprueba que los electrodos A y B registran una onda semejante a la producida por el músculo.

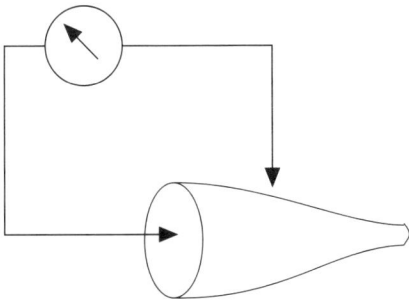

Figura 8.1. Potencial de lesión. (Explicación en el texto.)

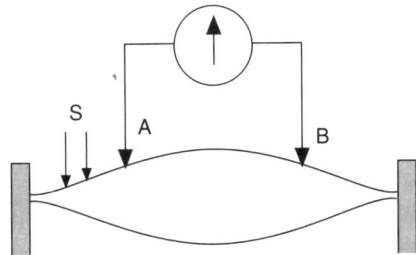

Figura 8.2. Explicación en el texto.

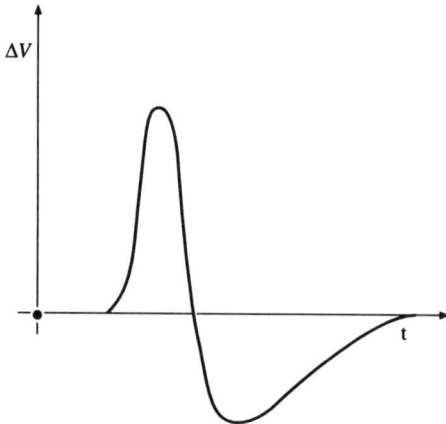

Figura 8.3. Registro de la respuesta eléctrica del músculo estimulado. (Explicación en el texto.)

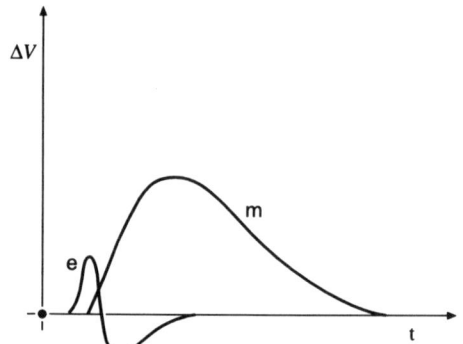

Figura 8.4. Respuesta del músculo al ser estimulado. e, respuesta eléctrica; m, respuesta mecánica.

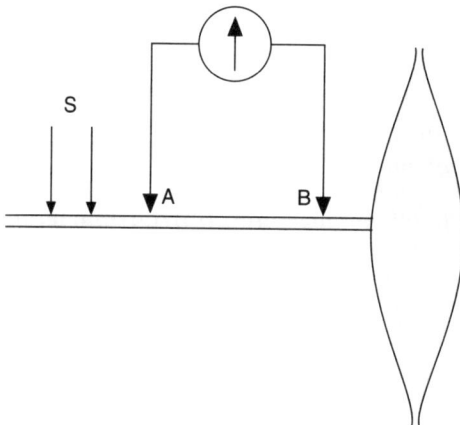

Figura 8.5. Registro de la respuesta eléctrica del nervio. S, electrodos estimuladores; A y B, electrodos registradores. (Explicación en el texto.)

La variación de potencial que tiene lugar en cada punto de la membrana de la fibra muscular o nerviosa, cuando éstas entran en actividad, recibe el nombre de *potencial de acción.*

B. EXCITABILIDAD

1. Estado de excitación

La forma del gráfico de la figura 8.3 muestra que se ha propagado una onda negativa a lo largo de la superficie de las fibras.

Puesto que esta onda viaja por el nervio (que no se contrae) y que en el músculo precede a la contracción mecánica, debemos suponer que ésta es uno de los componentes de un estado, *llamado estado de excitación* que se propaga por esas fibras. En el caso del nervio, este estado propagado suele llamarse *impulso nervioso.*

Las velocidades del impulso nervioso están comprendidas entre 10 m/s y 150 m/s. En consecuencia, el impulso nervioso no consiste en una corriente eléctrica. Una señal eléctrica se propaga con una velocidad del orden de 300.000 km/s.

2. Estímulo. Umbral

Los factores fisicoquímicos capaces de provocar respuestas como la explicada se llaman *estímulos*. El estímulo que hemos mencionado es eléctrico, pero hay otros de distintas clases: mecánicos, químicos, luminosos, etc.

Para que un estímulo provoque la excitación es necesario que su intensidad alcance o sobrepase un determinado valor mínimo, llamado **umbral**.

3. Estudio de los tejidos excitables

Sabemos (págs. 134 y sig.) que a través de la membrana celular existe una diferencia de potencial (está polarizada). Este hecho, que ya fuera enunciado en forma de hipótesis y atribuido a la desigual distribución del potasio por Bernstein a principios del siglo, es la base de los fenómenos que hemos mencionado. En consecuencia, para comprender el mecanismo de esos fenómenos es necesario estudiar las propiedades eléctricas de la membrana celular y su modificación durante el estado de excitación, y qué papel desempeñan los iones en reposo y en actividad.

II. MEMBRANA EN REPOSO

A. PROPIEDADES ELÉCTRICAS

Las propiedades eléctricas de la membrana de la fibra nerviosa se han podido estudiar muy bien colocando electrodos en el interior de cilindroejes de calamares y de otras especies afines (fig. 8.6). Dichos electrodos, conectados a otros exteriores a través de equipos especiales, permiten determinaciones muy precisas. Se ha podido así establecer un circuito equivalente de la membrana.

1. Circuito equivalente

a. Impedancia

Como a través de la membrana existe una diferencia de potencial, aquélla debe tener cierta resistencia o, en términos más generales, cierta impedancia. De lo

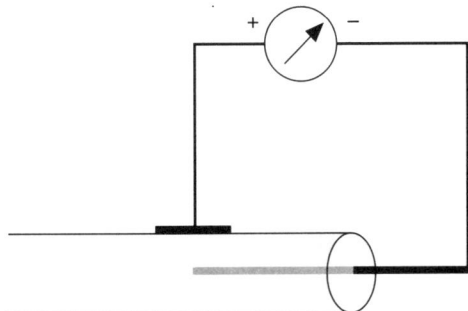

Figura 8.6. Electrodo introducido en el cito-plasma de un cilindroeje gigante.

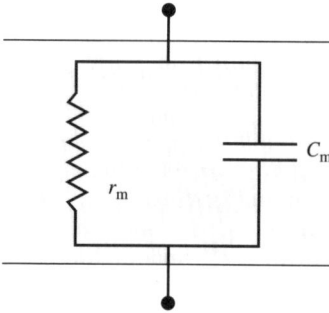

Figura 8.7. *Circuito equivalente de la impedancia de la membrana. r_m, resistencia transversal de la membrana; C_m, capacidad.*

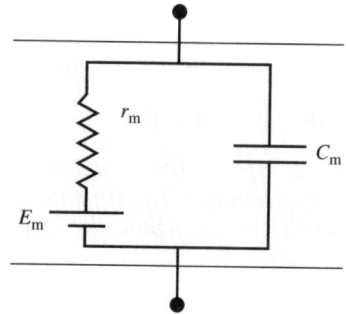

Figura 8.8. *Circuito equivalente de la membrana celular. r_m, resistencia transversal; C_m, capacidad; E_m, fuerza electromotriz.*

contrario, constituiría un cortocircuito entre el citoplasma y el medio interior, y éstos serían equipotenciales.

La membrana ofrece una alta impedancia a la corriente directa, aquélla es menor para la alterna de frecuencia baja y decrece tanto más cuanto más aumenta la frecuencia. Tales hechos muestran que la membrana tiene propiedades de capacitor pues la impedancia capacitiva disminuye al aumentar la frecuencia de la corriente alterna.

Por otra parte, como la membrana también conduce, aunque en mucho menor grado, la corriente directa, aquélla se comporta también como una resistencia óhmica, dispuesta en paralelo con el capacitor. En consecuencia, desde el punto de vista de su impedancia, la membrana se puede esquematizar mediante el circuito equivalente de la figura 8.7, en el que la corriente directa sólo puede circular por la resistencia, mientras que la alterna puede hacerlo por ambos elementos.

b. Diferencia de potencial

Por convención, la polarización de la membrana se expresa como diferencia entre el potencial interior y el exterior.

$$V_m = V_i - V_o \qquad\qquad [8.1]$$

En reposo, esta diferencia es negativa y la simbolizaremos con E_m. Este ***potencial de reposo*** puede ser representado en el circuito equivalente por una pila con su polo positivo dirigido hacia el exterior (fig. 8.8).

c. Circuito equivalente de una fibra

Para diseñar el circuito equivalente correspondiente a la membrana de una fibra, se debe tener en cuenta que, tanto la capa de líquido que la baña por fuera como el citoplasma, son capaces de conducir corrientes longitudinales y que cada uno de ellos tiene una determinada resistencia específica. En consecuencia, a lo largo de la fibra, la membrana puede quedar representada (fig. 8.9) por una sucesión de ***circuitos elementales*** como el que muestra la figura 8.8 contenidos en el espesor de la membrana y unidos entre sí, por fuera y por dentro de ella, por las resistencias r_o, del medio exterior, y r_i, del citoplasma.

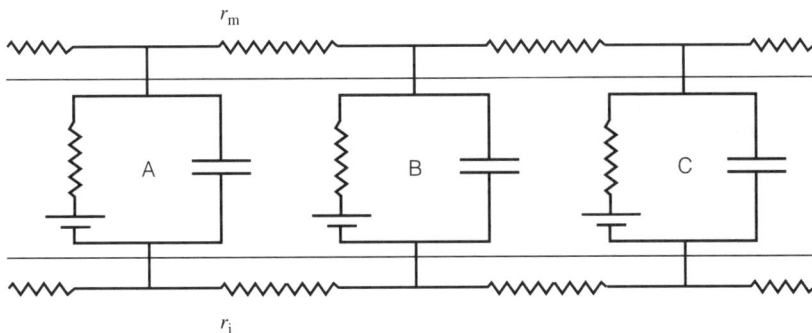

Figura 8.9. *Circuito equivalente de una fibra. A, B, C, circuitos elementales; r_o, resistencia longitudinal exterior; r_i, resistencia longitudinal interior.*

A continuación damos los valores de los elementos representados en la figura 8.9 para la membrana del cilindroeje del calamar:

Resistencia a través de la membrana: $r_m = 1.000\ \Omega\ cm^2$

Resistencia específica del citoplasma: $\rho_i = 29\ \Omega\ cm$

Resistencia específica del medio exterior (agua de mar): $\rho_o = 20,5\ \Omega\ cm$

Capacidad de la membrana por centímetro cuadrado: $C_m = 1\ \mu F/cm^2$

Diferencia de potencial a través de la membrana: $E_m = -60\ mV$

Empleando otras técnicas, como la introducción de micropipetas (fig. 8.10) cargadas de una solución conductora se ha logrado determinar las propiedades eléctricas de otros tejidos excitables y de muy diversos tipos de células.

2. Teoría del cable

El circuito equivalente de la figura 8.9 es semejante al que fue empleado para el estudio de los cables submarinos, en los que la envoltura aisladora reemplaza a la membrana celular. Por ese motivo, la teoría basada en este circuito recibe el nombre de *teoría del cable*. Mediante ella es posible determinar matemáticamente cuál sería la distribución de las corrientes y de los potenciales en diferentes casos.

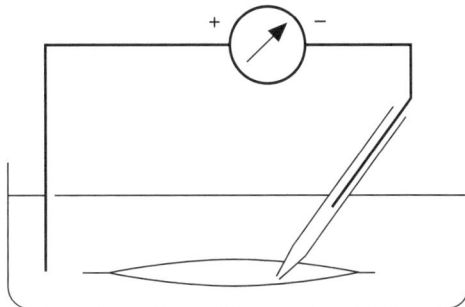

Figura 8.10. *Introducción de una micropipeta en el interior de una fibra muscular.*

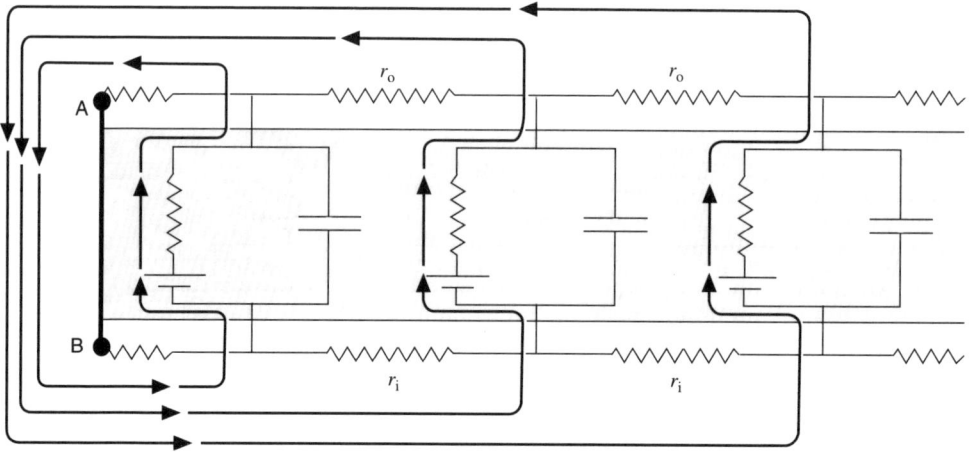

Figura 8.11. *Corrientes que se establecen al lesionar una fibra excitable.* AB, *cortocircuito.*
(Explicación en el texto.)

a. Fibra normal en reposo

Como en reposo toda la membrana está igualmente polarizada, todas las pilas están orientadas de igual manera (fig. 8.9) y todas tienden a hacer circular corriente en el mismo sentido (de dentro hacia fuera). En consecuencia, el circuito no se cierra por ningún lado y la circulación de corriente es imposible. Por lo tanto, todos los puntos exteriores tienen el mismo potencial y lo mismo ocurre con los interiores. Como entre el citoplasma y el medio no circula corriente, la diferencia de potencial entre ellos es igual a la fuerza electromotriz E_m de las pilas.

b. Potencial de lesión

Si se secciona la fibra, el citoplasma se pone en contacto con el líquido exterior. Esto equivale a un cortocircuito como el representado en la figura 8.11 entre los puntos A y B. Las pilas pueden generar ahora corrientes que atraviesan la membrana, circulan por r_o hacia el lugar del cortocircuito y retornan por r_i en sentido

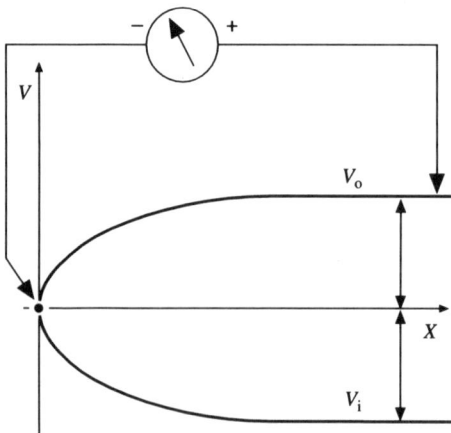

Figura 8.12. *Distribución de los potenciales a lo largo de una fibra seccionada. (Explicación en el texto.)*

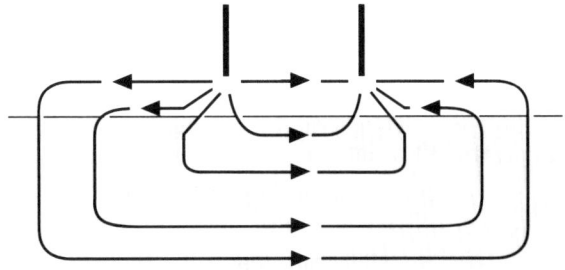

Figura 8.13. *Corrientes electrotóni-cas. (Explicación en el texto.)*

contrario. El potencial va cayendo en el sentido de la corriente y, si se considera 0 el potencial en la zona del corte, los potenciales exterior e interior a lo largo de la fibra quedan representados por las curvas de la figura 8.12. Como se ve en ella, si se conecta un electrodo en la zona del corte y otro en un punto de la superficie suficientemente alejado, puede registrarse el potencial de lesión.

c. Corrientes electrotónicas

Si sobre dos puntos de la superficie de una fibra sana se aplican dos electrodos (fig. 8.13) y, mediante una fuente externa, se hace circular una corriente eléctrica, de intensidad inferior al umbral, ésta se distribuye como se ilustra en la figura. Una parte de la corriente circula por el exterior y el resto lo hace por el citoplasma atravesando la membrana, incluso fuera de la zona comprendida entre los electrodos. Estas corrientes se denominan ***corrientes electrotónicas***. De la misma clase son las corrientes generadas por el corte representadas en la figura 8.11.

En la figura 8.14 se ha simplificado la figura 8.13 representando sólo la línea de corriente que más nos interesa, en una fibra cuyo potencial de reposo E_m es de -60 mV. La corriente atraviesa la membrana hacia el citoplasma por la resistencia r_m y a través de la pila E_m del circuito elemental 1, se propaga por la resistencia interior

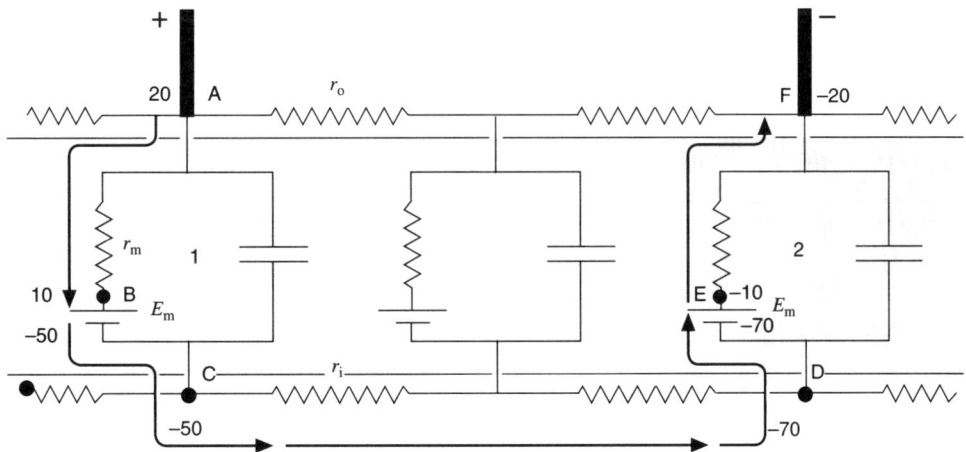

Figura 8.14. *Hiperpolarización bajo el ánodo y despolarización bajo el cátodo. (Explicación en el texto.)*

r_i y sale bajo el cátodo a través de la pila y de la resistencia del circuito 2, en contacto con aquél. Los potenciales que aparecen junto a los puntos destacados en la figura, constituyen un conjunto posible de valores que permitirían el pasaje de la corriente que acabamos de describir. Siguiendo estos valores en la figura a lo largo de la línea de corriente, puede comprobarse que el valor absoluto del potencial de la membrana aumenta en la zona de contacto con el ánodo (entre C y A):

$$-50 \text{ m}V - (+20 \text{ mV}) = -70 \text{ m}V \qquad [8.2]$$

y disminuye bajo el cátodo:

$$-70 \text{ m}V - (-20 \text{ mV}) = -50 \text{ m}V \qquad [8.3]$$

En resumen, una corriente que entra a través de la membrana la hiperpolariza y una que sale la despolariza.

B. PAPEL DE LOS IONES

1. Introducción

Como ya expusimos en el capítulo 7, el transporte activo de sodio-potasio a través de la membrana genera en ella una diferencia de potencial y flujos pasivos de esos iones. A partir de la distribución de los mismos y de sus flujos, es posible obtener la ecuación que sigue, la cual permite calcular el potencial de reposo a partir de las concentraciones de los iones sodio, potasio y cloruro y de las respectivas permeabilidades de la membrana:

$$E_m = \frac{R \cdot T}{F} \cdot \ln \frac{P_K \cdot [K^+]_o + P_{Na} \cdot [Na^+]_o + P_{Cl} \cdot [Cl^-]_i}{P_K \cdot [K^+]_i + P_{Na} \cdot [Na^+]_i + P_{Cl} \cdot [Cl^-]_o} \qquad [8.4]$$

En esta ecuación $[K^+]_o$, $[Na^+]_o$, $[Cl^-]_o$ y $[K^+]_i$, $[Na^+]_i$, $[Cl^-]_i$ representan las molaridades exteriores e interiores de los respectivos iones y P_K, P_{Na} y P_{Cl} las permeabilidades correspondientes. La ecuación [6.24] no es más que un caso particular de esta expresión cuando se trata de un solo ion de valencia z.

Como la permeabilidad de la membrana al potasio es muy superior a la del sodio, y como el ion cloruro se distribuye pasivamente, es de esperar que el potencial de la membrana dependa poco de la concentración de sodio y obedezca a la [6.24] para diferentes concentraciones exteriores de potasio. Esto es lo que ocurre, con bastante aproximación, al aumentar la concentración exterior de ese ion, pero para concentraciones bajas, que son precisamente las fisiológicas, el potencial de la membrana en reposo y el de equilibrio del ion potasio se alejan entre sí (fig. 8.15).

Los resultados son mejores, si los flujos y los potenciales se estudian mediante un circuito equivalente adecuado. Para ello debemos reemplazar las concentraciones y los canales iónicos por elementos eléctricos convencionales.

2. Corriente y conductancia iónica

a. Densidad de corriente iónica

De acuerdo con la ecuación [6.2], la carga eléctrica Q transportada por n moles de iones está dada por:

$$Q = n \cdot z \cdot F \qquad [8.5]$$

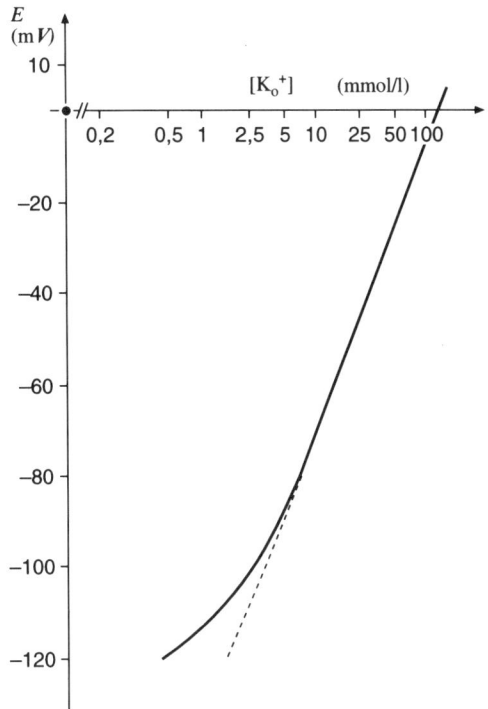

Figura 8.15. *Potencial de la membrana y potencial de equilibrio del potasio. (Explicación en el texto.)*

Si dividimos ambos miembros de esta ecuación por el tiempo Δt en que el número de moles n atraviesa una determinada sección obtenemos:

$$\frac{Q}{\Delta t} = \frac{n}{\Delta t} \cdot z \cdot F \qquad [8.6]$$

El primer miembro de esta ecuación es la intensidad de corriente y el primer factor del segundo miembro es el flujo de iones j, de modo que:

$$i = j \cdot z \cdot F \qquad [8.7]$$

Como en el estudio de las propiedades de la membrana conviene con frecuencia referirse a la unidad de superficie, dividimos ambos miembros de la última ecuación por el área atravesada, obteniendo así la densidad de corriente en función de la densidad de flujo:

$$i = m \cdot z \cdot F \qquad [8.8]$$

b. Conductancia iónica

De acuerdo con la [6.6], la intensidad de una corriente eléctrica producida por una diferencia de potencial a través de la conductancia G está dada por:

$$i = - \Delta V \cdot G \qquad [8.9]$$

Dividiendo ambos miembros por el área atravesada, obtenemos:

$$i = - \Delta V \cdot G \qquad [8.10]$$

en la que i es la densidad de corriente y G la conductancia iónica por unidad de área. En adelante nos referiremos siempre a la conductancia por unidad de superficie aunque, para abreviar, digamos simplemente conductancia.

La conductancia iónica de la membrana es distinta para las corrientes llevadas por los diferentes iones.

3. Potencial de equilibrio

a. Concepto

En el capítulo 6 definimos el potencial de equilibrio y presentamos la ecuación [6.24] para calcularlo. Ahora estudiaremos ese concepto desde otro punto de vista.

En la figura 8.16 se representa el desplazamiento de un catión y de un anión en un gradiente de concentración (I) y en un campo eléctrico (II). En el primer caso, ambos iones se dirigen de la mayor concentración a la menor; en el segundo, por tener cargas de distintos signos, se mueven en sentidos contrarios. El catión se desplaza a favor del campo eléctrico y el anión, en contra de él. En ambos esquemas, los vectores representan las velocidades con que se mueven los iones, las cuales en el segundo, dependen de sus respectivas cargas y movilidades.

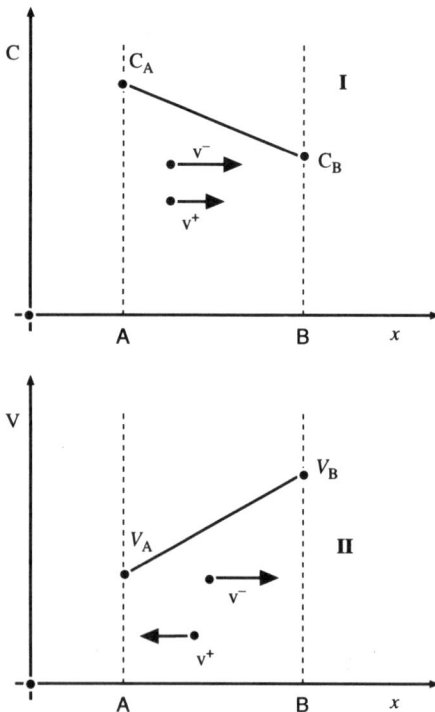

Figura 8.16. Desplazamiento de un catión y de un anión en un gradiente de concentración, I, y en un campo eléctrico, II. (Explicación en el texto.)

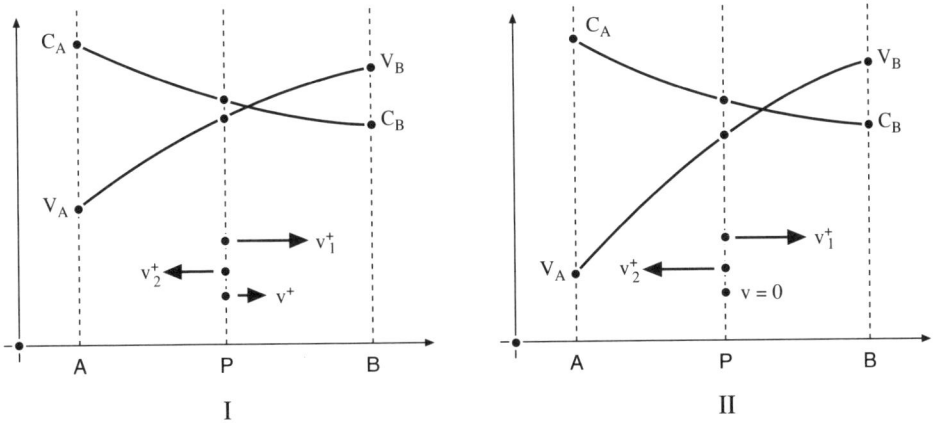

Figura 8.17. *Potencial de equilibrio. (Explicación en el texto.)*

En la figura 8.17,I aparece un catión sometido a un gradiente de concentración y a un campo eléctrico que tienden a arrastrarlo en sentidos contrarios. En ese caso, su velocidad es la resultante de la suma (vectorial) de las que produciría cada uno de los gradientes por separado. En II, los efectos de las diferencias de concentración y de potencial se compensan exactamente, de modo que el ion no se mueve en ningún sentido. La diferencia de potencial capaz de evitar el desplazamiento de un ion sometido a los efectos de una diferencia de concentración es el *potencial de equilibrio* definido en el capítulo 6 (pág. 116). Representaremos este potencial con el símbolo E acompañado de un subíndice indicativo del ion o sistema a que se refiera.

Nótese que, cuando los iones se desplazan, sus velocidades dependen de sus movilidades y de los respectivos gradientes. El equilibrio de un tipo de iones, en cambio, sólo depende de las diferencias de concentración y de potencial. Para cada diferencia de concentración el potencial de equilibrio es el mismo para todos los iones de igual valencia (de igual signo).

En la tabla 8.1 se dan los valores aproximados de las concentraciones exteriores e interiores, y los potenciales de equilibrio de los iones sodio, potasio y cloruro, para la fibra muscular estriada de rana.

TABLA 8.1. **Concentraciones y potenciales de equilibrio de los iones sodio, potasio y cloruro de la fibra muscular esquelética de rana**

	Na^+	K^+	Cl^-
Concentración exterior (mmol/l)	120	2,5	110
Concentración interior (mmol/l)	15	140	3
Potencial de equilibrio (mV)	+50	−100	−90

b. Equivalencia entre el potencial de equilibrio y la diferencia de concentración

De lo expuesto en el parágrafo anterior se infiere que el potencial de equilibrio de un determinado tipo de iones es capaz, en ausencia del gradiente de concentración, de desplazarlos con una velocidad de igual valor absoluto y de sentido contrario al que produciría dicho gradiente. En consecuencia, para cada clase de iones, los desplazamientos que tienden a provocar las diferencias de concentración pueden ser producidos reemplazando aquéllas por los respectivos potenciales de equilibrio convenientemente orientados y sustituyendo las permeabilidades correspondientes, por las conductancias iónicas respectivas.

En el apartado 4 ampliaremos el circuito equivalente elemental de la figura 8.8 empleando este concepto.

c. Potencial efectivo y densidad de corriente iónica

Si aplicamos la [8.10] a la membrana celular, la conductancia de ésta para los iones x queda definida por:

$$G = \frac{i_x}{-V_m} \qquad [8.11]$$

en la que V_m es la diferencia de potencial a través de la membrana. Pero esta expresión es válida si sólo existe diferencia de potencial; si además actúa una diferencia de concentración, podría ocurrir que V_m coincidiera con el potencial de equilibrio, en cuyo caso la corriente del ion x sería nula y la aplicación de la [8.11] nos daría, erróneamente, una corriente distinta de cero:

$$i_x = -E_x \cdot G_x \neq 0 \qquad [8.12]$$

Cuando existe una diferencia de concentración, la densidad de la corriente iónica depende de cuánto se aleje el potencial V_m del potencial de equilibrio E_x. Por eso es conveniente definir la conductancia para los iones como sigue:

$$g_x = \frac{i_x}{V_m - E_x} \qquad [8.13]$$

A la conductancia g_x así definida la llamaremos **conductancia respecto del equilibrio**. Al denominador de la última ecuación lo llamaremos **fuerza impulsora** del ion x y lo representaremos por δ_x:

$$\delta_x = V_m - E_x \qquad [8.14]$$

d. Gradiente de concentración, diferencia de potencial y densidad de corriente iónica

En la figura 8.18 se muestran la diferencia de potencial a través de la membrana, las concentraciones de ion sodio, su potencial de equilibrio y el efectivo y la densidad de corriente de ese ion.

Si el potencial de la membrana fuese el de equilibrio del sodio representado en la figura, $+50$ mV, anularía los efectos de la diferencia de concentración; pero el potencial de la membrana es -90 mV, de modo que dista -140 mV del de equilibrio. Ésta es la fuerza impulsora δ_{Na^+} que produce la corriente de sodio i_{Na^+} representada en la figura. Esta corriente viene dada por:

$$i_{Na^+} = -g_{Na^+} \cdot \delta_{Na^+} \qquad [8.15]$$

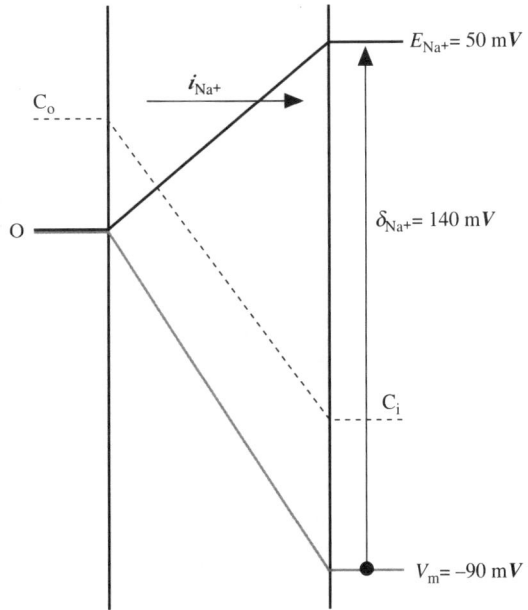

Figura 8.18. *Diferencia de concentración de sodio a través de la membrana, diferencia de potencial y potencial de equilibrio del sodio. (Explicación en el texto.)*

En el caso del potasio su potencial de equilibrio es 10 mV más negativo que el potencial de la membrana, de modo que el potencial efectivo δ_{K^+} vale +10 mV y genera una corriente de potasio hacia el exterior celular.

Por último el potencial de equilibrio del cloruro coincide aproximadamente con el de la membrana y la corriente de ese ion es despreciable.

Resumiendo, las respectivas corrientes iónicas en reposo están dadas por:

$$i_{Na^+} = -\, g_{Na^+} \cdot \delta_{Na^+}$$

$$i_{K^+} = -\, g_{K^+} \cdot \delta_{K^+} \qquad\qquad [8.16]$$

$$i_{Cl^-} = -\, g_{Cl^-} \cdot \delta_{Cl^-}$$

4. Circuito equivalente y potencial de reposo

En la figura 8.19 se representa el circuito equivalente que permite inferir el potencial de la membrana a partir de los movimientos de iones que origina la bomba de sodio-potasio estudiada en el capítulo anterior. En él aparecen las conductancias g_{Na^+} y g_{K^+}, los potenciales de equilibrio E_{Na^+} y E_{K^+}, las corrientes i_{Na^+} e i_{K^+} y el mecanismo de transporte activo de sodio y potasio.

En reposo no existe corriente de cloruro porque se halla distribuido pasivamente de acuerdo con su potencial de equilibrio.

Reemplazando δ_{Na^+} y δ_{K^+} en las dos primeras ecuaciones [8.16] por sus respectivos valores según la [8.14] obtenemos, para las densidades de las corrientes pasivas de sodio y de potasio:

$$i_{Na^+} = -\, (V_m - E_{Na^+}) \cdot g_{Na^+} \qquad\qquad [8.17]$$

$$i_{K^+} = -\, (V_m - E_{K^+}) \cdot g_{K^+} \qquad\qquad [8.18]$$

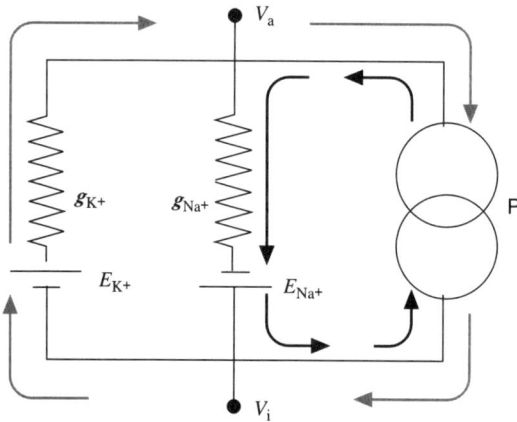

Figura 8.19. Circuito equivalente del transporte activo y las corrientes de sodio y potasio. (Explicación en el texto.)

Como a través de la bomba egresan 3 iones sodio por cada 2 iones potasio que pasan al interior, y como en reposo las concentraciones interiores de estos iones se mantienen constantes, las corrientes pasivas de sodio y de potasio deben tener sentidos contrarios y guardar la misma relación (3 a 2), de modo que:

$$2 \cdot i_{Na^+} = - \, 3 \cdot i_{K^+} \qquad [8.19]$$

y de acuerdo con la [8.17] y la [8.18]:

$$- \, 2 \cdot (V_m - E_{Na^+}) \cdot g_{Na^+} = 3 \cdot (V_m - E_{K^+}) \cdot g_{K^+} \qquad [8.20]$$

(Consideramos positivas todas las corrientes dirigidas hacia el interior de la fibra y negativas las de sentido contrario.) La [8.20] se puede reordenar como sigue:

$$- \, 2 \cdot g_{Na^+} \cdot V_m + 2 \cdot g_{Na^+} \cdot E_{Na^+} = 3 \cdot g_{K^+} \cdot V_m - 3 \cdot g_{K^+} \cdot E_{K^+}$$

$$2 \cdot g_{Na^+} \cdot V_m + 3 \cdot g_{K^+} \cdot V_m = 3 \cdot g_{K^+} \cdot E_{K^+} + 2 \cdot g_{Na^+} \, , E_{Na^+}$$

$$V_m \cdot (2 \cdot g_{Na^+} + 3 \cdot g_{K^+}) = 3 \cdot g_{K^+} \cdot E_{K^+} + 2 \cdot g_{Na^+} \cdot E_{Na^+}$$

$$V_m = \frac{3 \cdot g_{K^+} \cdot E_{K^+} + 2 \cdot g_{Na^+} \cdot E_{Na^+}}{2 \cdot g_{Na^+} + 3 \cdot g_{K^+}} \qquad [8.21]$$

Introduciendo en esta expresión los valores de los potenciales de equilibrio del sodio y del potasio dados en la tabla 8.1 para el músculo estriado de rana y considerando que, en reposo, la conductancia respecto del equilibrio para el potasio es unas 10 veces mayor que la correspondiente al sodio ($g_{K^+} = 10 \cdot g_{Na^+}$), se obtiene:

$$V_m = \frac{3 \times 10 \times g_{Na^+} \times (-100 \text{ m}V) + 2 \times g_{Na^+} \times 50 \text{ m}V}{2 \times g_{Na^+} + 3 \times 10 \cdot g_{Na^+}} \qquad [8.22]$$

simplificando g_{Na^+} y efectuando las operaciones resulta:

$$V_m \approx 90 \text{ m}V \qquad [8.23]$$

que, efectivamente, es el potencial de reposo de la fibra muscular estriada.

El mismo tratamiento puede aplicarse al cilindroeje de calamar, en el que también se obtienen resultados concordantes con la realidad.

III. EL POTENCIAL DE ACCIÓN

A. FENÓMENOS ELÉCTRICOS

Además de las variaciones de potencial que aparecen durante el estado de excitación se producen modificaciones de la impedancia de la membrana, que pasamos a estudiar a continuación.

1. Impedancia

Se ha comprobado que la capacidad de la membrana no se modifica durante la excitación; en cambio, su resistencia transversal cae a valores muy bajos comparados con los de reposo. Las variaciones de conductancia G_m a lo largo del tiempo, durante el estado de excitación, se ilustran en la figura 8.20. Como se ve, la conductancia aumenta rápidamente hasta un máximo y luego desciende más lentamente a su valor de reposo. En el cilindroeje de calamar el proceso dura aproximadamente 5 mseg.

2. Potencial

Las variaciones de potencial que se producen durante la excitación pueden ser registradas con el mismo dispositivo empleado para determinar el potencial de reposo. Los resultados obtenidos se muestran en la figura 8.21. Como se observa en ella, la membrana invierte su potencial, de modo que el interior llega a hacerse

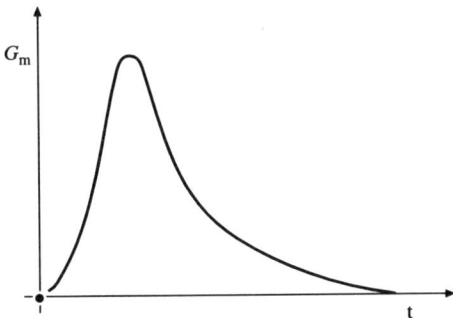

Figura 8.20. Variación de la conductancia de la membrana durante el potencial de acción. (Explicación en el texto.)

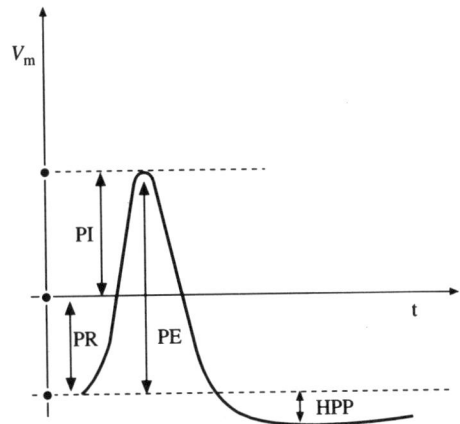

Figura 8.21. Representación gráfica del potencial de acción de la fibra amielínica. PR, potencial de reposo; PI, sobrepico; PE, potencial de la espiga; HPP, hiperpolarización pospotencial.

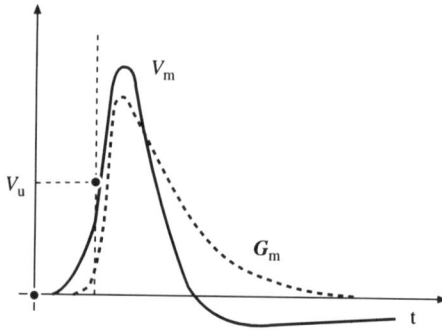

Figura 8.22. *Variaciones de la conductancia y del potencial durante la excitación. G_m, conductancia; V_m, potencial.*

positivo respecto del exterior. Luego el potencial desciende hasta hacerse más negativo que el de reposo para ascender gradualmente al valor inicial. Este exceso de polarización negativa recibe el nombre de ***hiperpolarización pospotencial.***

En la figura están representados los diferentes segmentos que pueden reconocerse en estas variaciones de potencial.

En la figura 8.22 se muestra el registro local de un potencial de acción propagado juntamente con las variaciones de conductancia de la membrana que lo acompañan. Puede observarse en ella que los cambios de potencial de acción comienzan ligeramente antes de que aparezcan las variaciones de conductancia. La explicación de este hecho se verá en la sección C.

B. PROCESOS IÓNICOS

1. Papel del sodio

De acuerdo con la [8.4] los cambios en la concentración exterior de sodio apenas modifican el potencial de reposo. Sin embargo, en ausencia de ese ion la fibra se hace inexcitable y, si se ensayan diferentes concentraciones de sodio inferiores a la normal, se observa que a medida que la concentración exterior disminuye el potencial invertido se hace cada vez menor. Para concentraciones no muy bajas, dicho potencial es cercano al potencial de equilibrio correspondiente a la concentración de sodio empleada.

$$V_m \approx E_{Na^+} \qquad [8.24]$$

Obsérvese que esta aproximación surge de la [8.21], si en ella aumenta suficientemente la conductancia al sodio; en este caso la conductancia al potasio g_{K^+} se hace despreciable y resulta:

$$V_m \approx \frac{g_{Na^+} \cdot E_{Na^+}}{g_{Na^+}} = E_{Na^+} \qquad [8.25]$$

De acuerdo con lo observado, durante la espiga se produciría un gran aumento de la conductancia al sodio.

Si esta conductancia aumenta notablemente en un momento determinado, dicho ion se precipita al interior de la fibra gracias al campo eléctrico y a su gradiente de concentración. Esto ha sido confirmado estimulando una fibra en un baño con sodio radiactivo, y comprobando que durante la estimulación la radiactividad interior de la fibra aumenta rápidamente. De esta manera se ha podido establecer que la cantidad de sodio que entra en la fibra por impulso a través de la membrana es de 4 pmol/cm^2 aproximadamente. Al precipitarse el ion sodio en el interior de la fibra entran en ella cargas eléctricas positivas, de modo que el potencial interior aumenta acercándose el potencial de la membrana al potencial de equilibrio del sodio.

2. Papel del potasio

Durante la hiperpolarización pospotencial (fig. 8.21), el potencial de la membrana se acerca al potencial de equilibrio del potasio.

$$\text{HPP} \approx E_{K^+} \qquad [8.26]$$

Como en el caso del sodio, esta ecuación surge de la [8.21], si en ella aumenta suficientemente la conductancia al potasio, de modo que los términos del cociente relativos al sodio se hagan despreciables. La conclusión es similar a la del apartado anterior: la hiperpolarización pospotencial es debida a un aumento de conductancia al potasio. También en este caso se ha estudiado el movimiento de este ion mediante potasio radiactivo. Se ha comprobado así que cada impulso va acompañado por la salida de una cantidad de potasio de igual orden que la de sodio ingresado.

3. Conductancias y corrientes iónicas

a. Método de estudio

Los cambios que se producen en las conductancias de los diferentes iones durante la actividad pudieron ser estudiados mediante la llamada técnica del *potencial controlado*, que permite modificar a voluntad el potencial de una porción aislada de la membrana (para impedir las corrientes electrotónicas) y medir la densidad de las corrientes de los diferentes iones. La figura 8.23 muestra esquemáticamente el dispositivo original empleado. El cilindroeje pasa a través de dos tabiques, p y q, que separan el baño en tres compartimientos, A, B y C, en el segundo de los cuales se efectúan los registros. El osciloscopio G registra el potencial de la membrana V_m por medio de los electrodos R y S. Esta misma diferencia de potencial es captada por el circuito de realimentación CR. Mediante este último el experimentador puede fijar el potencial de la membrana que desee, el cual puede ser constante o consistir en uno o varios pulsos. Establecido el programa, el circuito de realimentación registra el potencial de la membrana y envía en el momento oportuno, por el electrodo T la corriente necesaria para llevar dicho potencial al valor programado. El aparato de medida I registra, mediante los electrodos S y U la corriente que atraviesa la membrana.

Cambiando la composición iónica del baño y modificando convenientemente el potencial ha sido posible discriminar qué tipos de iones llevan la corriente a través de la membrana durante las diferentes fases del potencial de acción y cómo evolucionan las conductancias para esos iones.

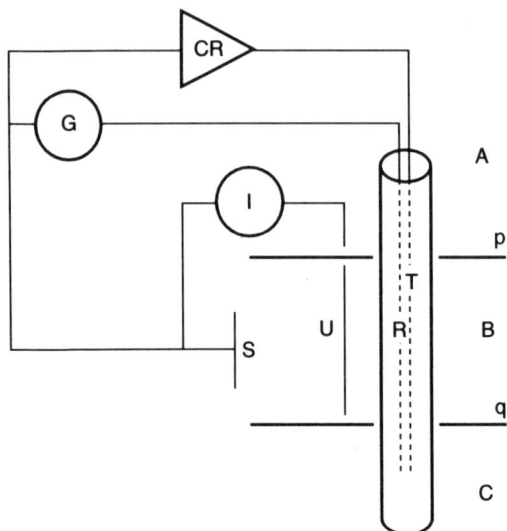

Figura 8.23. *Esquema del dispositivo para la técnica del potencial controlado. (Explicación en el texto.)*

b. Resultados

En la figura 8.24 se muestra la variación de la conductancia al sodio en función del tiempo (II) que acompaña a una despolarización prolongada de la membrana (I). Se comprueba que al ser despolarizada la membrana, su conductancia al sodio aumenta hasta llegar a un máximo y luego cae a su valor de reposo a pesar de mantenerse la despolarización.

La conductancia al potasio también crece cuando la membrana es despolarizada, pero a diferencia de lo que ocurre con el sodio, su ascenso se inicia más tardíamente y su valor se mantiene elevado mientras dura la despolarización (fig. 8.25). Sólo cuando la membrana se repolariza desciende la conductancia al potasio a su valor de reposo.

El máximo valor alcanzado por la conductancia al potasio asciende (hasta un límite) al aumentar la despolarización de la membrana, y los cambios de aquélla se producen con cierto atraso respecto de las modificaciones del potencial (fig. 8.26).

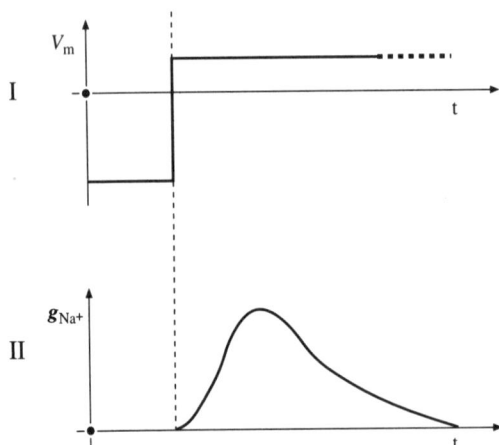

Figura 8.24. *Variación de la conductancia al sodio en función del potencial de la membrana y del tiempo. (Explicación en el texto.)*

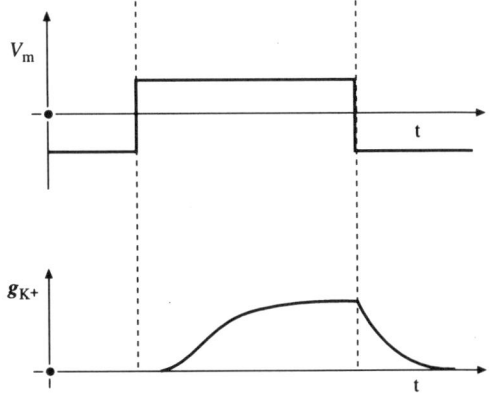

Figura 8.25. Variación de la conductancia al potasio en función del potencial de la membrana y del tiempo. (Explicación en el texto.)

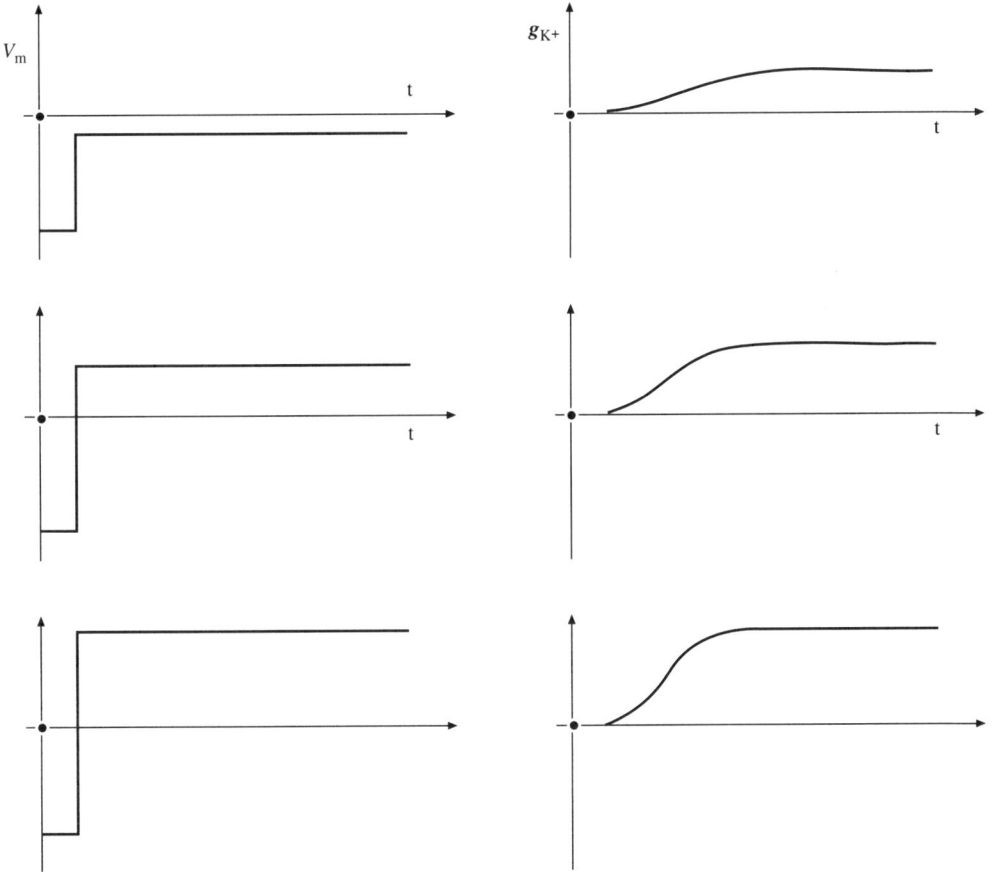

Figura 8.26. Modificaciones de la conductancia al potasio en función del tiempo (derecha) para diferentes desviaciones del potencial de la membrana (izquierda).

c. Cambios durante el potencial de acción

Los tres resultados ilustrados en las tres últimas figuras son suficientes para que se comprendan, a un nivel elemental, los cambios que ocurren durante el estado de excitación.

En primer lugar, recordemos que en estado de reposo el sodio tiene una gran tendencia a entrar en la fibra, mientras que el potasio tiene una tendencia menor a salir, por hallarse el potencial de la membrana bastante cerca del potencial de equilibrio de ese ion.

Imaginemos que una causa cualquiera provoca una despolarización de la membrana; la figura 8.27 muestra los cambios que se suceden a continuación. En la parte superior se han representado el potencial de la membrana V_m, el potencial de equilibrio del sodio E_{Na^+} y el potencial de equilibrio del potasio E_{K^+}. En la parte media se muestra la evolución de las conductancias al sodio, g_{Na^+} y al potasio, g_{K^+} en

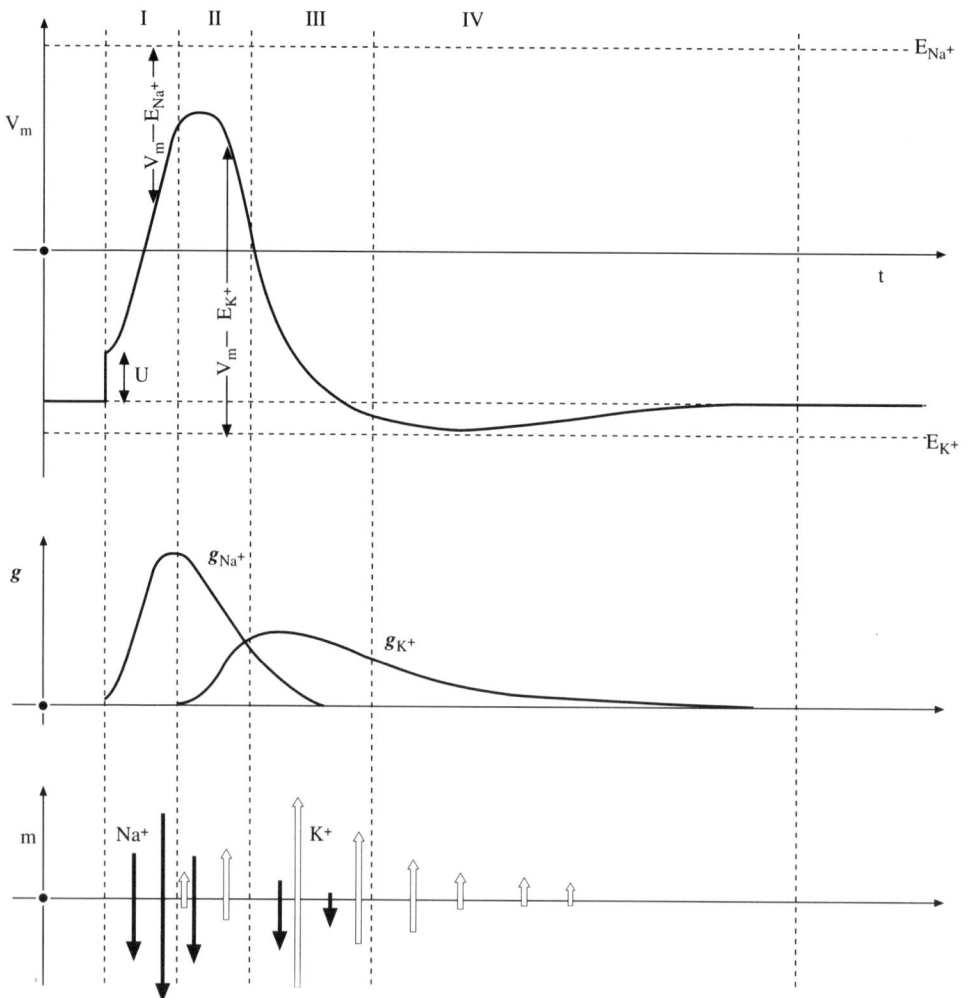

Figura 8.27. Procesos que se suceden en función del tiempo durante el estado de excitación. (Explicación en el texto.)

función del tiempo, y en la parte inferior se representan mediante flechas de diferentes tamaños las variaciones en la corriente de sodio (flechas negras hacia abajo) y en la de potasio (flechas blancas hacia arriba). Para facilitar la explicación, el tiempo ha sido dividido en varios intervalos cuyos límites son un tanto arbitrarios. La consecuencia inmediata de la despolarización inicial es un rápido aumento de la conductancia al sodio, el cual se precipita hacia el interior de la fibra. Esta entrada de iones positivos produce una mayor despolarización de la membrana, y esto, a su vez, provoca un mayor aumento de la conductancia al sodio, cuyo flujo hacia adentro se acrecienta aún más. Como se ve, en un primer momento el proceso se realimenta (intervalo I), incrementándose. Pero a medida que la membrana se despolariza y el tiempo trascurre (intervalo II) entran en juego varios factores que limitan este proceso. En primer lugar, al despolarizarse la membrana su potencial se acerca al potencial de equilibrio del sodio, de modo que la diferencia $V_m - E_{Na^+}$ se va haciendo cada vez menor; en segundo lugar, una vez que alcanza su máximo la conductancia al sodio comienza a decrecer. Como de acuerdo con la primera [8.16] la densidad de la corriente del sodio (en valor absoluto) está dada por:

$$i_{Na^+} = (V_m - E_{Na^+}) \cdot g_{Na^+} \qquad [8.27]$$

estos dos cambios hacen disminuir el flujo de sodio hacia dentro con que se inició el proceso. Como consecuencia, la despolarización se va produciendo con mayor lentitud y el trazo del potencial va ascendiendo con menor pendiente a medida que se acerca a su máximo.

Además, a causa de la despolarización, en el intervalo II comienza a crecer la conductancia al potasio y, como el potencial de la membrana se halla ahora lejos del potencial de equilibrio de ese ion, su flujo hacia afuera comienza a aumentar. La corriente de potasio, al transportar hacia afuera cargas positivas, contribuye a repolarizar nuevamente la membrana.

Como los cambios de conductancia se producen con cierto retraso respecto de los cambios de potencial, el aumento de conductancia al potasio continúa aun cuando la membrana ya haya comenzado la repolarización (intervalo III). Cuando la conductancia de este ion llega a un máximo, la conductancia al sodio ya ha decrecido enormemente, de modo que el flujo de potasio hacia fuera es ahora el fenómeno predominante. Esto provoca al principio una repolarización más veloz de la membrana. La salida de potasio continúa hasta que el potencial de la membrana se acerca al potencial de equilibrio del potasio (intervalo IV). En ese momento la conductancia al potasio ya ha comenzado a caer, debido a la repolarización de la membrana, y esto, unido a la proximidad entre el potencial de la membrana y el de equilibrio del potasio, reduce la corriente de ese ion. Finalmente, la conductancia al potasio, así como el potencial de la membrana, llegan a su valor de reposo y el pasaje de iones queda reducido a los flujos de reposo, los cuales no han sido representados en la figura.

En resumen, la entrada de sodio provoca la despolarización con la que se inicia el potencial de acción y la repolarización es producida por la salida de potasio.

4. Los canales de sodio y de potasio

En forma simplificada, es fácil imaginar que los canales de potasio poseen determinados grupos atómicos que fluctúan entre dos configuraciones cuyas pro-

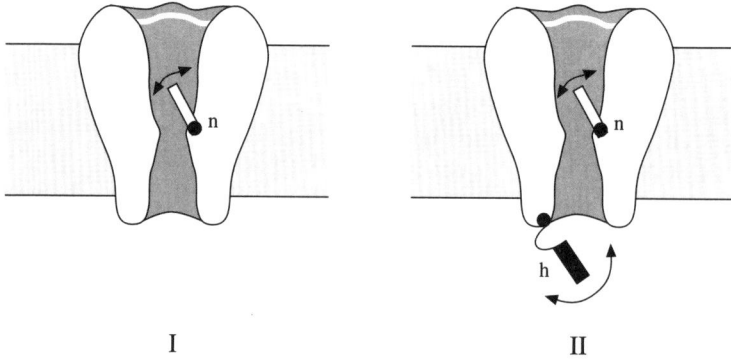

Figura 8.28. Representación esquemática de un canal de potasio (I) y uno de sodio (II). (Explicación en el texto.)

babilidades dependen del potencial de la membrana y que actúan como si fuesen **compuertas**, abriendo o cerrando el paso a ese ion (fig. 8.28,I). Las gráficas de la derecha de la figura 8.26 podrían representar, en forma semicuantitativa, el porcentaje de canales con su compuerta abierta, en función del tiempo. Como ocurre con la conductancia, la cantidad de canales abiertos crece gradualmente hasta alcanzar un estado estacionario para cada potencial.

En cuanto a los canales de sodio, vimos que éstos se abren al aumentar el potencial interior y vuelven a cerrarse aunque el cambio del potencial se mantenga (fig. 8.24). Esto puede explicarse, si se admite que los canales para este ion tienen dos tipos de compuertas (fig. 8.28,II). Unas, llamadas **compuertas de activación** o **compuertas m** tienen en reposo la mayor probabilidad de estar cerradas, y su probabilidad de abrirse crece al despolarizarse la membrana. Las otras, denominadas **de inactivación** o **compuertas h**, están en su mayoría abiertas en reposo y tienden a cerrarse con la despolarización. Para cada potencial, las primeras llegan al estado estacionario más rápidamente que las segundas. En la figura 8.29,I se

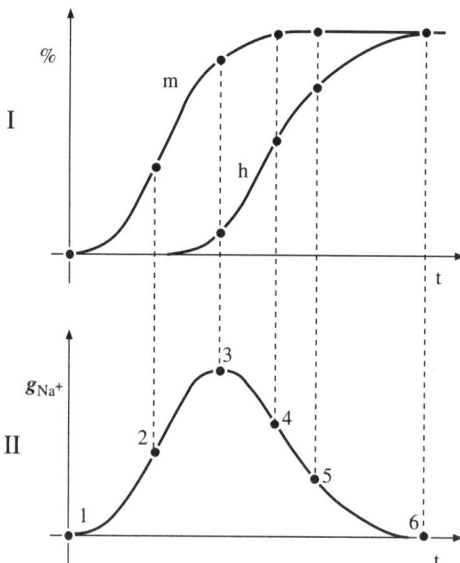

Figura 8.29. Representación en función del tiempo del estado de las compuertas del sodio cuando se despolariza la membrana (I) y evolución de la cantidad de canales franqueables (II). (Explicación en el texto.)

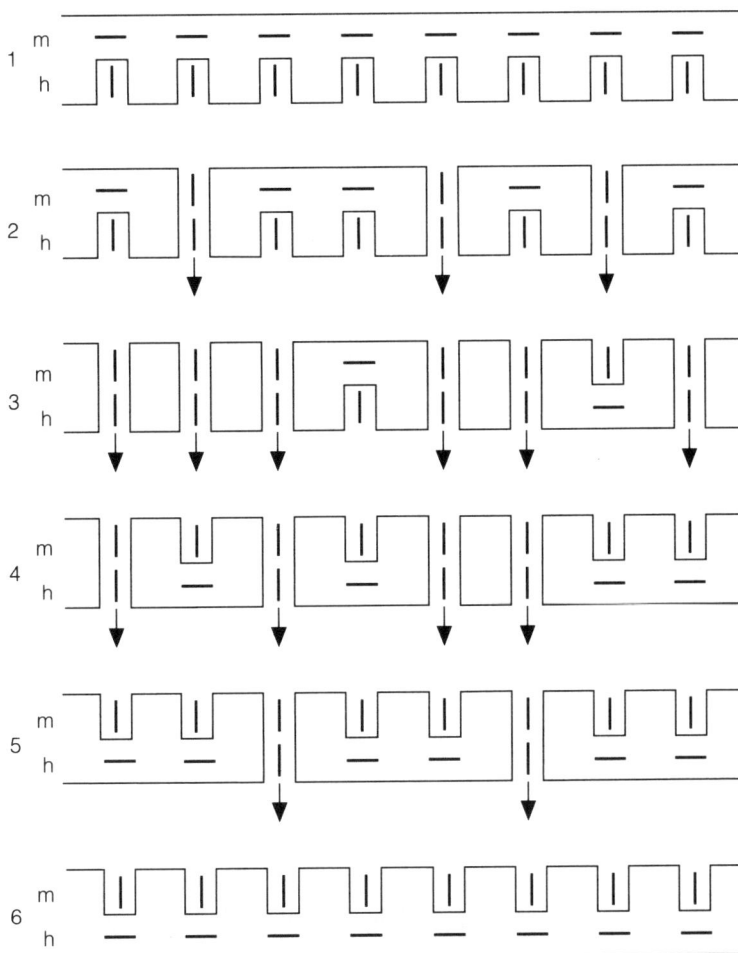

Figura 8.30. *Representación esquemática de las fracciones de canales abiertos (trazos verticales) y cerrados (trazos horizontales) en los seis instantes señalados en la gráfica de la figura 8.29,II.*

muestra en forma cualitativa como varía en función del tiempo el porcentaje de compuertas de activación abiertas y el de compuertas de inactivación cerradas, a partir del instante en que se establece y se mantiene constante un aumento del potencial interior (una despolarización). Como se comprende, la cantidad de canales franqueables está representada, en cada instante (fig. 8.29,II) por la diferencia entre las dos curvas (porcentaje de compuertas de activación abiertas menos porcentaje de compuertas de inactivación cerradas)*.

La figura 8.30 ilustra el estado de ambas clases de compuertas y los flujos de sodio que se producen en los 6 instantes de la despolarización, numerados en la figura anterior.

---

* En rigor no se trata de una diferencia sino de una función probabilística cuyo estudio excede los límites de este libro.

Como la configuración de las compuertas depende del potencial, es de suponer que las agrupaciones atómicas que las forman poseen carga eléctrica y que su movimiento debe manifestarse en forma de débiles corrientes eléctricas. Estas corrientes, llamadas corrientes de compuerta, se han podido registrar. Las corrientes de compuerta guardan con las iónicas relaciones del orden de 0,01 o menores.

Los resultados expuestos en esta sección han sido confirmados y complementados por los obtenidos por otras técnicas como, por ejemplo, la que llamaremos del *microcontrol por succión**.

Este recurso, basado en la aplicación de una micropipeta mediante la cual se ejerce una moderada succión, permite el aislamiento o extracción de porciones de membrana extremadamente pequeñas, el estudio de canales individuales y otras investigaciones que no corresponde detallar aquí.

5. Correlato fisiológico

Lo estudiado en esta sección permite explicar, entre otros hechos, dos fenómenos fisiológicos: el período refractario y la acomodación.

a. Período refractario

Durante el ascenso de la curva del potencial de acción (período I de la fig. 8.27) es imposible provocar un potencial de acción que está precisamente en su comienzo, cuando los canales de sodio ya están abiertos o se están abriendo. Durante la repolarización (fin del período II y período III) las compuertas de inactivación están cerradas o se están cerrando, y una despolarización no haría más que acelerar el cierre. Hasta este momento, el período refractario es absoluto. A continuación (final del período III y período IV) las compuertas de inactivación se están abriendo nuevamente o ya lo han hecho, pero la corriente de potasio hacia fuera se opone a una nueva despolarización, de modo que, para producirla, es necesaria una corriente despolarizante mayor que en estado de reposo. En esta etapa del potencial de acción el período refractario es relativo.

b. Acomodación

Se llama acomodación a la capacidad de la fibra de admitir una corriente despolarizante creciente en forma gradual sin disparar un potencial de acción. Ello se debe a que una despolarización lenta gradual, va cerrando las compuertas de inactivación de los canales de sodio mientras se van abriendo las de activación. De ello resulta que en ningún momento hay canales de sodio franqueables suficientes por más que la intensidad de la corriente continúe aumentando.

C. LA CONDUCCIÓN DEL IMPULSO NERVIOSO

1. Mecanismo

Hasta aquí, hemos estudiado los procesos que ocurren localmente cuando en una porción de la fibra tiene lugar el estado de excitación. Consideraremos ahora el mecanismo por el cual este estado se propaga.

---

* Habitualmente se llama a esta técnica *patch clamp.*

En primer lugar sabemos que el potencial de acción se produce si la membrana se despolariza hasta un valor umbral, y que una vez iniciado el proceso, éste sigue hasta realizar toda su evolución.

Consideremos ahora que en un instante determinado se produce la espiga del potencial de acción en la zona de la membrana no agrisada en la figura 8.31. Como en ese punto la polarización está invertida, se generan corrientes electrotónicas como las mostradas en la figura, que atraviesan la membrana hacia fuera en las zonas cercanas, reduciendo el potencial exterior y elevando el interior (compárese con las figs. 8.11, 8.12 y 8.14). De esta manera se produce en las zonas vecinas la despolarización, que precede a los cambios de conductancia mostrados en la figura 8.22 y que, una vez alcanzado el umbral, los provoca generando la correspondiente inversión del potencial. Las regiones así excitadas dan lugar a nuevas despolarizaciones en las zonas que les siguen y así sucesivamente. De esta manera, el estado de excitación se propaga a lo largo de la fibra a partir de la zona excitada inicialmente. Aunque en la figura 8.31 sólo se representan las corrientes electrotónicas a la derecha de la zona excitada, si una fibra aislada es estimulada en un punto cualquiera, las corrientes se producen a ambos lados y la excitación se propaga en ambos sentidos. Lo que en el sistema nervioso actúa como una válvula, permitiendo el pasaje del impulso en un solo sentido, es la sinapsis y no la fibra.

2. Velocidad del impulso nervioso

La velocidad con que el impulso nervioso se propaga depende del tiempo que tarda cada porción excitada en despolarizar las zonas vecinas hasta el potencial umbral. Ese tiempo está determinado por la intensidad de las corrientes electrotónicas que deben descargar el capacitor C_m, y aquéllas, a su vez, están limitadas por la resistencia interna de la fibra r_i. Si la fibra es gruesa la resistencia es baja, el capacitor se descarga en un tiempo muy breve y el potencial de acción se propaga rápidamente. Si la fibra es delgada, r_i es alta y la propagación resulta más lenta. De esto se infiere que la velocidad de conducción de los cilindroejes amielínicos es tanto más alta cuanto mayor es el diámetro de la fibra. En el cilindroeje gigante de calamar, la velocidad de conducción es del orden de 25 m/s.

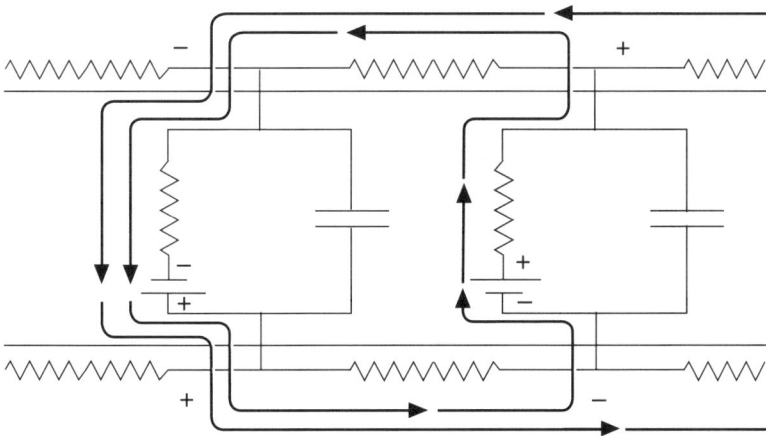

Figura 8.31. *Corrientes electrotónicas generadas por el potencial de acción. (Explicación en el texto.)*

3. Conducción en la fibra mielínica

a. Estructura

En las fibras mielínicas (fig. 8.32,I) el cilindroeje está rodeado por las células de Schwann, en las que se deposita la mielina que da el nombre a este tipo de fibras. Entre sus características histológicas, sólo nos interesa señalar que el diámetro de estos cilindroejes es mucho menor que el de las fibras amielínicas (está comprendido entre menos de 1 μm y 25 μm) y que la mielina se distribuye a lo largo del nervio formándole una serie de manguitos sucesivos como se muestra esquemáticamente en la figura 8.32,II. La fibra queda totalmente cubierta por mielina, salvo en las zonas comprendidas entre dos manguitos adyacentes. Estas porciones descubiertas reciben el nombre de *nódulos de Ranvier* y las porciones comprendidas entre ellos, *internodos*.

La mielina tiene muy alta resistencia específica, de modo que la fibra sólo está en contacto eléctrico con el medio en los nódulos de Ranvier.

b. Conducción saltatoria

La velocidad de conducción de la fibra mielínica es del mismo orden que la del cilindroeje gigante del calamar, lo cual está en aparente contradicción con lo que dijimos respecto de la relación entre la velocidad de propagación y el diámetro de la fibra. La explicación de este hecho surge si analizamos nuevamente el mecanismo de propagación que estudiamos en la página 161 (fig. 8.31). Expusimos entonces, que lo que regula la velocidad de la conducción es el tiempo que tardan las corrientes electrotónicas en producir la despolarización umbral en las zonas vecinas a la región excitada. En el caso de las fibras amielínicas no hay ninguna discontinuidad a lo largo de ellas, y todos sus puntos deben cambiar su potencial a medida que la excitación se propaga. Pero en la fibras mielínicas las corrientes sólo pueden atravesar la membrana por los nódulos de Ranvier. De acuerdo con esto,

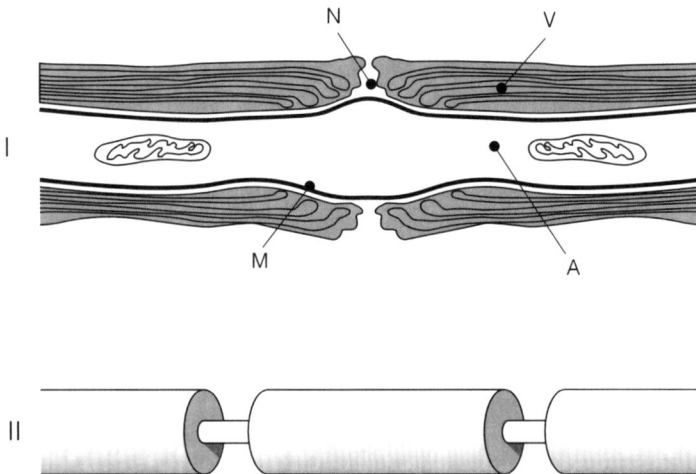

Figura 8.32. *Corte longitudinal (I) y representación esquemática de una fibra mielínica (II).* N, *nódulo de Ranvier;* V, *vaina de mielina;* M, *membrana celular;* A, *axoplasma.*

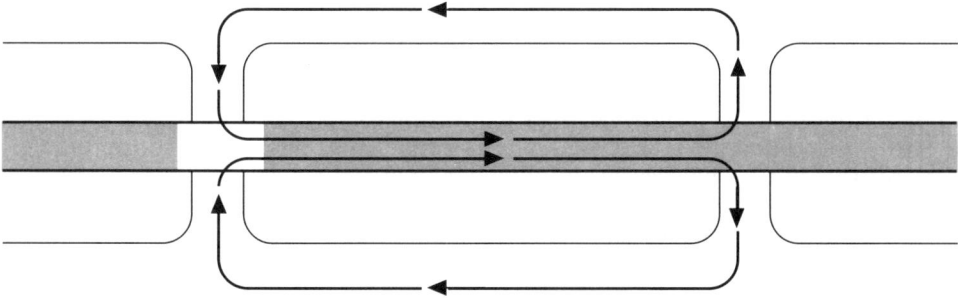

Figura 8.33. *Conducción saltatoria en una fibra mielínica. (Explicación en el texto.)*

las corrientes generadas por la zona excitada deberán circular como se muestra en la figura 8.33, en la que la zona blanca representa un nódulo excitado con el potencial invertido. Las corrientes generadas en él corren por el interior de la fibra hasta el nódulo siguiente, salen del cilindroeje a esa altura y regresan al punto inicial por el exterior, por fuera de la vaina de mielina. La presencia de los manguitos de mielina hace que la excitación salte directamente de un nódulo al siguiente, ahorrándose de esta manera la necesidad de despolarizar toda la parte comprendida entre ellos. Este tipo de propagación recibe el nombre de *conducción saltatoria* y explica por qué, a pesar de ser tan pequeño el diámetro de las fibras mielínicas, la velocidad de propagación en ellas es del mismo orden que en las fibras amielínicas de diámetro mucho mayor.

BIBLIOGRAFÍA

Bernstein J. Untersuchungen zur Thermodinamyk der bioelektrischen Ströme. Plügers Arch Ges Physiol 1902; 92: 521.

Cole KS, Curtis HJ. Electric impedance of the squid giant axon during activity. J Gen Physiol 1939; 22: 649.

Curtis HJ, Cole KS. Transverce electric impedance of the squid giant axon. J Gen Physiol 1938; 21: 757.

Curtis HJ, Cole KS. Membrane resting and action potential from the squid giant axon. J Cell Comp Physiol 1942; 19: 135.

Dalton JC. Effects of external ions on membrane potential of lobster giant axon. J Gen Physiol 1957; 41: 529.

Frankenheueser B, Schneider D. Some electrophysiological observations on isolated myelinated nerve fibres. J Physiol 1951; 115: 177.

Hodgkin AL. Evidence for electrical transmission in nerve. J Physiol 1937; 90: 183.

Hodgkin AL. Ionic movements and electrical activity in giant nerve fibres. Proc Roy Soc B 1958; 148: 1.

Hodgkin AL, Huxley AF. Currents carried by sodium and potassium ions through the membrane of the giant axon of loligo. J Physiol 1952; 116: 449.

Hodgkin AL, Huxley AF. The components of the membrane conductance in the giant axon of loligo. J Physiol 1952; 116: 473.

Hodgkin AL, Huxley AF. The dual effect of membrane potential on sodium conductance in the squid axon of loligo. J Physiol 1952; 116: 497.

Hodgkin AL, Huxley AF. A quantitative description of membrane current and its application to conduction and exitation in nerve. J Physiol 1952; 117: 500.

Hodgkin AL, Huxley AF, Katz B. Measurements of current voltage relations in the membrane of the giant axon of loligo. J Physiol 1952; 116: 424.

Hodgkin AL, Huxley AF. The effect of sodium ions on the electrical activity of the giant axon of the squid. J Physiol 1949; 108: 37.
Huxley AF, Stämpfli R. Evidence for saltatory conduction in peripheral myelinated nerve fibres. J Physiol 1949; 108: 315.
Katz B. The electrical properties of the muscle fibre membrane. Proc Roy Soc B 1948; 135: 506.
Keynes RD. The ionic movements during nervous activity. J Physiol 1951; 114: 119.
Koester J. Membrane potential. En: Kandel ER, Schwartz JH, Jessell TM, eds. Principles of Neural Science. Nueva York, Elsevier 1991; 6: 81.
Koester J. Passive membrane properties of the neuron. En: Kandel ER, Schwartz JH, Jessell TM, eds. Principles of Neural Science. Nueva York, Elsevier, 1991; 7: 95.
Koester J. Voltage-gated ion channels and the generation of the action potential. En: Kandel ER, Schwartz JH, Jessell TM, eds. Principles of Neural Science. Nueva York, Elsevier, 1991; 8: 104.
Nastuk WL, Hodgkin AL. The electrical activity of single muscle fibres. J Cell Comp Physiol 1950; 35: 39.
Neher E, Sakmann B. The patch-clamp technique. Sci Amer 1992; 266: 28.
Siegelbaum SA, Koester J. Ion channels. En: Kandel ER, Schwartz JH, Jessell TM, eds. Principles of Neural Science. Nueva York, Elsevier, 1991; 5: 66.

9 Elementos de hidrodinámica

I. GENERALIDADES

1. Líquidos reales e ideales

*Se llama **líquido ideal** a un líquido imaginario que no ofrece resistencia al desplazamiento.* Un líquido de esta naturaleza, una vez puesto en movimiento en un tubo circular, fluiría en forma permanente sin necesidad de ninguna fuerza exterior, pues no existirían rozamientos que pudieran detenerlo.

Por el contrario, los líquidos *reales* ofrecen resistencia, por lo cual se dice que tienen *viscosidad*.

2. Línea de corriente. Vena líquida. Régimen estacionario

*Se llama **línea de corriente** a la trayectoria seguida por una partícula de un líquido en movimiento.* Si se considera una sección S (fig. 9.1) atravesada por líneas de corriente a, b, c, etc., el conjunto de todas ellas constituye una vena líquida.

Se dice que el régimen de una vena líquida es ***estacionario*** *cuando la velocidad con que circula el líquido en cada punto de aquélla es constante.* La velocidad de una partícula podría variar a lo largo de la línea que recorre, pero si por un punto dado P (fig. 9.1) pasa con una determinada velocidad, todas las partículas que circulen por ese punto lo harán con esa misma velocidad y seguirán la misma línea de corriente.

3. Caudal

a. Concepto

*Se llama **caudal** de una vena líquida al cociente entre el volumen de líquido que atraviesa una determinada sección de ella y el tiempo durante el cual ha circulado ese volumen:*

$$\mathscr{C} = \frac{\Delta V}{\Delta t} \qquad [9.1]$$

Por ejemplo, si una sección de una vena líquida es atravesada por 54 l en 24 s, el caudal será:

$$\mathscr{C} = \frac{54\ l}{24\ s} = 2,25\ \frac{l}{s} \qquad [9.2]$$

Con frecuencia se emplea la palabra "flujo" en lugar de "caudal", pero es preferible reservar aquel término sólo para conceptos análogos a los que hemos desarrollado en los capítulos 7 y 8.

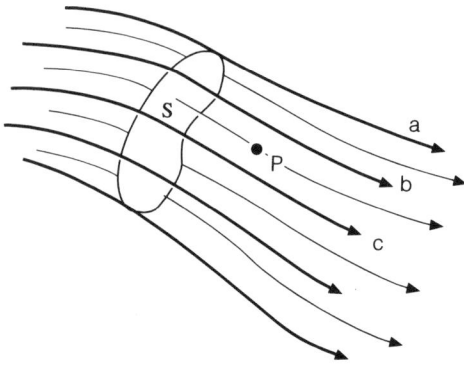

Figura 9.1. *Vena líquida y líneas de corriente.*

b. Caudal y velocidad

Si imaginamos que el líquido pasa con la misma velocidad por todos los puntos de una determinada sección, aquélla puede relacionarse con el caudal. Si v es la velocidad y S la sección (fig. 9.2,I), el espacio Δx recorrido por el frente líquido en un tiempo determinado Δt será:

$$\Delta x = v \cdot \Delta t \qquad [9.3]$$

En ese tiempo habrá atravesado la sección S un volumen ΔV de líquido cuyo valor está dado por:

$$\Delta V = S \cdot \Delta x \qquad [9.4]$$

Reemplazando Δx por su valor en [9.3]:

$$\Delta V = S \cdot v \cdot \Delta t \qquad [9.5]$$

y pasando Δt al primer miembro se obtiene:

$$\mathscr{C} = S \cdot v \qquad [9.6]$$

En realidad, en la mayoría de los casos las velocidades son diferentes en las distintas líneas de corriente (fig. 9.2,II). La velocidad única imaginaria que hemos

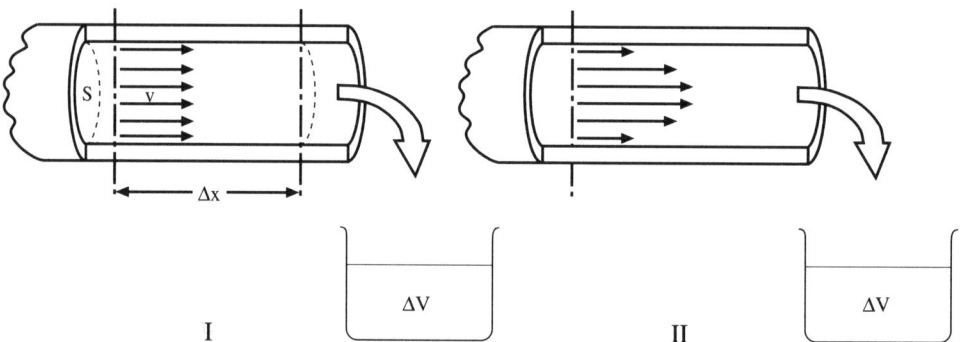

Figura 9.2. *Caudal, sección y velocidad. I: velocidad media (imaginaria). II: velocidades reales.*

empleado recibe el nombre de *velocidad media* y, de acuerdo con lo explicado, es la que produciría el mismo caudal si fuese la misma en todos los puntos de la sección (fig. 9.2,I).

Como en el régimen estacionario el caudal se mantiene constante en todas las secciones completas de un circuito hidráulico cerrado, de la [9.6] se desprende que donde la sección es mayor la velocidad media del líquido es menor.

II. LÍQUIDOS IDEALES

1. Trabajo contra la presión

Supongamos que el líquido contenido en el interior del tubo que muestra la figura 9.3 se halla a la presión P e imaginemos que deseamos introducir en él, en contra de esa presión, el volumen de líquido ΔV. La fuerza **F** necesaria para ello estará dada por:

$$\mathbf{F} = P \cdot S \qquad [9.7]$$

y el trabajo que esa fuerza realizará al introducir el líquido será igual a:

$$W = \mathbf{F} \cdot \Delta x \qquad [9.8]$$

Reemplazando **F** por su valor en [9.7]:

$$W = P \cdot S \cdot \Delta x \qquad [9.9]$$

y, como el producto de la superficie S por la longitud Δx es el volumen de líquido que fue introducido, el trabajo queda dado por:

$$W = P \cdot \Delta V \qquad [9.10]$$

2. Teorema de Bernoulli

El teorema de Bernoulli es una consecuencia del principio de conservación de la energía mecánica aplicado a la circulación de un líquido ideal con régimen estacionario. Como su uso aplicado a la circulación sanguínea puede dar lugar a

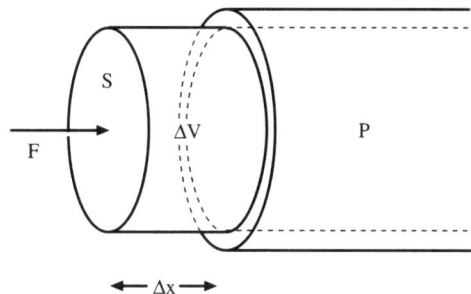

Figura 9.3. Trabajo contra la presión. (Explicación en el texto.)

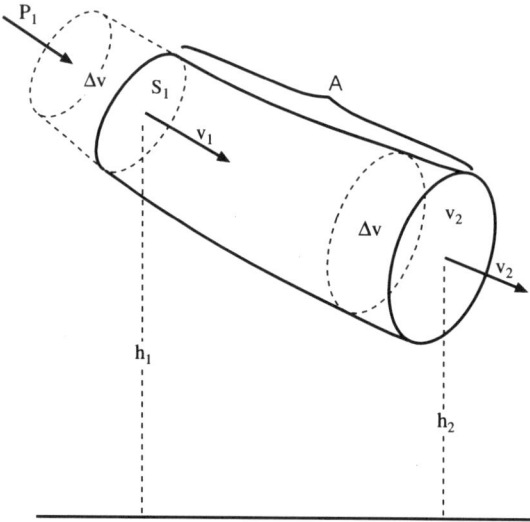

Figura 9.4. *Teorema de Bernoulli. (Explicación en el texto.)*

interpretaciones equivocadas y a contradicciones aparentes, es conveniente que señalemos los conceptos que entran en juego.

Supongamos una vena líquida como la representada en la figura 9.4. Como el caudal es constante a lo largo de la vena, al entrar en ella un elemento de volumen ΔV por el extremo izquierdo, a través de la sección S_1, por el otro extremo sale un volumen igual (aunque puede hacerlo con diferente velocidad). Si el volumen ΔV entra con una presión P_1, el sistema recibe un trabajo por su extremo izquierdo dado por la ecuación [9.10]. Además, como ese volumen entra en la vena con una determinada velocidad v_1, el sistema recibe también una cantidad de energía cinética $E_{c,1}$ que depende de esa velocidad. Por último, el elemento de volumen mencionado ingresa en la vena líquida con una energía potencial $E_{p,1}$ que depende de la altura h_1 respecto de un plano de referencia arbitrario.

En total, la energía que recibe el sistema por su extremo izquierdo está dada por:

$$E_1 = W_1 + E_{c,1} + E_{p,1} \qquad [9.11]$$

Ahora bien, como la porción A de la vena líquida no modifica su estado (puesto que contiene siempre la misma cantidad de líquido y el caudal no varía), su contenido de energía no sufre cambios. En consecuencia, la energía E_1 que entra por el extremo izquierdo debe ser igual a la que sale por su extremo derecho E_2 (a través de la sección S_2), la cual está integrada por términos análogos. En consecuencia:

$$W_1 + E_{c,1} + E_{p,1} = W_2 + E_{c,2} + E_{p,2} \qquad [9.12]$$

A partir de esta ecuación, que es válida para cualquier par de secciones, es posible demostrar que para todas ellas se cumple la ecuación:

$$P_1 + \frac{1}{2} D \cdot v_1^2 + \rho \cdot h_1 = P_2 + \frac{1}{2} D \cdot v_2^2 + \rho \cdot h_2 = Cte \qquad [9.13]$$

en la que D es la densidad y ρ, el peso específico del líquido. Puesto que el primer término de esta suma es una presión, los otros sumandos deben tener también la dimensión de una presión. El lector puede probarlo reemplazando cada símbolo por la dimensión que le corresponde.

Si toda la vena líquida se halla al mismo nivel, el tercer término de cada miembro de la [9.13] se hace constante y puede ser simplificado, de modo que, en ese caso:

$$P_1 + \frac{1}{2} D \cdot v_1^2 = P_2 + \frac{1}{2} D \cdot v_2^2 = Cte \qquad [9.14]$$

El primer término de cada miembro de esta ecuación es la *presión hidrostática;* el segundo recibe el nombre de *presión cinemática:*

$$P_c = \frac{1}{2} D \cdot v^2 \qquad [9.15]$$

y la suma de ambas, *presión hidrodinámica.*

De la [9.14] se infiere que, si no existen desniveles, la presión hidrostática en una vena líquida ideal es mayor donde la velocidad es menor, es decir, en los lugares de mayor sección (fig. 9.5).

La presión cinemática representa la presión que el líquido ejercería en virtud de su velocidad, contra una superficie perpendicular a la dirección del movimiento. De acuerdo con esto, si en una vena líquida se introduce un tubo con su orificio paralelo a las líneas de corriente y conectado con un manómetro adecuado, se registra la presión hidrostática (fig. 9.6), en cambio, si la boca del tubo enfrenta la corriente, se registra aquélla más la cinemática, es decir, la hidrodinámica.

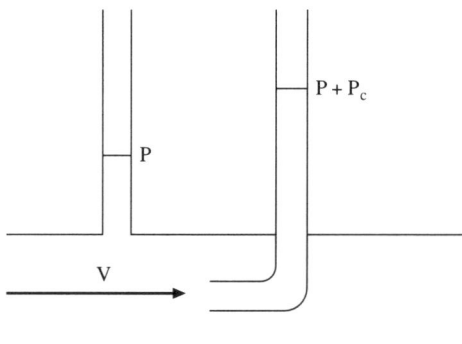

Figura 9.5. *Presión hidrostática de un líquido ideal en circulación a nivel constante. A mayor sección, mayor presión hidrostática.*

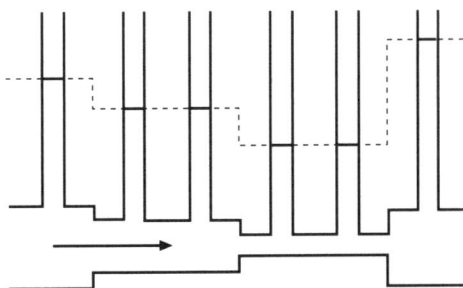

Figura 9.6. *Presión hidrostática y presión hidrodinámica. (Explicación en el texto.)*

Nótese que lo que acabamos de explicar está basado en la premisa de que la energía total que entra a través de una sección sale por la otra (ecuación [9.12]) y esto es cierto, como veremos luego, sólo para líquidos ideales. Por ejemplo, sería válido para un líquido ideal que circulase por un tubo en forma de anillo con diferentes secciones; como un líquido tal no ofrecería resistencia por rozamiento, circularía eternamente por el anillo, y las presiones que se podrían registrar serían como las representadas en la figura 9.7.

Las conclusiones del teorema de Bernoulli son válidas aunque el tubo se ramifique; por ejemplo en el esquema representado en la figura 9.8 la velocidad en la sección a es menor que en la b, por lo cual la presión hidrostática en la primera es mayor que en la segunda.

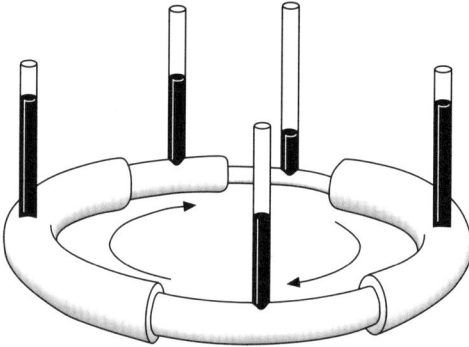

Figura 9.7. Circulación de un líquido ideal por un tubo de sección variable.

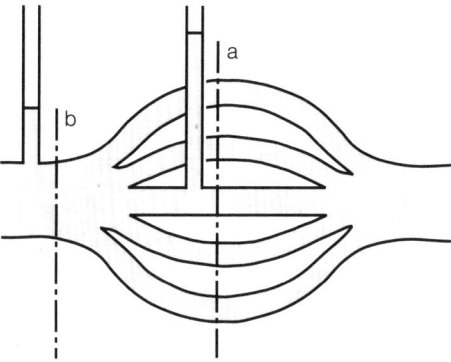

Figura 9.8. Circulación de un líquido ideal por un tubo ramificado. (Explicación en el texto.)

III. LÍQUIDOS REALES. VISCOSIDAD

Los líquidos reales, a diferencia de los ideales, ofrecen resistencia al desplazamiento, de modo que las conclusiones obtenidas en el estudio de los segundos no son directamente aplicables a los primeros. Sin embargo, en muchos casos, esas conclusiones constituyen una buena aproximación. Además, es posible corregirlas tomando en cuenta los fenómenos de rozamiento y obtener así resultados reales.

La resistencia que los líquidos reales oponen a la deformación recibe el nombre de *viscosidad*.

A. RÉGIMEN LAMINAR

1. Propiedades

Los efectos de la viscosidad son diferentes según la forma en que fluya el líquido. En el caso más sencillo, aquél se desplaza como si estuviese formado por láminas superpuestas que se deslizan unas sobre otras (fig. 9.9). Éste es el denominado *régimen laminar*. Si un líquido fluye sobre una superficie plana con este tipo de régimen, la velocidad de las diferentes capas va aumentando en forma lineal a medida que éstas se alejan del fondo, como se muestra en la figura 9.10. La capa de la superficie se desliza con la mayor velocidad y la que se halla en contacto con el plano fijo tiene velocidad nula.

Figura 9.9. *Régimen laminar. (Explicación en el texto.)*

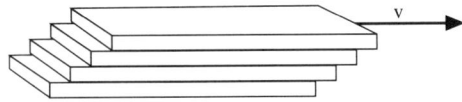

Figura 9.10. *Distribución de las velocidades en el régimen laminar.*

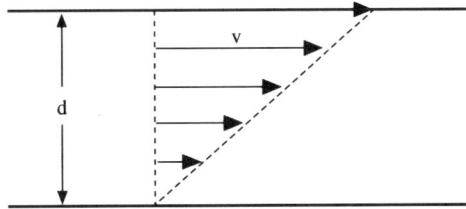

Figura 9.11. *Explicación en el texto.*

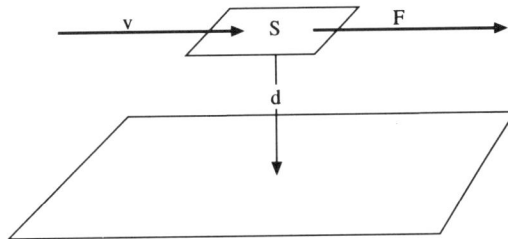

Es posible determinar, por medios adecuados, la fuerza necesaria para desplazar una lámina de superficie S (fig. 9.11) situada a una distancia d del plano fijo con una determinada velocidad v. Se comprueba así que dicha fuerza es directamente proporcional a la superficie y a la velocidad e inversamente proporcional a la distancia d:

$$F = \eta \cdot \frac{v \cdot S}{d} \qquad [9.16]$$

2. Coeficiente de viscosidad

La constante de proporcionalidad de la [9.16] recibe el nombre de *coeficiente de viscosidad*. El mismo puede ser despejado de esta ecuación, reordenándola de la siguiente manera:

$$\eta = \frac{F/S}{v/d} \qquad [9.17]$$

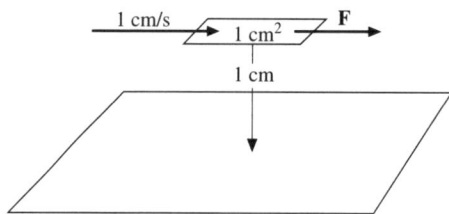

Figura 9.12. *Coeficiente de viscosidad. (Explicación en el texto.)*

Como lo muestra la ecuación [9.16], cuanto mayor es este coeficiente, mayor es la fuerza necesaria para hacer fluir el líquido. Si en el caso de la figura 9.11 la velocidad fuese 1 cm/s, la superficie 1 cm^2 y la distancia 1 cm, el coeficiente de viscosidad sería numéricamente igual a la fuerza. Por lo tanto, sin ser demasiado riguroso, se puede definir el coeficiente de viscosidad como la fuerza necesaria para desplazar una capa líquida de 1 cm^2 de superficie situada a 1 cm de distancia del plano fijo, con una velocidad de 1 cm/s (fig. 9.12).

$$\mathbf{F} = \eta \cdot \frac{1 \text{ cm/s} \times 1 \text{ cm}^2}{1 \text{ cm}} \qquad [9.18]$$

de donde:

$$\eta = \mathbf{F} \cdot \frac{1 \text{ cm}}{1 \text{ cm/s} \times 1 \text{ cm}^2} \qquad [9.19]$$

La fuerza **F** que aparece en esta ecuación es diferente para los diversos líquidos y, en algún caso particular, podría valer 1 dyn. En ese caso se dice que el líquido tiene una viscosidad de 1 poise, unidad que se representa con el símbolo **P**. Introduciendo aquella fuerza en la [9.19] y simplificando las unidades, se obtiene:

$$1 \text{ } \mathbf{P} = 1 \text{ dyn} \times \frac{1 \text{ cm}}{1 \text{ cm/s} \times 1 \text{ cm}^2} = 1 \frac{g}{s \cdot cm} \qquad [9.20]$$

El poise es una unidad demasiado grande para muchos líquidos, razón por la cual se emplea también el centipoise, que es la centésima parte del poise. Por ejemplo, el agua a 20 °C tiene una viscosidad de 1 cP; a 37 °C su viscosidad es de 0,007 poise.

En la tabla 9.1 se muestran las viscosidades de diferentes líquidos a 20 °C.

En el sistema internacional, la unidad de viscosidad es el pascal segundo, su símbolo es Pa · s y equivale a 10 **P** de modo que el mPa · s es igual a 1 cP.

En el caso de los líquidos del organismo es habitual expresar su viscosidad relativa al agua, es decir, el cociente entre su viscosidad y la del agua (tabla 9.2).

TABLA 9.1. **Viscosidad de diversos líquidos a 20 °C (cP o mPa·s)**

Éter etílico	0,233	Mercurio	1,55
Cloroformo	0,58	Nitrobenceno	2,03
Benceno	0,652	Glicol	19,9
Agua	1,005	Aceite de oliva	84
Alcohol etílico	1,200	Aceite de castor	986
Glicerol	1,490		

TABLA 9.2. **Viscosidades relativas al agua de algunos líquidos del organismo (valores aproximados)**

Líquido cefalorraquídeo	Orina	Plasma	Suero
1,024	1,00-1,14	2,1	1,9

3. Circulación por un tubo. Ley de Poiseuille

La figura 9.13 muestra la distribución de las velocidades cuando un líquido fluye por un tubo cilíndrico con régimen laminar. En ese caso no existe una superficie libre y las capas que se mueven con mayor velocidad son las más cercanas al eje del tubo. En estas condiciones, el caudal que circula está dado por:

$$\mathscr{C} = \frac{\pi \cdot (-\Delta P) \cdot r^4}{8 \cdot \eta \cdot l} \qquad [9.21]^*$$

En esta ecuación, que recibe el nombre de fórmula de Poiseuille, $\mathscr{C}$ representa el caudal; $(-\Delta P)$, la diferencia de presión entre los dos extremos del tubo cambiada de signo $(P_1 - P_2)$; r, el radio del tubo y l, su longitud (fig. 9.14). Si la viscosidad se expresa en poises, el radio y la longitud en centímetros y la presión en barias**, el caudal queda expresado en centímetros cúbicos (mililitros) por segundo. Por ejemplo, si la diferencia de presión es de 75 torr (10^5 barias), la viscosidad, 2 cP, el radio del tubo, 0,05 cm y su longitud 25 cm, el caudal está dado por:

$$\mathscr{C} = \frac{3,14 \times 10^5 \text{ barias} \times 0,05^4 \text{ cm}^4}{8 \times 0,02 \text{ poise} \times 25 \text{ cm}} = 0,49 \ \frac{\text{cm}^3}{\text{s}} \qquad [9.22]$$

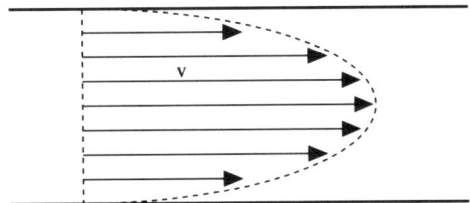

Figura 9.13. Distribución de las velocidades en un tubo cilíndrico.

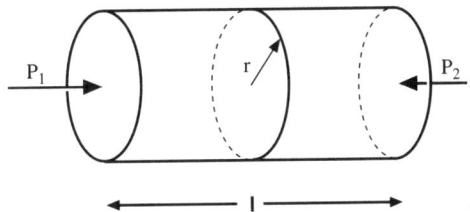

Figura 9.14. Explicación en el texto.

---

* Hemos agregado el signo menos a la diferencia de presión para que $P_2 - P_1$ resulte positivo y dé un caudal de igual signo. Véase pie de la página 33.

** 1 baria = 0,1 Pa = 0,00075 torr.

A partir de la fórmula de Poiseuille (ecuación [9.21]) se puede despejar $-\Delta P$:

$$-\Delta P = \frac{8 \cdot \mathscr{C} \cdot \eta \cdot l}{\pi \cdot r^4} \qquad [9.23]$$

Esta ecuación permite calcular la caída de presión que debe existir entre dos secciones de un tubo para que circule por él un caudal determinado.

4. Resistencia

a. Concepto

Hasta aquí, hemos empleado la palabra "resistencia" en este capítulo sin establecer claramente su significado, pero ahora debemos atribuirle un sentido preciso, con el cual la emplearemos en adelante.

Si se trabaja con un solo tubo de radio y longitud dados y se emplea un líquido determinado a una cierta temperatura, el cociente

$$\frac{8 \cdot \eta \cdot l}{\pi \cdot r^4}$$

que aparece en la ecuación [9.23] resulta constante. A dicho valor se le llama resistencia y se representa con la letra R. Es decir:

$$R = \frac{8 \cdot \eta \cdot l}{\pi \cdot r^4} \qquad [9.24]$$

Haciendo el reemplazo correspondiente en la [9.21] resulta:

$$\mathscr{C} = \frac{\Delta P}{R} \qquad [9.25]$$

de donde:

$$R = \frac{\Delta P}{\mathscr{C}} \qquad [9.26]$$

Esta última ecuación nos permite establecer una definición de resistencia análoga a la que surge de la ley de Ohm en electricidad: *se llama **resistencia** a la circulación de un líquido al cociente entre la diferencia de presión y el caudal.*

Esta definición generaliza el concepto de resistencia y permite determinar su valor aunque el tubo no sea cilíndrico y sin conocer sus dimensiones ni la viscosidad del líquido. Basta que el caudal sea directamente proporcional a la diferencia de presión (ecuación [9.26]) para que se pueda calcular R con sólo resolver el cociente.

La inversa de la resistencia recibe el nombre de conductancia; se la representa con la letra G:

$$G = \frac{1}{R} \qquad [9.27]$$

Reemplazando en [9.25]:

$$\mathscr{C} = \Delta P \cdot G \qquad [9.28]$$

b. Resistencias en serie y en paralelo

En una tubería pueden combinarse varias resistencias en serie (fig. 9.15,I) o en paralelo (fig. 9.16,I). En el primer caso, la resistencia que podría reemplazarlas, tal que con la misma diferencia de presión circule el mismo caudal (fig. 9.15,II), es simplemente la suma de aquéllas, de modo que resulta mayor que cualquiera de ellas por separado:

$$R = r_1 + r_2 \qquad [9.29]$$

Cuando las resistencias se hallan en paralelo, en cambio, la resistencia equivalente es menor que cualquiera de ellas pues, con la misma diferencia de presión, debe permitir el pasaje de un caudal igual a la suma de los que circulan por las resistencias en paralelo (fig. 9.16,II). De lo dicho se infiere que, en este caso, se suman las conductancias:

$$G = g_1 + g_1 \qquad [9.30]$$

Varias resistencias en paralelo ofrecen en total una resistencia menor que cualquiera de ellas, y cuantas más sean éstas menor será la resistencia total.

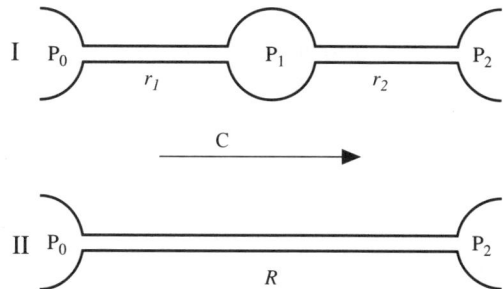

Figura 9.15. Resistencias en serie.

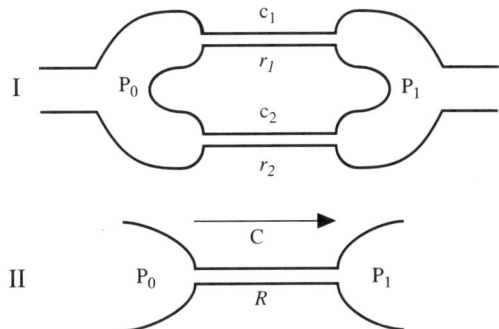

Figura 9.16. Resistencias en paralelo.

c. Caída de presión

La ecuación [9.25] nos permite calcular la diferencia de presión que debe existir entre los extremos de un tubo para que circule por él un caudal determinado. De ella surge:

$$\Delta P = \mathscr{C} \cdot R \qquad\qquad [9.31]$$

Si el tubo es de sección uniforme y el régimen es laminar, es fácil demostrar que la caída de presión a lo largo de aquél debe ser lineal.

La [9.31] muestra que si por dos tubos de igual longitud pero de diferente sección circula el mismo caudal, la caída de presión será mayor en el más delgado, vale decir, en el de mayor resistencia (fig. 9.17).

La misma ecuación muestra también que para un determinado tubo la caída de presión será mayor cuanto más grande sea el caudal.

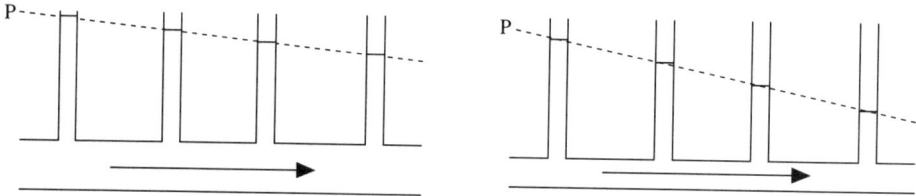

Figura 9.17. Caída de presión de un líquido real en tubos de diferentes diámetros.

B. RÉGIMEN TURBULENTO

Para un líquido y un tubo determinados, el régimen laminar estudiado hasta aquí ocurre dentro de ciertos límites de velocidad, pasados los cuales cambia de carácter; el líquido no se desliza ya en forma de láminas y sus partículas se mezclan entre sí en forma irregular formando torbellinos. En este caso se dice que el régimen es turbulento y en él no se cumplen las ecuaciones establecidas para el régimen laminar. La velocidad por encima de la cual la circulación se hace turbulenta recibe el nombre de velocidad crítica y depende de la viscosidad del líquido, de su densidad y de las características del conducto. Para un tubo cilíndrico de radio r, la velocidad crítica está dada por:

$$v_c = Nr \cdot \frac{\eta}{D \cdot r} \qquad\qquad [9.32]$$

El factor **Nr** se llama número de Reynolds, es adimensional y oscila alrededor de 1.200, cualquiera sea el sistema de unidades que se adopte para expresar las magnitudes.

Por debajo de la velocidad crítica, el régimen puede tornarse turbulento al encontrar obstáculos o irregularidades en la forma del tubo, pero vuelve a hacerse laminar una vez sobrepasados aquéllos (fig. 9.18).

A nivel elemental no corresponde estudiar con más profundidad el régimen turbulento, pero es necesario tener presente que en este régimen la resistencia resulta mayor que en el laminar y que no se pueden aplicar las ecuaciones propias de este último.

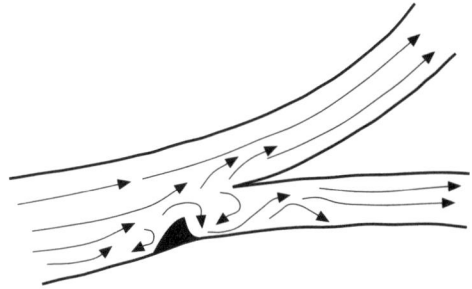

Figura 9.18. *Régimen turbulento producido por irregularidades de la tubería.*

IV. EL TEOREMA DE BERNOULLI Y LA VISCOSIDAD

Cuando estudiamos el teorema de Bernoulli, vimos que la suma de todos los tipos de energía que entran por una determinada sección debe ser igual a la suma de los que atraviesan cualquier otra. Pero cuando se trata de un líquido real, una buena parte de la energía que entra se pierde a lo largo del recorrido como consecuencia del rozamiento. Por lo tanto, en lugar de la [9.12] se cumple:

$$W_1 + E_{c,1} + E_{p,1} > W_2 + E_{c,2} + E_{p,2} \qquad [9.33]$$

y en lugar de la [9.13] se obtiene, para dos secciones cualesquiera, la siguiente:

$$P_1 + \frac{1}{2} D \cdot v_1^2 + \rho \cdot h_1 > P_2 + \frac{1}{2} D \cdot v_2^2 + \rho \cdot h_2 \qquad [9.34]$$

Si las alturas son las mismas, resulta:

$$P_1 + \frac{1}{2} D \cdot v_1^2 > P_2 + \frac{1}{2} D \cdot v_2^2 \qquad [9.35]$$

Si el tubo es horizontal y de sección uniforme, la velocidad es constante, de modo que en ese caso resulta:

$$P_1 > P_2 \qquad [9.36]$$

Esta diferencia de presión, que corresponde a la fórmula de Poiseuille, es la que se ha mostrado en la figura 9.17.

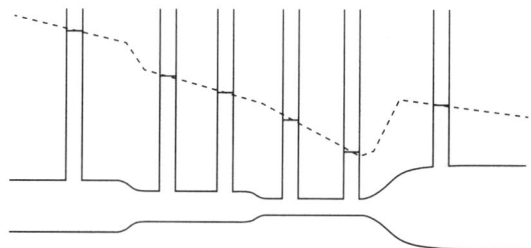

Figura 9.19. *Efectos del teorema de Bernoulli y de la viscosidad en un líquido real. (Explicación en el texto.)*

Si la sección del tubo no es uniforme, las presiones correspondientes al teorema de Bernoulli (fig. 9.5) deben ser modificadas introduciendo en cada segmento las caídas de presión debidas a la viscosidad (fig. 9.19). Vemos, en consecuencia, que en el caso de un líquido real, participan tanto el teorema de Bernoulli como los fenómenos de viscosidad.

10 MECÁNICA CIRCULATORIA

I. LA CIRCULACIÓN COMO FENÓMENO ESTACIONARIO

A. INTRODUCCIÓN

Aunque la circulación sanguínea no constituye un fenómeno estacionario, pues buena parte de las variables cambian en forma periódica en lapsos del orden de 1 s, para intervalos de tiempo mayores (1 min o más) es posible encarar su estudio como si lo fuera, e introducir luego los ajustes propios de los fenómenos periódicos en los sectores en que aquéllos tienen importancia.

B. PRESIÓN HIDROSTÁTICA Y CINEMÁTICA

Si se considera la sangre como un líquido ideal y se calcula su presión cinemática en las grandes arterias mediante la ecuación [9.15], se obtienen, en condiciones normales, valores del orden de 1 torr o menores. Esta magnitud es despreciable frente a la presión arterial, que fluctúa alrededor de 100 torr (133 hPa); pero no es así en la venas, donde la presión hidrostática es del mismo orden que la cinemática. Además, esta presión puede ser importante cuando el caudal sanguíneo está aumentado y debe ser tenida en cuenta en ciertas condiciones experimentales.

En los apartados que siguen estudiaremos las variables físicas con que se relaciona la presión hidrostática, comenzando por las propiedades elásticas del lecho circulatorio.

C. ELASTICIDAD VASCULAR

1. Presión transmural y tensión de la pared vascular

En general, se llama presión transmural P_{tr} a la diferencia entre la presión en la cavidad de un órgano P_i y la exterior P_e:

$$P_{tr} = P_i - P_e \qquad [10.1]$$

La presión transmural así definida resulta negativa si la presión interior es menor que la exterior.

La presión transmural de los vasos está relacionada con la tensión parietal. Para comprender este concepto, imaginemos que extraemos una porción de un vaso mediante cuatro cortes, dos de ellos de 1 cm de longitud paralelos a su eje (fig. 10.1). La fuerza necesaria para que los labios a y b no se separen representa la tensión de la pared. Es decir, *la **tensión parietal** es la fuerza por unidad de longitud, perpendicular al corte y paralela a la superficie*. En consecuencia se la mide en N/cm. La representaremos con la letra griega τ.

Si se desprecia el espesor de la pared vascular, es fácil hallar una relación entre la presión transmural y la tensión de la pared. Supongamos una sección que pasa

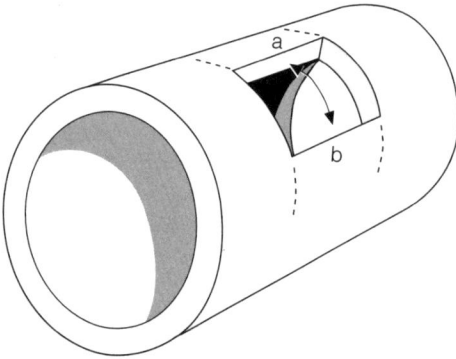

Figura 10.1. *Tensión de la pared vascular. (Explicación en el texto.)*

por el eje de un trozo de vaso de radio r y de longitud l (fig. 10.2). La presión tiende a separar las dos mitades con una fuerza que depende de la superficie de sección S (ABCD):

$$F = P \cdot S \qquad\qquad [10.2]$$

y como dicha superficie está dada por:

$$S = 2 \cdot r \cdot l \qquad\qquad [10.3]$$

resulta:

$$F = P \cdot 2 \cdot r \cdot l \qquad\qquad [10.4]$$

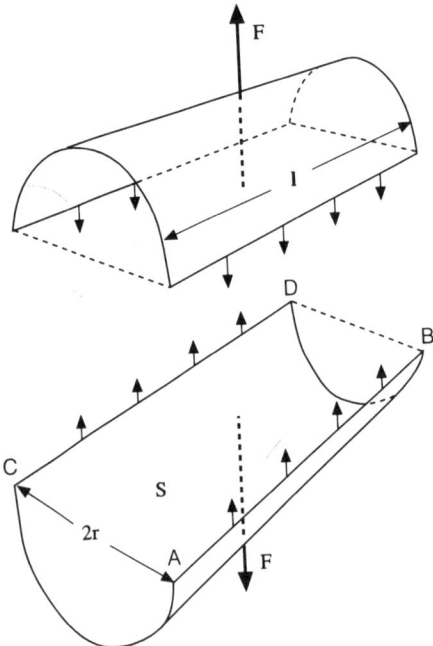

Figura 10.2. *Presión transmural y tensión de la pared. (Explicación en el texto.)*

Para evitar la separación de las dos mitades esta fuerza debe ser equilibrada por la suma de las que ejercen las paredes del vaso a lo largo de los cortes AB y CD, representadas en la figura. Si se desea conocer la tensión τ es necesario dividir la fuerza **F** por la longitud $2 \cdot \mathbf{l}$, de modo que la ecuación [10.4] se reduce a:

$$\tau = P \cdot r \qquad\qquad [10.5]$$

Esta expresión constituye un caso particular muy simple de la ley de Laplace. De acuerdo con ella, a presión constante la tensión de la pared es directamente proporcional al radio del vaso. Por esa razón los vasos de muy pequeño calibre pueden soportar presiones similares a las de los grandes troncos arteriales a pesar de tener paredes mucho más delgadas que las de aquéllos.

Para lograr un mismo incremento de volumen en un trozo de arteria delgada se requiere mayor presión que en una porción de igual volumen de una arteria de mayor radio.

2. Capacitancia y distensibilidad

Para estudiar las propiedades elásticas de los vasos, se pueden tomar trozos de los mismos y llenarlos con solución fisiológica a diferentes presiones; se mide entonces, a cada presión, el volumen contenido en el trozo de vaso, el cual se distiende a medida que aquélla aumenta. Los resultados obtenidos en un experimento de esta naturaleza se ilustran en la figura 10.3, en la que pueden observarse las variaciones de volumen que corresponden a los cambios de presión. El cociente entre el incremento de volumen y el incremento de presión correspondiente recibe el nombre de capacitancia:

$$C = \frac{\Delta V}{\Delta P} \qquad\qquad [10.6]$$

La capacitancia de un trozo de vaso varía con la presión y depende del volumen de la porción considerada, pues una misma variación de presión produce distintos cambios de volumen en porciones de diferente longitud de un mismo vaso. Como se ve, el concepto de capacitancia* se relaciona fundamentalmente con la cantidad de líquido que un vaso o un sector vascular puede alojar.

Si se desea comparar la elasticidad de diferentes vasos de igual calibre deben emplearse longitudes iguales de los mismos, o dividir la capacitancia por el volumen del vaso V_o a presión transmural nula. Este cociente recibe el nombre de distensibilidad:

$$Ds = \frac{C}{V_o} = \frac{\Delta V}{\Delta P \cdot V_o} \qquad\qquad [10.7]$$

Pero aun así, esta relación no informa sobre la elasticidad de la pared del vaso, pues como ya se expuso, para una determinada presión, la tensión de la pared depende del radio del vaso. En consecuencia, la distensibilidad tiene utilidad

---

* También suele usarse la palabra complacencia o el neologismo "complianza". El término capacitancia es el más acorde con el concepto a que se refiere.

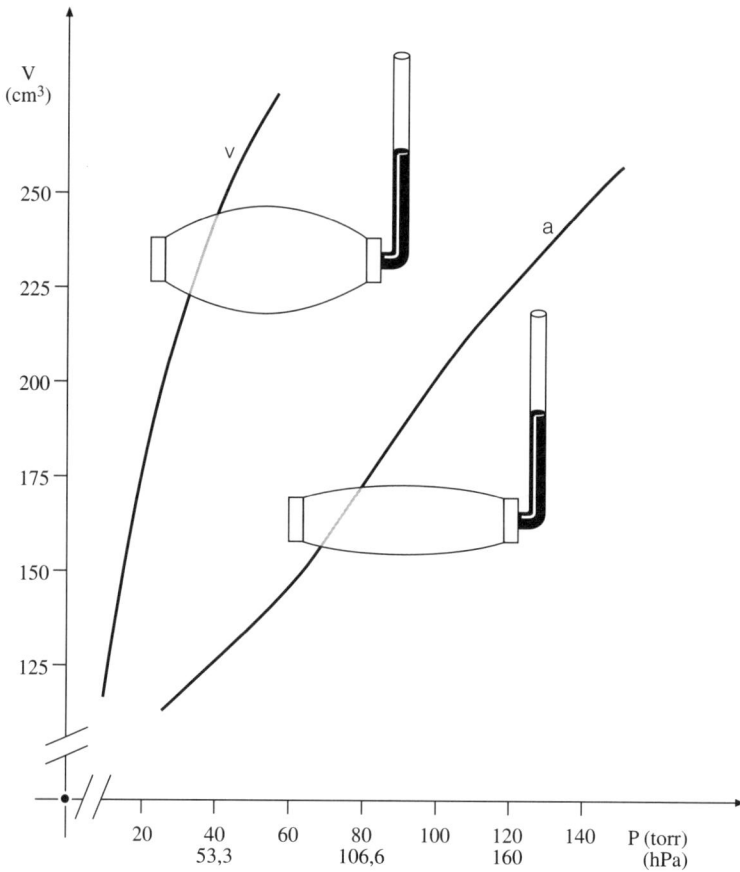

Figura 10.3. *Volumen en función de la presión de un trozo de arteria (a) y de uno de vena (v).*

cuando se comparan vasos de igual calibre o sectores relativamente amplios del lecho circulatorio.

La distensibilidad de las venas es unas 4 veces mayor que la de las arterias del mismo orden, cosa que se ve reflejada en la figura 10.3, pero la capacitancia del sector venoso es unas 20 veces mayor que la del arterial, pues el volumen V_v del primero es alrededor de 5 veces mayor que el del segundo V_a (fig. 10.4):

$$C_v = 20 \cdot C_a \; ; \qquad \frac{C_v}{C_a} = 20 \qquad\qquad [10.8]$$

La capacitancia de cada sector varía de acuerdo con su tono vasomotor; la del arterial oscila alrededor de 0,002 l/torr y la del venoso, de 0,040 l/torr. La capacitancia aproximada del sistema vascular completo es igual a la suma de las de ambos sectores:

$$C_t = C_a + C_v \qquad\qquad [10.9]$$

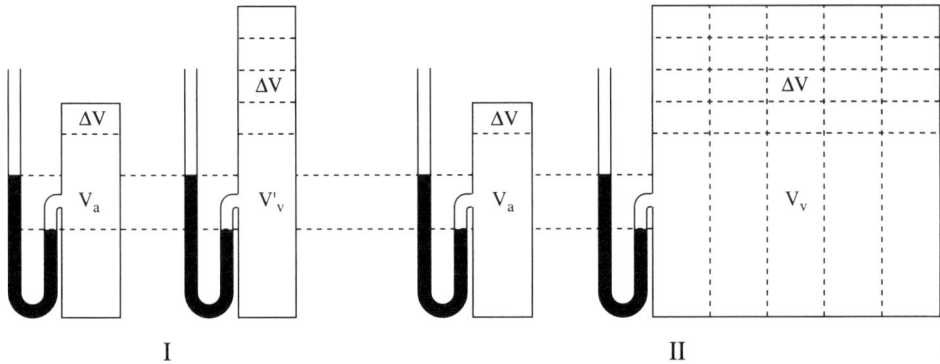

Figura 10.4. *Capacitancias del sector arterial y del venoso. I: Capacitancias de trozos de igual volumen de arteria y de vena. II: Capacitancias de ambos sectores completos. El esquema I y el II están hechos a diferentes escalas.*

3. Presión media de llenado

Si se provoca el paro cardíaco en un animal de experimentación, la sangre se distribuye en forma equilibrada en todo el lecho circulatorio. Se observa así (fig. 10.5) que la presión arterial cae primero rápidamente y luego sigue descendiendo en forma gradual, hasta detenerse alrededor de 7 torr (9,3 hPa). La presión venosa, a su vez, sube hasta alcanzar aproximadamente el mismo valor. Esta presión se llama *presión media de llenado* e indica cuán "comprimida" está la sangre en el lecho vascular mostrando que, para alojarla, los vasos deben estar ligeramente distendidos, independientemente de la acción de la bomba cardíaca.

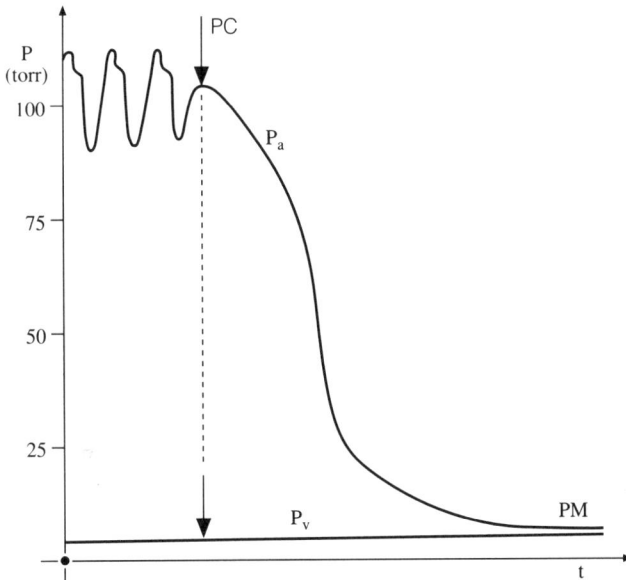

Figura 10.5. *Modificaciones de las presiones arterial y venosa al producirse el paro cardíaco. PC, paro cardíaco; P_a, presión arterial; P_v, presión venosa; PM, presión media de llenado.*

D. CAUDAL

1. Volumen minuto

Aunque en el sector arterial el caudal es variable en forma periódica como consecuencia de la función cardíaca, es posible definir un caudal medio (constante) para lapsos significativamente mayores de 1 s. De hecho, salvo cambios de las condiciones fisiológicas, el caudal es prácticamente estacionario en buena parte del sector venoso. En el estudio de la circulación se emplea con frecuencia el concepto de *"volumen minuto"*, que no es más que el *caudal medio expresado en litros (o mililitros) por minuto*. Lo representaremos con el símbolo VM. En reposo, el volumen minuto es de 5 a 6 l/min.

2. Determinación del caudal

El caudal sanguíneo puede ser determinado por varios métodos, dos de los cuales estudiaremos a continuación.

a. Método de Fick

La cantidad de oxígeno Δq que absorbe un volumen de sangre ΔV en su pasaje por los pulmones es igual a la cantidad q_a que contiene al salir de aquéllos menos la cantidad q_v que ese mismo volumen contenía antes de pasar por los pulmones:

$$\Delta q = q_a - q_v \qquad [10.10]$$

A su vez:

$$q_a = C_a \cdot \Delta V \quad y \quad q_v = C_v \cdot \Delta V \qquad [10.11]$$

donde C_a y C_v representan las concentraciones de oxígeno en la sangre arterial y en la venosa respectivamente. Reemplazando en la [10.10]:

$$\Delta q = C_a \cdot \Delta V - C_v \cdot \Delta V = (C_a - C_v) \cdot \Delta V \qquad [10.12]$$

Dividiendo por el tiempo Δt durante el cual salió de los pulmones el volumen ΔV y tomó de ellos la cantidad de oxígeno Δq:

$$\frac{\Delta q}{\Delta t} = (C_a - C_v) \cdot \frac{\Delta V}{\Delta t} \qquad [10.13]$$

Si se expresa Δt en minutos, $\dfrac{\Delta q}{\Delta t}$ es el consumo de oxígeno por minuto y $\dfrac{\Delta V}{\Delta t}$, el volumen minuto circulatorio VM.

Por lo tanto, de la [10.13] surge:

$$VM = \frac{\dot{Q}}{C_a - C_v} \qquad [10.14]$$

El consumo de oxígeno $\dot{Q}$ se puede medir por espirometría y las dos concentraciones a partir de una muestra de sangre arterial (de igual concentración en todas las arterias) y de otra de sangre venosa mixta extraída de una rama de la arteria pulmonar.

b. Método de Stewart-Hamilton. Termodilución

Consideremos primero un modelo artificial. Imaginemos que, con caudal constante, un líquido ingresa en un recipiente H (fig. 10.6) por el tubo B y sale por el E. Si en un instante dado se inyecta bruscamente una pequeña cantidad Q de un colorante (un bolo) éste se distribuirá en el volumen de la cámara y su concentración aumentará en él rápidamente (fig. 10.6,I). Si a partir del momento de la inyección se recogen en forma continua y durante intervalos iguales Δt pequeños volúmenes ΔV (también iguales), cada uno de ellos llevará una concentración de colorante que aumentará bruscamente al principio e irá disminuyendo luego, a medida que se diluye en el líquido que circula, hasta hacerse indetectable (fig. 10.6,II). Las cantidades de colorante ΔQ transportadas por las sucesivas fracciones ΔV están dadas por:

$$\Delta Q_1 = \Delta V \cdot C_1$$
$$\Delta Q_2 = \Delta V \cdot C_2 \qquad [10.15]$$
$$\cdots\cdots\cdots\cdots$$
$$\Delta Q_n = \Delta V \cdot C_n$$

Reemplazando ΔV de acuerdo con la [9.1] y sumando luego todas las igualdades, tenemos:

$$\Delta Q_1 = \mathscr{C} \cdot \Delta t \cdot C_1$$
$$\Delta Q_2 = \mathscr{C} \cdot \Delta t \cdot C_2$$
$$\cdots\cdots\cdots\cdots$$
$$\Delta Q_n = \mathscr{C} \cdot \Delta t \cdot C_n$$
$$Q = \mathscr{C} \cdot (C_1 \cdot \Delta t + C_2 \cdot \Delta t + \dots C_n \cdot \Delta t) \qquad [10.16]$$

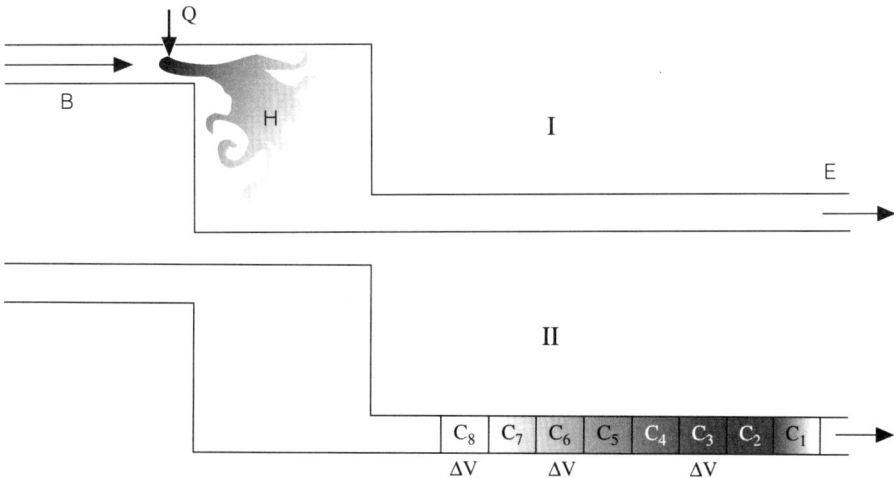

Figura 10.6. Modelo explicativo del método de Stewart-Hamilton. (Explicación en el texto.)

Expresión que se puede abreviar así:

$$Q = \mathscr{C} \cdot \Sigma C_i \cdot \Delta t \qquad\qquad [10.17]$$

La representación gráfica de esta expresión se muestra en la figura 10.7,I en la que el área representa la sumatoria de la ecuación. En consecuencia, ésta puede escribirse así:

$$Q = \mathscr{C} \cdot A \qquad\qquad [10.18]$$

y de ella puede despejarse el caudal:

$$\mathscr{C} = \frac{Q}{A} \qquad\qquad [10.19]$$

En realidad, el caudal así calculado es sólo aproximado, pues la concentración no varía a saltos. Llevando entonces al límite cuando Δt tiende a 0 (pág. 584), obtenemos:

$$Q = \mathscr{C} \int_{t_1}^{t_n} C \cdot dt \qquad\qquad [10.20]$$

y la gráfica queda representada por la curva de la figura 10.7,II, para trazar la cual no interesa ya que los intervalos de tiempo sean iguales. La [10.19] se transforma entonces en:

$$VM = \mathscr{C} = \frac{Q}{A} = \frac{Q}{\displaystyle\int_{t_1}^{t_n} C \cdot dt} \qquad\qquad [10.21]$$

El modelo de la figura 10.6 es abierto, y el líquido que fluye por el tubo E sale del sistema; pero en la realidad el circuito circulatorio es cerrado. Por lo tanto, el

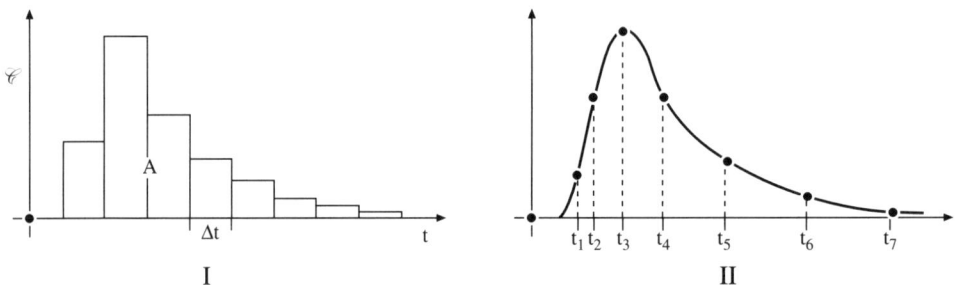

Figura 10.7. *Explicación en el texto.*

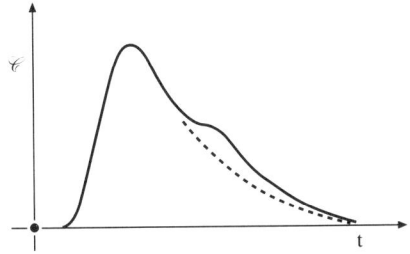

Figura 10.8. Efectos de la recirculación. (Explicación en el texto.)

líquido coloreado puede volver a pasar (aunque más diluido) por el mismo lugar de la extracción, produciendo en la gráfica una giba (fig. 10.8) que puede impedir la determinación directa del área A. Aunque esta dificultad se puede salvar mediante recursos gráficos adecuados, es posible evitarla recurriendo a otros procedimientos, entre ellos, el de *termodilución*. En lugar de un colorante se emplea un bolo de solución fisiológica fría, que se inyecta mediante un catéter en el ventrículo derecho. El mismo catéter permite registrar las variaciones de temperatura (en lugar de concentraciones) en el tubo de salida que, en este caso, es una de las ramas de la arteria pulmonar. El fundamento del cálculo es el mismo, y la curva no presenta la giba porque la temperatura se equilibra mucho antes de que el "bolo de frío" llegue a recircular. En la práctica, todos los cálculos son realizados por un ordenador que suministra directamente el volumen minuto.

c. Otros métodos

En la experimentación se puede emplear el "flujímetro" electromagnético que veremos brevemente en el capítulo 28.

En el llamado método de las siluetas, se considera el ventrículo izquierdo como un elipsoide cuyos tres ejes se determinan al final de la diástole y al final de la sístole (fig. 10.9), mediante radiografías con medios opacos, tomadas con ángulos adecuados en ambos instantes del ciclo cardíaco. Se calcula el volumen de cada elipsoide* y se determina su diferencia, es decir, el volumen sistólico. Este volumen, junto con la frecuencia cardíaca, permite calcular el volumen minuto.

El método del eco se basa en el efecto Doppler que consiste en el cambio de frecuencia que sufre un sonido o ultrasonido cuando la fuente sonora se acerca o se

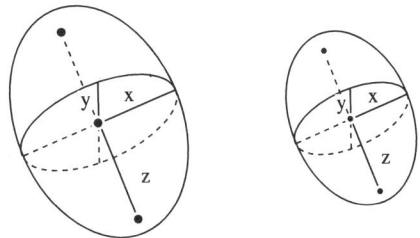

Figura 10.9. Semiejes del ventrículo como elipsoide, en diástole y en sístole.

---

* El volumen de un elipsoide está dado por: $V = \dfrac{4}{3}\, \pi \cdot (x \cdot y \cdot z)$ en la que x, y y z son los tres semiejes.

aleja del receptor. Un generador emite un haz de ultrasonido, el cual se refleja en los glóbulos rojos que se desplazan con la sangre y es captado por un receptor situado junto al generador. La diferencia de frecuencia entre el haz emitido y el recibido permite calcular la velocidad de la sangre y, a partir de ella, el caudal.

En la llamada impedancimetría (que sería mejor llamar conductancimetría) se determina el volumen sistólico a partir de las conductancias del ventrículo en sístole y en diástole. No corresponde, a este nivel, que nos extendamos sobre este tema.

E. PRESIÓN Y RESISTENCIA

1. Resistencia periférica y caída de presión

Como la sangre se comporta macroscópicamente como un líquido real, además de cumplir con el teorema de Bernoulli presenta los efectos de su viscosidad. Éstos influyen de tal manera que la mayor parte de la energía con que la sangre entra en la aorta se pierde a lo largo del circuito, por rozamiento. En consecuencia, su circulación va acompañada de una caída de presión (pág. 176) debido a la cual, en los tramos finales de las venas cavas, la presión transmural es insignificante frente a la aórtica. Salvo casos especiales, las presiones del circuito circulatorio están prácticamente regidas por la fórmula de Poiseuille o su equivalente [9.25], con las limitaciones que se verán más adelante (págs. 205 y sig.). Conforme a esa ecuación, *se llama **resistencia periférica total** al cociente entre la diferencia de presión arterio-venosa* ΔP_{a-v} *y el volumen minuto:*

$$\frac{\Delta P_{a-v}}{VM} = RPT \qquad \Delta P_{a-v} = VM \cdot RPT \qquad [10.22]$$

Si estimamos el volumen minuto en 5 l/min y la caída de presión en el circuito sistémico en 100 torr (133 hPa), la resistencia periférica total del circuito mayor resulta:

$$RPT = \frac{133\ hPa}{5\ l/min} = 27\ \frac{hPa}{l/min} = 20\ \frac{torr}{l/min} \qquad [10.23]$$

La fracción más importante de la resistencia periférica se encuentra en el territorio de las arterias terminales, las arteriolas y los capilares.

2. Presión venosa

Con lo estudiado hasta aquí es posible estimar cómo varía la presión venosa en posición supina de acuerdo con el volumen minuto. Para ello, consideremos el modelo simplificado de la circulación sistémica de la figura 10.10, constituido por el corazón H (representado por una bomba), una arteria A, una vena V y una resistencia R (arteriolas y capilares). Con el corazón detenido (I), la sangre se encuentra distribuida en los sectores arterial y venoso a la presión media de llenado. Con el corazón en funcionamiento (II), pasa por él un caudal determinado hacia la arteria y, para que ese caudal atraviese la resistencia R, es necesaria una diferencia de presión ΔP que sólo se logra aumentando la presión arterial P_a y disminuyendo la venosa P_v. El aumento de la presión arterial se alcanza cuando la

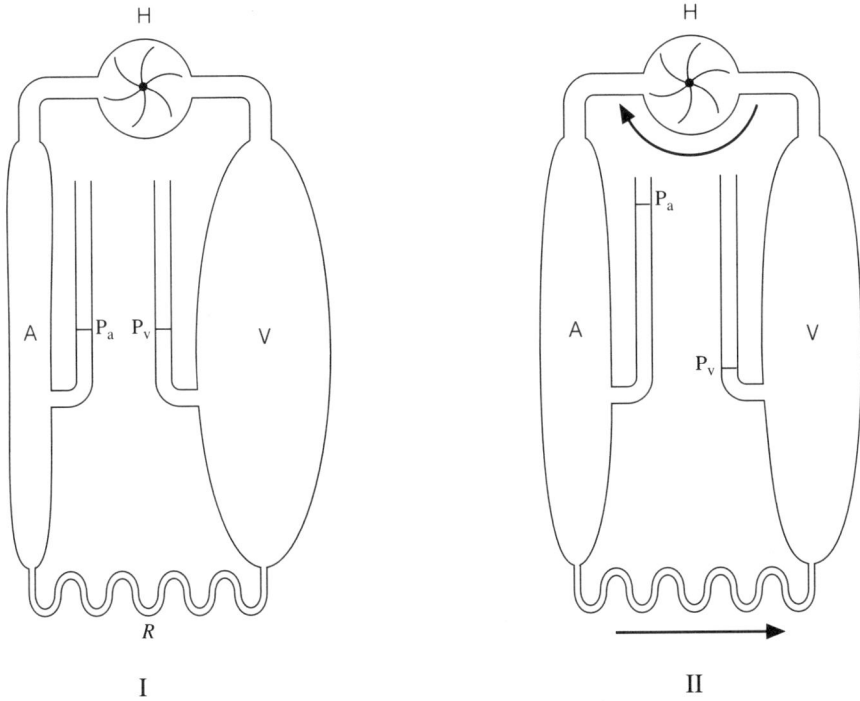

Figura 10.10. *Modelo explicativo de la diferencia de presión arteriovenosa. (Explicación en el texto.)*

arteria está algo distendida, de modo que parte de la sangre debe acumularse en ella y dejar el territorio venoso, como consecuencia de lo cual P_v desciende. Todo aumento del caudal deberá ir acompañado de un ascenso de P_a y una disminución de P_v y viceversa, es decir, a mayor caudal, menor presión venosa.

Se puede demostrar que la representación gráfica del caudal en función de la presión venosa es una recta que desciende hacia la derecha (fig. 10.11). Puede

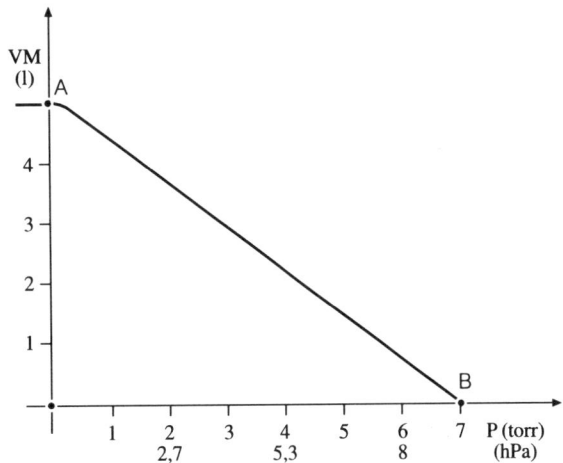

Figura 10.11. *Relación entre la presión venosa y el volumen minuto circulatorio. (Explicación en el texto.)*

verse en ella, que cuando el volumen minuto es del orden de los 5 o 6 l/min (punto A), la presión venosa se anula y que si el volumen minuto es nulo (punto B), la presión venosa es la presión media de llenado. La recta no continúa por debajo del eje de abscisas, pues el volumen minuto no puede ser negativo. En cambio, la presión venosa puede ser negativa, aunque la gráfica no continúa siendo una recta, pues alrededor de −2 torr las venas se colapsan y el caudal alcanza un límite máximo.

3. Efectos de la gravedad

En posición supina, la presión en el origen de la aorta oscila alrededor de 100 torr (133 hPa) y a lo largo del sector arterial se produce una caída por viscosidad estimable en 35 torr (47 hPa)*. En consecuencia, al llegar a las arteriolas la presión es de alrededor de 65 torr (87 hPa), sin grandes diferencias entre la cabeza y los pies. En la resistencia periférica se produce la mayor caída de presión (55 torr) y en el sector venoso la presión en las vénulas es próxima a 10 torr (13 hPa). En la desembocadura de las cavas vale cerca de 2 torr (3 hPa). Estas caídas de presión, debidas a la viscosidad sanguínea, se representan esquemáticamente en un sistema de tubos rígidos en la figura 10.12, en la que se han redondeado los valores numéricos. Los cambios de posición de este circuito no afectan en absoluto la circulación del líquido y la bomba mantiene siempre el mismo caudal con igual gasto energético. Si se coloca en posición vertical (fig. 10.13,I) la bomba produce la misma presión en el punto A, y la caída por viscosidad es la misma; pero en este caso, a la presión en B se le suma la producida por la columna líquida que pesa sobre el sector R_1. Si la distancia AB es de 120 cm (distancia del corazón a las

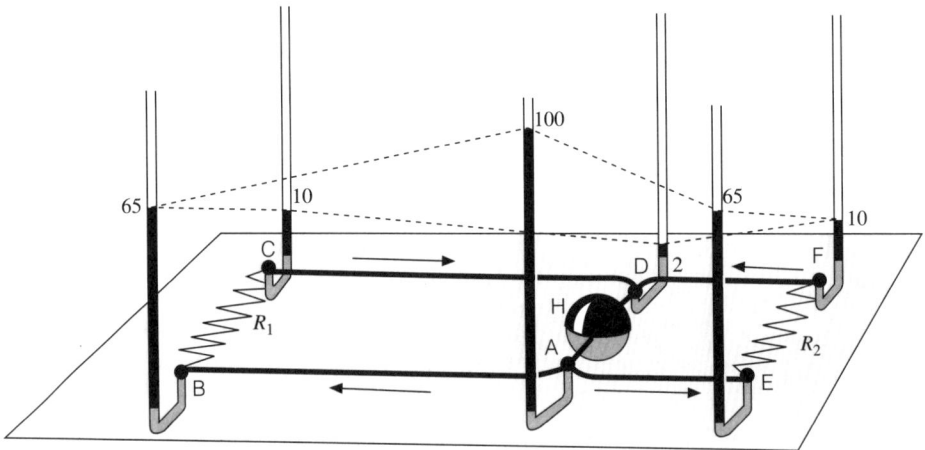

Figura 10.12. Modelo explicativo de las diferencias de presión en el circuito circulatorio. H, corazón; AB, sector arterial inferior al corazón; R_1, resistencia periférica inferior al corazón; CD, sector venoso inferior; AE, R_2 y DF, sector arterial, resistencia periférica y sector venoso superiores. (Explicación en el texto.)

* Esta caída de presión depende de la sección del sector arterial en que se haga el registro.

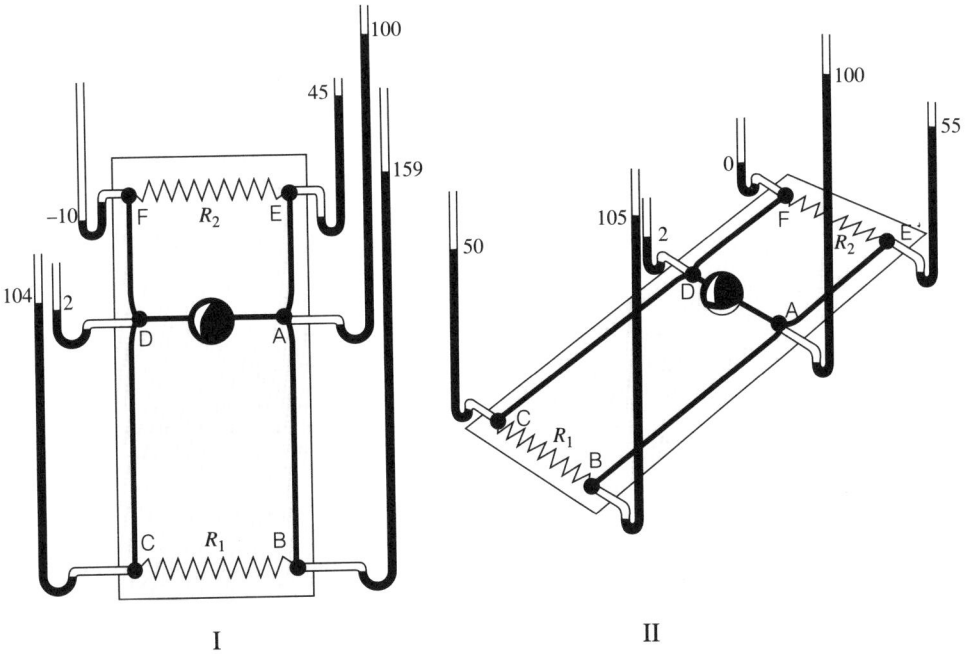

Figura 10.13. Efecto de los cambios de posición del cuerpo en las presiones del circuito circulatorio. (Explicación en el texto.)

arteriolas de los pies) como el peso específico de la sangre es 1,06 gf/cm³, la presión que se suma en posición vertical es:

$$\Delta P = 1{,}06 \text{ gf/cm}^3 \times 120 \text{ cm} = \frac{127 \text{ gf}}{\text{cm}^2} =$$

$$= 94 \text{ torr} = 125 \text{ hPa} \qquad\qquad [10.24]$$

Por lo tanto, la presión en B resulta:

$$65 \text{ torr} + 94 \text{ torr} = 159 \text{ torr} = 212 \text{ hPa} \qquad\qquad [10.25]$$

y en el punto C de la rama de retorno:

$$10 \text{ torr} + 94 \text{ torr} = 104 \text{ torr} = 139 \text{ hPa} \qquad\qquad [10.26]$$

de modo que la caída de presión en el sector R_1 sigue siendo la misma:

$$159 \text{ torr} - 104 \text{ torr} = 55 \text{ torr} = 73 \text{ hPa} \qquad\qquad [10.27]$$

En la parte superior, las caídas de presión por viscosidad son aproximadamente las mismas, pero las correspondientes a las columnas líquidas (20 torr) se restan. En el punto E, la presión es:

$$65 \text{ torr} - 20 \text{ torr} = 45 \text{ torr} = 60 \text{ hPa} \qquad\qquad [10.28]$$

y la caída de presión a través de R_2 genera en F una presión negativa:

$$45 \text{ torr} - 55 \text{ torr} = -10 \text{ torr} = -13 \text{ hPa} \qquad [10.29]$$

En posición inclinada (fig. 10.13,II) se cumplen las mismas reglas y sólo cambian las diferencias de presión debidas a los desniveles.

En el sistema vascular humano se producen fenómenos análogos y se mantienen diferencias de presión similares; pero además, como los vasos no son tubos rígidos, aparecen otros fenómenos, especialmente en posición erecta:

En primer lugar, debido a la alta capacitancia del sector venoso, el aumento de presión por debajo del corazón tiende a provocar una acumulación de sangre en ese sector. Esto produciría un déficit del retorno venoso, si no existiesen mecanismos fisiológicos de compensación.

En segundo lugar, la presión capilar en los miembros inferiores puede llegar a exceder los 100 torr (133 hPa), cosa que influye en el intercambio transcapilar que estudiaremos más adelante (pág. 312).

Por último, las venas que se hallan a cierta altura por arriba del corazón (p. ej., las de retorno del encéfalo) debido a las presiones negativas se mantienen colapsadas por pequeños intervalos, mientras las llena la sangre proveniente de las arterias, produciendo una circulación de retorno intermitente.

II. FUNCIÓN CARDÍACA Y FENÓMENOS PERIÓDICOS

A. MECÁNICA CARDÍACA

Los fenómenos periódicos que muestra el sistema cardiovascular son el resultado de la eyección intermitente de la sangre por la bomba cardíaca. Para analizar la función de esta bomba, es necesario que estudiemos primero las propiedades mecánicas especiales de la fibra miocárdica.

1. Modelos equivalentes

Como en el caso del músculo esquelético, varias propiedades del músculo cardíaco pueden ser estudiadas mediante modelos constituidos por un elemento contráctil y dos elementos elásticos, uno en serie y otro en paralelo (págs. 79 y sig., fig. 4.14).

2. Activación

A diferencia de la activación del músculo esquelético y por las razones que veremos en el próximo capítulo, en el músculo cardíaco la activación no puede mantenerse estacionaria; llega a un máximo y después decae, aunque se le apliquen nuevos estímulos. En consecuencia, la respuesta mecánica tiene la forma de una sacudida simple (fig. 10.14).

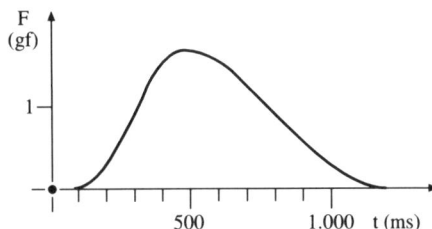

Figura 10.14. *Curva de activación del músculo cardíaco.*

3. Diagrama longitud-tensión de las fibras miocárdicas

El diagrama longitud-tensión del músculo cardíaco en reposo y en actividad, que es parecido al del músculo esquelético (fig. 4.9), se puede obtener empleando músculos papilares. La curva de reposo se logra con una técnica similar, pero, como la fibra miocárdica no puede efectuar contracciones tetánicas, la curva en actividad se obtiene registrando la tensión máxima de la sacudida simple que se muestra en la figura 10.14 (tensión pico), alcanzada en contracciones isométricas a diferentes longitudes.

Este diagrama muestra algunas semejanzas y diferencias con el del músculo esquelético (fig. 10.15):

1. Como en el caso de éste, la tensión contráctil se obtiene restando la tensión de reposo de la total en estado de contracción.

2. Asimismo, se pueden representar en él contracciones isotónicas, isométricas, a poscarga y auxotónicas.

3. La longitud óptima l_o, que en el músculo esquelético es la de reposo en el organismo, en las fibras miocárdicas no es la de fin de diástole, sino mayor. El rango de trabajo de estas fibras está normalmente por debajo de l_o.

4. La tensión contráctil de la fibra muscular cardíaca se hace nula cuando ésta se ha acortado al 75% de l_o aproximadamente.

5. La curva de tensión en reposo se empina marcadamente y se cruza con la de tensión contráctil cerca de su máximo.

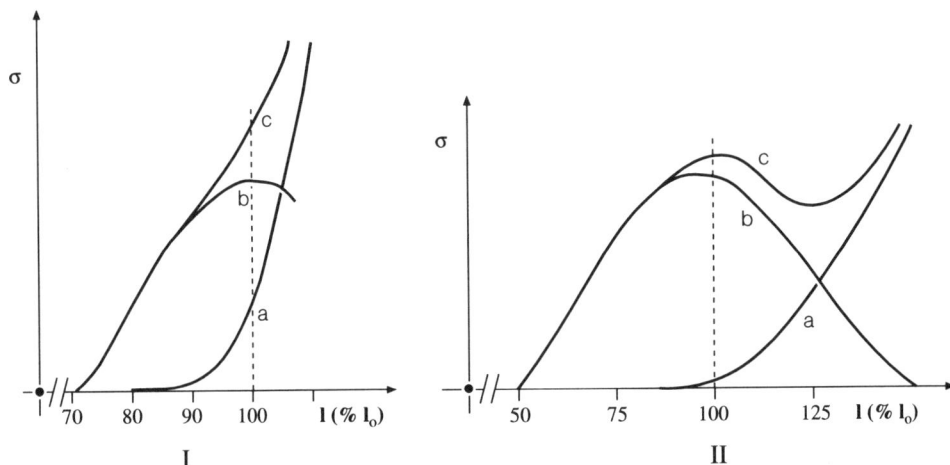

Figura 10.15. *Diagrama longitud-tensión de la fibra miocárdica (I) y diagrama del músculo esquelético (II). a, tensión en reposo; b, tensión contráctil; c, tensión en actividad.*

6. Como consecuencia, no es posible alejarse demasiado hacia la derecha a partir de l_o, y hallar una rama descendente (fig. 4.9) en la curva de tensión contráctil, como en el músculo esquelético.

4. Relación entre tensión y velocidad de la contracción

La relación entre tensión y velocidad también ha sido estudiada en el músculo papilar empleando sacudidas simples, mediante contracciones a poscarga con diferentes tensiones iniciales (y, por lo tanto, distintas longitudes). De este modo se han obtenido, para distintas tensiones iniciales, curvas que obedecen a la ecuación de Hill (pág. 87);

$$(\sigma + a) \cdot (v + b) = C \qquad [10.30]$$

A partir de esas curvas se puede determinar la potencia de la fibra en función de la tensión y de la longitud como en el caso del músculo estriado (pág. 88). Se comprueba así que para cada longitud existe una carga óptima que permite a la fibra ejercer su máxima potencia.

5. Presión transmural y tensión de la pared

La relación entre la presión transmural del ventrículo y la tensión de su pared (como se la definió en el caso de la pared vascular en la pág. 179) puede estimarse mediante un modelo simplificado, si se considera el ventrículo como una esfera hueca de radio interior r_i en cuya cavidad se halla la sangre a la presión transmural P_{tr}. Para calcular la fuerza que ejercen las fibras de la pared, supondremos una sección que divide el ventrículo en dos hemisferios (fig. 10.16). La fuerza que

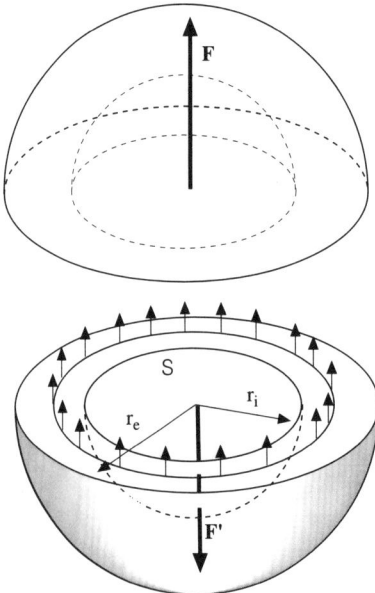

Figura 10.16. *Presión transmural y tensión de la pared en un modelo simplificado de corazón. (Explicación en el texto.)*

tiende a separarlos depende de la presión y de la superficie de sección de la cavidad:

$$F = P_{tr} \cdot S \qquad [10.31]$$

y como la superficie está dada por:

$$S = \pi \cdot r_i^2 \qquad [10.32]$$

la fuerza resulta:

$$F = P_{tr} \cdot \pi \cdot r_i^2 \qquad [10.33]$$

Para evitar la separación de los dos hemisferios esta fuerza debe ser equilibrada por la suma de las que ejercen todas las fibras que atraviesan la corona comprendida entre el radio interior y el exterior r_e. Si consideramos que todas esas fuerzas se hallan situadas en la circunferencia media Cm cuya longitud es:

$$Cm = 2 \cdot \pi \cdot \frac{r_i + r_e}{2} \qquad [10.34]$$

podemos estimar la tensión de la pared dividiendo la fuerza F dada en la [10.33] por la longitud dada en la [10.34]. Efectuando el cociente, y simplificando resulta:

$$\tau = \frac{P_{tr} \cdot r_i^2}{r_i + r_e} \qquad [10.35]$$

Esta ecuación muestra que, para una misma presión, la tensión de la pared aumenta al aumentar el radio (pues éste está elevado al cuadrado en el numerador).

Por otra parte, la fuerza que aparece en la [10.33] está dada también por:

$$F = \bar{f} \cdot N \qquad [10.36]$$

en la que $\bar{f}$ es el promedio de las fuerzas componentes perpendiculares al corte (fig. 10.17) correspondientes a cada fibra y N, el número de fibras que atraviesan el corte. Reemplazando en la [10.33], resulta:

$$\bar{f} \cdot N = \pi \cdot P_{tr} \cdot r_i \qquad [10.37]$$

de la cual se puede despejar $\bar{f}$:

$$\bar{f} = \frac{\pi \cdot P_{tr} \cdot r_i}{N} \qquad [10.38]$$

Esta expresión muestra también que, para una presión dada, el promedio de las componentes perpendiculares de las fuerzas que deben ejercer todas las fibras mencionadas (número que no varía) crece al aumentar el radio interior. La misma no hace referencia a la tensión definida como fuerza sobre superficie de

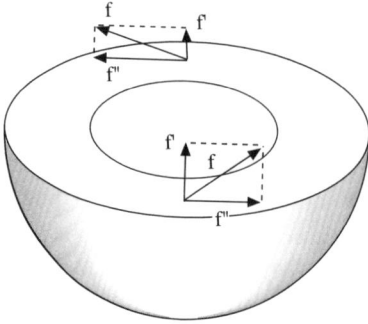

Figura 10.17. Componentes perpendiculares al corte, de la tensión de las fibras miocárdicas.

sección* (pág. 72) de la pared, sino directamente a la fuerza promedio que deben ejercer las fibras, cuyo número es constante.

Si bien el modelo estudiado es aceptable desde el punto de vista cualitativo, se han despreciado en él varios factores: los ventrículos no son esféricos, las fibras tienen distintas orientaciones a diferentes profundidades, sus tensiones y sus velocidades de contracción son distintas, etc.

Estos factores se tienen en cuenta en modelos más complejos que no se pueden analizar a nivel elemental.

6. Diagrama volumen-presión

a. Trazado

El diagrama volumen-presión del ventrículo (fig. 10.18) es la contraparte tridimensional del diagrama longitud-tensión de la fibra miocárdica (fig. 10.15,I), ya

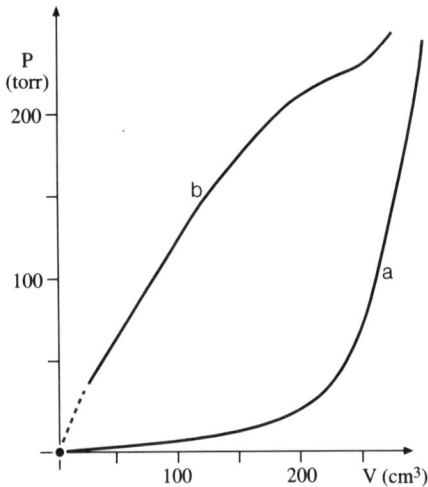

Figura 10.18. Diagrama volumen-presión del ventrículo izquierdo.

---

* La superficie de la corona varía con el radio interior. Véase comentario similar en el capítulo 4 (pág. 77).

que la longitud de ésta es función del volumen del ventrículo, y su tensión está relacionada con la presión, como se explicó en el apartado anterior. El trazado de la curva en reposo (a) puede obtenerse experimentalmente, registrando la presión en el interior del ventrículo a distintos volúmenes al final de la diástole (curva de fin de diástole). En cuanto a la presión máxima (presión pico), que alcanza a ejercer el ventrículo en sístole a diferentes volúmenes constantes (contracción isovolumétrica), se logra por oclusión de su orificio de salida. Esta última parte del diagrama resulta aproximadamente recta (b). Un trazado similar se obtiene registrando la presión y el volumen de fin de sístole a partir de distintos volúmenes de fin de diástole, con eyección a diferentes presiones.

b. El ciclo cardíaco

En el diagrama volumen-presión puede representarse el ciclo cardíaco (fig. 10.19, ABCDA), en el que AB representa el período de llenado, BC el isovolumétrico sistólico, CD el eyectivo y DA el isovolumétrico diastólico. Es interesante comprobar que al final del período eyectivo el punto D, representativo del fin de la eyección, se sitúa sobre la misma curva de presión (recta de fin de sístole) determinada en condiciones isovolumétricas.

c. Precarga y poscarga

En los puntos B, C y D las tensiones del músculo equivalen respectivamente a las de los puntos A, E y F de la figura 4.11,IV propios de la contracción a poscarga. En concordancia con ello, adoptaremos las siguientes definiciones:

Se denomina **precarga** *a la tensión media de la pared al final de la diástole.*
Se denomina **poscarga** *a la tensión media de la pared durante el período eyectivo.*

En condiciones fisiológicas, la precarga depende del llenado del ventrículo y la poscarga, de la presión en la raíz arterial.

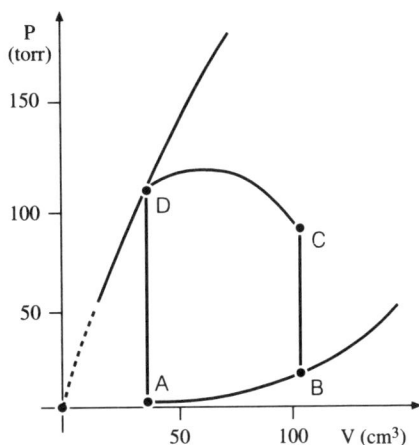

Figura 10.19. *Diagrama volumen-presión del ventrículo izquierdo durante el ciclo cardíaco.*

7. Trabajo y potencia cardíacos

a. Trabajo cardíaco externo

Parte del trabajo cardíaco es empleado por el elemento contráctil del músculo en estirar el elemento elástico en serie o se pierde en rozamientos internos. La parte invertida en impulsar la sangre se denomina *trabajo cardíaco externo*.

Durante la eyección, cada ventrículo introduce en las arterias un volumen sistólico en contra de la presión que en ellas existe, para lo cual debe realizar trabajo. Además, para poner la sangre en movimiento, debe proveer también la energía cinética correspondiente. Si la presión en las arterias fuese constante, el trabajo contra la presión estaría dado por la [9.10]:

$$W = P_a \cdot V_s \qquad [10.39]$$

en la que P_a es la presión arterial y V_s, el volumen sistólico. Pero como durante el período expulsivo la presión varía (fig.10.19), el trabajo queda expresado en forma similar a la explicada en el caso del músculo esquelético (pág. 85):

$$W = \int_C^D P_a \cdot dV \qquad [10.40]$$

en la que los límites C y D representan respectivamente el comienzo y el final del período eyectivo.

El trabajo necesario para imprimir a una porción de sangre una determinada velocidad equivale a su energía cinética:

$$W = \frac{1}{2} \cdot M \cdot v^2 \qquad [10.41]$$

pero este trabajo es normalmente despreciable (menos de 0,03 J) salvo que el volumen minuto sea muy grande y, por consiguiente, la velocidad, elevada.

La integral de la [10.40] representa el área bajo la curva de eyección en el diagrama volumen-presión (fig. 10.20) aunque la porción que queda por debajo de la curva de presión diastólica representa energía elástica pasiva, no provista por el mecanismo contráctil.

Para un volumen sistólico de 70 ml y las presiones P_C y P_D de la figura, el área representa un trabajo de 1 J aproximadamente. Durante el período eyectivo, una buena parte de este trabajo se acumula como energía potencial elástica en las paredes de las grandes arterias, como veremos más adelante.

b. Potencia

El gasto energético del corazón no depende sólo del trabajo que ejerce sino también del lapso en que lo realiza. Lo que interesa entonces es el trabajo que puede efectuar por unidad de tiempo, es decir, la potencia. Esto se puede calcular, para el período eyectivo, dividiendo el trabajo por la duración de dicho período.

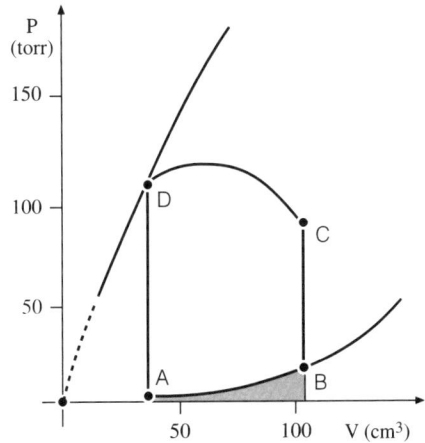

Figura 10.20. *Trabajo cardíaco externo. (Explicación en el texto.)*

Para una frecuencia de 72 ciclos por minuto, la eyección dura aproximadamente 0,25 s, de modo que la potencia está dada, para ese período, por:

$$P = \frac{1 \text{ J}}{0,25 \text{ s}} = 4 \ W \qquad [10.42]$$

Pero si se desea conocer el gasto energético por hora (o por día) se debe incluir en el tiempo el resto del ciclo cardíaco en cuyo caso la potencia es del orden de 1,3 *W*. Este valor constituye sólo una fracción de alrededor del 20% del gasto energético del músculo cardíaco.

B. RÉGIMEN PULSÁTIL

1. Importancia energética

Como sabemos, el ingreso de sangre en las grandes arterias es intermitente; cada eyección dura alrededor de 0,3 s y va seguida de un lapso de 0,5 s de aporte nulo. Sin embargo, el caudal llega a hacerse relativamente constante en la mayor parte del circuito.

Si los vasos fuesen rígidos, el caudal se mantendría intermitente en todo el circuito, circulando la sangre durante 0,3 s y deteniéndose durante el resto del ciclo. El trabajo necesario para mantener el volumen minuto aumentaría entonces por dos mecanismos:

1. En cada sístole, el ventrículo izquierdo (p. ej.) debería poner en movimiento toda la sangre detenida en el circuito sistémico suministrándole energía cinética a una masa del orden de 5 kg, 50 a 70 veces mayor que la del volumen sistólico (fig. 10.21,I). Además, en todo el circuito, la velocidad de la sangre aumentaría, durante ese lapso, a más del doble de la normal, pues debería mantener el mismo volumen que normalmente circula en 1 minuto en menos de la mitad del tiempo (0,3 s de cada 0,8 s). De acuerdo con la [10.41], multiplicar la masa por 50 y duplicar la velocidad (que en la ecuación está elevada al cuadrado) equivale a multiplicar la energía cinética por 200 y agregar varios joules al trabajo cardíaco por sístole.

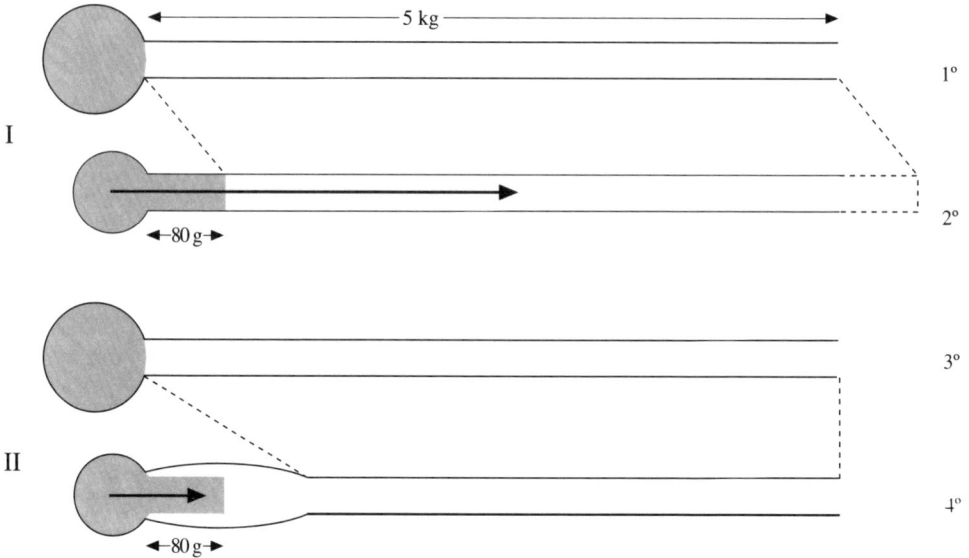

Figura 10.21. *Papel de la elasticidad arterial en el ahorro de energía durante el período eyectivo. (Explicación en el texto.)*

2. Normalmente, el volumen sistólico atraviesa la resistencia periférica durante un ciclo cardíaco (cuya duración hemos estimado en 0,8 s) para lo cual la presión arterial debe ser del orden de 100 torr. Pero si el mismo volumen tuviese que atravesar la misma resistencia en sólo 0,3 s, el caudal en ese lapso debería aumentar proporcionalmente y la presión arterial debería sobrepasar los 250 torr:

$$P_a = \frac{100 \text{ torr} \times 0,8 \text{ s}}{0,3 \text{ s}} > 250 \text{ torr} \qquad [10.43]$$

Sólo por esta causa, el trabajo cardíaco se vería casi triplicado.

En la realidad, gracias a la elasticidad de los vasos, el trabajo eyectivo se acumula como energía potencial elástica en las pricipales arterias (fig. 10.21,II) y aquélla se emplea en la circulación sanguínea continua durante todo el ciclo cardíaco. Esto genera la onda del pulso.

2. Onda del pulso

a. Velocidad de la onda y velocidad de la sangre

La velocidad media* de la sangre en la aorta es del orden de 0,25 m/s y disminuye en el resto de las arterias, pero la onda de presión del pulso se propaga

---

* Aunque la velocidad de la sangre en el sector arterial es variable, se puede determinar una velocidad media en cualquier sector a partir del volumen minuto (caudal) de ese sector y de su sección (ecuación [9.6]) como si aquélla fuese constante.

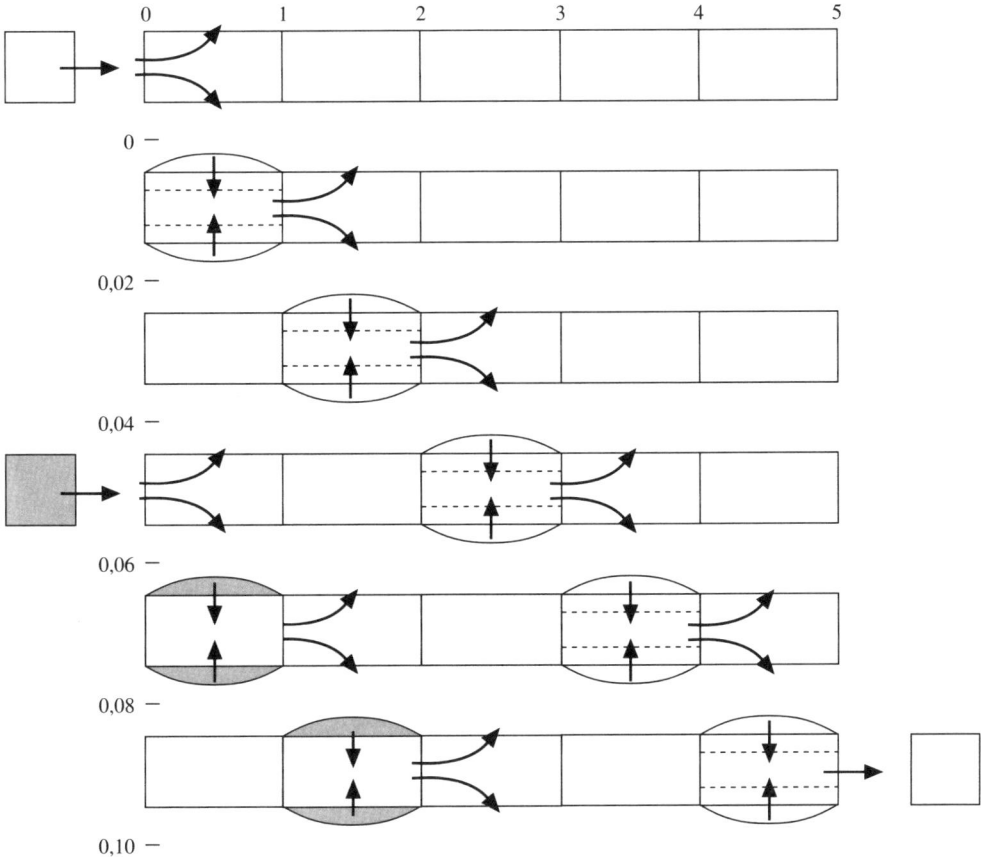

Figura 10.22. *Velocidad de la sangre y velocidad de la onda del pulso. (Explicación en el texto.)*

en la primera con una velocidad de hasta 5 m/s y mayor en el resto del sistema arterial. Comprenderemos esto si imaginamos, de modo simplificado, que un volumen sistólico de 100 ml, ejectado en 0,20 s, debe alojarse en el sistema arterial dilatándolo. La dilatación avanza a lo largo del sistema como se muestra en la figura 10.22, que representa un vaso imaginario de 5 m de longitud. En los primeros 0,2 s la onda ya se ha alojado en el primer metro de vaso, avanzando con una velocidad de 5 m/s y, en la realidad, dilatando la aorta y parte de los vasos que le siguen. Esquemáticamente, podemos imaginar que estos vasos le han hecho lugar al volumen sistólico, y que la sangre que había en ellos no se ha movido.

En los 0,2 s siguientes pasan 100 ml del primer metro de vaso al segundo segmento, dilatándolo, y así sucesivamente hasta llegar el volumen sistólico a salir por el extremo al cabo de 1 s. Como cada 0,8 s salen por el extremo del vaso 100 ml, el caudal es de 125 ml/s y si la sección de la aorta es de 5 cm², aplicando la [9.6], la velocidad media en ese vaso resulta de 25 cm/s.

De acuerdo con lo explicado, la onda del pulso puede recorrer cerca de 1 m en 0,2 s y, como a medida que el árbol arterial se ramifica, la velocidad de la onda aumenta (aunque la de la sangre disminuye) aquélla llega a las últimas arterias del pie cuando la cola de la eyección no ha terminado aún de salir del ventrículo.

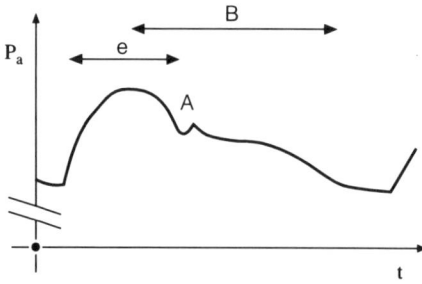

Figura 10.23. *Onda d epresión del pulso aórtico A, incisura aórtica; B, reflexión en la resistencia periférica; e, período eyectivo.*

b. Forma de la onda

La forma de la onda del pulso depende del vaso en que se la considere. En la aorta depende de varios factores: *a)* la variación del caudal eyectivo que crece bruscamente y decae con más lentitud; *b)* la complacencia arterial; *c)* la resistencia periférica que permite un escurrimiento continuo; *d)* la reflexión de la onda en el comienzo de la resistencia periférica lo cual produce una giba en la porción descendente; *e)* el rebote de la sangre en la válvula sigmoidea cuando se cierra, que produce la llamada incisura aórtica (fig. 10.23).

La amplitud de la onda de presión del pulso (no la variación del caudal) crece en los primeros tramos del árbol arterial y luego disminuye, hasta hacerse la presión constante al final de las arteriolas. El primer efecto se debe a la reducción de la capacitancia de las ramas arteriales a medida que disminuye su radio (pág. 181); el segundo, a la viscosidad de la sangre que a lo largo del sector arterial, va consumiendo la energía potencial elástica que transporta la onda del pulso.

c. Presión arterial media

Se llama **presión arterial media** *a la presión constante que, con la misma resistencia periférica produciría el mismo caudal (volumen minuto) que genera la presión arterial variable.* Es posible demostrar que la presión arterial media es la presión cuya gráfica (que es una recta horizontal) determina, en el intervalo correspondiente a un ciclo cardíaco, una superficie igual a la delimitada por la onda del pulso real (fig. 10.24). Por razones de espacio, no podemos detallar la demostración.

En la práctica, la presión media se puede calcular aproximadamente mediante la ecuación:

$$Pm = P_d + \frac{1}{3}(P_s - P_d) \qquad [10.44]$$

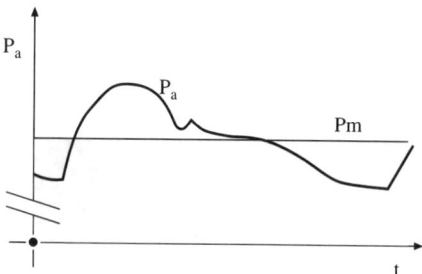

Figura 10.24. *Presión arterial media. (Explicación en el texto.)*

en la que P_d es la presión diastólica y P_s, la sistólica. Esta fórmula no es demostrable; sólo es una aproximación empírica.

III. MICROCIRCULACIÓN

En esta tercera parte veremos como está determinada la presión en el seno de los capilares y el especial comportamiento de la sangre en tubos delgados. El intercambio transcapilar será estudiado en el capítulo 16.

A. PRESIÓN CAPILAR

La presión hidrostática en el extremo arterial del capilar es del orden de 30 torr (40 hPa) y de 15 torr (18 hPa) en el extremo venoso. A caudal constante y si no se modifica la resistencia de los capilares, la diferencia entre ambos extremos se mantiene constante.

A continuación veremos cómo participan la resistencia de las arteriolas y la de las vénulas en la determinación de las presiones en los capilares.

En la figura 10.25 se representan la presión arterial, la venosa y las de ambos extremos de los capilares así como las caídas de presión correspondientes.

Para simplificar, consideraremos que el caudal y la resistencia de los capilares se mantienen constantes.

El caudal en las arteriolas (AB) está dado (ecuación [9.25]) por:

$$\mathscr{C} = \frac{P_a - P_{ca}}{R_a} \tag{10.45}$$

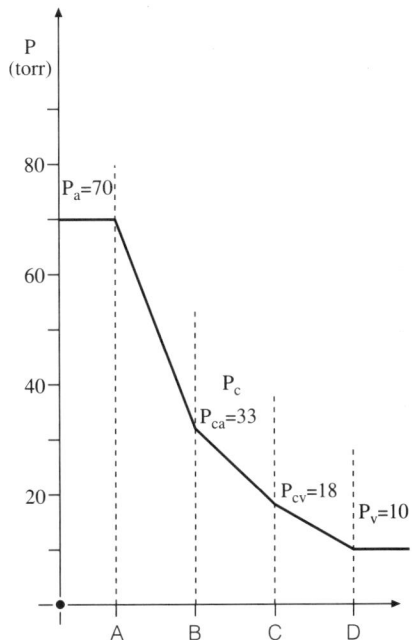

Figura 10.25. Papel de las arteriolas y las vénulas en la determinación de la presión capilar. P_a, presión arterial; P_v, presión venosa; P_{ca}, presión capilar en el extremo arterial; P_{cv}, presión capilar en su extremo venoso.

en la que P_a y P_{ca} son respectivamente las presiones al comienzo de las arteriolas y en el extremo arterial de los capilares, y R_a la resistencia arteriolar. En las vénulas (CD) se cumple una ecuación similar:

$$\mathscr{C} = \frac{P_{cv} - P_v}{R_v} \qquad [10.46]$$

en la que P_{cv} y P_v simbolizan respectivamente las presiones en el extremo venoso de los capilares y en el sector de las venas medianas y R_v la resistencia en las vénulas. Como el caudal $\mathscr{C}$ es constante en todo el trayecto representado, de las dos últimas ecuaciones surge:

$$\frac{P_a - P_{ca}}{R_a} = \frac{P_{cv} - P_v}{R_v} \qquad [10.47]$$

Además, como el caudal y la resistencia de los capilares no cambia, la diferencia de presión entre sus extremos no varía, de modo que:

$$\Delta P_c = P_{ca} - P_{cv} \qquad [10.48]$$

se mantiene constante. Despejando P_{cv} en esta ecuación y reemplazando en la [10.47], resulta:

$$\frac{P_a - P_{ca}}{R_a} = \frac{P_{ca} - \Delta P_c - P_v}{R_v} \qquad [10.49]$$

A partir de esta ecuación se pueden hacer las siguientes transformaciones:

$$\frac{P_a}{R_a} - \frac{P_{ca}}{R_a} = \frac{P_{ca}}{R_v} - \frac{P_v}{R_v} - \frac{\Delta P_c}{R_v}$$

$$\frac{P_{ca}}{R_v} + \frac{P_{ca}}{R_a} = \frac{P_a}{R_a} + \frac{P_v}{R_v} + \frac{\Delta P_c}{R_v}$$

$$\frac{P_{ca} \cdot R_a + P_{ca} \cdot R_v}{R_a \cdot R_v} = \frac{P_a \cdot R_v + P_v \cdot R_a + \Delta P_c \cdot R_a}{R_a \cdot R_v} \qquad [10.50]$$

Simplificando el denominador, sacando en el primer miembro el factor común P_{ca} y despejándolo:

$$P_{ca} = \frac{P_a \cdot R_v + P_v \cdot R_a + \Delta P_c \cdot R_a}{R_a + R_v} \qquad [10.51]$$

Dividiendo el numerador y el denominador por R_a:

$$P_{ca} = \frac{P_a \cdot R_v/R_a + P_v + \Delta P_c}{1 + R_v/R_a} \qquad [10.52]$$

Como la resistencia arteriolar es alrededor de 5 veces mayor que la de las vénulas, el cociente R_v/R_a vale aproximadamente 0,2 en condiciones normales. En ese caso la [10.52] se puede escribir así:

$$P_{ca} = \frac{0,2 \cdot P_a + P_v + \Delta P_c}{1,2} \qquad [10.53]$$

Esta ecuación muestra que, si las resistencias no varían, los cambios en la presión venosa influyen en la presión capilar mucho más que la presión arterial.

En la figura 10.26 se muestran dos ejemplos de aplicación de la [10.53]; manteniendo constantes las resistencias, un aumento de sólo 5 torr (6,7 hPa) en la presión venosa produce un ascenso en la presión capilar del mismo orden que un incremento de 20 torr (26,6 hPa) en la arterial.

B. LA SANGRE COMO SISTEMA HETEROGÉNEO

Aunque la sangre se comporta macroscópicamente como un líquido real (pág. 188), en realidad es un sistema heterogéneo y cuando circula por tubos suficientemente delgados se ponen de manifiesto los efectos de las diferentes fases.

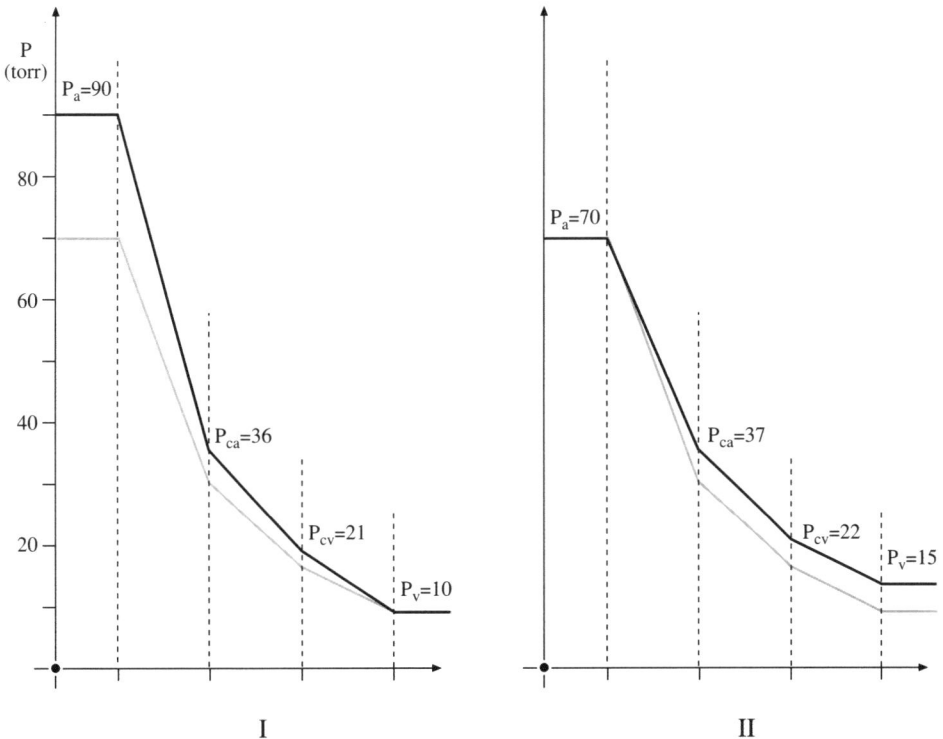

Figura 10.26. Efectos, sobre la presión capilar, del aumento de la presión arterial (I) y del aumento de la presión venosa (II). En gris aparecen las presiones normales.

1. Sistemas fluyentes no newtonianos. Viscosidad aparente

Se dice que un sistema fluyente es *newtoniano* cuando cumple con la ley de Poiseuille (ecuación [9-21]) a partir de la cual se puede calcular su viscosidad:

$$\eta = \frac{\pi \cdot (-\Delta P) \cdot r^4}{8 \cdot \mathscr{C} \cdot l} \qquad [10.54]$$

Que se cumpla esta ecuación significa que, cualquiera sea el número de determinaciones que se hagan empleando diferentes valores de las variables que en ella figuran, la viscosidad calculada mediante la misma mantiene su valor constante. Esto es lo que ocurre cuando la sangre circula por tubos de más de 0,4 mm de diámetro (unas 50 veces mayor que el diámetro de los glóbulos). Pero su comportamiento es diferente cuando fluye por tubos rígidos de diámetro menor o por los vasos capilares. En esos casos los valores obtenidos a partir de diferentes diámetros o velocidades de circulación son distintos. El valor así calculado recibe el nombre de *viscosidad aparente* (puesto que depende de las condiciones experimentales) y se dice que el flujo *es no newtoniano*.

2. Flujo por capilares rígidos

En la figura 10.27 se muestran las variaciones de la viscosidad aparente de la sangre en función del diámetro del tubo y de la presión cuando circula por tubos capilares. Se observa en ella que a medida que el diámetro aumenta (**I**) la viscosidad aparente crece hasta hacerse constante y que cuando circula por un mismo tubo, la viscosidad aparente disminuye al aumentar la presión (**II**). Este fenómeno se explica de la siguiente manera: cuando las diferencias de presiones son bajas la sangre circula a poca velocidad y los glóbulos se distribuyen más o menos uniformemente (fig. 10.28,I). En este caso la sangre presenta la viscosidad de un sistema heterogéneo formado por plasma y glóbulos. Si la diferencia de presión aumenta, la velocidad también lo hace y los glóbulos tienden a reunirse en el centro del tubo,

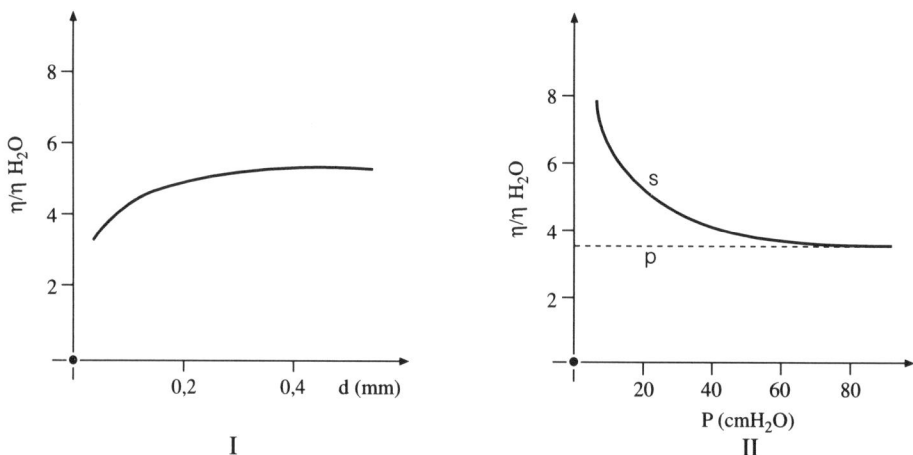

Figura 10.27. *Viscosidad relativa aparente de la sangre en función del diámetro del tubo (I) y de la presión (II).*

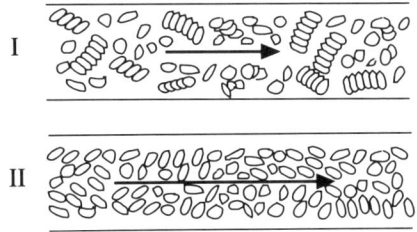

Figura 10.28. *Distribución de los glóbulos rojos en un tubo capilar al aumentar la presión. (Explicación en el texto.)*

quedando más o menos separados de sus paredes por una capa de plasma (fig. 10.28,II) en la cual se producen los principales rozamientos viscosos. En consecuencia, la viscosidad aparente disminuye (curva s), acercándose a la del plasma (fig. 10.27, línea p). Además a bajas velocidades los glóbulos rojos tienden a formar agregados que constituyen una estructura tridimensional la cual contribuye a aumentar la viscosidad.

Como el plasma solo (desprovisto de elementos figurados) se comporta como un sistema newtoniano, y como la variación de la viscosidad aparente depende de la propiedad que tienen los glóbulos de agregarse y desagregarse o de agruparse en la parte central del tubo según la velocidad de la corriente, se clasifica la sangre entre los llamados *sistemas fluyentes no newtonianos estructurales.*

BIBLIOGRAFÍA

Badeer HS. Fisiología Cardiovascular. Buenos Aires, CTM Servicios Bibliográficos SA, 1987.

Bayliss LE. The rheology of blood. En: Hamilton WF, ed. Handbook of Physiology. Section 2: Circulation. Washington, American Physiological Society 1962, sec. 2, vol. 1: 137.

Beyar R, Sideman S. A computer study of left ventricular performance based on fiber structure, sarcomer dynamics and transmural electrical propagation velocity. Circ Res 1984; 55: 358.

Beyar R, Yin FCP, Hausnec M, Weisfeld LM, Kass DA. Dependence of left ventricular twist-radial shortening relations on cardiac cycle phase. Am J Physiol 1989; 257: (4) H, 1.119.

Brady AJ. The three element model of muscle mechanics: its aplicability to cardiac muscle. Physiologist 1967; 10: 130.

Brady AJ. A measurement of the active state in heart muscle. Cardiovasc Res Suppl 1971; 1: 11.

Jewell AJ. A reexamination of the influence of muscle length on myocardial performance. Circ Res 1977; 40: 221.

Murgo JP, Westerhof N. Arterial reflections and pressure waveforms in humans. En: Yin FCP, ed. Ventricular-Vascular Coupling: Clinical, Physiological, and Engineering aspects. Nueva York, Springer Verlag 1987; 6: 140.

Quemada D, Dufaux J, Flaud P. La hidrodinámica de la sangre. Mundo Científico 1993; 137: 654.

Sagawa K. The ventricular pressure-volume diagram revisited. Circ Res 1987; 43: 677.

Sagawa K, Maughan L, Suga H, Sunagawa K. Cardiac Contraction and the Pressure-Volume Relationship. Nueva York, Oxford University Press, 1988; 1-2: 3, 42.

Sonnenblick EH. Implications of muscle mechanics in the heart. Fed Proc 1962; 21: 975.

Streeter DD, Spotnitz HM, Patel DJ, Ross J Jr, Sonnenblick EH. Fiber orientation in the canine left ventricle during diastole and systole. Circ Res 1969; 24: 339.

Streeter DD, Hanna WT. Engeenering mechanics for succesive states in canine left ventricular myocardium: I, Cavity and wall geometry. Circ Res 1973; 33: 639.

Yin FCP. Ventricular wall stress. Circ Res 1981; 49: 829.

11 Bases biofísicas de la electrocardiografía

I. BASES ELECTROFISIOLÓGICAS

A. ESTRUCTURA DEL MÚSCULO CARDÍACO

A grandes rasgos, la estructura del músculo cardíaco es semejante a la del músculo esquelético, aunque se diferencia de él por la presencia de las *bandas intercalares*.

Funcionalmente, el miocardio auricular y el ventricular se comportan como un sincitio, pero en la actualidad se sabe que las bandas intercalares están formadas por dos membranas que separan dos células vecinas (fig. 11.1). Sin embargo, las células se acoplan coincidiendo sus superficies como las piezas de un rompecabezas, de modo que se establece una amplia e íntima superficie de contacto entre ellas. Como veremos luego, las propiedades eléctricas de estas bandas son diferentes de las del resto de la membrana celular.

B. PROPIEDADES FISIOLÓGICAS

1. Automatismo

Como sabemos, el corazón es capaz de cumplir su ciclo aun estando aislado completamente, siempre que se halle en un medio adecuado. Ello se debe a la existencia, en el corazón, de ciertos tipos de fibras que pueden disparar el potencial de acción en forma periódica sin necesidad de ser estimuladas.

En condiciones normales, la excitación se inicia en el nódulo sinusal, de donde se propaga al miocardio auricular y de éste al nódulo auriculoventricular. Luego

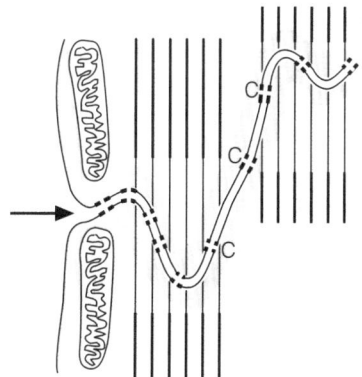

Figura 11.1. Representación esquemática de una banda intercalar. C, canales que conectan entre sí los interiores de ambas células.

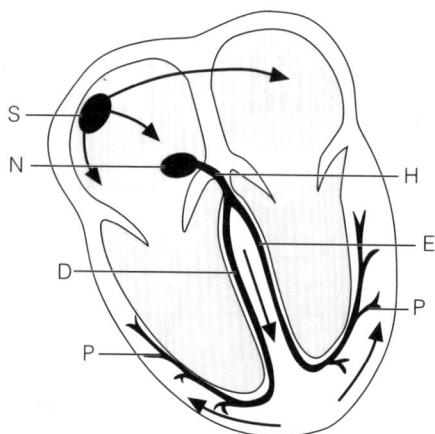

Figura 11.2. *Recorrido de la propagación de la excitación en el corazón.* S, *nódulo sinusal;* N, *nódulo auriculoventricular;* H, *haz de Hiss;* D *y* E, *ramas derecha e izquierda del haz de Hiss;* P, *fibras de Purkinje.*

siguiendo el haz de Hiss, sus ramas y las fibras de Purkinje, llega finalmente al miocardio ventricular (fig. 11.2). El haz de Hiss permite que el potencial de acción pase a los ventrículos a través del plano fibroso, donde se alojan las válvulas, el cual no conduce el potencial de acción.

El miocardio auricular no tiene automatismo, pero en caso de que el nódulo sinusal deje de cumplir su función de marcapasos, ésta es tomada por el nódulo auriculoventricular, aunque dispara los potenciales de acción con una frecuencia menor. Por último, si el segundo marcapaso pierde su función o se interrumpe el haz de Hiss, el ritmo es dirigido por las fibras de Purkinje, con una frecuencia aún menor. El miocardio ventricular no tiene automatismo.

2. Ley del "todo o nada"

A diferencia del músculo esquelético, en el que cada fibra puede ser estimulada aisladamente, si se estimula cualquier punto de una aurícula o de un ventrículo, ambos se contraen completamente o no responden, si el estímulo no alcanza el umbral. No es posible obtener una contracción intermedia. Esta propiedad se designa con el nombre del *ley del "todo o nada"*. El músculo cardíaco no puede regular su fuerza como puede hacerlo el esquelético. Como ya dijimos, desde el punto de vista funcional, el miocardio se comporta como un sincitio.

La propagación del potencial de acción a todo el miocardio se produce porque, a diferencia del resto de la membrana celular en reposo, las bandas intercalares tienen muy baja resistencia eléctrica. Esto se debe a la presencia, en ambas membranas de cada banda, de numerosos canales iónicos enfrentados. Los cuales permiten el libre pasaje, de célula a célula, de las corrientes electrotónicas interiores (pág. 161), necesarias para la propagación del potencial de acción.

3. Sacudida simple y tétanos

Otra diferencia con el músculo esquelético reside en la imposibilidad del cardíaco de entrar en contracción tetánica, debido a la larga duración de su período refractario. El miocardio produce sólo contracciones similares a las sacudidas simples del esquelético.

C. POTENCIAL DE REPOSO

El potencial de reposo del miocardio auricular y ventricular es de –90 mV aproximadamente y, al igual que el del músculo esquelético, no se modifica si el tejido no es estimulado.

En cambio, en el nódulo sinusal, en el auriculoventricular y en las fibras de Purkinje, el potencial de reposo varía a partir de un valor mínimo, despolarizándose la fibra en forma gradual. Luego veremos qué importancia tiene este hecho.

Para los diferentes tejidos cardíacos puede establecerse un circuito equivalente simplificado análogo al del músculo esquelético (págs. 149 y sig.). El mismo permite obtener el potencial de reposo a partir de los potenciales de equilibrio de los iones sodio y potasio, y de la relación entre las conductancias respectivas, como ya lo hicimos en el capítulo 8.

D. POTENCIAL DE ACCIÓN

La evolución del potencial en función del tiempo es diferente en las distintas regiones del miocardio que ya hemos señalado.

Tomaremos el miocardio ventricular como punto de partida para desarrollar el tema.

1. Miocardio ventricular

a. Forma

En la figura 11.3 se muestra el trazado del potencial de acción de las fibras miocárdicas ventriculares. En la figura pueden reconocerse 5 fases que se señalan con los números de 0 a 4. La fase 0 corresponde a la despolarización inicial y al trazo ascendente del sobrepico (pág. 151). La fase 1 constituye una pequeña repolarización que no aparece en la fibra nerviosa. Pero la más importante desde el punto de vista funcional es la fase 2, durante la cual la membrana, cuyo potencial es cercano a 0, se va repolarizando lentamente. Esta fase dura alrededor de 0,2 s y durante este tiempo el músculo ventricular se encuentra en período refractario absoluto. Ésta es la causa de que el músculo cardíaco no pueda tetanizarse. Al comienzo de la fase 2, el potencial desciende muy lentamente. Este descenso se va haciendo gradualmente más rápido hasta que la repolarización se precipita en la fase 3, y el potencial llega a su valor de reposo, que corresponde a la fase 4.

b. Corrientes iónicas

La despolarización inicial es producida, como en la fibra nerviosa y en el músculo esquelético, por una rápida corriente de ion sodio hacia el interior de la fibra por canales similares a los de aquellas estructuras. Estos canales, denominados *canales rápidos de sodio*, también poseen compuertas de activación y de inactivación (pág. 158).

La fase 1 se atribuye a una breve corriente de cloruro hacia el interior y otra de potasio hacia fuera, que decae durante la fase siguiente.

Durante la fase 2 se produce una lenta corriente decreciente de ion calcio hacia dentro, acompañada de una corriente, también decreciente, de ion potasio hacia fuera. Durante esta fase, a causa de la diferencia de potencial y de concentración, el ion potasio tiende a precipitarse hacia el exterior, pero esto no ocurre

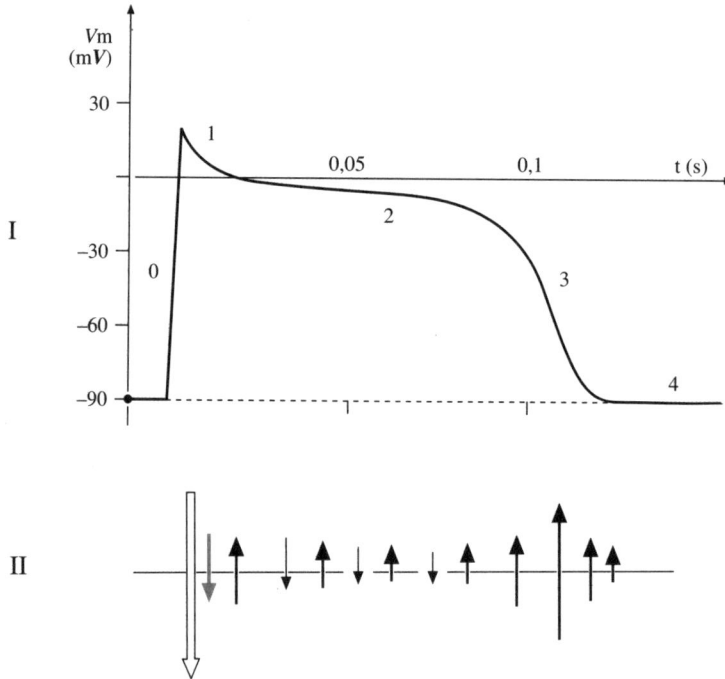

Figura 11.3. I. Potencial de acción del miocardio ventricular. 0, 1, 2, 3 y 4, fases del potencial de acción. II: corrientes iónicas. Flechas hacia abajo, corrientes hacia el interior; flechas hacia arriba, corrientes hacia el exterior; flecha blanca, corriente de sodio; flecha gris, corriente de cloruro; negras finas, calcio; negras gruesas, potasio.

porque la conductancia de la membrana para el potasio durante la fase 2 es extremadamente baja. En la fibra miocárdica y la del músculo esquelético, al aumentar el potencial interior disminuye la conductancia de la membrana para la corriente de potasio hacia fuera (aunque no hacia dentro). Este fenómeno, que recibe el nombre de *rectificación*, contribuye a la duración prolongada de la fase 2, con las consecuencias fisiológicas ya mencionadas.

Como al disminuir el potencial interior (al aumentar la polarización) las propiedades de rectificación de la membrana también decrecen y la corriente de ion potasio hacia fuera aumenta, contribuyendo a disminuir el potencial, el proceso se realimenta. En consecuencia, el ion potasio va saliendo cada vez más rápido en la última parte de la fase 2 y finalmente se precipita produciendo la repolarización que caracteriza la fase 3.

Por último, la fase 4 no es más que el potencial de reposo.

En la figura se señalan las diferentes corrientes iónicas que se producen en las distintas fases.

El potencial de acción del miocardio auricular es muy semejante al ventricular, aunque la fase 2 es en él menos pronunciada.

2. Características de los otros tipos de fibras

En la figura 11.4 aparecen las gráficas de los potenciales correspondientes al nódulo sinusal, al auriculoventricular, al miocardio auricular y a las fibras de

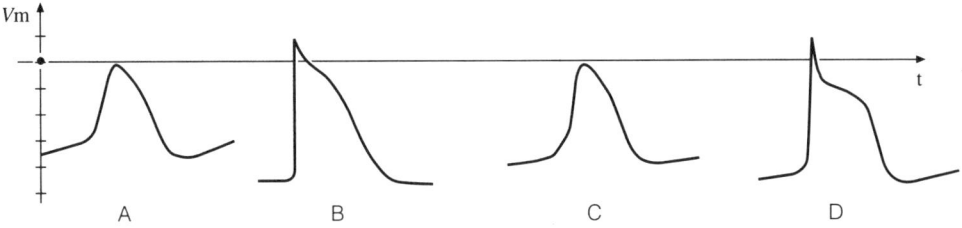

Figura 11.4. *Diferentes formas del potencial de acción de distintos tejidos cardíacos. A, nódulo sinusal; B, miocardio auricular; C, nódulo auriculoventricular; D, fibra de Purkinje.*

Purkinje. Puede observarse que las fibras de los nódulos no presentan brusca despolarización inicial ni sobrepico y que muestran despolarización en la fase 4, así como las fibras de Purkinje. Veremos por separado estas dos características.

a. Despolarización en fase 4

La despolarización gradual en la fase 4 es la causa del automatismo de las fibras que la presentan puesto que, al llegar la despolarización al umbral, se dispara el potencial de acción.

La despolarización diastólica es producida en su comienzo por una corriente de ion calcio hacia dentro y, principalmente, por una corriente de sodio del mismo sentido, que crece durante esa fase.

b. Despolarización inicial

La lenta despolarización inicial del potencial de acción de las células de ambos nódulos se explica, si se admite que en ellos no participan los canales rápidos de sodio. Esto concuerda con los siguientes hechos: *a)* si se tratan fibras miocárdicas con tetrodotoxina, sustancia que bloquea los canales rápidos de sodio, la gráfica de su potencial de acción pierde la fase 0 y se asemeja a la propia de los nódulos (fig. 11.5,I); *b)* si se estimulan fibras miocárdicas durante el período refractario relativo, cuando las compuertas de inactivación de los canales rápidos de sodio están todavía cerradas en su mayor parte, se logran potenciales de acción carentes de la rápida despolarización inicial y de sobrepico (fig. 11.5,II).

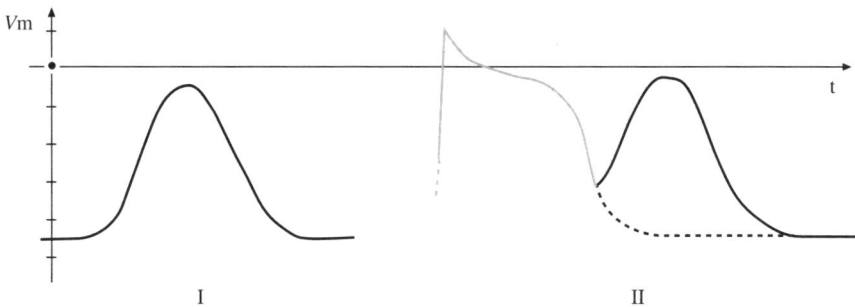

Figura 11.5. *Potenciales sin sobrepico de fibras miocárdicas ventriculares. (Explicación en el texto.)*

Como ya se explicó en el capítulo 8 (pág. 161), la velocidad de propagación del potencial de acción depende de la rapidez con que la región excitada despolariza a las zonas vecinas. Esto, a su vez, depende de la velocidad con que se despolarice la zona ya excitada. En consecuencia, cuanto más rápidamente se despolariza una región, mayor es la velocidad de propagación.

Sobre esta base, puede comprobarse que la despolarización inicial de los diferentes tipos de fibras, es la adecuada a la función que desempeña cada una. En efecto, las fibras del haz de Hiss, las de Purkinje, las del miocardio auricular y las del ventricular, que cumplen funciones de conducción de la excitación, muestran despolarización inicial rápida. En las células del nódulo sinusal, que no tienen despolarización inicial rápida, la función principal no es la conducción sino la iniciación de la excitación. Las células del nódulo auriculoventricular, que tampoco muestran despolarización inicial rápida, provocan un retardo en el pasaje del estado de excitación de las aurículas a los ventrículos, que es el adecuado para la secuencia de la función de bomba que cumple el corazón.

II. BASES BIOFÍSICAS DE LA ELECTROCARDIOGRAFÍA

A. INTRODUCCIÓN

En esta sección consideraremos sólo la fundamentación biofísica del registro de los potenciales generados por el corazón en la superficie del cuerpo, dejando para otras disciplinas el estudio detallado de las ondas del trazado y sus modificaciones en distintas condiciones normales y patológicas.

Los cambios eléctricos que se producen en las células cardíacas durante la excitación originan corrientes que se distribuyen en el organismo generando diferentes potenciales en su volumen y en su superficie, los cuales van cambiando durante el ciclo cardíaco. A continuación veremos cómo se generan esos potenciales y cómo se justifica el trazado electrocardiográfico.

Cuando entre dos puntos unidos por una resistencia lineal R existe una diferencia de potencial ΔV (fig. 11.6,I), es muy fácil calcular el potencial que aparecerá en

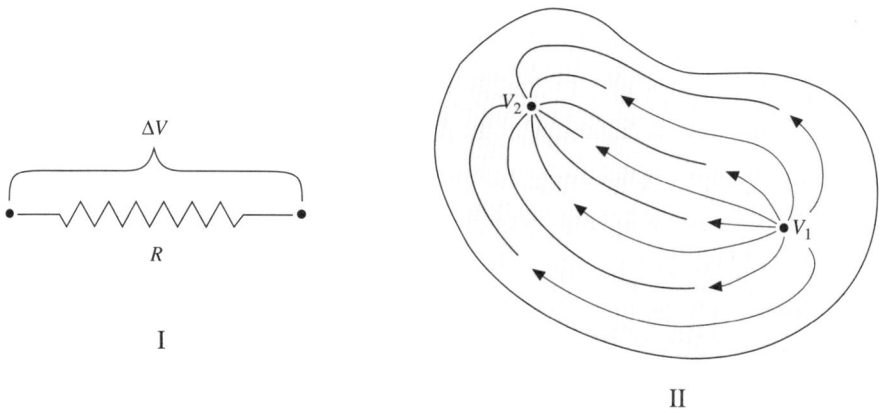

Figura 11.6. I. Resistencia lineal. II. Líneas de corriente en un conductor irregular.

cualquier punto de la resistencia. Pero cuando dos puntos de diferente potencial se hallan en el seno de un medio conductor (fig. 11.6,II), la corriente que parte del punto positivo, que llamaremos *fuente* y llega al negativo, que llamaremos *sumidero*, sigue líneas que serán más o menos irregulares según la forma y las heterogeneidades del medio; entonces resulta generalmente muy difícil calcular el potencial en un punto dado. Éste es, precisamente, el caso del organismo, de modo que para comprender la relación existente entre los cambios eléctricos que se producen en el corazón y los potenciales registrados en la superficie del cuerpo, es necesario que veamos algunos conceptos relativos a los llamados conductores de volumen. Afortunadamente, se pueden hacer algunas simplificaciones que permiten la solución del problema en forma bastante sencilla y con aproximación suficiente como para que sus resultados puedan ser empleados en la práctica.

B. FUNDAMENTOS FÍSICOS

1. Dipolo

a. Concepto

Se denomina **dipolo** a un sistema formado por dos cargas eléctricas de igual valor absoluto y de signo contrario, +Q y −Q, separadas por una determinada distancia (fig. 11.7,I). Esta distancia recibe el nombre de **brazo del dipolo**.

b. Momento dipolar

Se denomina **momento dipolar** al producto del brazo del dipolo por el valor absoluto de una de las cargas:

$$\varphi = Q \cdot a \qquad [11.1]$$

Si la carga se mide, por ejemplo, en coulomb y la distancia en centímetros, el momento dipolar queda expresado en C·cm.

El momento dipolar es una magnitud vectorial, pues los efectos de un dipolo dependen de la dirección de su brazo y de la orientación de las cargas positiva y negativa. Por lo tanto, se puede representar mediante un vector con origen en el centro del dipolo, dirigido hacia la carga positiva y de longitud proporcional al momento dipolar (fig. 11.7,II).

c. Potencial generado por un dipolo

Vamos a considerar ahora el potencial generado por una fuente (positiva) y un sumidero (negativo) en el punto P de un medio conductor homogéneo e infinito.

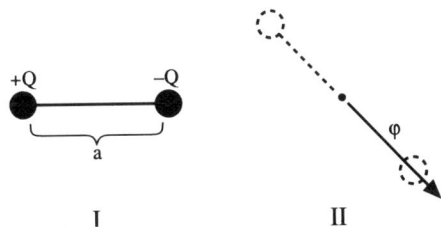

Figura 11.7. Dipolo (I) y representación vectorial del momento dipolar (II).

I   II

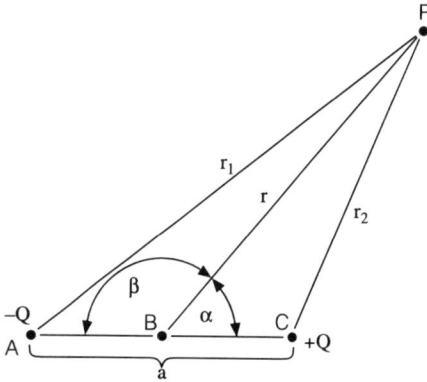

Figura 11.8. *Explicación en el texto.*

Puede demostrarse que, cuando el medio reúne esas condiciones, la solución puede hallarse como si se tratase de un problema electrostático reemplazando la fuente y el sumidero por un dipolo (fig. 11.8). Sobre esta base, el potencial V_1 generado en el punto por la carga negativa, y el potencial V_2 producido por la positiva, están dados por:

$$V_1 = -\frac{Q}{r_1} \quad y \quad V_2 = \frac{Q}{r_2} \qquad [11.2]$$

de modo que el potencial V generado por ambas cargas, igual a la suma de los producidos por cada una de ellas, viene dado por:

$$V = \frac{Q}{r_2} - \frac{Q}{r_1} \qquad [11.3]$$

Sacando el factor común Q y resolviendo la diferencia, obtenemos:

$$V = Q \cdot \frac{r_1 - r_2}{r_1 \cdot r_2} \qquad [11.4]$$

Multiplicando por $r_1 + r_2$ el numerador y el denominador de esta ecuación obtenemos:

$$V = Q \cdot \frac{r_1^2 - r_2^2}{r_1 \cdot r_2 \cdot (r_1 + r_2)} \qquad [11.5]$$

r_1^2 puede calcularse mediante el teorema del coseno (pág. 571) aplicado al triángulo PAB a partir de los lados AB y PB, empleando $-\cos \alpha$ en lugar de $\cos \beta$ y $\dfrac{a}{2}$ en lugar de AB. De modo similar puede calcularse r_2^2, empleando $\cos \alpha$ y $\dfrac{a}{2}$:

$$r_1^2 = r^2 + \frac{a^2}{4} - 2 \cdot \frac{a}{2} \cdot r \cdot (-\cos \alpha)$$

$$r_2^2 = r^2 + \frac{a^2}{4} - 2 \cdot \frac{a}{2} \cdot r \cdot \cos \alpha \qquad [11.6]$$

Restando miembro a miembro estas dos ecuaciones, obtenemos:

$$r_1^2 - r_2^2 = 2 \cdot a \cdot r \cdot \cos \alpha \qquad [11.7]$$

y haciendo la sustitución en la [11.5], resulta:

$$V = Q \cdot \frac{2 \cdot a \cdot r \cdot \cos \alpha}{r_1 \cdot r_2 \cdot (r_1 + r_2)} \qquad [11.8]$$

Ahora bien, si el punto P está suficientemente alejado del dipolo para que el brazo del mismo sea despreciable comparado con la distancia al punto P, los radios r_1, r_2 y r pueden ser considerados iguales, de modo que, en ese caso, la ecuación se simplifica así:

$$V = Q \cdot a \cdot \frac{\cos \alpha}{r^2} \qquad [11.9]$$

y de acuerdo con la [11.1]:

$$V = \varphi \cdot \frac{\cos \alpha}{r^2} \qquad [11.10]$$

Si representamos el momento dipolar por un vector, el producto $\varphi \cdot \cos \alpha$ es la proyección de dicho vector sobre el segmento r (fig. 11.9), de modo que el potencial en el punto P viene dado por:

$$V = \frac{\text{proy } \varphi}{r^2} \qquad [11.11]$$

De acuerdo con esta ecuación, el potencial generado en el punto P es máximo cuando el momento dipolar se superpone a la distancia r y está dirigido hacia el punto, y es nulo cuando es perpendicular a aquélla (fig. 11.10). *La recta a la que pertenece la distancia r recibe el nombre de* **recta de derivación**.

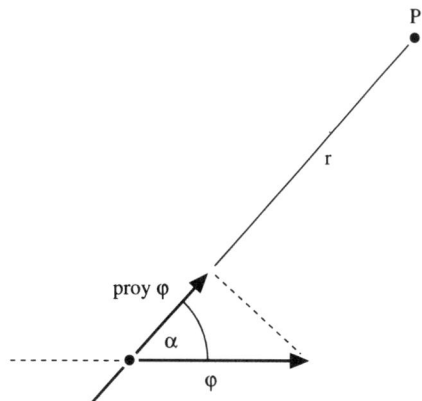

Figura 11.9. *Explicación en el texto.*

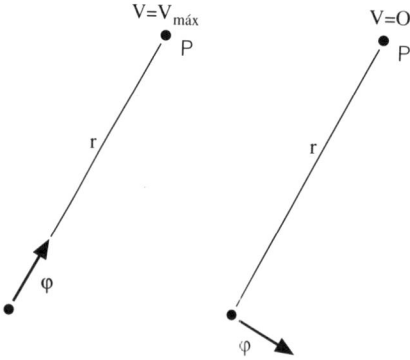

Figura 11.10. Explicación en el texto.

2. Superficie polarizada

a. Intensidad de polarización

Se dice que una superficie está **polarizada** cuando a ambos lados de ella se encuentran distribuidas cargas eléctricas de signo contrario. Estas cargas pueden ser consideradas como constituyentes de un conjunto de dipolos elementales con sus brazos perpendiculares a dicha superficie.

Si la superficie es plana y la distribución de las cargas uniforme, se puede definir la **intensidad de polarización** como se explica a continuación (fig. 11.11,I). Dada una pequeña porción ΔS de esa superficie, el conjunto de los dipolos que se hallan en ella podría ser sustituido por uno solo cuyo momento φ_t fuese igual a la suma de los momentos de los dipolos reemplazados. Se define entonces **intensidad de polarización** Φ como el cociente entre el momento dipolar total φ_t y la superficie ΔS:

$$\Phi = \frac{\varphi_t}{\Delta S} \qquad [11.12]$$

La intensidad de polarización es numéricamente igual al momento de un dipolo que reemplazase a todos los dipolos elementales de 1 cm². En la figura 11.11,II cada uno de los dipolos tiene un momento numéricamente igual a la intensidad de polarización y reemplaza los 9 dipolos elementales de cada cm² representados en **I**.

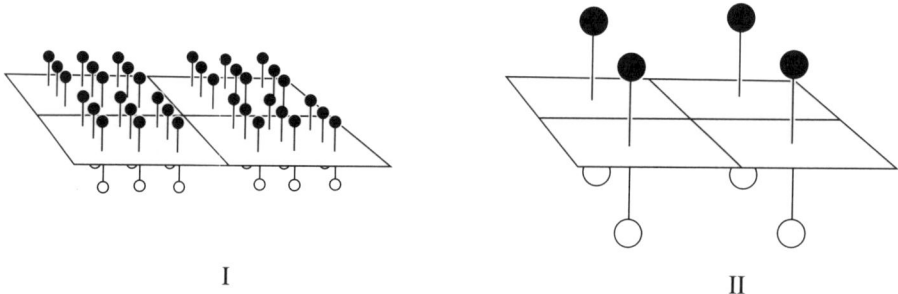

I   II

Figura 11.11. Intensidad de polarización. (Explicación en el texto.)

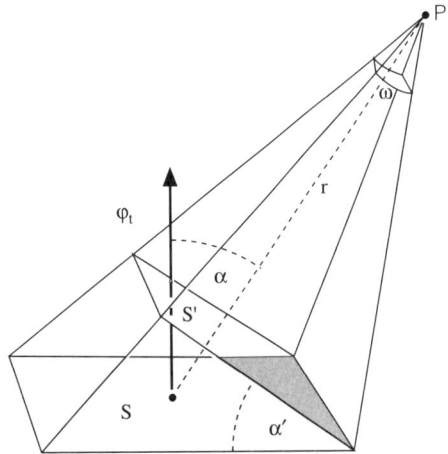

Figura 11.12. *Explicación en el texto.*

b. Potencial generado por una superficie polarizada

Consideremos una pequeña superficie plana polarizada S, de intensidad de polarización Φ y un punto P suficientemente alejado de ella (fig. 11.12). El momento dipolar de esta superficie está dado por:

$$\varphi_t = \Phi \cdot S \qquad [11.13]$$

y de acuerdo con la [11.10], el potencial generado en el punto P por ese dipolo es:

$$V = \Phi \cdot \frac{S \cdot \cos \alpha}{r^2} \qquad [11.14]$$

Obsérvese ahora en la figura que el ángulo α es igual a α', de modo que:

$$S \cdot \cos \alpha = S \cdot \cos \alpha' \qquad [11.15]$$

El segundo miembro de esta expresión es igual a la superficie S':

$$S \cdot \cos \alpha' = S' \qquad [11.16]$$

Reemplazando en la [11.14] obtenemos:

$$V = \Phi \cdot \frac{S'}{r^2} \qquad [11.17]$$

Como hemos dicho que el punto está suficientemente alejado, la superficie S' puede considerarse como la parte de una superficie esférica de radio r (fig. 11.13) contenida en el ángulo sólido ω. En consecuencia, el cociente $\dfrac{S'}{r^2}$ es la medida del ángulo sólido ω. Haciendo el reemplazo en la [11.17], obtenemos:

$$V = \Phi \cdot \omega \qquad [11.18]$$

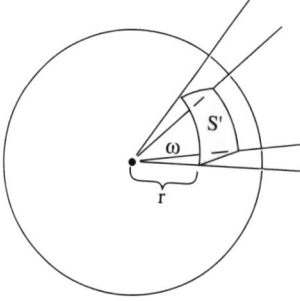

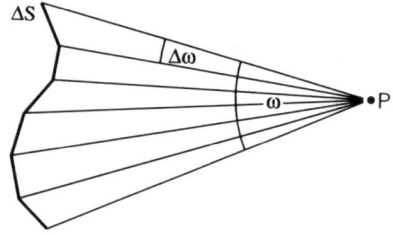

Figura 11.13. *Ángulo sólido. (Explicación en el texto.)*   **Figura 11.14.** *Explicación en el texto.*

El ángulo sólido generado por una pequeña superficie polarizada en un punto suficientemente alejado es igual al producto de la intensidad de polarización de aquélla por el ángulo sólido con vértice en el punto, subtendido por la superficie.

Si la superficie no es pequeña, como la utilizada en esta demostración o en el caso de que no fuera plana, la puede uno imaginar dividida en infinidad de pequeñas superficies que pueden ser consideradas planas, y el potencial generado en el punto será la suma de los potenciales generados por cada uno de los elementos de superficie (fig. 11.14). En consecuencia, a condición de que la intensidad de polarización sea uniforme, el potencial estará dado por:

$$V = \Phi \cdot \Delta\omega_1 + \Phi \cdot \Delta\omega_2 + \ldots \qquad [11.19]$$

Sacando el factor común Φ, resulta:

$$V = \Phi \cdot (\Delta\omega_1 + \Delta\omega_2 + \ldots) \qquad [11.20]$$

y como la suma entre paréntesis es el ángulo sólido ω subtendido por la superficie, sigue cumpliéndose la [11.18]:

$$V = \Phi \cdot \omega \qquad [11.21]$$

En consecuencia, el potencial generado en un punto por una superficie uniformemente polarizada es igual a la intensidad de polarización por el ángulo sólido, independientemente del tamaño y la forma de la superficie. De acuerdo con esta demostración, no es necesario que la distancia r (fig. 11.12) sea grande comparada con la superficie (pues ésta puede considerarse dividida en elementos tan pequeños como se quiera) sino que sea pequeño el brazo de los dipolos que la polarizan. Esta condición se da sobradamente en el caso de la célula, en la que las cargas de signos contrarios se hallan separadas por el espesor de la membrana, o poco más.

De acuerdo con la [11.21], si las tres superficies representadas en la figura 11.15 tienen la misma intensidad de polarización, generan en el punto P el mismo potencial puesto que determinan con él el mismo ángulo sólido.

Nótese que el ángulo sólido que se debe introducir en la [11.21] no queda delimitado por los puntos más extremos de la superficie sino por el contorno de ella. Por ejemplo, el potencial generado por la superficie que aparece en la figura 11.16,I depende del ángulo sólido que determina su abertura. En el esquema II se

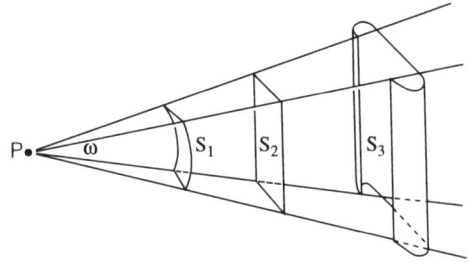

Figura 11.15. *Superficies que subtienden el mismo ángulo sólido respecto de un punto.*

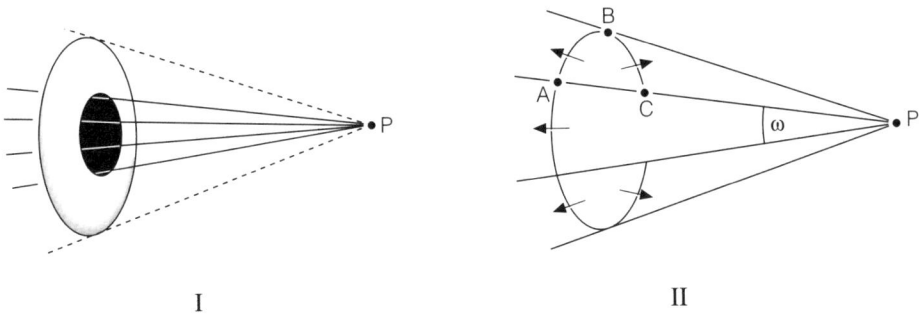

I   II

Figura 11.16. *Delimitación del ángulo sólido. (Explicación en el texto.)*

muestra que toda porción no incluida en ese ángulo sólido, como la porción ABC, está formada por dos partes, AB y BC, que subtienden el mismo ángulo sólido Δω y que están polarizadas en sentidos contrarios, de modo que se anulan. Como corolario se infiere que el potencial generado por una superficie polarizada cerrada es nulo, por ser nulo el ángulo sólido que determina, ya que no tiene contorno.

3. Frente de onda y dipolo equivalente

Consideremos una fibra ventricular como la esquematizada en la figura 11.17 por la que se propaga, de izquierda a derecha, una onda de excitación. Cuando el frente de la onda ha llegado a la sección S, la porción de fibra que queda a su derecha posee todavía la polarización de reposo, mientras que la situada a su izquierda se encuentra en su mayor parte en la fase 2 (prácticamente despolarizada) después de haber pasado rápidamente por las fases 0 y 1. En ese instante la porción aún no excitada constituye una superficie polarizada abierta que subtiende, respecto del punto P, el ángulo sólido ω. En consecuencia, de acuerdo con la [12.21], el potencial generado en ese punto viene dado por:

$$V_P = \Phi \cdot \omega \qquad [11.22]$$

en la que Φ es la intensidad de polarización de la membrana en reposo.

De acuerdo con esta ecuación, la superficie de toda la porción aún no excitada puede ser reemplazada por la superficie de sección S si se le atribuye a ella la misma intensidad de polarización de la membrana en reposo. Además, dicha superficie puede ser reemplazada por un solo dipolo con su carga positiva orienta-

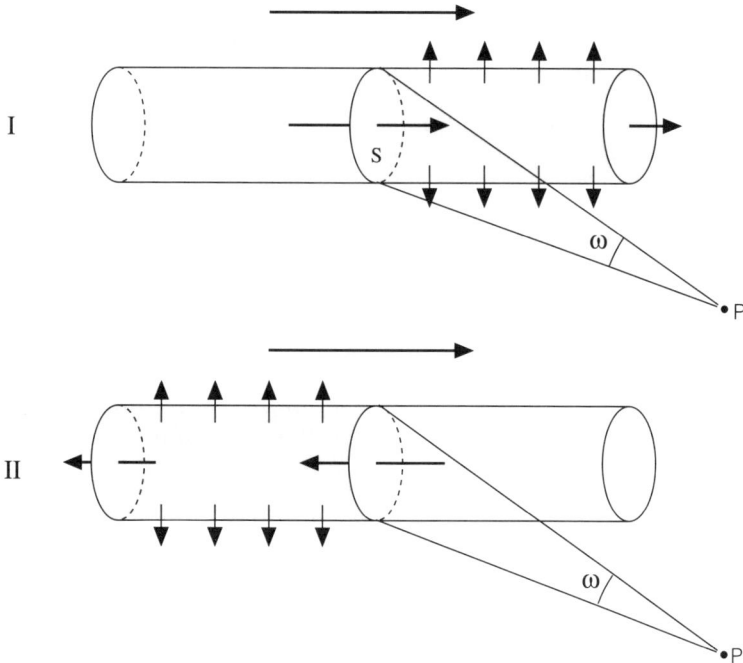

Figura 11.17. *Frente de onda y dipolo equivalente. (Explicación en el texto.)*

da, respecto del ángulo sólido, como las cargas positivas de la porción agrisada de la membrana que subtiende el mismo ángulo y cuyo momento dipolar queda dado por la [11.13]. Dicho momento se halla representado en la figura por el vector que atraviesa la sección S de izquierda a derecha. De lo explicado surge que el frente de la onda de excitación puede ser reemplazado por un dipolo que viaje en el mismo sentido, con el polo positivo hacia delante. Esto significa que, si la onda de despolarización se acerca al punto, genera en él un potencial positivo y, si se aleja del mismo, negativo.

Al final del potencial de acción, al propagarse la repolarización, se produce el mismo fenómeno en sentido contrario (fig. 11.17,II).

C. POTENCIALES GENERADOS POR EL CORAZÓN

1. Potencial generado por una zona excitada

Dado que el miocardio se comporta como un sincitio (pág. 209) se puede considerar que la propagación de la despolarización tiene lugar en una sola membrana de una célula única. En efecto, las fibras musculares se ramifican y se unen entre sí sin solución de continuidad y, desde el punto de vista funcional, la membrana celular se extiende sobre todas ellas como si fuera continua, tapizando la superficie exterior AB (fig. 11.18), la superficie interior CD y los espacios intersticiales que quedan entre las fibras del sincitio.

Cuando el músculo está en reposo, toda la membrana se halla polarizada, pero no genera potencial en ningún punto exterior por constituir una superficie cerrada.

Imaginemos ahora que, en un instante determinado, la onda de excitación ha llegado por las fibras de Purkinje al punto E de la pared ventricular (fig. 11.19) y que a partir de él se ha propagado ocupando la zona clara que se muestra en la figura. La porción de membrana que se encuentra en esa región se halla despolarizada, de modo que la parte aún polarizada no constituye una superficie cerrada. Por el contrario, muestra una cantidad de aberturas ΔS que representan los frentes de onda que se propagan por las fibras y que subtienden respecto de un punto exterior P pequeños ángulos sólidos Δω. Como vimos en el apartado 3 de la sección anterior, cada uno de estos frentes puede ser reemplazado por un dipolo que avanza con su polo positivo hacia delante en la dirección y sentido en que se propaga la excitación y que generan un potencial en el punto P. Nótese, sin embargo, que los dipolos que se hallan fuera del ángulo sólido subtendido por la superficie MN de la pared muscular se neutralizan entre sí por el mismo mecanismo ilustrado en la figura 11.16,II.

De acuerdo con lo expuesto, sólo las zonas excitadas que llegan a la superficie (interior o exterior) de la pared ventricular generan potenciales en un punto exterior. Una zona excitada en el espesor de la pared (que no llega a la superficie) no genera potencial en el exterior.

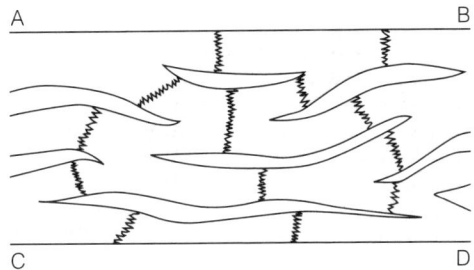

Figura 11.18. *Representación esquemática del "sincitio" cardíaco.*

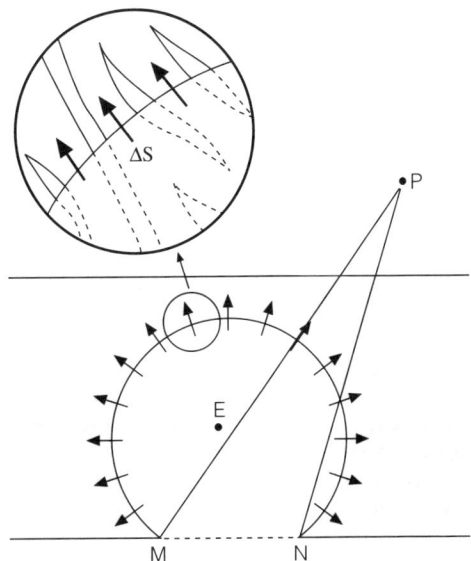

Figura 11.19. *Explicación en el texto.*

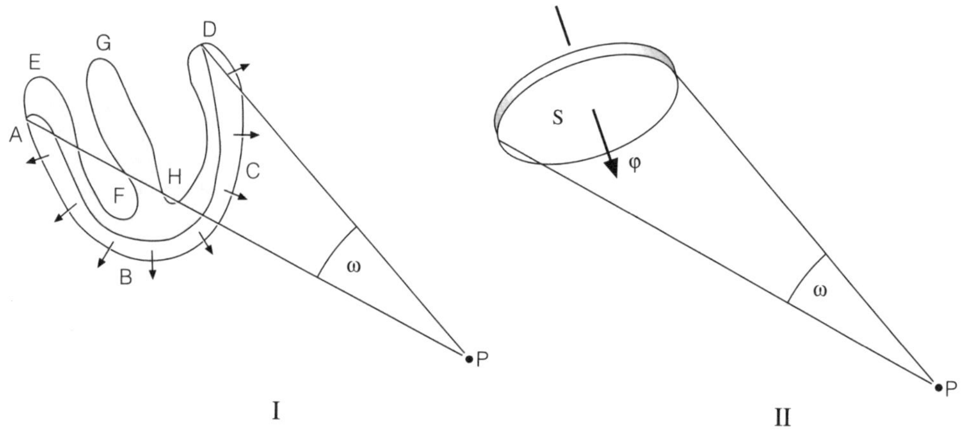

Figura 11.20. *Superficie polarizada equivalente al corazón en un instante de la propagación de la excitación. (Explicación en el texto.)*

2. El vector cardíaco instantáneo

a. Concepto

Supongamos que en un momento determinado la onda de despolarización se ha propagado por los ventrículos de modo que toda la zona agrisada en la figura 11.20,I se encuentra en la fase 2, en la cual el potencial de la membrana es próximo a 0. En ese instante toda la superficie exterior de los ventrículos se halla polarizada y su contorno subtiende el ángulo sólido ω respecto del punto P. El potencial generado en ese punto será proporcional a dicho ángulo sólido y equivaldrá al generado por cualquier superficie que subtienda el mismo ángulo y tenga igual intensidad de polarización. Estas condiciones las cumple, en particular, la señalada con S en la figura 11.20,II, cuyo contorno coincide con el de la superficie aún polarizada real. A su vez, esta superficie puede ser reemplazada en sus efectos por un solo dipolo tal que:

$$\varphi = \Phi \cdot S \qquad [11.23]$$

Este dipolo único, que puede reemplazar en sus efectos a la masa ventricular en un instante dado, tiene un determinado *momento dipolar que puede ser representado por un vector. Ese vector recibe el nombre de* **vector cardíaco instantáneo**.

Como se comprende, durante el reposo (fase 4), y cuando toda la masa ventricular ya se encuentra despolarizada (fase 2), el vector cardíaco instantáneo es nulo.

b. El vectorcardiograma

La figura 11.21 muestra, en gris, las zonas invadidas en diferentes etapas sucesivas por la onda de excitación, en su propagación por la masa ventricular. Como se observa, los límites superficiales de la zona ya excitada van cambiando en función del tiempo, de modo que la superficie plana que podría reemplazar la masa ya excitada va cambiando continuamente de forma, tamaño y posición. De

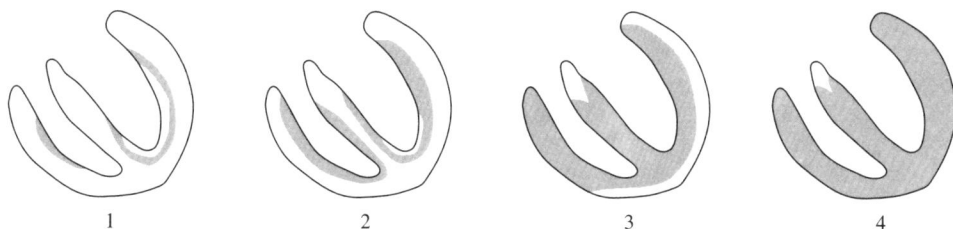

| 1 | 2 | 3 | 4 |

Figura 11.21. Propagación de la excitación en el miocardio ventricular.

acuerdo con lo explicado en el parágrafo anterior, el vector cardíaco instantáneo cambia de posición y magnitud en forma continua, durante la propagación de la onda de despolarización. En consecuencia, los extremos de los vectores sucesivos describen una curva cerrada que vuelve a su punto de origen (cuando el vector llega a hacerse nuevamente nulo) llamada *vectorcardiograma.*

El vectorcardiograma correspondiente a la propagación de la onda de excitación ventricular está constituido por una curva cerrada, aproximadamente plana y más o menos elíptica. Nace en el centro del corazón, momento en que el vector cardíaco instantáneo es nulo, y termina en el mismo punto cuando finaliza la despolarización ventricular y el vector vuelve a anularse. Su forma y posición, y el sentido en que lo recorre el extremo del vector cardíaco instantáneo se representan en la figura 11.22. Su eje mayor OB sigue groseramente el eje anatómico del corazón. Sin embargo, la posición del vectorcardiograma normal respecto del cuerpo varía bastante en la distintas personas. La velocidad con que se desplaza el extremo del vector es variable a lo largo del vectorcardiograma.

Hemos concentrado nuestra atención en el vectorcardiograma de la propagación de la excitación ventricular pero, por supuesto, también existe un vectorcardiograma de la repolarización ventricular así como sendas curvas para ambos procesos de la aurículas.

c. El vector cardíaco medio

A partir del vectorcardiograma se define el muy frecuentemente llamado *vector cardíaco medio* o *eje eléctrico del corazón* como el promedio de los vectores cardíacos instantáneos; pero al no variar éstos en forma discreta, no es posible calcular un promedio con los procedimientos habituales. Además, aunque se hiciera así, cada vector tendría distinto peso al tener distinta duración. No obstan-

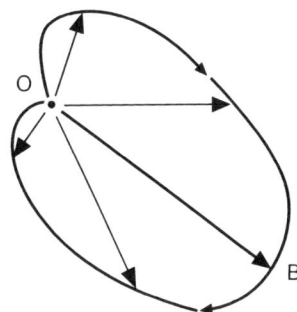

Figura 11.22. Vectorcardiograma. OB, vector cardíaco medio.

te, si se tiene en cuenta la velocidad (tangencial o angular) del extremo del vector se pueden obtener el valor y la posición del vector cardíaco medio. Para no extendernos demasiado, no entraremos en la deducción correspondiente pero indicaremos su posición. El vector cardíaco medio atraviesa el vectorcardiograma dividiéndolo en dos porciones de superficies aproximadamente iguales (fig. 11.22). El vector cardíaco medio tiene utilidad diagnóstica.

3. Origen del electrograma de la excitación ventricular

A título de ejemplo, explicaremos cómo se genera el trazado registrado por un electrodo colocado en la superficie del tórax, cercano a la tetilla izquierda.

La figura 11.23 muestra varias etapas de la excitación ventricular y el trazado que corresponde a cada una de ellas. Durante el reposo, el potencial generado en el punto P de registro es nulo, y el trazado coincide con la línea de base b. Cuando la excitación ha invadido una porción del tabique (1), la superficie aún polarizada determina un pequeño ángulo sólido y el punto "ve" cargas negativas. En consecuencia, el potencial generado en él tiene ese signo y el trazado presenta una deflexión hacia abajo. En la segunda etapa (2), la superficie excitada se ha extendido y el ángulo sólido aumenta, pero ahora el punto "ve" cargas positivas. Por lo tanto, el potencial registrado resulta positivo y su valor absoluto es mayor que en la etapa anterior por ser más grande el ángulo sólido. El trazado muestra entonces una amplia deflexión hacia arriba. En la etapa siguiente (3), el ángulo ha vuelto a disminuir y las cargas negativas se encuentran orientadas hacia el punto de registro. En consecuencia, el potencial vuelve a hacerse negativo y de menor valor absoluto y el trazado presenta una deflexión hacia abajo. En la última etapa (4) toda la superficie está excitada y, por hallarse el potencial de acción en la fase 2, la polarización de la membrana es despreciable y no genera potencial significativo en el exterior. El trazado vuelve entonces a la línea de base.

Las ondas generadas en el registro por la propagación de la despolarización ventricular constituyen el complejo QRS del electrocardiograma. Cuando avanza la repolarización (fase 3) se produce una nueva deflexión que constituye la onda T.

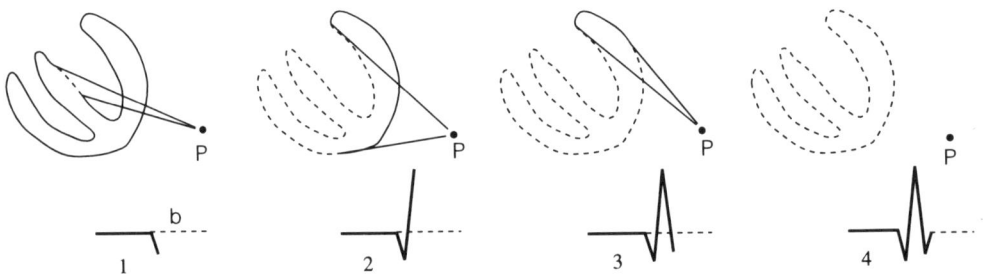

Figura 11.23. Origen del trazado electrocardiográfico. (Explicación en el texto.)

D. EL REGISTRO ELECTROCARDIOGRÁFICO

1. El triángulo de Einthoven

Los potenciales generados por el corazón pueden ser registrados aplicando electrodos en diferentes lugares del cuerpo. La forma clásica de hacerlo consiste en colocar tres electrodos, uno en cada muñeca y el tercero en el tobillo izquierdo, y registrar las diferencias de potenciales que aparecen entre ellos, tomados a pares. Los miembros desempeñan el papel de simples conductores que recogen y transmiten a los electrodos de registro los potenciales generados en sus raíces.

Con el objeto de estudiar los potenciales mencionados, Einthoven ideó el triángulo que lleva su nombre, el cual está determinado aproximadamente por los dos acromiones y la sínfisis del pubis. Este triángulo es prácticamente equilátero y pertenece a un plano frontal, cuya situación no interesa determinar para nuestros fines.

Los potenciales generados por la actividad cardíaca pueden estudiarse empleando el triángulo de Einthoven a partir de la sucesión de los vectores cardíacos instantáneos. Si se considera que el centro del triángulo coincide con el punto de aplicación de esos vectores, cualquiera de ellos φ (fig. 11.24) que no pertenezca al plano del triángulo puede ser descompuesto, según la regla del paralelogramo, en dos componentes, uno φ' perteneciente al plano y el otro φ" perpendicular a él. El segundo de estos vectores no genera potenciales en los vértices del triángulo por ser perpendicular a las rectas de derivación r (pág. 217). Los potenciales de las raíces de los miembros son originados solamente por la componente φ' perteneciente al plano del triángulo. En consecuencia, la sucesión de los potenciales en las raíces de los miembros queda determinada por la proyección del vectorcardiograma en el plano frontal (fig. 11.24). Los vértices del triángulo de Einthoven se señalan con las letras R para el superior derecho, L para el superior izquierdo y F para el inferior. Estas letras son la iniciales de la palabras alemanas "rechte" (derecha), "linke" (izquierda) y "fuss" (pie) y de las correspondientes inglesas "right", "left" y "foot".

2. Las derivaciones de los miembros

a. Concepto

Los potenciales generados por la actividad cardíaca pueden ser registrados a partir de los tres electrodos clásicos, combinándolos de diferentes maneras. Estas combinaciones, que reciben el nombre de *derivaciones de los miembros*, pueden ser *bipolares* o *unipolares*. En el primer caso se registra la diferencia de potencial entre

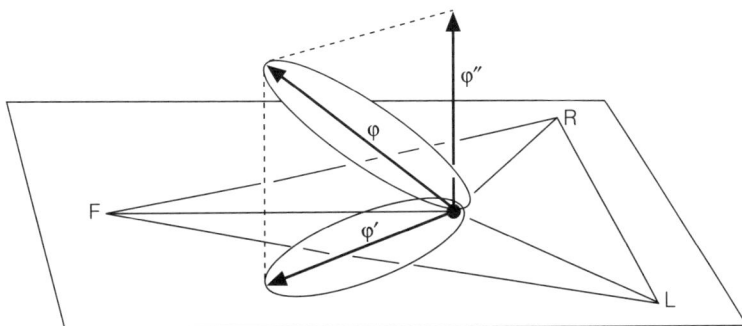

Figura 11.24. *Proyección del vector cardíaco instantáneo y del vectorcardiograma en el plano del triángulo de Einthoven.*

TABLA 11.1. **Derivaciones de los miembros para el registro electrocardiográfico**

Derivaciones	Símbolo	Posición de los electrodos	Las deflexiones positivas del trazado representan	
			positividad de	respecto de
Bipolares	Primera *DI*	Brazo derecho Brazo izquierdo	Brazo izquierdo	Brazo derecho
	Segunda *DII*	Brazo derecho Pierna izquierda	Pierna izquierda	Brazo derecho
	Tercera *DIII*	Brazo izquierdo Pierna izquierda	Pierna izquierda	Brazo izquierdo
Unipolares	*VR*	Brazo derecho Electrodo indiferente	Brazo derecho	Electrodo indiferente
	VL	Brazo izquierdo Electrodo indiferente	Brazo izquierdo	
	VF	Pierna izquierda Electrodo indiferente	Pierna izquierda	

dos de los vértices del triángulo y se llama recta de derivación a la que contiene al lado correspondiente. En el segundo, se toma en cada vértice la diferencia de potencial respecto de un electrodo de referencia, de potencial constante, que estudiaremos más adelante. En las derivaciones unipolares, la recta de derivación pasa por el centro del triángulo y por el vértice correspondiente. El símbolo con que se representa cada derivación, la posición de los electrodos y la convención de signos empleada se resumen en la tabla 11.1.

b. Propiedades

En la figura 11.25 se representa el triángulo de Einthoven y la proyección frontal del vector cardíaco instantáneo en un instante dado. De acuerdo con la

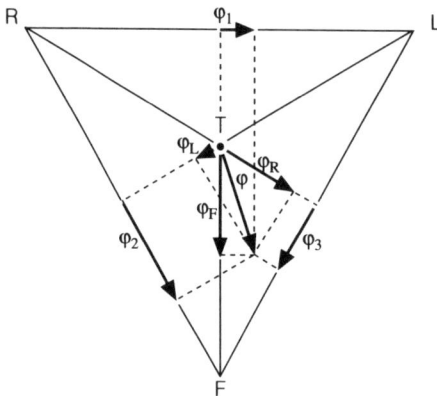

Figura 11.25. El triángulo de Einthoven y las proyecciones de la componente frontal del vector cardíaco instantáneo sobre las rectas de derivación unipolares y bipolares.

[11.11], los potenciales generados en los vértices del triángulo por el dipolo representado por este vector están dados por:

$$VR = \frac{\text{proy } \varphi_{RT}}{r^2}$$

$$VL = \frac{\text{proy } \varphi_{LT}}{r^2} \qquad [11.24]$$

$$VF = \frac{\text{proy } \varphi_{FT}}{r^2}$$

en las que RT, LT y FT indican las rectas sobre las que se proyecta el vector.

Es posible demostrar que la suma de estos tres potenciales es nula:

$$VR + VL + VF = 0 \qquad [11.25]$$

De acuerdo con su definición (tabla 11.1), los potenciales registrados en las derivaciones bipolares están dados por:

$$DI = VL - VR$$
$$DII = VF - VR \qquad [11.26]$$
$$DIII = VF - VL$$

Sumando miembro a miembro la primera y la última de estas tres igualdades y restando la segunda, se obtiene:

$$DI + DIII - DII = 0 \qquad [11.27]$$

Se demuestra que la diferencia de potencial registrada en cada instante en una derivación bipolar es directamente proporcional a la proyección del vector cardíaco instantáneo sobre la recta de derivación correspondiente (fig. 11.25). La demostración, como en el caso de la [11.25], está fuera de los límites de este libro.

c. El electrodo de referencia

El electrodo de referencia mencionado en la página anterior para las derivaciones unipolares se puede obtener uniendo los tres vértices del triángulo de Einthoven a un borne central T mediante resistencias iguales r (fig. 11.26). En este caso, las intensidades de corriente que circulan por las resistencias están dadas por:

$$i_R = \frac{VR - VT}{r}$$

$$i_L = \frac{VL - VT}{r} \qquad [11.28]$$

$$i_F = \frac{VT - VF}{r}$$

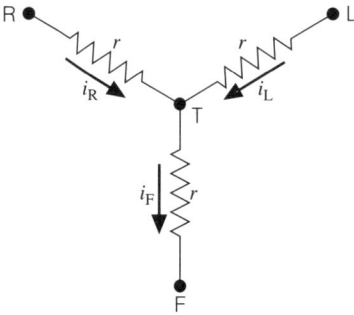

Figura 11.26. *Borne central de Wilson. (Explicación en el texto.)*

Por otra parte, de acuerdo con la ley de Kirchoff y con los sentidos de las corrientes señalados en la figura:

$$i_R + i_L = i_F \qquad [11.29]$$

Reemplazando las intensidades de esta ecuación por sus valores dados en las tres anteriores, y simplificando r, se obtiene:

$$VR + VL + VF = 3 \cdot VT \qquad [11.30]$$

y de acuerdo con la [11.25]:

$$VT = 0 \qquad [11.31]$$

lo que significa que el potencial del borne central así conectado es constante y puede ser empleado como electrodo de referencia para cualquier derivación unipolar, sea ésta de los miembros o de cualquier otro punto del cuerpo. Este borne se llama habitualmente *terminal central de Wilson.*

El borne central se emplea, por ejemplo, para las derivaciones *precordiales* que son unipolares en las que el electrodo explorador se sitúa en diferentes puntos de la superficie del tórax.

3. Papel del medio en el registro

Las conclusiones que sacamos hasta ahora son válidas para un medio conductor homogéneo e infinito pero el organismo no es homogéneo ni infinito, y esto introduce inevitablemente un error. No obstante, estudios realizados con dipolos artificiales demostraron que los valores medidos no se alejan más de un 15% de los calculados, si el triángulo equilátero se reemplaza por otro no equilátero modificando adecuadamente la posición de sus lados. Este cambio, si bien reduce la precisión de los resultados e invalida algunas conclusiones, no impide la comprensión del origen del trazado y su significado, ni le quita utilidad en la práctica.

4. Las ondas del trazado

El electrocardiograma recogido en las derivaciones clásicas está formado por la onda P, un complejo formado por tres ondas QRS, en el que pueden faltar la onda Q o la S, y la onda T (fig. 11.27). La primera refleja la propagación de la

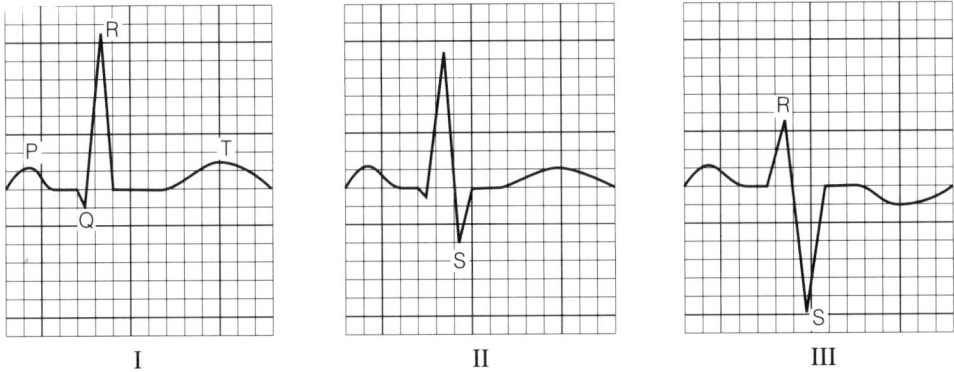

Figura 11.27. Electrocardiograma en las tres derivaciones bipolares.

despolarización auricular, el complejo QRS es el resultado de la propagación de la despolarización ventricular y la onda T es producida por la repolarización de los ventrículos.

BIBLIOGRAFÍA

Ashman R. Nociones fundamentales de electrocardiografía. Rev Argentina Cardiol 1945; 12: 220.

Bayley RH. On certain applications of modern electrocardiographic tehory to the interpretation of the electrocardiograms which indicate myocardial disease. Am Heart J 1943; 26: 769.

Bubouloz P. Les bases physiques de la vectocardiographie. Acta Cardiol 1953; 8: 489.

Burger HC, Van Milaam JB. Heart vector and leads. Brit Heart J 1946; 8: 157.

Burger HC, Van Milaan JB. Heart vector and leads. Brit Heart J 1947; 9: 155.

Burger HC, Van Milaan JB. Heart vector and leads. Brit Heart J 1948; 10: 229.

Cabrera E. Bases Electrophysiologiques de l'Electrocardiographie. París, Masson et Cie. 1948.

Di Francesco D. Pacemaker mechanisms in cardiac tissue. Annu Rev Physiol 1993; 55: 455.

Einthoven W, Fahr G, Waart A. Über die richtung und manifeste Grósse der Potentialschwankungen in menschlichen Herzen und über den Einfluss der Herzlage auf die form des Elektrokardiogramms. Pfüger's Arch ges Physiol 1913; 150: 257.

Katz AM. Physiology of the Heart. Ion channels of the heart. Nueva York, Raven Press 1992; 18: 415.

Katz AM. Physiology of the Heart. The electrocardiogram. Nueva York, Raven Press 1992; 20: 415.

Macfarlane PW. Vectocardiography. En: McAinsh, ed. Physics in Medicine and Biology Encyclopedia. Pergamon Press 1986; 2: 881.

Reuter H. Ion channels in cardiac cell membranes. Annu Rev Physiol 1984; 46: 473.

Wilson FN, Johnston FD, Macleod AG, Barker PS. Electrocardiograms that represent the potential variation of a single electrode. Am Heart Jour 1934; 9: 447.

Weidmann S. The electrical constants of Purkinje fibres. J Physiol 1952; 118: 348.

Weidmann S. Resting and action potential of cardiac muscle. En: St. Whitelock O, ed. The electrophysiology of the heart. Ann NY Acad Sci 1957; 65: 663.

12 Fenómenos de superficie

Muchos procesos biológicos están relacionados con fenómenos que ocurren en las superficies de diferentes fases en contacto, especialmente cuando éstas se hallan divididas en pequeñas partículas. *Las superficies que separan dos fases reciben el nombre de **interfases*** (pág. 2) y los fenómenos relacionados con ellas se llaman en general *fenómenos de superficie.*

I. PROPIEDADES DE LAS INTERFASES

Si sobre la superficie del agua contenida en un recipiente se coloca con cuidado un alfiler ligeramente engrasado, éste queda aparentemente flotando sobre la superficie del líquido. Este hecho, sin embargo, no depende de los pesos específicos del alfiler y del líquido, lo que se prueba empujando el primero hacia abajo y viendo que, una vez que atravesó la superficie, se sumerge y llega al fondo del recipiente en lugar de retornar a aquélla, como lo haría un cuerpo flotante. Todo ocurre como si en la superficie del líquido (la interfase agua-aire) hubiese una película tensa que fuese necesario romper, para que el cuerpo pueda sumergirse. Las propiedades de tal película pueden probarse mediante el experimento que sigue.

A. TENSIÓN SUPERFICIAL

1. Concepto

Si se prepara un bastidor de alambre (estribo) como el que se muestra en la figura 12.1, y se extiende una película de agua jabonosa entre aquél y una pieza transversal móvil AB se observa que la película líquida tiende a disminuir su superficie, llevando la pieza móvil hacia arriba. Para impedir ese desplazamiento es necesario aplicar una fuerza F' dirigida hacia abajo*. Se puede comprobar que la

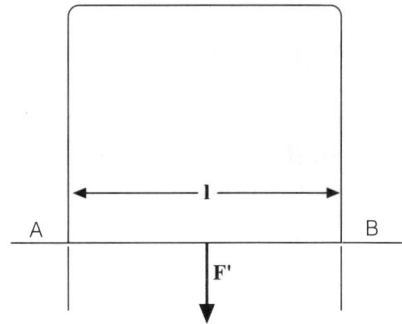

Figura 12.1. *Tensión superficial. (Explicación en el texto.)*

---

* Esta fuerza puede ser, por coincidencia, el peso de la pieza móvil.

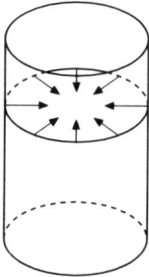

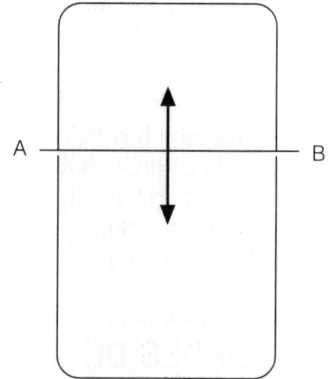

Figura 12.2. *Fuerzas de la tensión superficial en la superficie de un líquido en un recipiente.*

Figura 12.3. *Pieza móvil sometida a la tensión de dos películas líquidas. (Explicación en el texto.)*

fuerza es la misma para cualquier posición de la pieza libre, lo cual indica que la película no se comporta como una membrana elástica, y que la fuerza es ejercida sólo por las superficies, pues es independiente del espesor de la película.

La acción de la fuerza se ejerce sobre todo el contorno de la superficie, pero sólo se manifiesta por el desplazamiento de la pieza AB, por ser ésta la única parte desplazable del sistema. Podemos ahora definir la *tensión superficial como el conjunto de fuerzas que una superficie líquida ejerce en su contorno, perpendicularmente a él, tangenciales a la superficie y dirigidas hacia el seno de la misma* (fig. 12.2).

Por supuesto, si en un dispositivo parecido al de la figura 12.1 hubiese dos películas iguales a ambos lados de la pieza móvil (fig. 12.3), la fuerza ejercida sobre dicha pieza sería nula; si las capas líquidas fueran distintas, la fuerza sería igual a la diferencia entre las que ejercen ambas láminas líquidas.

2. Coeficiente de tensión superficial

Si se emplean diferentes estribos con distintas longitudes l del alambre móvil, se comprueba que la fuerza es directamente proporcional a la longitud del alambre sobre el cual se ejerce:

$$F' = k \cdot l \qquad [12.1]$$

En realidad, la fuerza F' es ejercida por ambas caras de la película líquida. Por lo tanto, para calcular la fuerza F correspondiente a una sola superficie es necesario dividir por 2 la contante k, de modo que se cumple:

$$F = \frac{F'}{2} = \tau \cdot l; \qquad \tau = \frac{k}{2} \qquad [12.2]$$

La constante de proporcionalidad τ recibe el nombre de *coeficiente de tensión superficial* y coincide numéricamente con la fuerza que ejerce una sola de las superficies sobre 1 cm de longitud de su contorno.

De la [12.2] surge:

$$\tau = \frac{F}{l}$$ [12.3]

de ésta se desprende que si la fuerza se mide en dinas y la longitud en centímetros el coeficiente queda expresado en dyn/cm, o mejor, su equivalente mN/m.

3. Propiedades de la tensión superficial

Ya explicamos que la tensión superficial no se modifica al variar la superficie, como lo haría un cuerpo elástico. Por otra parte, la fuerza depende de las fases que se encuentran en contacto. Así, por ejemplo, la tensión de la interfase agua-aire es diferente de la correspondiente a la interfase agua-aceite. Por eso cuando se habla de la tensión superficial debe especificarse qué fases determinan la superficie. Cuando se menciona la tensión superficial de un líquido sin hacer esa especificación se sobrentiende que se hace referencia a la interfase líquido-aire saturado del vapor del líquido. La tensión superficial de todos los líquidos decrece al aumentar la temperatura. En la tabla 12.1 se dan los coeficientes de tensión superficial de algunas interfases.

4. Efectos

Los efectos de la tensión superficial se ponen de manifiesto de muy diversas maneras.

Las gotas de agua que quedan suspendidas de un objeto cualquiera son sostenidas por la tensión superficial, en contra de la acción de la gravedad. Este hecho es

TABLA 12.1. **Coeficientes de tensión superficial de algunas interfases a 20 °C y de la interfase agua-aire a diferentes temperaturas**

A 20 °C		Interfase agua-aire	
Interfase	τ (mN/m)	Temperatura (°C)	τ (mN/m)
Agua Benceno	35	0	75,6
Agua Éter	10,7	10	74,2
Alcohol Aire	22,3	20	72,7
Benceno Aire	28,9	30	71,2
Cloroformo Aire	27,1	50	67,9
Éter Aire	17,0	80	62,6

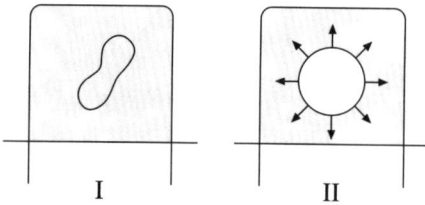

Figura 12.4. *Explicación en el texto.*

aprovechado en uno de los procedimientos empleados para medir la tensión superficial.

Si en un bastidor como el que se mostró en la figura 12.1 se coloca sobre la superficie líquida un pequeño lazo de hilo delgado, éste toma cualquier forma irregular (fig. 12.4,I). Pero si se destruye la parte de la película contenida dentro del lazo, el mismo toma una forma aproximadamente circular debido a las fuerzas de la tensión superficial que el líquido ejerce sobre él (fig. 12.4,II).

Si se vierte sobre la superficie del agua una gota de aceite, se forman tres interfases: agua-aire, agua-aceite y aceite-aire, cada una de las cuales tiene su coeficiente de tensión superficial. Las fuerzas que intervienen en este caso se muestran en la figura 12.5,I. Si la resultante F' de las fuerzas actuantes en las superficies del aceite es menor que la correspondiente a la superficie del agua F, la gota se extiende hasta que ambas fuerzas se equilibran (fig. 12.5,II). Que la gota se extienda o se contraiga depende de la tensión superficial de las interfases que entran en juego; si F' no llega a compensar la fuerza F, la gota se expande sobre la superficie del agua, formando una extensa película muy delgada, que puede llegar a estar formada por una sola capa de moléculas. Las películas de esta naturaleza, serán mencionadas más adelante.

La forma que toma la superficie de un líquido en contacto con un sólido depende también de las fuerzas que se desarrollan en las interfases. Por este

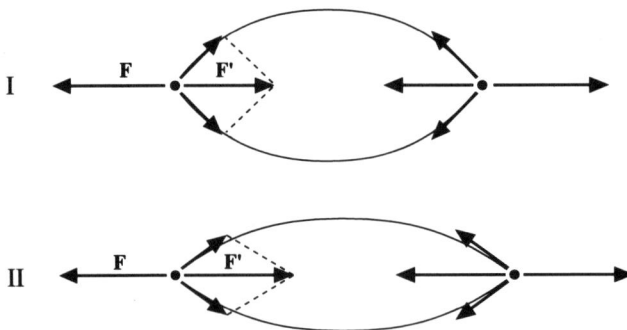

Figura 12.5. *Fuerzas que actúan sobre una gota de aceite en la superficie del agua*. (Explicación en el texto.)*

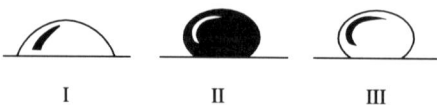

Figura 12.6. *Diferentes formas de gotas sobre una superficie. (Explicación en el texto.)*

* Para evitar la consideración de las fuerzas de flotación se representaron iguales los dos componentes de F' en cada caso.

motivo son diferentes el comportamiento de una gota de agua y el de una de mercurio depositadas sobre una superficie de vidrio (fig. 12.6,I y II). En el primer caso, el líquido puede extenderse y mojar la superficie, cosa que no ocurre en el segundo; pero si la superficie sobre la cual se deposita el agua se halla engrasada, ésta se comporta como el mercurio y no la moja (fig. 12.6,III).

B. PRESIÓN SUPERFICIAL

1. Ley de Laplace

La película que forma una pompa de jabón ejerce presión sobre el gas de su interior. Para calcular esta presión, imaginaremos una burbuja de radio r dividida en dos hemisferios (fig. 12.7). La fuerza **F'** que tiende a separar dichos hemisferios depende de la presión interior P' y de la superficie de sección S:

$$F' = P' \cdot S \qquad [12.4]$$

y como S está dada por $\pi \cdot r^2$, reemplazando obtenemos:

$$F' = P' \cdot \pi \cdot r^2 \qquad [12.5]$$

Ésta es la fuerza que deben ejercer ambas superficies (interior y exterior) de la película líquida para mantener unidos los dos hemisferios. De acuerdo con la [12.3], cada superficie ejerce la fuerza **F**, dada por:

$$F = 2 \cdot \pi \cdot r \cdot \tau \qquad [12.6]$$

En la que $2 \cdot \pi \cdot r$ es la longitud de la circunferencia de la sección imaginada.

Como la fuerza que ejerce la película líquida es el doble de F y para equilibrar la presión interior debe ser (como ya dijimos) igual a **F'**, a partir de la [12.5] y la [12.6] podemos escribir:

$$P' \cdot \pi \cdot r^2 = 2 \times 2 \cdot \pi \cdot r \cdot \tau \qquad [12.7]$$

Simplificando y reordenando obtenemos:

$$P' = \frac{4 \cdot \tau}{r} \qquad [12.8]$$

De esta expresión se infiere que la presión que puede ejercer una sola interfase es:

$$P = \frac{2 \cdot \tau}{r} \qquad [12.9]$$

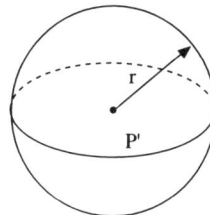

Figura 12.7. Explicación en el texto.

Esta expresión constituye un caso particular simplificado (superficie esférica) de la ley de Laplace, la cual se refiere a la presión que efectúa la superficie de una fase líquida*. Respecto de ella, sólo nos interesan los desarrollos hechos aquí y tener presente que, si la superficie líquida es convexa, la presión se ejerce hacia el seno del líquido y en sentido contrario si es cóncava.

Tal sería, por ejemplo, la presión en el interior de una burbuja de aire en el seno de un líquido (además de la presión hidrostática).

2. Efectos de la presión superficial

Una burbuja de aire interpuesta en el líquido contenido en un tubo delgado queda limitada por dos meniscos como se muestra en la figura 12.8,I y las presiones que aparecen se disponen como se ilustra en ella. Si se pretende hacer circular el líquido ejerciendo presión en uno de los extremos del tubo, los meniscos se deforman como se ve en la figura 12.8,II. En ese caso, la resultante de las presiones se opone a la circulación del líquido, la cual puede resultar impedida si las burbujas son numerosas. En el caso de la circulación sanguínea, por ejemplo, esto puede llegar a provocar la muerte por embolia gaseosa.

Las ecuaciones [12.8] y [12.9] muestran que la presión es inversamente proporcional al radio de la superficie líquida. En consecuencia, si dos pompas de jabón se hallan comunicadas por un tubo (fig. 12.9,I), la de menor radio se retrae, desplazando el gas hacia la de radio mayor (fig. 12.9,II). La mismo ocurriría en el caso de dos burbujas de un gas conectadas entre sí en el seno de un líquido (fig. 12.10). El lector puede inferir qué ocurriría si las dos burbujas no se hallasen, como se muestra en la figura, al mismo nivel.

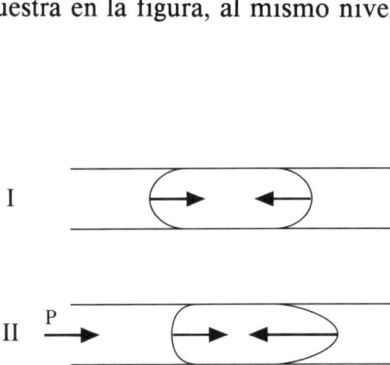

Figura 12.8. Burbuja de aire en un capilar ocupado por un líquido. (Explicación en el texto.)

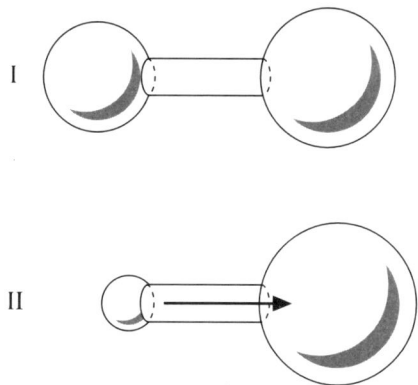

Figura 12.9. Dos pompas conectadas entre sí. (Explicación en el texto.)

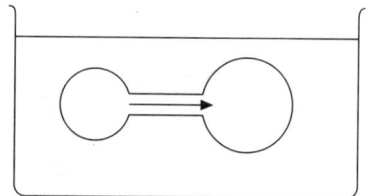

Figura 12.10. Dos burbujas en el seno de un líquido conectadas entre sí.

---

* La expresión general de la ley de Laplace es más compleja, pero presentada así, permite explicar los casos que siguen.

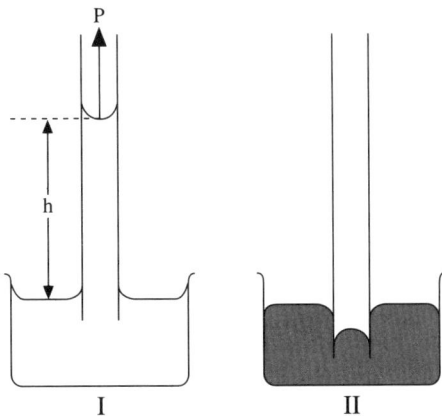

Figura 12.11. Ascenso del agua por un tubo capilar (I) y depresión del nivel en el caso del mercurio (II).

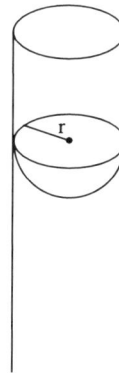

Figura 12.12. Contorno del menisco tangencial a la superficie interior de un tubo.

Si se sumerge en un líquido el extremo de un tubo capilar, el comportamiento de aquél depende de la forma del menisco líquido en el interior del tubo. Si el líquido es agua y el tubo es de vidrio, el agua (que lo moja) forma un menisco cóncavo, y la presión superficial resultante está dirigida hacia arriba (fig. 12.11,I) de modo que se resta a la atmosférica. En consecuencia, el agua asciende por el tubo hasta que la presión hidrostática de la columna líquida se equilibra con la presión superficial. En el caso del mercurio, que no moja el vidrio, se forma un menisco convexo y el líquido desciende (fig. 12.11,II). En ambos casos, si en el contorno del menisco la superficie es tangencial a la pared del tubo (fig. 12.12), aquél forma una semiesfera y el radio que aparece en la [12.9] es el radio del tubo.

En ese caso la altura a que asciende el líquido está dada por:

$$h = \frac{2 \cdot \tau}{\rho \cdot r} \qquad [12.10]$$

en la que τ es la tensión superficial del líquido, ρ el peso específico del líquido y r el radio del tubo. La demostración está al alcance del lector, quien puede intentarla.

C. ENERGÍA SUPERFICIAL

De acuerdo con la [12.3], la fuerza que ejerce una de las superficies de la lámina líquida de la figura 12.13 está dada por:

$$\mathbf{F} = \tau \cdot \mathbf{l} \qquad [12.11]$$

Si la pieza móvil se desplaza una distancia Δx hacia abajo, el trabajo realizado por una de las interfases viene dado por:

$$\mathbf{W} = -\mathbf{F} \cdot \Delta x \qquad [12.12]$$

(el trabajo resulta negativo porque el sentido del desplazamiento es contrario al de la fuerza).

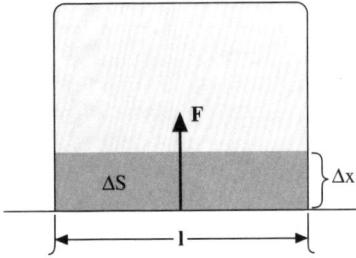

Figura 12.13. *Energía superficial. (Explicación en el texto.)*

Reemplazando **F** en la [12.12] por su expresión en la [12.11] resulta:

$$W = - \tau \cdot l \cdot \Delta x \qquad [12.13]$$

Como se ve en la figura, el producto $l \cdot \Delta x$ es el incremento de superficie ΔS (positivo). Reemplazando en la [12.13]:

$$W = - \tau \cdot \Delta S \qquad [12.14]$$

El trabajo W es trabajo útil (pág. 35) y como el proceso es reversible y ha ocurrido a presión y temperatura constante es igual a la energía libre del sistema cambiada de signo (pág. 52), es decir:

$$\Delta F = - W = \tau \cdot \Delta S \qquad [12.15]$$

La energía libre superficial aumenta al aumentar la superficie. Más adelante emplearemos esta conclusión.

II. FENÓMENOS DE ACUMULACIÓN

1. Adsorción

Si se agita una solución de azul de metileno con carbón animal finamente dividido y luego se filtra la suspensión (fig. 12.14), se comprueba que el líquido que

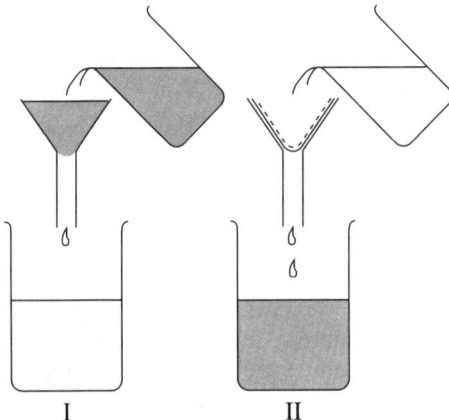

I   II

Figura 12.14. *Adsorción. (Explicación en el texto.)*

pasa es incoloro. El azul de metileno (que normalmente atraviesa el filtro) ha quedado retenido por la superficie de las partículas de carbón. Este fenómeno recibe el nombre de adsorción. En el caso mencionado se ha fijado un soluto sobre una superficie sólida, pero lo mismo puede ocurrir en otros tipos de sistemas. En general, *se llama* **adsorción** *a toda acumulación de una especie química en una interfase*. Por ejemplo, cualquier superficie de vidrio expuesta al aire se halla constantemente cubierta de una capa de moléculas de agua provenientes del vapor de la atmósfera y en una solución acuosa de sales biliares, éstas tienden a concentrarse en la superficie del líquido; ambos casos constituyen fenómenos de adsorción.

En el caso de la adsorción en la superficie de un líquido, es de esperar que la presencia en aquélla de moléculas diferentes a las del solvente modifique la tensión superficial del mismo, aumentándola o reduciéndola. Las especies que la disminuyen se llaman *batótonas* y se dice que son activas superficiales o *tensioactivas*. La concentración de tales sustancias es mayor en la superficie que en el seno de la solución pues (según la [12.15]) al disminuir la tensión superficial disminuye la energía libre y el sistema tiende espontáneamente a esa distribución (pág. 53). Por el contrario, cuando el soluto tiene por efecto aumentar la tensión superficial tiende a alejarse de la superficie, razón por la cual sus efectos sobre la interfase son menos notables que los de las sustancias batótonas. En ese caso se dice que se produce *adsorción negativa*.

Muchas sustancias orgánicas como, por ejemplo, los ácidos grasos y las sales biliares son tensioactivas. Por el contrario, los electrólitos en general presentan el fenómeno de la adsorción negativa.

Cuando el adsorbente está constituido por una fase sólida, la cantidad de soluto adsorbida depende de su concentración en la solución y de la masa de adsorbente. La adsorción por una fase sólida suele aprovecharse en bioquímica en diversas técnicas extractivas.

2. Monocapas y películas multimoleculares

Como ya dijimos (pág. 236), si se vierte una gota de aceite sobre agua, aquél puede llegar a formar una película monomolecular o monocapa. En ese caso, las moléculas se disponen de modo que sus grupos hidrófobos (las cadenas hidrocarbonadas) se orientan hacia el aire mientras que los hidrófilos (en este caso, el glicerilo) se dirigen hacia la fase acuosa. Lo mismo puede lograrse con otras sustancias como, por ejemplo, los fosfolípidos, en cuyo caso el grupo hidrófilo lo constituye la fosfatidilcolina. El estudio de una monocapa puede hacerse midiendo las fuerzas superficiales que entran en juego. Para ello se disuelve en un solvente volátil la sustancia esparcible y se vierte una pequeña cantidad de la solución sobre la superficie de una porción de agua contenida en una cubeta adecuada (fig. 12.15). La superficie del agua sobre la que se deposita la sustancia a esparcir está limitada por dos barreras: una fija, A, y una móvil, B. Esta última separa la superficie cubierta S de la superficie de agua pura S'. Como la barrera B puede desplazarse libremente, es posible medir, mediante un dispositivo adecuado, una vez evaporado el solvente, la diferencia $\Delta\tau$ entre la tensión superficial τ que hace la superficie S y la que ejerce la del agua pura τ'. Si se representa en un diagrama esta diferencia en función de la superficie, se obtiene una curva como la que se muestra en la figura 12.16. Se observa en ella que a medida que la superficie disminuye, la

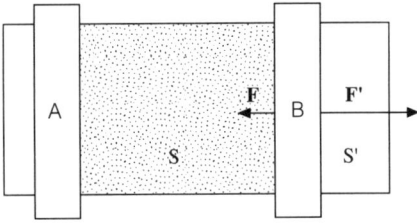

Figura 12.15. Cubeta para el estudio de películas superficiales. A, barrera fija; B, barrera móvil; S, superficie cubierta; S', superficie libre.

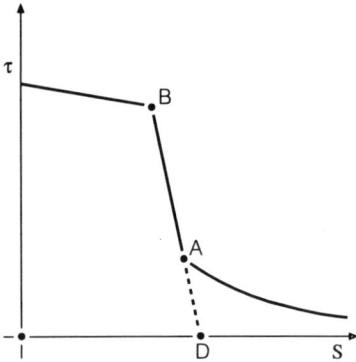

Figura 12.16. Gráfica superficie-tensión. (Explicación en el texto.)

diferencia de tensión va aumentando (de derecha a izquierda), hasta el punto A. Esta parte obedece a una ley semejante a la de Boyle y Mariotte:

$$\Delta\tau \cdot S = Cte \qquad [12.16]$$

como si las moléculas dispersas de la sustancia adsorbida se comportasen como las de un gas en dos dimensiones.

Luego la gráfica asciende bruscamente hasta un punto B, a partir del cual describe una recta casi horizontal. Se pueden interpretar estos resultados de la siguiente manera: hasta el punto A las moléculas dispersas se van agrupando y, al llegar a él, todas ellas se han reunido disponiéndose verticalmente unas junto a otras. Si se trata de un ácido graso, lo hace con el grupo carboxilo (hidrófilo) hacia el agua (la hipofase) y las cadenas hidrocarbonadas (hidrófobas) hacia la fase gaseosa. De esta manera se ha formado una monocapa y, en tales condiciones, como las moléculas se hallan apretadas unas junto a otras, cualquier disminución de superficie requiere un gran aumento de fuerza (como si la monocapa fuese un líquido en dos dimensiones). En estas condiciones la tensión superficial se hace nula. Si se continúa aumentando la fuerza, a partir del punto B la monocapa se rompe y las moléculas se superponen unas sobre otras.

A partir de la cantidad de sustancia vertida y de la masa molecular relativa de ésta se puede determinar el número de moléculas depositadas y, conociendo además la superficie ocupada por ellas, es posible obtener información sobre sus dimensiones. Se ha comprobado así que las secciones de las moléculas de los ácidos grasos oscilan todas ellas alrededor de 0,2 nm².

Una vez formada una monocapa sobre la superficie de un medio acuoso, es posible obtener películas formadas por varias capas, como se ilustra en la figura

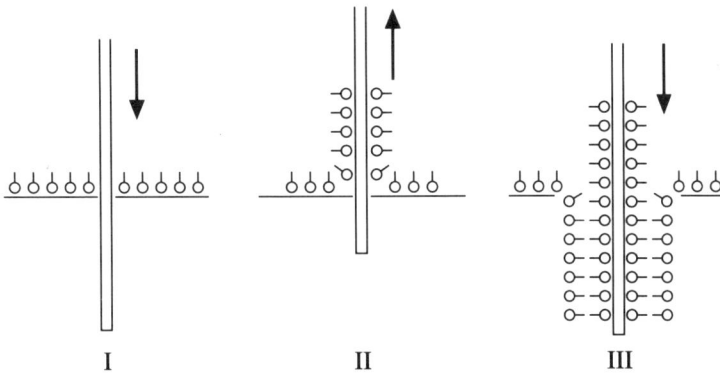

Figura 12.17. *Formación de una película multimolecular. Sumergiendo y extrayendo una lámina de vidrio a través de una película monomolecular, en cada movimiento se deposita sobre aquél una nueva capa.*

12.17. Este recurso permite obtener información útil sobre las moléculas acumuladas, por ejemplo, conocer su longitud.

III. FENÓMENOS ELECTROCINÉTICOS

1. Concepto

Si se dispone un tabique de arcilla que separe una solución en dos compartimientos (fig. 12.18) y se establece entre los mismos una diferencia de potencial eléctrico, se observa que el nivel del líquido sube en uno de ellos por pasaje desde el otro compartimiento. Este fenómeno recibe el nombre de *electroósmosis*. Su denominación no debe conducir a relacionarlo con la ósmosis puesto que en este caso no es debido a una diferencia de concentración sino a un potencial eléctrico y se trata del desplazamiento de una fase líquida a través de un tabique poroso. *Los procesos en que una diferencia de potencial eléctrico provoca el desplazamiento de una fase respecto de otra o que tales desplazamientos generan una diferencia de potencial se denominan* **fenómenos electrocinéticos**.

2. Potencial electrocinético

Los fenómenos electrocinéticos se deben a la existencia de una diferencia de potencial entre la fase que se desplaza y la fija. Esta diferencia recibe el nombre de *potencial electrocinético* y se representa con la letra griega ξ.

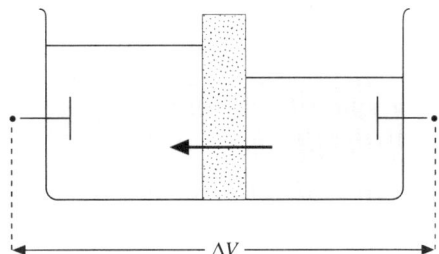

Figura 12.18. *Electroósmosis. (Explicación en el texto.)*

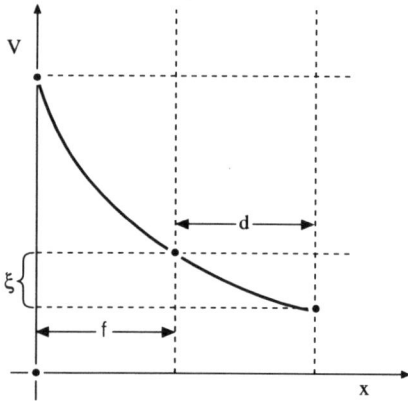

Figura 12.19. *Doble capa eléctrica difusa y potencial electrocinético ξ; f, capa fija; d, capa difusa. (Explicación en el texto.)*

El potencial electrocinético puede deberse fundamentalmente a dos mecanismos:

1. Cuando se trata de una fase no ionizable como podría ser, por ejemplo, carbón o azufre suspendido en agua, se admite que la carga eléctrica es debida a la fijación de iones en su superficie, los cuales se adhieren por adsorción.

2. Cuando las partículas son ionizables, como ocurre en el caso de las proteínas, aquéllas se cargan al liberar o al tomar de la solución iones H^+, HO^-, iones alcalinos, etc.

La carga eléctrica de las partículas o de la fase sólida fija, atrae iones de signo contrario de la solución y se forma así una doble capa eléctrica con una parte fija a la superficie y otra difusa que forma parte de la solución. En la figura 12.19 se representan ambas partes de la doble capa eléctrica y la diferencia de potencial electrocinético. Es obvio que el potencial electrocinético, queda determinado por la naturaleza de la fase cargada y la composición iónica de la solución.

De acuerdo con la definición que dimos, se comprende que existen varios fenómenos electrocinéticos según qué fase se desplace y cuáles sean la causa y el efecto. De todos ellos sólo haremos una muy breve descripción de la electroforesis.

3. Electroforesis

*Se llama **electroforesis** al desplazamiento de partículas en una fase líquida, causado por la aplicación de una diferencia de potencial eléctrico.*

Este fenómeno no debe confundirse con la migración de los iones en una solución de electrólitos. Las soluciones están constituidas por una sola fase. En la electroforesis entran en juego dos fases, la dispersa que se desplaza, y la dispersante.

a. Velocidad de las partículas

Si las partículas que se desplazan no son demasiado pequeñas, puede demostrarse que su velocidad en un campo eléctrico está dada por la siguiente expresión:

$$v = \frac{\xi \cdot D \cdot E}{4 \cdot \pi \cdot \eta} \qquad [12.17]$$

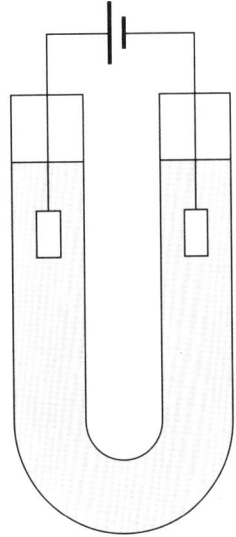

Figura 12.20. *Electroforesis: Técnica de la superficie limitante móvil. En la parte inferior se halla la dispersión cubierta, en cada rama, por sendas soluciones. La circulación de corriente desplaza la superficie de separación entre la fase dispersa y la solución.*

En esta ecuación ξ es el potencial electrocinético, D es la constante dieléctrica del medio líquido, η, su viscosidad y E, el campo eléctrico que provoca el desplazamiento de las partículas.

Nótese que en esta ecuación no figura ningún parámetro relativo a la forma ni al tamaño de las partículas, lo que significa que la velocidad de las mismas es independiente de esas propiedades dentro del rango de tamaño para el que es válida. Como ya dijimos, si las partículas son muy pequeñas la ecuación no se cumple.

b. Aplicaciones

La medición de la velocidad de las partículas tiene mucha importancia en el estudio de las proteínas y sus diferencias de movilidad pueden ser aprovechadas para separarlas. Dicha velocidad puede ser determinada por un micrométodo que no detallaremos o por el método de la *superficie limitante móvil* que se explica someramente en la figura 12.20.

La electroforesis puede llevarse a cabo también empleando un medio soporte que puede estar constituido por diferentes materiales (papel de filtro, acetato de celulosa, poliacrilamida, etc.). Este procedimiento es útil en investigación y se utiliza en clínica para hacer el estudio de las proteínas del plasma con fines diagnósticos.

13 Temas de biofísica de la respiración externa

I. INTRODUCCIÓN

Se llama respiración externa al conjunto de procesos cuyo resultado es el intercambio de gases entre los tejidos y el exterior.

La producción o consumo de esos gases por los tejidos constituye la denominada respiración hística.

En este capítulo desarrollaremos solamente algunos tópicos que hemos seleccionado, por servir como ejemplo de un tipo de metodología de trabajo o por servir de base para el estudio de temas posteriores.

II. MECÁNICA RESPIRATORIA

A. VOLÚMENES Y CAPACIDADES

1. Clasificación

La figura 13.1, muestra los diversos volúmenes y capacidades del compartimiento aéreo del sistema respiratorio (I) y la conocida gráfica, que representa las posibles variaciones fisiológicas de aquéllos (II). En la figura aparece un conjunto de valores numéricos posibles, y los porcentajes respecto de la capacidad pulmonar total y de la capacidad vital (III).

Mediante un espirómetro es posible medir en el hombre todos los volúmenes mencionados salvo el volumen residual, el cual no es expulsable sin abrir la caja torácica. En consecuencia, no puede medirse en forma directa ninguna capacidad de la que forme parte.

A continuación estudiaremos, como ejemplo, un recurso que permite determinar en forma indirecta la capacidad funcional residual.

2. Medición de la capacidad funcional residual

La capacidad funcional residual puede ser medida por medio del *pletismógrafo corporal,* el cual consiste en una cámara como la descrita en la figura 13.2,I de volumen suficiente (del orden de 1.000 l) como para que una persona pueda alojarse en ella. En la figura se representa sólo la cavidad del pletismógrafo y el espacio aéreo del sistema respiratorio. Éste conecta con el exterior a través de un tubo provisto de un manómetro R y de una llave T. El manómetro C permite medir la presión absoluta del aire contenido en la cámara.

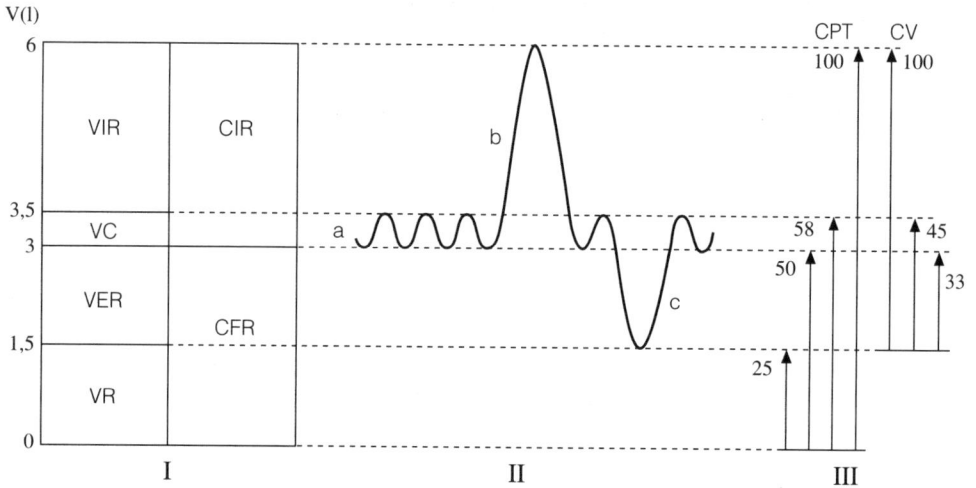

Figura 13.1. *Volúmenes y capacidades del espacio aéreo respiratorio, gráfica de sus posibles variaciones y porcentajes respectivos. VIR, volumen inspiratorio de reserva; VC, volumen de aire corriente; VER, volumen espiratorio de reserva; VR, volumen residual; CIR, capacidad inspiratoria de reserva; CFR, capacidad funcional residual; CPT, capacidad pulmonar total; CV, capacidad vital; a, variaciones de volumen durante la respiración tranquila; b, inspiración máxima; c, espiración máxima. A la izquierda, valores posibles de los volúmenes y capacidades; a la derecha, porcentajes respecto de la capacidad pulmonar total y de la capacidad vital.*

Para medir la capacidad funcional residual, la persona respira normalmente y al final de una espiración tranquila se cierra la llave T. La persona realiza entonces un esfuerzo inspiratorio, el cual provoca un aumento de volumen Δv de su CFR y la correspondiente variación de presión Δp negativa, que registra el manómetro R (fig. 13.2,II). De acuerdo con la ley de Boyle y Mariotte, se cumple:

$$CFR \cdot p = (CFR + \Delta v) \cdot (p + \Delta p) \qquad [13.1]$$

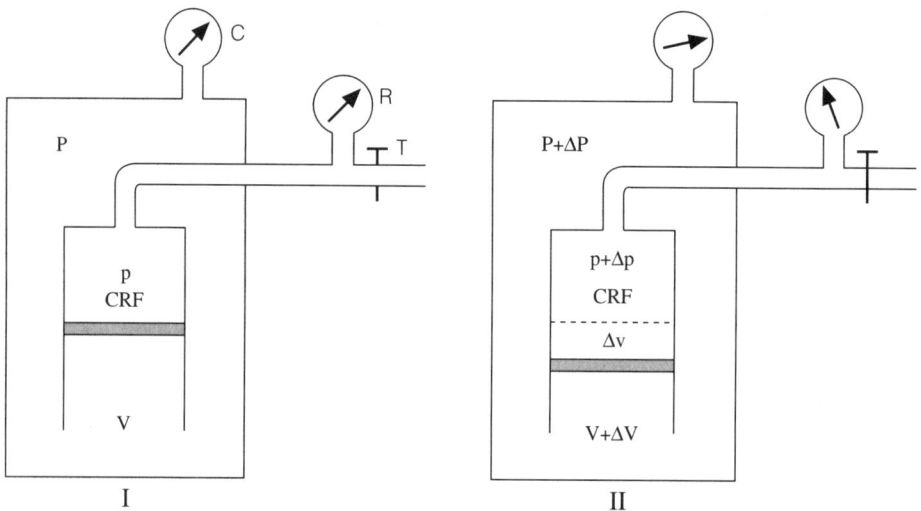

Figura 13.2. *Medición de la capacidad funcional residual. (Explicación en el texto.)*

Efectuando el producto entre los dos paréntesis se obtiene:

$$CFR \cdot p = CFR \cdot p + CFR \cdot \Delta p + \Delta v \cdot p + \Delta v \cdot \Delta p \qquad [13.2]$$

Despreciando el producto $\Delta v \cdot \Delta p$, que resulta muy pequeño, simplificando $CFR \cdot p$ en ambos miembros y reordenando, resulta:

$$CFR \cdot \Delta p = - \Delta v \cdot p \qquad [13.3]$$

en la cual se puede despejar CRF:

$$CFR = - \frac{\Delta v \cdot p}{\Delta p} \qquad [13.4]$$

La presión p y su variación Δp se registran en el manómetro R pero Δv se debe calcular a partir de la presión y el volumen del pletismógrafo. Ahora bien, el aumento de volumen respiratorio Δv provoca una modificación de signo contrario ΔV (negativa) en el volumen V del aire del pletismógrafo, tal que:

$$\Delta V = - \Delta v \qquad [13.5]$$

y para el aire de la cámara se cumple una ecuación análoga a la [13.1]:

$$V \cdot P = (V + \Delta V) \cdot (P + \Delta P) \qquad [13.6]$$

de la cual, por un procedimiento similar al ya explicado, se puede despejar ΔV:

$$\Delta V = - \frac{V \cdot \Delta P}{P} \qquad [13.7]$$

y de acuerdo con la [13.5]:

$$\Delta v = \frac{V \cdot \Delta P}{P} \qquad [13.8]$$

Reemplazando en la [13.4] se obtiene el resultado buscado:

$$CFR = - \frac{V \cdot \Delta P}{P} \cdot \frac{p}{\Delta p} \qquad [13.9]$$

B. ESTÁTICA

1. Esquema general del sistema respiratorio

La figura 13.3,I muestra, en forma esquemática, los elementos del sistema respiratorio que participan en la mecánica de la respiración. Está constituido por dos compartimientos, uno aéreo y uno líquido, y tres paredes que los separan entre sí, así como del exterior y del resto del organismo.

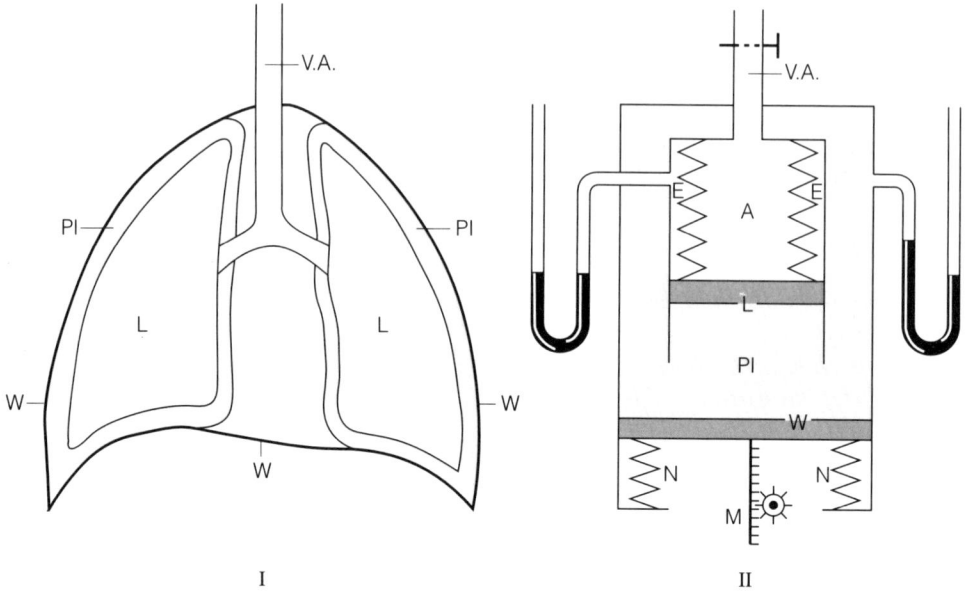

Figura 13.3. *Esquema del sistema respiratorio y modelo mecánico equivalente. I: L, pulmones; Pl, cavidad pleural; V.A., vías aéreas; W, pared torácica. II: explicación en el texto.*

El espacio aéreo, a su vez, está constituido por la luz de las vías aéreas y por el compartimiento alveolar, integrado por el conjunto de las cavidades alveolares. El compartimiento líquido está constituido por las cavidades pleurales.

De las tres paredes, la primera, que llamaremos "pared" pulmonar, está formada por los diversos tejidos de los pulmones y las hojas viscerales de las pleuras, y separa el compartimiento alveolar del pleural. Esta intrincada estructura contiene el sistema circulatorio pulmonar, cuyas propiedades funcionales no serán tema de este capítulo. La pared pulmonar es elástica y tiende a retraerse expulsando el aire contenido en el compartimiento alveolar.

La segunda pared delimita las vías aéreas y la tercera es la pared torácica, nombre con el que designaremos el conjunto de estructuras pasivas que intervienen en su constitución (hojas parietales de las pleuras, huesos, ligamentos, etc.) y los músculos respiratorios. La pared torácica separa la cavidad pleural del exterior.

Las propiedades mecánicas de los compartimientos y estructuras mencionadas pueden ser estudiadas mediante el modelo simplificado que se muestra en el esquema II de la misma figura.

2. Modelo mecánico del sistema respiratorio

En el modelo simplificado aparecen el espacio aéreo y el pelural, así como las paredes ya mencionadas en el apartado anterior.

El conjunto de las cavidades alveolares de ambos pulmones se halla representado por un cilindro provisto de un émbolo traccionado hacia arriba por resortes E, que hacen el papel de la elasticidad pulmonar. Los desplazamientos del émbolo L determinan las variaciones de volumen del compartimiento alveolar A.

El conjunto de las vías aéreas (intra y extrapulmonares) está representado por el tubo VA que parte de la cavidad alveolar.

Aunque las cavidades pleurales están ocupadas sólo por una fina película líquida, para hacer notorio el espacio pleural Pl hemos exagerado su magnitud, ya que los líquidos son incompresibles, y su volumen no interviene en las consideraciones que haremos en este apartado. Además, dado que el mediastino transmite las presiones como un líquido, puede integrar, junto con las cavidades pleurales, un solo compartimiento que llamaremos pleural.

Por último, la caja torácica está representada por un cilindro (mayor que el primero) y un émbolo W que juega el mismo papel (respecto de la caja) que el que desempeña el émbolo del espacio aéreo. Las estructuras elásticas de la caja, los resortes N, no tienden sólo a elevar el émbolo, sino a reponerlo en una posición intermedia de equilibrio, cuando aquél es desplazado de esa posición en cualquier sentido por otras fuerzas o presiones. Por último, un sistema de piñón y cremallera M que puede desplazar el émbolo hacia arriba o hacia abajo, representa la función activa de la musculatura respiratoria.

3. Elasticidad pulmonar

a. Complacencia

La elasticidad pulmonar puede medirse en el pulmón aislado, inyectando aire por las vías aéreas y determinando los cambios de volumen ΔV provocados por incrementos ΔP_{tr} de la presión transmural (pág. 179) o transpulmonar, que en este caso coincide con la alveolar. *El cociente entre el incremento de volumen ΔV y el de presión ΔP_{tr} recibe el nombre de **complacencia**:*

$$C = \frac{\Delta V}{\Delta P_{tr}} \qquad [13.10]$$

Por ejemplo, si un incremento de presión de 2 cmH$_2$O (1,97 hPa) produce un aumento de volumen de 350 cm^3, la complacencia está dada por:

$$C = \frac{0,350 \; l}{2 \; cmH_2O} = 0,175 \; l/cmH_2O = 0,178 \; l/hPa \qquad [13.11]$$

La complacencia pulmonar disminuye al aumentar la presión; como se observa en la figura 13.4, las variaciones de volumen producidas por iguales incrementos de presión se hacen más pequeñas a medida que ésta aumenta.

Como la presión transmural que hemos mencionado es debida, en el pulmón aislado, a la retracción elástica, la llamaremos **presión de retracción elástica pulmonar** y la representaremos con P_{ret}.

b. Distensibilidad

En las cuatro primeras columnas del cuadro 13.1 se compara la capacidad funcional residual CFR, el incremento de presión y el de volumen, así como la complacencia, para el pulmón de un adulto y el de un lactante.

Como muestra el cuadro, si se comparan las complacencias, parecería que el pulmón del adulto es mucho más distensible que el del lactante. Pero si se tiene

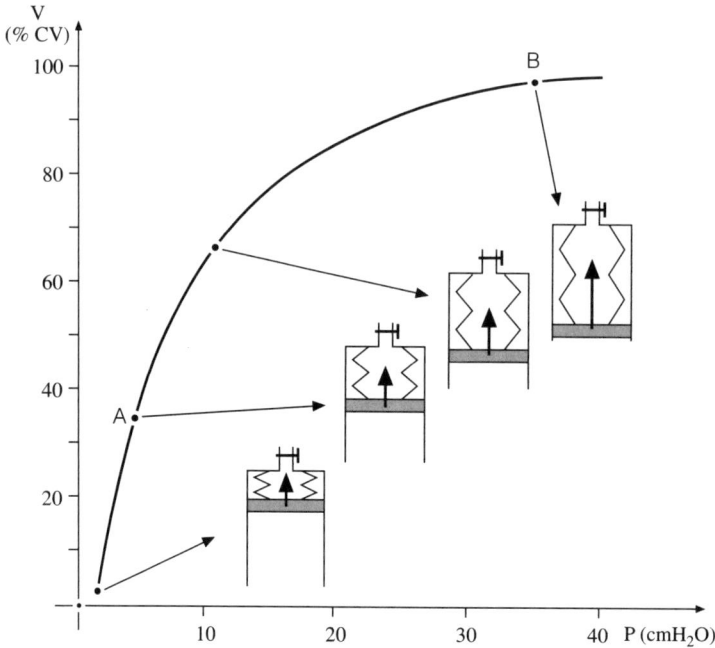

Figura 13.4. Com-
placencia pulmonar.
(Explicación en el
texto.)

CUADRO 13.1. **Complacencia y distensibilidad del pulmón de un adulto y del de un lactante**

	CFR (ml)	ΔP_{tr} (cmH$_2$O) (hPa)	ΔV (ml)	C (ml/cmH$_2$O) (ml/hPa)	Ds (1/cmH$_2$O) (1/hPa)
Adulto	3.450	2	330	165	0,048
		1,96		168,2	0,049
Lactante	80	1,3	7,2	5,5	0,069
		1,28		5,6	0,070

en cuenta que los volúmenes de los pulmones comparados son muy diferentes y se corrige esto dividiendo la complacencia por la capacidad funcional residual, se obtiene la **distensibilidad** Ds:

$$Ds = \frac{C}{CFR} \qquad [13.12]$$

que aparece en la quinta columna y que, efectivamente, muestra que el pulmón del lactante es más distensible que el del adulto.

4. Propiedades mecánicas de la pared torácica

a. Elasticidad

Si se paraliza la musculatura y, perforando la pared pulmonar, se conecta la cavidad pleural con la atmósfera a través del espacio aéreo pulmonar, aquélla es

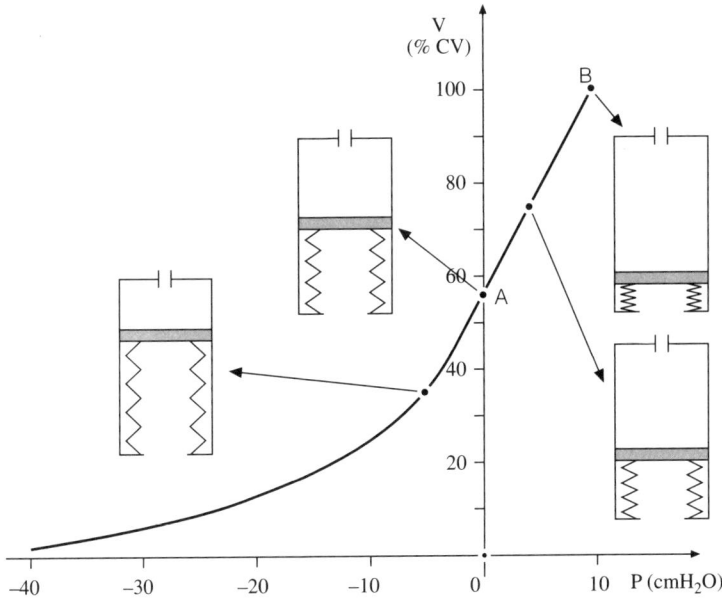

Figura 13.5. Elasticidad de la pared torácica. (Explicación en el texto.)

ocupada por aire a la presión atmosférica (presión transmural nula), desaparecen los efectos de la elasticidad de los pulmones (que se retraen libremente) y la cavidad torácica adquiere, debido a la elasticidad de la caja, un volumen de equilibrio comprendido entre el 40 y el 60% de la capacidad vital (55 y 70% de la capacidad pulmonar total), según la posición del cuerpo*.

Insuflando o extrayendo aire en esas condiciones, se pueden medir las variaciones de volumen de la cavidad torácica producidas por modificaciones de la presión transmural. La curva que se obtiene representa su comportamiento pasivo (fig. 13.5). Se observa en ella que para expandir la caja más allá de su posición de equilibrio se debe oponer a la presión que generan las fuerzas elásticas (dirigidas hacia dentro) una presión transmural positiva mientras que para retraerla, dicha presión debe ser negativa. *A esa presión la llamaremos presión de retroceso elástico de la pared* o, abreviadamente, ***presión de la pared*** y la representaremos con el símbolo P_w.

b. Papel de la musculatura respiratoria

Si se suprimen los efectos de la retracción elástica pulmonar como se explicó en el parágrafo anterior y actúan los músculos respiratorios, el conjunto de las fuerzas que ejercen se traduce en un cambio de volumen de la caja (desplazamiento del émbolo) igual al que podría producir una presión (positiva o negativa) aplicada al émbolo desde el exterior. *Llamaremos a esa presión, **presión muscular**.*

---

* Entre las propiedades mecánicas pasivas de la caja torácica, se incluyen los efectos de la elasticidad de sus estructuras y los del peso de las vísceras abdominales (que difieren según la posición del cuerpo). Para simplificar, no se considera aquí ese factor.

5. Estática del sistema respiratorio completo

A partir del modelo de la figura 13.3,II es posible establecer cómo se relacionan las diversas presiones y estimar sus valores a diferentes volúmenes. Para ello convendremos en considerar positivas todas las presiones que las paredes ejercen como consecuencia de fuerzas dirigidas hacia el seno de los alvéolos y negativas en caso contrario. En cuanto a las presiones en las cavidades, tomaremos como referencia la presión atmosférica y consideraremos positivas a las presiones que la sobrepasan y negativas a las que no la alcanzan.

La figura mencionada muestra que la presión alveolar P_A es igual a la presión de la cavidad pleural P_{pl} (con su correspondiente signo) más la de retracción elástica pulmonar P_{ret} (siempre positiva) y que la presión pleural P_{pl} es igual a la presión de la pared P_w más la ejercida por los músculos respiratorios P_m:

$$P_A = P_{pl} + P_{ret} \qquad [13.13]$$

$$P_{pl} = P_w + P_m \qquad [13.14]$$

Si las vías aéreas están en comunicación con el exterior y no circula aire por ellas, la presión alveolar es nula (igual a la atmosférica). Estas condiciones se pueden cumplir en diversas circunstancias, por ejemplo, al final de la espiración tranquila normal. En ese instante $P_A = 0$. Por otra parte, la presión de retracción elástica pulmonar correspondiente a ese estado (fig. 13.4, punto A) es de 5 cmH$_2$O (4,8 hPa). Reordenando la [13.13] e introduciendo estos valores, la presión pleural resulta:

$$P_{pl} = 0 - 5 \text{ cmH}_2\text{O} = -5 \text{ cmH}_2\text{O} = -4,8 \text{ hPa} \qquad [13.15]$$

y como la contribución muscular en ese momento es nula, de la [13.14] surge:

$$P_w = -5 \text{ cmH}_2\text{O} - 0 = -5 \text{ cmH}_2\text{O} = -4,8 \text{ hPa} \qquad [13.16]$$

lo cual indica que, aunque la espiración tranquila normal es un fenómeno pasivo y al final de ella el sistema respiratorio completo llega a un estado de equilibrio, las paredes torácicas están ejerciendo tracción hacia fuera (compensada por la retracción elástica pulmonar).

Al final de una inspiración máxima (100% de CV), la presión elástica de la pared es de 10 cmH$_2$O (fig. 13.5, punto B). Si en ese estado se cierran las vías aéreas y se relaja la musculatura, de acuerdo con la [13.14], la presión pleural resulta:

$$P_{pl} = 10 \text{ cmH}_2\text{O} + 0 = 10 \text{ cmH}_2\text{O} = 9,8 \text{ hPa} \qquad [13.17]$$

y como la presión de retracción elástica pulmonar es del orden de 35 cmH$_2$O (fig. 13.4, B), de la [13.13] surge que la presión alveolar es:

$$P_A = 10 \text{ cmH}_2\text{O} + 35 \text{ cmH}_2\text{O} = 45 \text{ cmH}_2\text{O} = 44 \text{ hPa} \qquad [13.18]$$

Nótese que, aunque la presión alveolar es 45 cmH$_2$O, la transpulmonar es:

$$45 \text{ cmH}_2\text{O} - 10 \text{ cmH}_2\text{O} = 35 \text{ cmH}_2\text{O} = 34 \text{ hPa} \qquad [13.19]$$

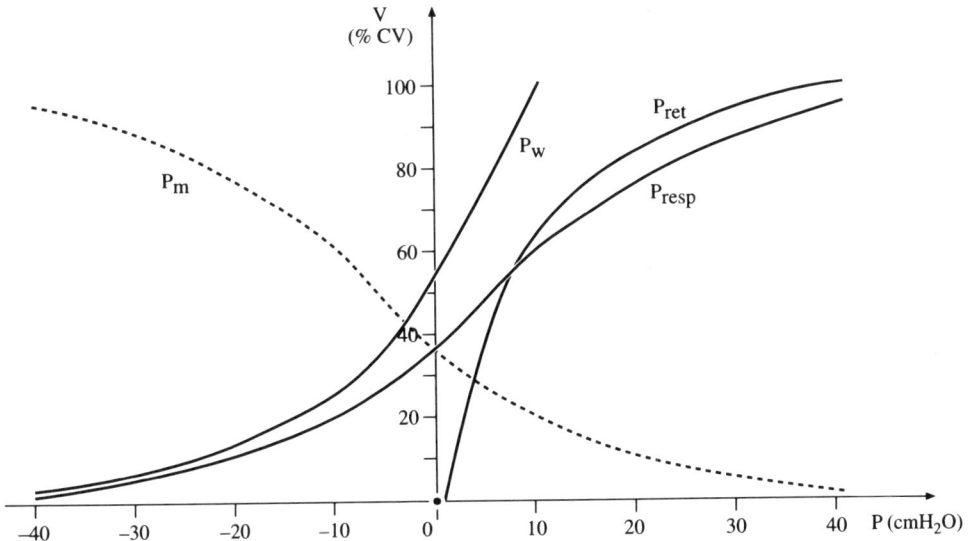

Figura 13.6. *Presiones y volúmenes del sistema respiratorio. (Explicación en el texto)*

En condiciones estáticas, la presión transpulmonar coincide siempre con la de retracción elástica del pulmón.

En la figura 13.6 se representan la curva de retracción elástica pulmonar P_{ret}, la de retroceso elástico de la pared P_w y la del sistema respiratorio completo P_{resp}. *Se llama **presión del sistema respiratorio** completo para un determinado volumen del compartimiento aéreo a la presión alveolar a ese volumen, con las vías aéreas ocluidas y la musculatura respiratoria relajada.*

En la figura aparece también la presión muscular P_m que sería necesaria para mantener cada volumen, con las vías respiratorias comunicadas con el exterior (presión alveolar 0). Puede observarse que para el volumen correspondiente al final de la espiración tranquila (35% de la capacidad vital aproximadamente) las estructuras elásticas del sistema se hallan en equilibrio, y la presión muscular es nula, así como la del sistema respiratorio completo. Obsérvese que la presión muscular representada a la izquierda del eje de ordenadas (negativa) es la necesaria para expandir el volumen aéreo más allá de la posición de equilibrio y la representada a la derecha, la necesaria para reducir ese volumen por debajo de esa posición, con la cavidad alveolar comunicada con el exterior.

En la figura puede comprobarse, para cualquier volumen, la validez de las ecuaciones [13.13] y [13.14], sumando las abscisas correspondientes (sin olvidar el signo de cada una).

6. Papel del surfactante

Como la superficie de los alvéolos constituye una interfase gas-líquido y como todos los alvéolos se hallan comunicados entre sí por las vías aéreas, se podría esperar, como se muestra en las figuras 12.9 y 12.10 (dos burbujas conectadas entre sí), que los alvéolos de menor diámetro se colapsaran a expensas de la expansión de los mayores. Esto no ocurre debido a la acción de los tejidos estructurales del pulmón y, en gran parte, a las propiedades del *surfactante*.

a. Propiedades del surfactante y estabilidad alveolar

El surfactante es un sistema tensioactivo constituido por fosfolípidos y proteínas segregados por las células epiteliales tipo II de la pared alveolar. El principal fosfolípido que compone este sistema es la dipalmitoíl-fosfatidilcolina:

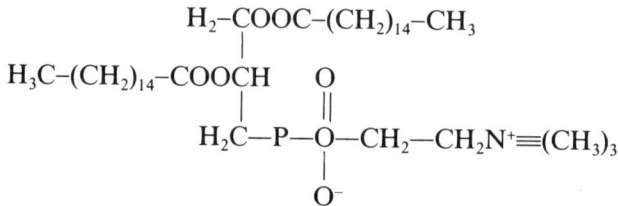

$$H_2-COOC-(CH_2)_{14}-CH_3$$

$$H_3C-(CH_2)_{14}-COOCH \qquad O$$

$$H_2C-P-O-CH_2-CH_2N^+\equiv(CH_3)_3$$

$$O^-$$

pero además intervienen otras fracciones lipídicas carentes de las cadenas hidrocarbonadas de los ácidos grasos (fracciones insaturadas). Las proteínas pertenecen a dos grupos de diferentes pesos moleculares; unas son hidrófobas y las otras hidrófilas y contribuyen a disponer el principal componente tensioactivo del surfactante con sus grupos hidrófilos hacia la pared alveolar (la hipofase) y los hidrófobos hacia la fase gaseosa.

La presencia del surfactante hace que la tensión superficial de la película acuosa de la pared alveolar (que a 37 °C y sin surfactante sería del orden de 70 mN/m) mida alrededor de 30 mN/m cuando el alvéolo se halla distendido al máximo y que se reduzca al expulsar el aire del pulmón hasta valores próximos a 1 mN/m al llegar a la capacidad funcional residual.

Las propiedades del surfactante pueden estudiarse *in vitro* mediante una balanza de superficie como la ilustrada en la figura 12.15. Desplazando rítmicamente en sentidos opuestos la barrera móvil, se comprime y se expande una película superficial de surfactante y se mide simultáneamente la tensión superficial. En la figura 13.7 se muestra la relación entre la tensión superficial (abscisas) y el área de la superficie, para una película de surfactante s y para una solución de detergente d. Puede comprobarse que la tensión superficial del surfactante aumenta al hacerlo la superficie, mientras que la de la solución de detergente no se modifica. Además, la película de surfactante presenta el fenómeno de la histéresis, es decir, la tensión superficial correspondiente a cualquier área durante la compresión es distinta de la que corresponde a igual área durante la expansión. Este fenómeno se hace menos manifiesto si la frecuencia de los movimientos de la barrera disminuye.

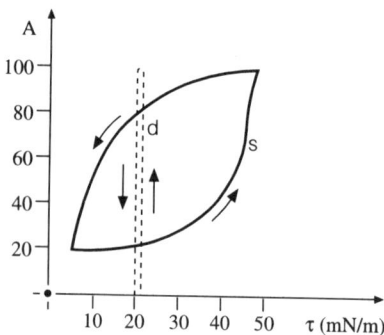

Figura 13.7. Tensión superficial del surfactante. (Explicación en el texto.)

Las variaciones de tensión superficial del surfactante pueden explicarse por el escurrimiento hacia la hipofase de las fracciones de fosfolípidos no saturadas durante la compresión y su reintegro a la superficie durante la expansión.

Es interesante señalar que en mediciones de la tensión superficial efectuadas directamente en los alvéolos mediante gotas de hidrocarburos fluorados, basadas en el juego de las fuerzas que ilustra la figura 12.5, se lograron resultados compatibles con los obtenidos mediante la balanza de superficie.

b. Primera inspiración del neonato

Durante la vida fetal, el árbol respiratorio se halla lleno de líquido y, en el feto a término la concentración de surfactante es mayor que en el adulto. En el momento de efectuar la primera inspiración, se forma en las vías aéreas una interfase líquido-gas que se va desplazando por el árbol respiratorio al avanzar el aire que penetra en él. Pero a medida que las vías respiratorias se ramifican, los conductos se van haciendo más delgados y la resistencia a la penetración del aire aumentaría por un mecanismo similar al explicado en la página 239 (fig. 12.11,I), hasta impedir la inspiración, si no fuese por el gran descenso de la tensión superficial del líquido producido por el surfactante.

C. DINÁMICA

En esta sección estudiaremos dos temas de la dinámica de la respiración, que se relacionan entre sí: la resistencia a la circulación del aire y a las variaciones de volumen y el trabajo respiratorio.

1. Resistencia

a. Descripción

En la figura 13.8, se representan los distintos factores pasivos que favorecen los movimientos de la respiración, o se oponen a ellos. La presión P_w, debida a la elasticidad de la pared (incluida la de los músculos en reposo), se opone a todo alejamiento de la posición de equilibrio y favorece el retorno a ella, mientras que los rozamientos de esa estructura oponen la resistencia R_w a los desplazamientos en cualquier sentido. La retracción elástica pulmonar P_{ret} favorece la espiración y se opone a la expansión alveolar, mientras que la viscosidad de los tejidos pulmonares ofrece la resistencia $R_{v.L}$ a los movimientos en cualquier sentido. Por último, el rozamiento del aire propio de su viscosidad opone la resistencia $R_{v.a}$ a su desplazamiento por las vías aéreas en cualquier sentido.

La presión P_t representa la presión aplicada desde el exterior sobre las estructuras pasivas de la pared torácica. La presión P_b es la presión en la boca. La acción de la musculatura respiratoria no se representa, pues no será aplicada en el desarrollo de este apartado.

A los fines de este apartado, en el sistema respiratorio pueden considerarse tres segmentos:

El segmento AB contiene sólo la resistencia que ofrece el aire de las vías respiratorias (intra y extrapulmonares), la cual se llama *resistencia de las vías aéreas*.

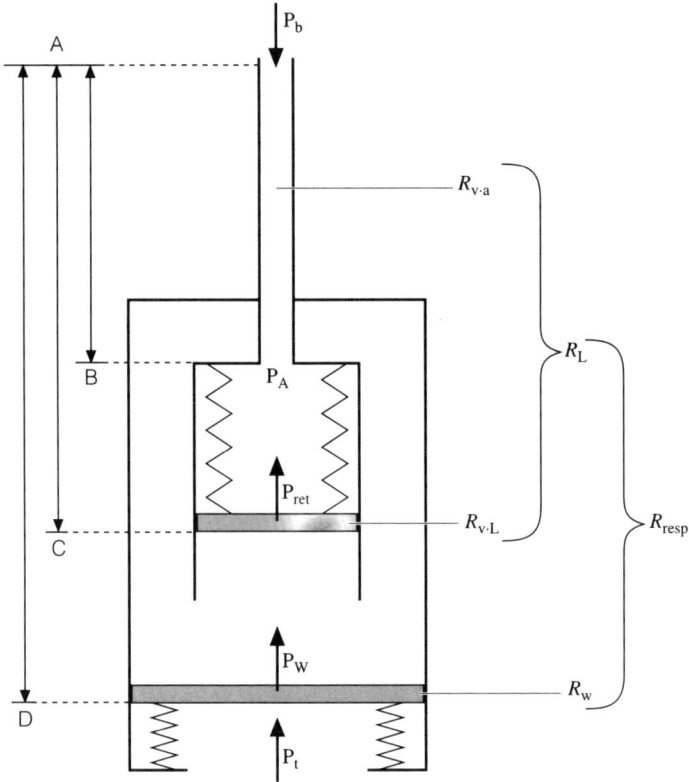

Figura 13.8. *Resistencias del sistema respiratorio. (Explicación en el texto.)*

De modo análogo al explicado en la página 174 (ecuación [9.26], ésta queda definida por el caudal de aire $\dot{V}$ (que consideraremos positivo hacia fuera) y por la diferencia de presión, $P_A - P_b$, que lo hace circular:

$$R_{v \cdot a} = \frac{P_A - P_b}{\dot{V}} \qquad [13.20]$$

El segmento AC incluye dos resistencias, la de las vías aéreas $R_{v \cdot a}$ y la de los tejidos pulmonares $R_{v \cdot L}$. La diferencia de presión que desplaza el sistema (aire y tejidos) durante la espiración es la diferencia entre la presión pleural y la presión en la boca, más la presión de retracción elástica pulmonar. La resistencia de este segmento, llamada *resistencia pulmonar,* está dada por:

$$R_L = \frac{(P_{pl} - P_b) + P_{ret}}{\dot{V}} \qquad [13.21]$$

El segmento AD incluye las resistencias del segmento AB más la que ofrece la pared R_w. La diferencia de presión (durante la espiración) es la diferencia entre la presión en el exterior de la pared y la de la boca, más la presión de la pared P_w y la de retracción pulmonar P_{ret}. Esta resistencia se llama *resistencia respiratoria* y, de acuerdo con lo dicho, queda definida por:

$$R_{resp} = \frac{(P_t - P_b) + P_{ret} + P_w}{\dot{V}} \qquad [13.22]$$

Como se observa en la figura, las resistencias $R_{v \cdot a}$, $R_{v \cdot L}$ y R_w están dispuestas en serie y se cumplen las siguientes igualdades:

$$R_L = R_{v \cdot a} + R_{v.L} \qquad [13.23]$$

$$R_{resp} = R_L + R_w \qquad [13.24]$$

b. Medición

A continuación sólo veremos, como ejemplo, la medición de la resistencia pulmonar. De acuerdo con la [13-21], para determinar la resistencia pulmonar debemos conocer el caudal de aire $\dot{V}$, la presión en la boca P_b, la presión pleural P_{pl} y la presión de retracción elástica pulmonar P_{ret}. Estos datos se pueden obtener por insuflación y deflación del sistema respiratorio mediante un respirador, en un sujeto con la musculatura relajada. Un neumotacógrafo N (pág. 536) situado a la entrada de la boca (fig. 13.9) mide el caudal aéreo y un transductor T registra la presión del aire en la boca P_b. La presión pleural se puede determinar con una sonda S provista de un pequeño balón e introducida en el esófago pues, como ya dijimos, el mediastino transmite la presión pleural. Para determinar P_{ret} se puede registrar el volumen pulmonar en función de la diferencia $P_{pl} - P_b$ durante la inspiración y la espiración. Se obtiene así un ciclo (fig. 13.10) en el que puede observarse que para un mismo volumen pulmonar (p. ej. 3,7 l) la diferencia de presión es menor (−8,8 cmH$_2$O) durante la inspiración (punto D) que durante la espiración (punto E). Esto se debe a la resistencia pulmonar (tejidos y vías aéreas) por lo cual el valor absoluto de la presión pleural debe ser mayor que la de equilibrio (debe "succionar" más) durante la inspiración y menor que aquélla (debe "succionar" menos) durante la espiración. Pero al final de la inspiración (punto A) y de la espiración (punto B), como no existe circulación de aire, la presión en la boca es igual a la alveolar y la diferencia de presión $P_{pl} - P_b$ es de igual valor absoluto y de signo contrario a la presión de retracción elástica del pulmón. Para obtener esa presión en cualquier otro estado del pulmón, se supone que su variación entre A y B es lineal, se unen esos puntos con un trazo recto y se determina $P_{pl} - P_b$ para el volumen pulmonar que se desee; por ejemplo, para el punto C, en medio de la inspiración, esa diferencia vale −7,8 cmH$_2$O, por lo que $P_{ret} = 7,8$ cmH$_2$O. Si para ese volumen pulmonar la diferencia $P_{pl} - P_b$ fue de −9 cmH$_2$O y el caudal $\dot{V}$, −0,6 l/s, aplicando la [13.21], la resistencia pulmonar resulta:

$$R_L = \frac{-9 \text{ cmH}_2\text{O} + 7,8 \text{ cmH}_2\text{O}}{-0,6 \text{ l/s}} = 2 \frac{\text{cmH}_2\text{O}}{\text{l/s}} \qquad [13.25]$$

La resistencia respiratoria (ecuación [13.22]) puede obtenerse por un procedimiento parecido. La resistencia de las vías aéreas se logra restando a la resistencia

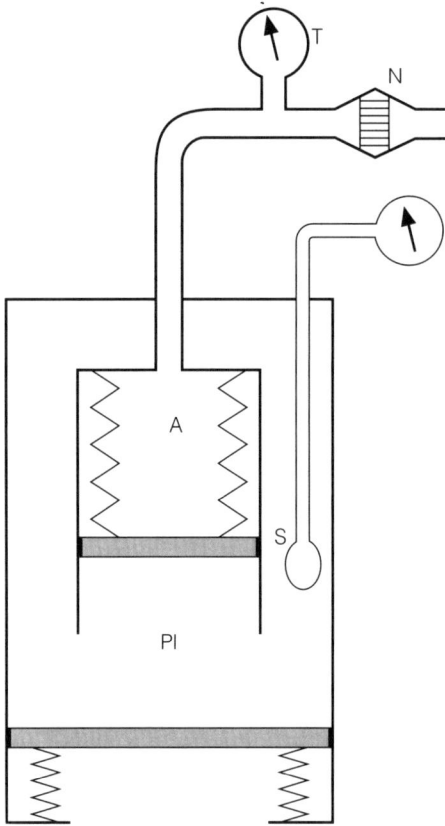

Figura 13.9. Medición de la resistencia pulmonar; A, cavidad alveolar; Pl, cavidad pleural; S, sonda esofágica; T, manómetro; N, neumotacógrafo. (Explicación en el texto.)

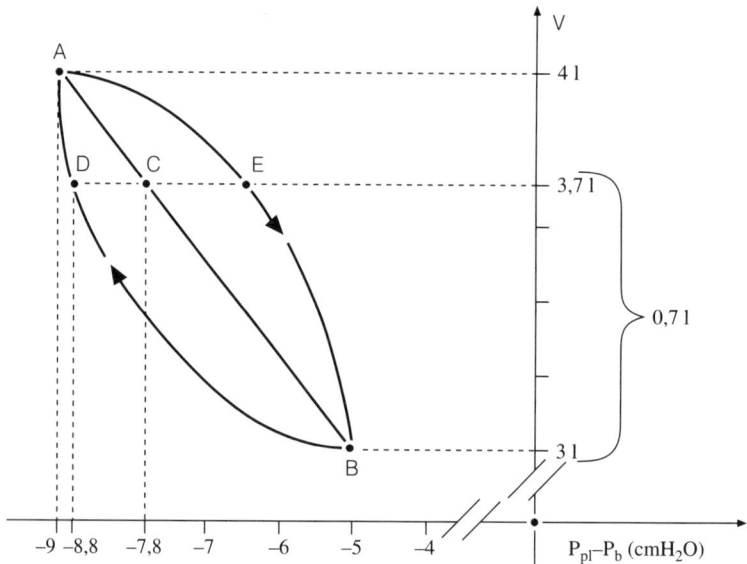

Figura 13.10. Explicación en el texto.

pulmonar la resistencia viscosa del pulmón. Existen varios recursos para conocer este último valor pero no podemos extendernos demasiado sobre este tema.

2. Trabajo respiratorio

a. Introducción

La acción de la musculatura respiratoria genera la presión variable que hemos representado con el símbolo P_m. El trabajo de cada músculo en sí es siempre positivo, aunque genere una presión negativa, pues todo músculo debe acortarse para ejercer su acción.

En las fases de la respiración en que la elasticidad de la caja o de los tejidos pulmonares se opone a los desplazamientos de las estructuras respiratorias, los músculos ejercen trabajo sobre ellas. Cuando el trabajo es efectuado sobre estructuras elásticas, queda acumulado en ellas como energía potencial, y es devuelto durante el movimiento de sentido contrario, en cuyo caso los músculos deben realizar un trabajo menor que puede llegar a ser nulo. Esto último ocurre, por ejemplo, en la espiración tranquila, durante la cual el trabajo contra las resistencias viscosas proviene de la energía potencial elástica almacenada en el sistema respiratorio durante la fase anterior.

El trabajo ejercido contra las resistencias viscosas de los tejidos y de la circulación del aire no queda acumulado; se pierde en forma de calor.

En cuanto al trabajo efectuado contra la inercia de las masas que adquieren energía cinética, al ponerse en movimiento, es despreciable comparado con las otras fracciones.

En muchos casos interesa más el consumo energético total, ocasionado por la función de los músculo respiratorios, que el trabajo realizado, pues éste depende de la eficiencia muscular (pág. 93). En cambio, el consumo energético total se relaciona directamente con el consumo de oxígeno.

b. Determinación

Si se pretende medir el trabajo a partir de la definición de trabajo ($W = F \cdot l$), es evidente que resulta imposible determinar todas las fuerzas y los desplazamientos que entran en juego durante la respiración; en cambio, el problema se simplifica notablemente si se calcula a partir de las presiones y los volúmenes. De acuerdo con lo descrito en las páginas 35 y 167, el trabajo contra la presión está dado por:

$$W = P \cdot \Delta V \qquad [13.26]$$

Por lo tanto, para medir el trabajo respiratorio es necesario reemplazar todas la fuerzas por presiones y todos los desplazamientos por variaciones de volumen. Esto puede hacerse con sujetos entrenados para lograr una relajación prácticamente total o durante la anestesia general, empleando fármacos que paralicen la musculatura y manteniendo la respiración mediante el aparato llamado pulmotor. En este aparato todo el cuerpo de la persona, excepto la cabeza, está contenido en un recinto A (fig. 13.11) en el cual se reduce intermitentemente la presión por debajo de la atmosférica mediante la bomba B, en la cantidad suficiente para producir la dilatación de la caja torácica y de los pulmones, provocando así la

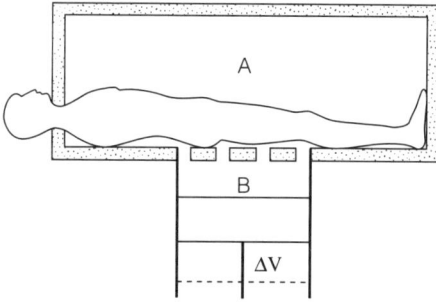

Figura 13.11. *Medición del trabajo respiratorio. Para destacar el papel del émbolo, se ha exagerado su tamaño en relación con el resto del aparato. (Explicación en el texto.)*

circulación del aire por las vías respiratorias. Si se cuida que durante el funcionamiento del aparato circule el mismo volumen de aire con igual frecuencia que en las condiciones que se desean estudiar, el trabajo del pulmotor reemplaza exactamente al que realizan los músculos respiratorios. El trabajo del aparato puede ser calculado fácilmente a partir de la presión que la bomba debe ejercer y del volumen de aire desplazado.

La misma función del pulmotor la puede efectuar un respirador que se conecta directamente a la tráquea. En este caso, a las presiones negativas del pulmotor corresponden presiones positivas del respirador.

El trabajo respiratorio en reposo constituye menos del 2% del metabolismo energético total pero en la respiración acelerada puede alcanzar valores 100 veces mayores.

III. EL TRANSPORTE DE GASES

A. AIRE ATMOSFÉRICO, AIRE ALVEOLAR Y AIRE ESPIRADO

El aire atmosférico seco está constituido aproximadamente por 1/5 de oxígeno, 4/5 de nitrógeno y una fracción despreciable de otros gases, los cuales no desempeñan ningún papel fisiológico de importancia en la respiración.

En realidad, el aire atmosférico no es seco, sino que contiene una fracción variable de vapor de agua, que depende de la humedad del ambiente. Cuando aquél ingresa en los alvéolos, cede oxígeno a la sangre y toma de ella dióxido de carbono y su composición se modifica con suficiente rapidez como para que el aire alveolar en su conjunto adquiera una composición media relativamente constante, propia de las diversas condiciones fisiológicas. Cuando el aire así modificado sale de los alvéolos, se mezcla con el contenido en el espacio muerto, de modo que el aire espirado, resultado de esa mezcla, difiere en composición no sólo del aire atmosférico, sino también del alveolar.

En la tabla 13.1 se dan las concentraciones fraccionales, los porcentajes y las presiones parciales de los principales gases del aire atmosférico, del alveolar y del espirado, a presión normal.

En ella se observa que la presión parcial del vapor de agua en el aire alveolar y en el espirado es la misma; como la superficie de todas las cavidades aéreas es húmeda, el aire se satura en ellas de vapor de agua a 37 °C. En la tabla 1.3 se puede

TABLA 13.1. **Concentraciones fraccionales, y presiones parciales de los gases del aire atmosférico, del alveolar y del espirado, para un grado de humedad atmosférica elegido arbitrariamente (70% a 20 °C)**

Soluciones gaseosas	Concentraciones fraccionales			Presiones parciales (torr y hPa)			
	O_2	N_2	CO_2	O_2	N_2	CO_2	H_2O
Aire atmosférico	0,207	0,77	0,0003	157	583	0,23	12,2
				209	777	0,31	16,3
Aire alveolar	0,13	0,75	0,053	100	573	40	47
				133	762	53,2	62,5
Aire espirado	0,15	0,74	0,042	118	565	32	47
				157	751	42,6	62,5

comprobar que a esa temperatura corresponde, precisamente, una presión de vapor saturado de 47 torr (62,5 hPa).

B. INTERCAMBIO ALVEOLOCAPILAR

En el intercambio alveolocapilar participan fundamentalmente dos procesos: difusión de los gases y disolución de los mismos, tanto en el agua de la barrera alveolocapilar como en la de la sangre.

1. Difusión

La difusión de un gas en solución obedece a la ley de Fick (pág. 120) que puede expresarse mediante la [7.4]:

$$m = D \cdot \frac{M_1 - M_2}{\Delta x} \qquad [13.27]$$

en la que Δx es el espesor de la membrana alveolocapilar.

Como la molaridad de un gas disuelto está dada por la [1.37], reemplazando en la [13.27] y aplicándola a la pared alveolocapilar tenemos:

$$m = D \cdot \beta \cdot \frac{P_1 - P_2}{\Delta x} \qquad [13.28]$$

Reuniendo D, β y Δx en un solo factor, resulta:

$$m = K' \cdot (P_1 - P_2) \qquad [13.29]$$

en la que P_1 es la presión parcial del gas en el agua que tapiza la pared alveolar (igual a la presión parcial en el aire alveolar) y P_2, la presión parcial en el agua del plasma.

A los efectos del estudio del intercambio de gases, es habitual expresar las cantidades de los mismos en cm^3 en lugar de mmol. En ese caso, la [13.29] debe escribirse:

$$\frac{\Delta V}{\Delta t} = K \cdot (P_1 - P_2) \qquad [13.30]$$

La constante **K** vale, para el oxígeno, alrededor de $30 \, \dfrac{cm}{min \cdot torr}$, lo que significa que si la diferencia de presión parcial es de 1 torr, el oxígeno difunde a través de la barrera alveolocapilar a razón de 30 cm^3 por cm^2 de barrera y por minuto. El dióxido de carbono difunde 20 veces más rápido.

En el lapso en que la sangre recorre la red capilar ambos gases llegan a igualar sus presiones parciales en solución con las del aire alveolar.

2. Disolución

En la sangre, el dióxido de carbono y el oxígeno se hallan en estado de solución en el agua del plasma y de los glóbulos, y combinados. Por supuesto, la parte disuelta obedece a la ley de Henry (ecuación [1-37]), de modo que podemos calcular la cantidad de cada gas disuelto a partir de su solubilidad β y de su presión parcial.

El valor de β para la disolución del oxígeno en el plasma a 37 °C es 0,0014 $\dfrac{mmol/l}{torr}$ de modo que, como la presión parcial de este gas en la sangre arterial es 100 torr, su concentración en el plasma es:

$$[O_2] = 0,0014 \, \frac{mmol/l}{torr} \times 100 \ torr = 0,14 \, \frac{mmol}{l} \qquad [13.31]$$

Esto equivale a 3,1 ml de oxígeno disuelto por litro de plasma y a 2,4 ml por litro de sangre entera.

Para el dióxido de carbono β vale 0,03 $\dfrac{mmol/l}{torr}$ y su concentración en el agua de la sangre arterial es:

$$[CO_2] = 0,03 \, \frac{mmol/l}{torr} \times 40 \ torr = 1,2 \, \frac{mmol}{l} \qquad [13.32]$$

Esto equivale aproximadamente a 15 ml de dióxido de carbono por litro de sangre entera.

C. TRANSPORTE DE LOS GASES POR LA SANGRE

En todos los casos los gases se desplazan por difusión pasiva de las zonas de mayor presión parcial hacia las de presión menor como lo muestra la figura 13.12. Interesa destacar que, si bien en el pulmón la sangre alcanza normalmente a equilibrarse con la fase gaseosa, por lo cual las presiones parciales de los gases en la sangre arterial son iguales a las del aire alveolar, ello no ocurre en los tejidos, en los cuales las presiones parciales de la sangre no llegan a igualarse con las del líquido intersticial. Simultáneamente con la difusión y disolución de los gases se producen en la sangre ciertos equilibrios químicos entre los gases disueltos y otras especies químicas que estudiaremos en el apartado siguiente.

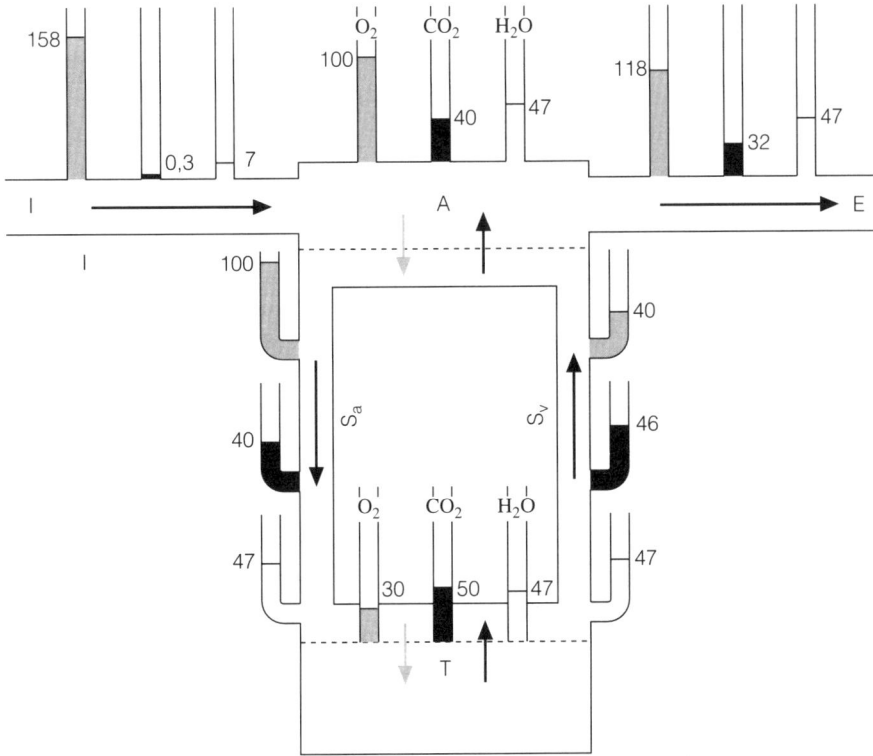

Figura 13.12. *Las presiones parciales en el intercambio respiratorio.* I, *aire inspirado;* A *aire alveolar;* E, *aire espirado;* T, *tejidos;* S_a, *sangre arterial;* S_v, *sangre venosa. Las presiones parciales están expresadas en torr.* ■ : *dióxido de carbono;* ▩ : *oxígeno;* □ : *agua.*

D. EQUILIBRIOS QUÍMICOS EN LA SANGRE

1. Transporte de oxígeno

a. Contenido de oxígeno

En la sección B expusimos que un litro de sangre arterial contiene 2,4 ml de oxígeno disuelto. Sin embargo, de esa cantidad de sangre es posible extraer 190 ml de ese gas aproximadamente. Ello se debe a que la mayor parte del oxígeno viaja por la sangre combinado con la hemoglobina. Un fenómeno similar ocurre en la sangre venosa.

En la tabla 13.2 se muestran las diferentes fracciones de oxígeno en ambos tipos de sangre.

b. Curva de disociación de la oxihemoglobina

La reacción entre el oxígeno y la hemoglobina es reversible; ese gas se combina con la hemoglobina a nivel de los alvéolos y se desprende en los tejidos. El equilibrio puede representarse así:

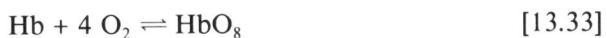

$$Hb + 4 O_2 \rightleftharpoons HbO_8 \qquad\qquad [13.33]$$

TABLA 13.2. **Fracciones de oxígeno en la sangre arterial y venosa (mililitros de oxígeno por litro de sangre)**

	Total	Disuelto	Combinado
Sangre arterial	190	2,4	Prácticamente 190
Sangre venosa	120	1	Prácticamente 120

pues la molécula de hemoglobina se halla constituida por cuatro cadenas proteicas, cada una de las cuales posee un grupo prostético (hemo) el cual se une a una molécula de oxígeno. Por tratarse de un proceso reversible, la concentración de oxihemoglobina depende de la concentración de oxígeno, la cual, a su vez, está determinada por la presión parcial de ese gas. En consecuencia, eligiendo convenientemente los módulos puede representarse la cantidad de oxihemoglobina como porcentaje de la hemoglobina total, en función de la presión parcial de oxígeno. La curva que resulta (curva de disociación de la oxihemoglobina) tiene la forma representada en la figura 13.13. Puede observarse en ella que a una presión parcial de oxígeno de 100 torr (sangre arterial), el grado de saturación de la hemoglobina es casi total (punto A). En cambio, a una presión parcial de oxígeno de 40 torr (punto B), la saturación es alrededor del 60%.

La temperatura, la presión parcial de dióxido de carbono, la concentración de hidrogeniones y otros factores desplazan la curva modificando su forma. La figura no se adapta exactamente a las condiciones de la sangre arterial ni de la venosa, pues no se han considerado los factores mencionados. Esto es suficiente como introducción; para mayores detalles sobre esta curva pueden consultarse textos de bioquímica y de fisiología.

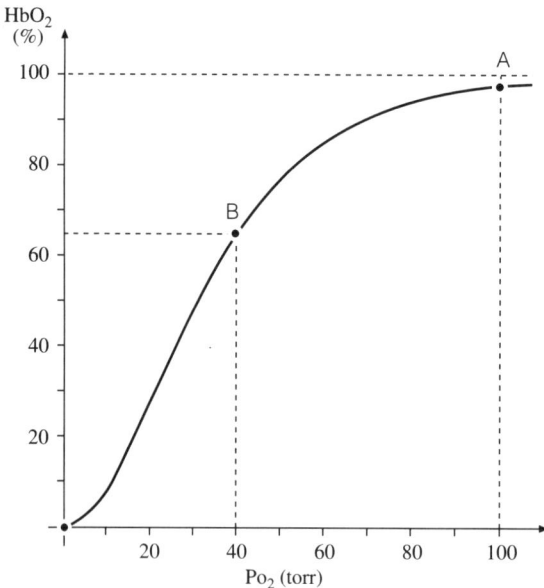

Figura 13.13. Curva de disociación de la oxihemoglobina. (Explicación en el texto).

2. Transporte de dióxido de carbono

a. Contenido de dióxido de carbono

Vimos que la cantidad de dióxido de carbono disuelto en la sangre arterial es 24 ml por litro de sangre. Sin embargo, si se acidifica y se somete al vacío, es posible extraer alrededor de 480 ml de dióxido de carbono por litro de sangre, lo que significa que la mayor parte de esta sustancia se encuentra combinada. En la sangre venosa ocurre algo semejante.

En la tabla 13.3 se dan los valores correspondientes para la sangre arterial y la venosa.

TABLA 13.3. **Fracciones de dióxido de carbono en la sangre arterial y venosa (mililitros de dióxido de carbono por litro de sangre)**

	Total	Disuelto	Combinado
Sangre arterial	480	24	456
Sangre venosa	520	30	490

b. Estado del dióxido de carbono en la sangre

En la sangre, el dióxido de carbono disuelto se combina con el agua y con las proteínas del plasma y de los glóbulos. Con la primera forma ácido carbónico:

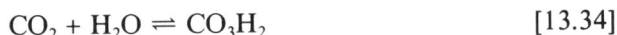

$$CO_2 + H_2O \rightleftharpoons CO_3H_2 \qquad [13.34]$$

y éste se disocia dando ion hidrógeno y bicarbonato, de acuerdo con la ecuacion:

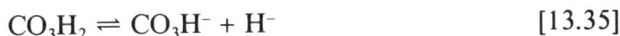

$$CO_3H_2 \rightleftharpoons CO_3H^- + H^- \qquad [13.35]$$

Con las proteínas, que simbolizaremos con $Pr\text{-}NH_2$ forma compuestos carbamínicos:

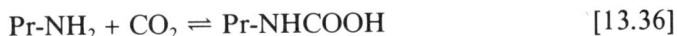

$$Pr\text{-}NH_2 + CO_2 \rightleftharpoons Pr\text{-}NHCOOH \qquad [13.36]$$

los cuales, a su vez, se disocian produciendo ion hidrógeno:

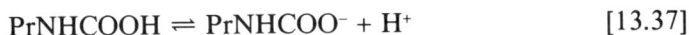

$$PrNHCOOH \rightleftharpoons PrNHCOO^- + H^+ \qquad [13.37]$$

De lo explicado surge que el transporte de dióxido de carbono desempeña un papel importante en la determinación de la concentración de hidrogeniones del plasma y, en consecuencia, de todos los medios líquidos del cuerpo con los cuales se halla en equilibrio. Por lo tanto, volveremos sobre este tema en el estudio del estado ácido-básico que trataremos en el capítulo 18.

BIBLIOGRAFÍA

Agostoni E, Mead J. Statics of the respiratory system. En: Fenn W, Rahn H, eds. Handbook of Physiology. Washington, American Physiological Society, 1964; sec. 3, I: 387.

Clements JA. Sixth Bouditch Lecture: Surface phenomena in relation to pulmonary function. Physiologist 1962; 5: 11.

Comroe JH. Physiology of Respiration. Chicago, Year Book Medical Publishers Inc, 1968.

Du Bois AB. A new method for measuring airway resistance in man using body plethysmograph: values in normal subjects and in patients with respiratory disease. J Clin Invest 1956; 35: 327.

Du Bois AB. Resistance to breathing. En: Fenn W, Rahn H, eds. Handbook of Physiology. Washington, American Physiological Society, 1964; sec. 3, I: 451.

McIlroy MB, Mead J, Selverstone J, Radford EP Jr. Measurement of lung tissue viscous resistance using gases of iqual kinematic viscosity. J Appl Physiol 1955; 7: 485.

Navajas D, Rotger MM, Farré R. Medidas en el sistema respiratorio. En: Poblet JM, ed. Introducción a la Bioingeniería. Barcelona, Marcombo Boixareu Editores, 1988; 91.

Otis AB. Mechanics of breathing in man. J Appl Physiol 1950; 2: 592.

Otis AB. The work of breathing. En: Feen W, Rahn H, eds. Handbook of Physiology. Washington, American Physiological Society 1964; sec. 3, I: 463.

Radford EP. Static mechanical properties of mammalian lungs. En: Fenn W, Rahn H, eds. Handbook of Physiology. Washington, American Physiological Society, 14; 1964; sec. 3, I: 429.

Van Golde LMG, Batenburg JJ, Robertson B. The pulmonary surfactant system: Biochemical aspects and functional significance. Physiol Rev 1988; 68: 374.

14 Sistemas dispersos

I. INTRODUCCIÓN

A. CONCEPTO

Se llaman **sistemas dispersos** *a los formados por dos o más fases, una de las cuales es continua mientras que la otra (o las otras) están constituidas por porciones separadas* (fig. 14.1). Al decir que una fase es continua queremos decir que se puede pasar de un punto de ella a otro cualquiera de la misma sin tener que atravesar otra fase. En un sistema disperso la fase continua recibe el nombre de **fase dispersante** mientras que las discontinuas se denominan **fases dispersas**.

B. DIMENSIONES DE LAS PARTÍCULAS Y CLASIFICACIÓN

Una de las características más interesantes de los sistemas dispersos la constituye la gran magnitud de sus interfases, cuando las partículas son pequeñas. Ahora bien, como dijimos en el capítulo 1 (pág. 2), sólo tiene sentido hablar de superficies (y por lo tanto de interfases) cuando las partículas en consideración tienen dimensiones apreciablemente mayores que las atómicas. Por ese motivo, las soluciones no son consideradas sistemas dispersos, sino cuerpos homogéneos. Son sistemas dispersos todos aquellos que contienen partículas de más de 5 nm. Dentro de este grupo están comprendidas tanto las finísimas partículas del oro coloidal (que pueden hallarse en el límite inferior señalado) como los elementos figurados de la sangre, cuyas dimensiones son del orden de los 10 μm, o las integrantes de sistemas más groseros aún, como por ejemplo, un precipitado de cloruro de plata (cuyas partículas pueden llegar a ser visibles a simple vista).

Para comprender la importancia de la interfase cuando las partículas son pequeñas, consideremos la relación entre la superficie y el volumen en el caso de dos esferas cuyos diámetros son de 1 cm y de 1 μm respectivamente. En el primer caso, la relación es de 6 cm^{-1}, mientras que en el segundo es 10.000 veces mayor. El

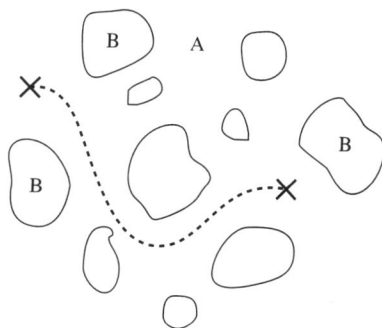

Figura 14.1. *Sistema disperso. La fase dispersante es continua; se puede pasar de un punto cualquiera de ella a otro sin salir de la fase.*

lector puede comprobarlo a partir de las fórmulas empleadas para calcular la superficie y el volumen de una esfera*.

La interfase desempeña un papel importante cuando las partículas son de un tamaño inferior al límite de visibilidad del microscopio, que se halla alrededor de 0,2 μm. Por lo tanto, haremos entrar en una categoría especial los sistemas dispersos, cuyas partículas están comprendidas entre 5 nm y 0,2 μm. Dichos sistemas reciben el nombre de *dispersiones coloidales*. Aquellos cuyas partículas son mayores se clasifican como dispersiones groseras. A la clasificación de estas últimas dedicamos la sección siguiente.

C. DISPERSIONES GROSERAS

Se pueden clasificar las dispersiones groseras por el estado de agregación de las fases que las forman.

En una fase dispersante sólida puede hallarse dispersa una fase sólida, líquida o gaseosa. Este tipo de dispersiones no son importantes para nosotros.

Cuando la fase dispersante es líquida y la dispersa es sólida, el sistema recibe el nombre de *suspensión*. Una dispersión de arcilla en agua, constituye un ejemplo de esta clase.

Si ambas fases son líquidas, el sistema se denomina *emulsión*. Si se vierte una pequeña cantidad de aceite en agua y se agita con fuerza, se obtiene una dispersión de ese tipo (aunque, en este caso, el sistema no es estable). Las emulsiones desempeñan un papel importante en muchos procesos biológicos.

Si una fase gaseosa se halla dispersa en una líquida, el sistema constituye una *espuma*.

Por último, cuando la fase dispersante es gaseosa, la dispersa puede ser sólida, como en el caso del humo, o líquida, como en el caso de la niebla y de los llamados aerosoles, pero no gaseosa. Dos gases nunca pueden constituir un sistema disperso. Si se ponen en contacto dos o más sustancias gaseosas que no reaccionen químicamente, se forma una solución.

De todos los sistemas mencionados, sólo nos interesan las dispersiones coloidales y las emulsiones. Por ello dedicaremos un título de este capítulo a cada una de ellas.

II. DISPERSIONES COLOIDALES

A. GENERALIDADES

La fase dispersante de los sistemas coloidales puede ser sólida, líquida o gaseosa pero, en adelante, sólo nos referiremos a las dispersiones coloidales cuya fase dispersante es líquida, por ser las únicas que tienen importancia en Biología.

1. Coloides obligados y facultativos

Las partículas de numerosos sistemas coloidales son agregados de muchas moléculas o estructuras cristalinas. En este caso, las posibilidades de formación de

---

* $4 \pi r^2$ y $4/3 \pi r^3$.

una dispersión coloidal dependen del tamaño de tales agregados o estructuras. Por ese motivo, las sustancias que las forman suelen llamarse *coloides facultativos*. Las dispersiones de coloides de esta clase no tienen gran importancia en Biología.

En cambio, como sucede con las proteínas, las moléculas son suficientemente grandes como para que una sola de ellas sobrepase el límite inferior de tamaño mencionado en el título anterior. En consecuencia, estas sustancias no pueden formar soluciones. Cada molécula puede constituir entonces una partícula de una dispersión coloidal. Las sustancias de esta clase reciben el nombre de *coloides obligados*.

2. Micelas

En la fase dispersante líquida, las partículas de la fases dispersa pueden moverse libremente. Esto lo hacen acompañadas de una capa de líquido que se desplaza con ellas. Las partículas de una dispersión coloidal que pueden desplazarse libremente, junto con la capa de líquido que las rodea reciben el nombre de *micelas*.

3. Ultrafiltración y diálisis

La fase dispersa de un sistema coloidal puede ser separada de la dispersante si se trata de hacer pasar el sistema, mediante presión, a través de una membrana cuyos poros sean lo suficientemente pequeños como para retener las partículas coloidales. En ese caso sólo pasa la fase dispersante y el proceso recibe el nombre de *ultrafiltración*. El papel de filtro no sirve para este fin, pues el menor tamaño de poro de este material no alcanza a impedir el pasaje de las pequeñas partículas coloidales. Esto pueden hacerlo, en cambio, ciertas membranas especiales como las de colodio o pergamino, y muchas membranas biológicas. La ultrafiltración es uno de los procesos que participan en la formación de la orina.

Las mismas membranas empleadas para la ultrafiltración se pueden emplear en el proceso llamado *diálisis*, el cual, esquemáticamente, se realiza de la siguiente forma: en un recipiente A (fig. 14.2), cuyo fondo está constituido por una membrana como las mencionadas, se vierte la dispersión coloidal. En un recipiente exterior B se vierte agua destilada o una solución. Los solutos difunden entonces entre A y B mientras que las partículas coloidales son retenidas en A. Se podría suponer que a partir del tamaño de los mayores poros capaces de retener las micelas se podrían conocer las dimensiones de éstas, pero la información que se obtiene por este medio no es suficientemente aproximada; el pasaje de las partículas a través de la membrana no depende sólo de su tamaño, sino también de otros factores como, por ejemplo, su carga eléctrica. El proceso de la diálisis es el fundamento de los recursos terapéuticos llamados *hemodiálisis* y *diálisis peritoneal*, utilizados en los casos de insuficiencia renal.

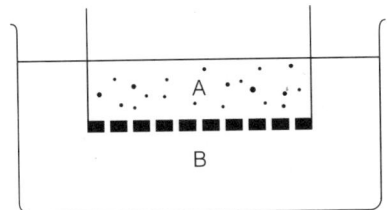

Figura 14.2. Diálisis. (Explicación en el texto.)

4. Propiedades ópticas

a. Fenómeno de Tyndall

Si se hace pasar un rayo de luz a través de una solución y se observa ésta lateralmente, es decir, en dirección perpendicular al rayo, éste no se percibe. La apariencia de una solución no cambia si ésta es atravesada por un rayo de luz. En cambio, si el rayo pasa a través de una dispersión coloidal, su trayecto se hace visible apareciendo más luminoso que el resto de la dispersión. Este fenómeno recibe el nombre de *efecto Tyndall*, y es debido a la dispersión de la luz producida por las partículas coloidales.

b. Ultramicroscopio

Con el más poderoso microscopio clásico, es imposible ver las partículas de las dispersiones coloidales, pero éstas pueden percibirse si se ilumina el sistema lateralmente sobre fondo oscuro. En este principio se basa el *ultramicroscopio*, aparato que posee una óptica de observación similar a la del microscopio común y un sistema de iluminación constituido por un condensador de fondo oscuro (fig. 14.3).

5. Cinética de las partículas

a. Movimiento Browniano

Las partículas de una dispersión coloidal se hallan en incesante movimiento y describen trayectorias irregulares en zig-zag. Este movimiento recibe el nombre de *movimiento Browniano* (por Robert Brown, quien primero lo describió). La causa de este movimiento es el permanente impacto de las moléculas de la fase dispersante sobre las micelas, a las cuales transmiten parte de la energía cinética que poseen, en virtud de su agitación térmica. Como consecuencia de este importante bombardeo, la energía cinética media de las micelas es la misma que la de las moléculas del medio dispersante.

b. Difusión y sedimentación

A causa de su movimiento, las partículas coloidales tienden a difundir, como lo hacen los solutos de la zona en que se encuentran más concentradas hacia aquéllas

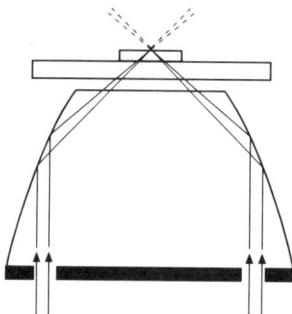

Figura 14.3. Condensador de fondo oscuro. Los rayos reflejados en la superficie lateral del condensador iluminan la dispersión desde la periferia.

en las que su concentración es menor. Su coeficiente de difusión se define como en el caso de los solutos.

Cuando el peso específico de las partículas coloidales es mayor que el del medio dispersante, aquéllas tienden a acumularse en las capas inferiores del sistema. Este proceso, denominado *sedimentación*, es contrarrestado en parte por el de difusión que acabamos de señalar. Entre ambos llega a producirse un equilibrio llamado *equilibrio de sedimentación*, a partir del cual es posible determinar el tamaño de las micelas.

B. ESTABILIDAD

Decimos que una dispersión coloidal es estable, si las partículas dispersas se mantienen separadas unas de otras.

1. Factores de la estabilidad

Dos factores contribuyen a impedir la reunión de las partículas coloidales entre sí, manteniendo la estabilidad de la dispersión: la carga eléctrica de las partículas y su hidratación.

a. Carga eléctrica

Se comprende que la carga eléctrica de las partículas contribuye a la estabilidad de la dispersión, puesto que el rechazo entre cargas eléctricas de igual signo es un impedimento para que las micelas se reúnan formando conglomerados de dimensiones que sobrepasen las correspondientes a las dispersiones coloidales.

La carga eléctrica de las partículas puede ser debida a la fijación de iones de la fase dispersante sobre la superficie de las partículas o a la ionización de la misma sustancia dispersa. El segundo mecanismo se presenta generalmente cuando las partículas están formadas por grandes moléculas que poseen varios grupos ionizables, como ocurre, por ejemplo, en el caso de las proteínas.

b. Hidratación

En muchos casos las partículas coloidales se hallan rodeadas por una capa de agua. Ello se debe a que los dos átomos de hidrógeno que integran las moléculas de agua se encuentran situados de tal modo que, junto con el de oxígeno determinan un ángulo de 105° (fig. 14.4) y los electrones se distribuyen de tal manera que el extremo correspondiente al oxígeno tiene un exceso de carga negativa, mientras que hacia el lado de los átomos de hidrógeno el exceso de carga es positivo. De este modo, cada molécula constituye un dipolo, por lo cual puede ser atraída por las

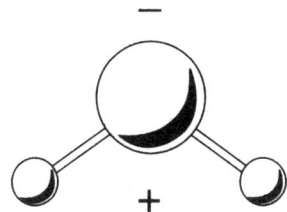

Figura 14.4. *Disposición de los átomos y distribución de las cargas eléctricas en la molécula de agua.*

cargas eléctricas de las partículas coloidales y formar una capa alrededor de cada una de ellas. Esta capa de agua que rodea cada partícula coloidal recibe el nombre de *capa de hidratación o solvatación.*

2. Precipitación

En el caso de las soluciones, se llama *precipitación* a la reunión de las partículas del soluto de modo que forman agregados mayores que los que pueden existir en solución. El mismo término se emplea en el caso de las dispersiones coloidales, cuando sus partículas se reúnen formando conglomerados de dimensiones mayores que las propias de ese tipo de dispersiones.

La precipitación de una dispersión coloidal puede producirse por pérdida de la carga eléctrica de las partículas o por deshidratación.

El primer fenómeno se produce por el agregado de soluciones de electrólitos tales, que los iones de un determinado signo son atraídos por las cargas eléctricas de las partículas coloidales y se fijan a ellas neutralizando su carga.

En cuanto a la deshidratación, es producida por el agregado de soluciones concentradas de sales. Este agregado recibe el nombre de salificación.

C. COMPORTAMIENTO OSMÓTICO

Las micelas de las dispersiones coloidales se comportan como las partículas de una solución respecto de las propiedades coligativas, de modo que tales dispersiones también poseen descenso crioscópico y presión osmótica. Sin embargo, respecto de estas propiedades, las dispersiones coloidales tienen algunas características especiales. En primer lugar, membranas como las de colodio, que no permiten determinar la presión osmótica de las soluciones, son adecuadas para las dispersiones coloidales, debido al tamaño relativamente grande de las micelas. En segundo lugar, como las propiedades coligativas dependen de la molaridad, y como ésta es forzosamente pequeña en las dispersiones coloidales a causa del gran tamaño de sus partículas, los valores de sus propiedades coligativas son relativamente bajos. Por último, las dispersiones coloidales se acercan al comportamiento ideal sólo cuando son muy diluidas. A medida que la concentración aumenta, los valores de las propiedades coligativas se van haciendo superiores a los correspondiente a una solución de su misma molaridad. Por ejemplo, si se representa la presión osmótica de una dispersión coloidal en función de su concentración, se obtiene una gráfica como la que muestra la figura 14.5. Se observa en ella que al principio la presión osmótica obedece la ley de Van't Hoff (págs. 100 y sig.), pero al aumentar la

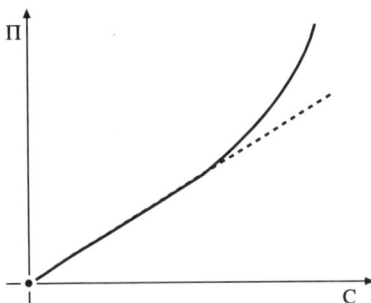

Figura 14.5. *Presión coloidosmótica en función de la concentración. (Explicación en el texto.)*

concentración, la curva se desvía de la recta hacia arriba, comportándose la dispersión como si fuese más concentrada. Esto es debido, en parte, a la capa de solvatación, que sustrae agua al medio dispersante, pero habitualmente se suman otros efectos, como la presión de Donnan, que veremos en el apartado que sigue.

D. EQUILIBRIO DONNAN

1. Concepto

Muchas proteínas del organismo, por ejemplo las del plasma, se hallan en estado de dispersión coloidal en un medio que contiene iones. Tales sistemas se encuentran en compartimientos separados por barreras (como las paredes de los vasos) impermeables a las proteínas pero permeables en mayor o menor grado a los iones y a otros solutos. La presencia de proteínas en medios separados por tabiques de esta clase origina una distribución especial de los iones, que recibe el nombre de *equilibrio Donnan*.

2. Distribución de los iones

Consideremos un sistema constituido por dos compartimientos (fig. 14.6,I) separados por un tabique permeable a los iones pero no a las proteínas. Uno de los compartimientos contiene una dispersión de proteinato de sodio (**PrNa**) de molaridad M_1. En el otro compartimiento vertemos una solución de cloruro de sodio de molaridad M_2.

Para simplificar la explicación, imaginaremos que el proteinato de sodio se disocia en forma total, originando sólo un anión proteinato y un catión sodio por molécula.

Como resultado de la disociación de los respectivos compuestos, el compartimiento 1 contiene los iones **Pr⁻** y **Na⁺**, mientras que el 2 contiene los iones Cl⁻ y Na⁺.

Las molaridades M_1 y M_2 son las iniciales, pero no se mantienen porque el ion Cl⁻ difunde del compartimiento 2 al 1, debido al gradiente de concentración. Esto crea una diferencia de potencial que arrastra el sodio en igual cantidad hasta alcanzar el equilibrio* entre la diferencia de potencial y las concentraciones de ambos iones (fig. 14.6,II). En este nuevo equilibrio, las molaridades serán $[Pr^-]_1$,

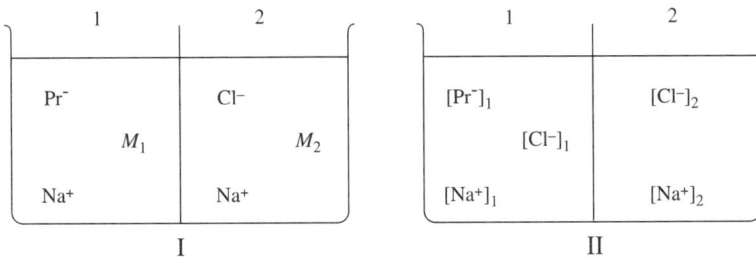

Figura 14.6. Equilibrio Donnan. (Explicación en el texto.)

---

* Este equilibrio se refiere sólo a los iones, como veremos más adelante.

$[Cl^-]_1$, $[Na^+]_1$, $[Cl^-]_2$ y $[Na^+]_2$, y aparecerá una diferencia de potencial dada por la [6.24] tanto para los iones cloruro como sodio:

$$\Delta V = \frac{R \cdot T}{z_{Na^+} \cdot F} \cdot \ln \frac{[Na^+]_1}{[Na^+]_2}$$

$$\Delta V = \frac{R \cdot T}{z_{Cl^-*} \cdot F} \cdot \ln \frac{[Cl^-]_1}{[Cl^-]_2} \qquad [14.1]$$

Como la diferencia de potencial ΔV es una sola y la valencia del ion cloruro es negativa, de estas dos ecuaciones surge:

$$\frac{[Na^+]_1}{[Na^+]_2} = \frac{[Cl^-]_2}{[Cl^-]_1} = r \qquad [14.2]$$

Como se ve, el cociente entre las molaridades de los aniones es la inversa del correspondiente a los cationes. Este cociente recibe el nombre de *relación de Donnan*.

3. Presión osmótica

De la [14.2] se obtiene:

$$[Cl^-]_1 \cdot [Na^+]_1 = [Cl^-]_2 \cdot [Na^+]_2 \qquad [14.3]$$

y como en el compartimiento 2 ambas molaridades son iguales, podemos escribir:

$$[Cl^-]_1 + [Na^+]_1 > [Cl^-]_2 + [Na^+]_2 \qquad [14.4]$$

pues es una propiedad aritmética que si dos números dan producto constante, su suma es mínima cuando ambos son iguales.

La [14.4] muestra que la molaridad de los iones inorgánicos en el compartimiento 1 es mayor que en el 2 y, si en el primero sumamos además los iones proteicos su molaridad total será aún mayor. En consecuencia, la presión osmótica en el primer compartimiento resulta mayor que en el segundo, y se produce un pasaje de agua hacia la solución más concentrada.

4. Comentarios y ejemplo

Respecto de lo explicado, corresponden 3 observaciones:

1. Entre ambos compartimientos aparece una diferencia de presión osmótica a pesar de no ser semipermeable el tabique que los separa. Esto ocurre porque, si bien el tabique no puede impedir el pasaje de los iones, éstos son retenidos por la diferencia de potencial eléctrico.

2. Si bien la distribución de los iones se designa con el nombre de **equilibrio** Donnan, sólo están en equilibrio los iones. El sistema completo no se encuentra en

---

*Téngase presente que la valencia del cloruro es −1.

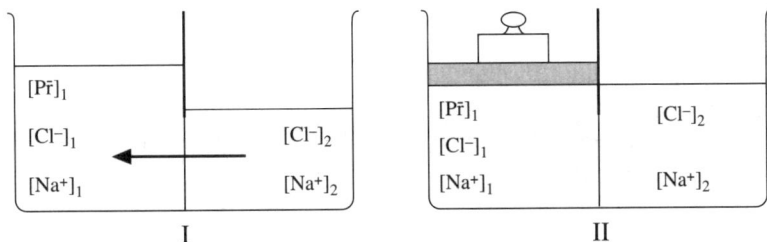

Figura 14.7. *Presión osmótica en el equilibrio Donnan. I. Pasaje de agua del compartimiento 2 al 1. II. Obtención del equilibrio mediante un émbolo que contrarresta la presión osmótica.*

equilibrio, como lo prueba el pasaje de agua de un compartimiento hacia el otro (fig. 14.7,I). Para lograr el equilibrio se podría emplear un dispositivo como el que muestra la figura 14.7,II, que se oponga a la presión osmótica.

3. Las expresiones matemáticas empleadas en esta explicación son válidas solamente para iones monovalentes. Para iones con valencia mayor, cualitativamente se cumplen las mismas propiedades pero las expresiones matemáticas correspondientes son algo más complicadas.

Veremos ahora un ejemplo muy sencillo, asignando valores al ejemplo que empleamos en la explicación. El volumen de los compartimientos es de 1 l y las molaridades iniciales en ambos son de 10 mmol/l (fig. 14.8,I). Establecido el equilibrio Donnan, las concentraciones son las que aparecen en el esquema II. Puede comprobarse que se cumple la relación de Donnan dada en la [14.2].

A continuación anotaremos sólo los valores numéricos (sin las unidades) salvo en los resultados y cuando no sean sobrentendidas:

$$r = \frac{13,33...}{6,66...} = \frac{6,66...}{3,33...} = 2 \qquad [14.5]$$

Asimismo, se confirma la [14.4]:

$$13,33... + 3,33... > 6,66... + 6,66... \qquad [14.6]$$

La diferencia de presión osmótica entre ambos compartimientos está determinada por la diferencia entre las molaridades totales:

$$26,66... - 13,33... = 13,33... \text{ mmol/l} \qquad [14.7]$$

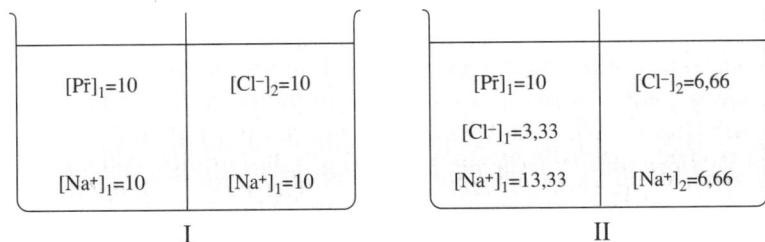

Figura 14.8. *Explicación en el texto.*

La diferencia de presión osmótica a 25 °C, de acuerdo con la [5.12], está dada por:

$$\Pi = 0{,}082 \, \frac{\text{atm} \cdot \text{l}}{\text{mol} \cdot \textbf{K}} \times 298 \, \textbf{K} \times 0{,}0133 \, \frac{\text{mol}}{\text{l}} = 0{,}32 \, \text{atm} \qquad [14.8]$$

Por último, la diferencia de potencial entre los compartimientos se obtiene introduciendo las molaridades de la [14.5] en la [14.1]:

$$\Delta V = \frac{8{,}314 \, \text{J/mol}\cdot\textbf{K}}{96.500 \, \textit{C}/\text{mol}} \times 298 \, \text{K} \times \ln \frac{13{,}33 \, \text{mmol/l}}{6{,}66 \, \text{mmol/l}} =$$

$$= -\frac{8{,}314 \, \text{J/mol}\cdot\textbf{K}}{96.500 \, \textit{C}/\text{mol}} \times 298 \, \text{K} \times \ln \frac{3{,}33 \, \text{mol/l}}{6{,}66 \, \text{mmol/l}} = 0{,}018 \, \textit{V} \qquad [14.9]$$

III. EMULSIONES

A. CONCEPTO

Como dijimos (pág. 270), *una emulsión es un sistema disperso en el que la fase discontinua es líquida y, por lo tanto, está constituida por pequeñas gotitas*. Se entiende que si las dimensiones de éstas se hallan en el rango de las micelas, el sistema constituye una dispersión coloidal. El diámetro de las gotitas de una emulsión está comprendido generalmente entre 0,1 μm y 1 μm, pero puede también ser mayor.

B. PAPEL DE LA INTERFASE

Para que dos líquidos puedan formar una emulsión no deben ser mutuamente solubles en forma ilimitada. Si es así, forman una solución; cuando los líquidos no son mutuamente solubles se puede formar una emulsión con ellos, como ya dijimos, agitándolos fuertemente.

1. Estabilidad

Como ya explicamos (pág. 269), al dividirse uno de los componentes en finas gotitas, la superficie de la interfase aumenta enormemente y, de acuerdo con lo explicado en la página 240, también aumenta su energía libre. Por otra parte, a presión y temperatura constantes y sin trabajo útil, un sistema evoluciona espontáneamente hacia el estado de menor energía libre (pág. 53). En consecuencia, las emulsiones son sistemas dispersos más o menos inestables cuyas dos fases tienden a separarse formando dos capas bien delimitadas. De acuerdo con la [12.15], la energía libre de una emulsión es tanto mayor, y su estabilidad tanto menor, cuanto mayor es su tensión interfacial. Por lo tanto, todo agente que haga disminuir la tensión superficial de la interfase tenderá a aumentar la estabilidad de la emulsión. Las sustancias que tienen esta propiedad reciben el nombre de *emulsificantes*. En el caso del aceite comestible y el agua, el agregado de una cantidad adecuada de

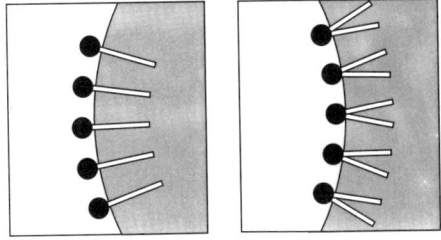

Figura 14.9. *Geometría del emulsificante y curvatura de la interfase. I. Emulsificante con una cadena hidrocarbonada; fase dispersa oleosa. II. Emulsificante con dos cadenas hidrocarbonadas; fase dispersa acuosa.*

hidróxido de sodio hace más estable la emulsión. Esto se debe a que esta sustancia reacciona con el aceite formando un jabón que se acumula en la interfase, disminuyendo la tensión superficial. En general, son emulsificantes las sustancias constituidas por una cadena hidrocarbonada larga hidrófoba, y un grupo ionizable hidrófilo en uno de sus extremos.

2. Inversión

En el ejemplo dado, la fase dispersa es la oleosa y la dispersante el agua, pero cualquiera de ambos tipos de sustancias puede constituir la fase dispersa en el seno de la otra. Dada una emulsión, es posible hacer que la fase dispersante se haga discontinua, pasando a ser dispersa y viceversa. Esta transformación recibe el nombre de *inversión*.

Que uno u otro de los componentes constituya la fase dispersa o dispersante depende del emulsificante empleado. Por ejemplo, los jabones de metales alcalinos, que poseen una sola cadena hidrocarbonada producen emulsiones de fase oleosa dispersa, mientras que los cálcicos, que poseen dos cadenas, contribuyen a la formación de emulsiones de fase dispersa acuosa. La disposición de las moléculas de emulsificante y la curvatura de la interfase en cada caso se muestran en la figura 14.9.

15 Homeostasia

I. CONCEPTOS GENERALES

A. CONCEPTO DE HOMEOSTASIA

El término **homeostasia** fue empleado en un principio para referirse a la relativa constancia de la composición del medio interno de los animales, señalada por Claudio Bernard a mediados del siglo pasado.

A lo largo del tiempo, el término ha ido modificando su significado por dos razones principales: *a)* porque en muchos casos, la supuesta constancia del medio interno no existe, ni siquiera en forma aproximada como ocurre, por ejemplo, con la concentración de las gonadotropinas durante el ciclo menstrual, y *b)* porque el principio general de los mecanismos de control que intervienen no es aplicable sólo a la composición del medio interno sino a infinidad de variables, como la presión arterial, la temperatura corporal, la posición del cuerpo, etc. Por este motivo, parecería más adecuado actualmente hablar de los mecanismos de regulación y control que contribuyen a adecuar los valores de las variables a las necesidades de las circunstancias, manteniéndolas, en cada caso, dentro de límites que permitan la supervivencia del individuo y de la especie.

Las modificaciones de las variables de los seres vivos pueden agruparse, en forma un tanto esquemática, en tres categorías: *1)* las que siguen una determinada tendencia durante lapsos más o menos prolongados. Por ejemplo, la variación del peso corporal durante el crecimiento. *2)* Los cambios más o menos irregulares debidos a las circunstancias más diversas, como la actividad física, los cambios de temperatura exterior, etc. *3)* Las modificaciones que se repiten con un período relativamente fijo, constituyendo los así llamados ritmos biológicos, entre los que podemos mencionar, como muy notables, los que acompañan al ciclo sueño-vigilia y los propios del ciclo menstrual.

B. EQUILIBRIO Y ESTADO ESTACIONARIO

Los seres vivos desarrollan actividades muy diversas, y en ellos se producen transformaciones en forma permanente. Esto muestra que *los seres vivos **no** constituyen sistemas en **equilibrio***. En un sistema fisicoquímico en equilibrio (págs. 11 y 12), **NO** se produce ninguna transformación macroscópicamente observable*; todo lo contrario de lo que muestra cualquier sistema biológico. Sin embargo, a pesar de no hallarse en equilibrio, los seres vivos presentan una relativa constancia de sus propiedades, dentro de las variaciones mencionadas anteriormente.

*Un sistema que no se halla en equilibrio y mantiene sus propiedades constantes se halla en **estado estacionario**.* Un sencillo modelo hidráulico nos permitirá com-

---

* En los niveles atómico y molecular, aun en equilibrio, se producen fenómenos (como la agitación térmica y los flujos unidireccionales) cuyo resultado estadístico, a nivel macroscópico, aparece como estabilidad total.

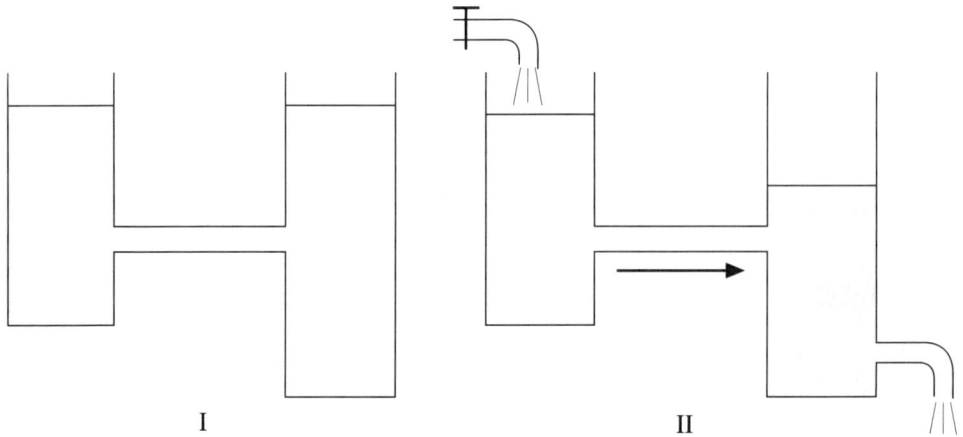

Figura 15.1. *Sistema en equilibrio (I) y en estado estacionario (II). (Explicación en el texto.)*

prender fácilmente este concepto. El líquido contenido en los vasos comunicantes de la figura 15.1,I representa un sistema en equilibrio. En los dos recipientes los niveles se mantienen iguales y constantes, las presiones en el fondo de cada uno (que en este caso son distintas) no varían y por el tubo no fluye líquido. Desde el punto de vista hidráulico no se produce ninguna transformación macroscópica.

En el sistema de la figura 15.1,II los niveles del líquido en ambos recipientes son distintos pero constantes. Por el tubo comunicante fluye líquido en forma permanente y ambos niveles son mantenidos sin variación por un grifo que vierte líquido en el primer recipiente y un tubo que permite el desagüe del segundo. En este sistema, las propiedades tampoco se modifican: los niveles en ambos recipientes, las presiones en el fondo de cada uno, las presiones a la altura del tubo comunicante (que en este caso son diferentes) y el caudal que fluye por aquél mantienen sus valores constantes. El sistema, sin embargo, no se halla en equilibrio y en él ocurre, por lo menos, un proceso: la circulación del líquido.

Para nuestros fines, convendremos en llamar sistemas en *estado estacionario a aquellos que, sin hallarse en equilibrio, mantienen la constancia de sus propiedades**.

Por supuesto, existen sistemas que no son estacionarios ni se hallan en equilibrio y que se modifican pasando por diferentes estados. *El conjunto de todos los estados instantáneos intermedios entre otros de equilibrio y/o estacionarios constituye un **proceso transitorio**.* En el lenguaje habitual, simplemente un "transitorio".

Como muestra la figura 15.1,I, para que un sistema se encuentre en equilibrio no debe ingresar ni salir de él materia ni energía. Por el contrario, para que pueda hallarse en estado estacionario, el sistema debe ser abierto (fig. 15.1,II) y poder intercambiar materia y/o energía con el exterior.

Nótese que no hemos negado la existencia de equilibrios fisicoquímicos en los seres vivos; tales equilibrios se presentan en muchos casos como, por ejemplo, el que se establece en la sangre arterial entre el oxígeno disuelto y el combinado. Pero no son los equilibrios los que provocan las transformaciones.

---

* En rigor, el equilibrio constituye un caso particular de estado estacionario, pero por razones didácticas, trataremos ambos estados como si fueran dos categorías disjuntas.

De lo explicado hasta aquí, surge que *los seres vivos son sistemas **abiertos** en estado **relativamente estacionario**.*

C. BALANCE

Para que un sistema mantenga su estado estacionario desde el punto de vista energético y material, las tasas de ingreso y/o producción de cada tipo de energía y de cada especie química deben ser iguales, respectivamente, a las tasas de eliminación y/o consumo.

Llamaremos **balance** a *la diferencia entre la tasa de ingreso y/o producción* $\dot{Q}_i$ y *la de eliminación y/o consumo* $\dot{Q}_e$:

$$B = \dot{Q}_i - \dot{Q}_e \qquad [15.1]$$

De acuerdo con esta ecuación, para que un sistema mantenga su estado estacionario respecto de su contenido energético o material, el balance debe ser nulo; por supuesto, si el balance es positivo, el contenido aumenta y en caso contrario disminuye.

En realidad, en los seres vivos ningún balance es permanentemente nulo; sólo su promedio a lo largo de un lapso se aproxima a cero y esto depende del intervalo considerado. Por ejemplo, es poco probable que el balance de ion sodio en el organismo entero sea nulo durante 1 hora, pero normalmente lo es con gran aproximación a lo largo de una semana.

De acuerdo con lo explicado en las páginas precedentes, es incorrecto hablar, por ejemplo, de **equilibrio** hidroelectrolítico o de **equilibrio** ácido-básico. Los términos que se deben emplear son **balance** o **estado**.

II. SISTEMAS DE CONTROL

A. CONCEPTO Y CLASIFICACIÓN

Llamaremos **sistema de control** a *todo aquel en el que una variable, denominada **variable de control**, determina el valor de otra llamada **variable controlada**.* Por ejemplo, en el dispositivo de la figura 15.1,II, el grado de apertura del grifo (variable de control) determina los niveles en los recipientes (variables controladas).

Los sistemas de control se agrupan en dos categorías: sistemas de *lazo abierto* y sistemas de *lazo cerrado*. En los primeros la variable controlada no actúa sobre la variable de control. El ejemplo de la figura 15.1,II constituye un sistema de lazo abierto. Se comprende que la mínima alteración en el caudal de entrada o de salida, el más pequeño error en el ajuste del grifo, hará que los niveles se desvíen de sus valores estacionarios iniciales. Si ello ocurre, que es lo más probable, el sistema puede adquirir nuevos valores estacionarios, o llegar a colmarse los recipientes sin haberlos alcanzado. En consecuencia, para reducir lo más posible la variación de los valores iniciales, debe modificarse por lo menos el caudal del grifo. Para ello, la o las variables controladas deben poder actuar sobre la o las de control. Los sistemas en los que la variable controlada actúa sobre la de control son sistemas de control de *lazo cerrado*. En la figura 15.2, se representa el sistema de la figura

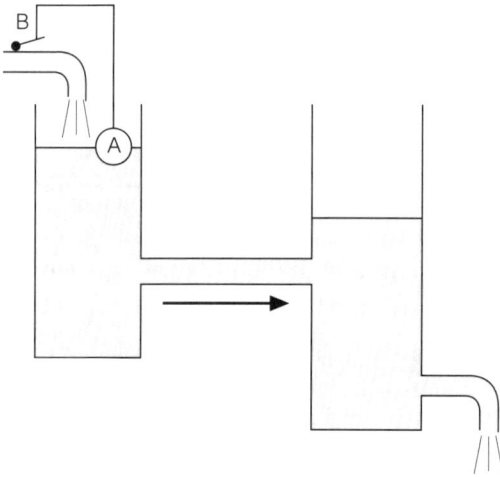

Figura 15.2. Control de lazo cerrado. (Explicación en el texto.)

15.1,II al que se ha agregado un flotador A que, actuando sobre la válvula B del grifo, puede modificar su caudal adecuadamente para mantener constante el nivel del primer recipiente. La válvula del grifo, el líquido que fluye, el flotador y su vínculo con la válvula constituyen el soporte material de un circuito de retroalimentación, concepto que pasamos a estudiar en la sección que sigue.

B. CIRCUITO DE RETROALIMENTACIÓN

1. Concepto

Como surge de lo explicado, el principio básico de los sistemas de control de lazo cerrado lo constituye el *circuito de retroalimentación* o de *realimentación* (llamado con frecuencia en inglés *feedback*) del que daremos un nuevo ejemplo: el sistema de regulación de la temperatura de una pecera (el termostato). Los elementos que componen este sistema son (fig. 15.3) un termómetro S que registra la temperatura t del baño, un calefactor E provisto de un interruptor M y un dispositivo D que permite al usuario establecer la temperatura deseada R (p. ej., 25 °C). Entre este dispositivo y el interruptor M se extiende una línea eléctrica Y. El sistema funciona de la siguiente manera: la temperatura deseada se fija desplazando la pieza D dentro del tubo del termómetro de modo que su extremo quede, en la escala, a la altura de la temperatura R. Si el calefactor se encuentra en funcionamiento, la temperatura t del agua va en aumento y la columna de mercurio del termómetro asciende gradualmente. Cuando ésta llega a la temperatura R cierra el circuito entre dos electrodos del dispositivo D y circula una corriente por la línea Y. Ésta actúa sobre el interruptor M desconectando el calefactor, que deja de funcionar y el agua comienza a enfriarse por disipación de calor hacia el exterior. La columna de mercurio del termómetro empieza entonces a descender y, cuando llega a quedar por debajo de la temperatura R, se abre el circuito entre los electrodos, se cierra el interruptor del calefactor y el ciclo comienza nuevamente. La temperatura se mantiene así alrededor del valor R, con fluctuaciones cuya amplitud depende de las propiedades físicas de todo el conjunto (pecera, termostato y ambiente).

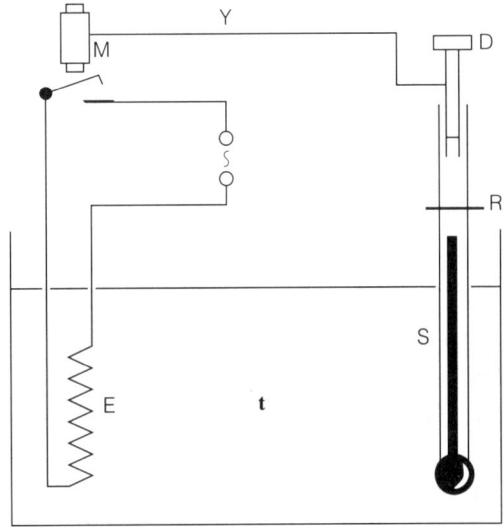

Figura 15.3. *Circuito de control de la temperatura de una pecera. (Explicación en el texto.)*

En los circuitos de realimentación existe un retardo entre la modificación de la variable controlada y su corrección pero en muchos casos, con o sin fluctuaciones, se llega a un estado estacionario.

2. Tipos de retroalimentación

a. Retroalimentación negativa

Obsérvese que en el último ejemplo, cuando aumenta el valor de la variable controlada (la temperatura **t**), sobrepasando el valor R, el circuito se comporta de modo tal que permite que la temperatura del baño disminuya; si ésta llega a descender por debajo de R, el calefactor se enciende, haciendo subir la temperatura. *Se dice que un circuito es de **retroalimentación negativa** si al producirse una modificación en la variable controlada, el sistema provoca en ésta una variación en sentido contrario.* En consecuencia, los circuitos de retroalimentación negativa tienden a mantener los valores de la variable controlada cercanos a un valor constante determinado.

b. Retroalimentación positiva

Existen, asimismo, circuitos de **retroalimentación positiva.** *Un sistema tiene retroalimentacion positiva si un cambio en el valor de la variable controlada provoca una modificación de dicha variable, en el mismo sentido.* En el ejemplo, si el interruptor M estuviese dispuesto a la inversa, de modo tal que conectase el calefactor cuando corresponde que lo desconecte y viceversa, el sistema tendría realimentación positiva y la temperatura ascendería o disminuiría con las únicas limitaciones que impone el sistema físico.

En el organismo existen circuitos con retroalimentación positiva. Por ejemplo, una disminución de la temperatura corporal produce (por sí sola) un descenso de la tasa metabólica que, a su vez, tiende a reducir la temperatura, cerrándose así el

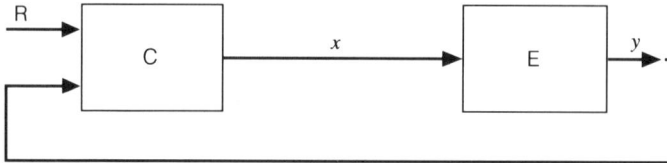

Figura 15.4. *Diagrama básico de bloques del circuito de retroalimentación. (Explicación en el texto.)*

circuito. En consecuencia, el proceso por sí solo conduciría a la muerte, si no fuese por otros sistemas, de realimentación negativa, que normalmente corrigen esos efectos.

A continuación estudiaremos los circuitos de retroalimentación negativa.

C. CIRCUITO DE RETROALIMENTACIÓN NEGATIVA

1. Diagrama básico de bloques

Los sistemas de control pueden ser estudiados teóricamente a partir de diagramas simplificados que representan los factores que entran en juego y las relaciones que existen entre ellos. El sistema de la figura 15.2 puede representarse, en su forma más sencilla, mediante el diagrama de bloques de la figura 15.4. Como se observa en ella, el circuito está integrado por la *variable controlada y*, un *controlador* C, que compara su magnitud con un *valor de referencia* R, y modifica adecuadamente la variable *x*, llamada *variable manipulada*. Esta actúa sobre un *efector* E que recibe la señal y determina el valor de la variable *y* en función de *x*.

Como veremos más adelante, en lugar de emplear las variables *x* e *y*, es a menudo más conveniente indicar sus incrementos Δx y Δy.

En los seres vivos es generalmente muy difícil encontrar el equivalente físico del valor de referencia. Por ese motivo, con frecuencia debe tomarse el *valor deseado, valor óptimo o valor promedio normal* de la variable controlada y referir a él la desviación de aquélla Δy.

El ciclo de realimentación constituye un concepto ideal, que muchas veces puede ser aplicado a la realidad de diferentes maneras, incluyendo en cada una de sus etapas, distintos elementos del sistema real, con iguales resultados. El circuito de retroalimentación es un concepto teórico que no está constituido por entes materiales. La variable *y* no es material y la **señal** transmitida mediante *x* ni siquiera es necesario que sea física*. No obstante, todo el circuito necesita soporte físico.

2. Otros elementos del diagrama de bloques

En la figura 15.5 aparece el diagrama de bloques de un sistema de control más complejo y detallado que el de la figura anterior. La variable *y* es registrada por el *sensor* S, el cual envía una *señal de realimentación z* al *comparador* D. Éste determina la diferencia entre el valor de aquélla y un valor de referencia R. Esta diferencia e, que recibe el nombre de *error*, es transmitida al sistema controlador C que, a su

---

* La señal, que obedece a un código, no es una magnitud física. Una señal con un mismo significado se puede transmitir por muy diferentes medios físicos.

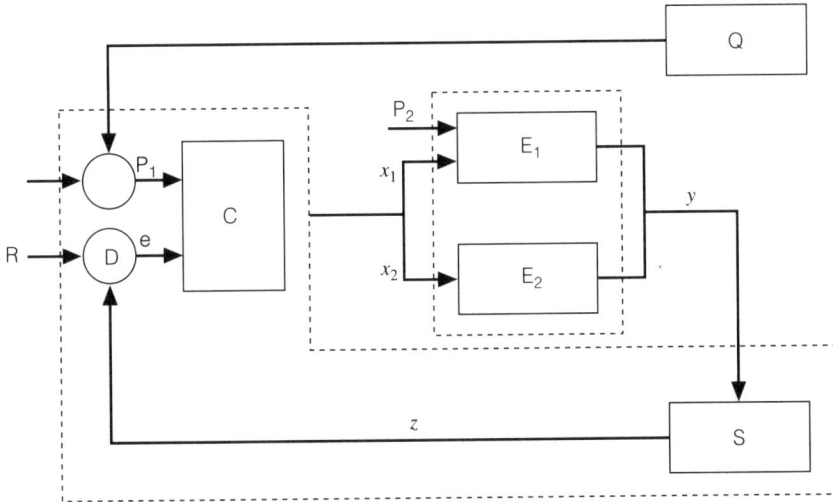

Figura 15.5. *Diagrama detallado de un circuito de realimentación. (Explicación en el texto.)*

vez, envía las señales Δx_1 y Δx_2 a los efectores E_1 y E_2. Éstos determinan el valor de y, con lo que se cierra el circuito. En el esquema aparecen dos señales, P_1 y P_2, que llegan, una al controlador y la otra a uno de los efectores. Llamaremos **perturbaciones** a estas señales, que provienen de otros orígenes. Como en este ejemplo se interpone un sensor y un comparador entre la variable controlada y el controlador, el incremento Δy de la variable controlada puede ser diferente del error que ingresa en el controlador. De todos modos este diagrama puede reducirse al de la figura 15.4 incluyendo los bloques abarcados por el agrisado mayor en el bloque C de esa figura y los del agrisado menor en el E.

Este diagrama podría corresponder, en forma simplificada, a una parte del sistema de regulación de la presión arterial. El sensor representa los presorreceptores; el valor de referencia corresponde a la presión arterial media normal; el comparador y el controlador son centros encefálicos (aunque es discutible la situación del comparador); los efectores corresponden a la resistencia periférica total y al volumen minuto circulatorio; por último, una de las perturbaciones podría corresponder a señales enviadas por los quimiorreceptores Q y la otra al efecto de un fármaco sobre la resistencia periférica.

3. Clasificación

Los circuitos de retroalimentación pueden ser clasificados en dos grandes grupos de acuerdo con el tipo de respuesta que originan: sistemas con respuesta de **dos posiciones (o "todo o nada")** y sistemas de respuesta **continua**.

En el primer caso, el controlador sólo tiene dos respuestas posibles: una si la variable controlada no alcanza el valor de referencia y otra si lo alcanza o lo sobrepasa (fig. 15.6). El ejemplo del termostato que dimos al comenzar corresponde a esta categoría. En el terreno biológico, el jadeo del perro, que en esa especie es uno de los mecanismos de eliminación de calor, pertenece a esta clase. Puede observarse que el perro jadea en forma intermitente.

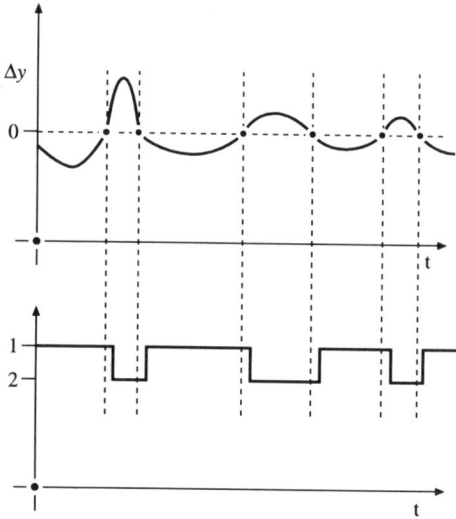

Figura 15.6. Desviaciones de la variable controlada (Δy) y posibles respuestas (1 y 2) de un sistema de realimentación "todo o nada".

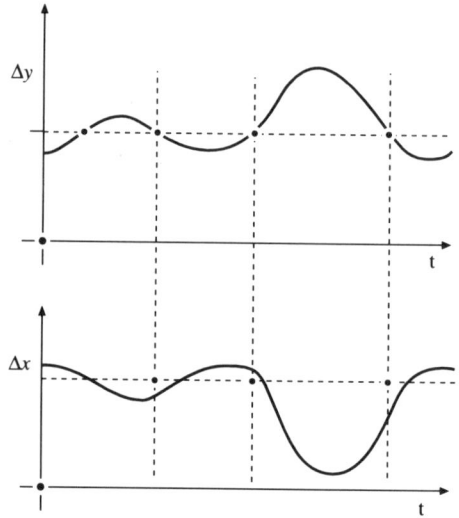

Figura 15.7. Representación cualitativa de la desviación de la variable controlada (Δy) y de la variable manipulada (Δx) en un circuito de realimentación de respuesta continua. A cada valor de Δy corresponde uno de Δx.

En los sistemas de respuesta continua, la señal de salida del controlador es una función continua del error, es decir, puede mostrar un valor distinto para cada valor del error y, por lo tanto, para cada valor de la variable controlada (fig. 15.7). La frecuencia cardíaca está controlada por varios sistemas de respuesta continua.

Los circuitos de respuesta continua conducen muchas veces a un estado estacionario, con o sin oscilaciones previas, pero cuando se introduce una perturbación, siempre transcurre un lapso entre el instante en que aquélla modifica la variable controlada y el instante en que el sistema llega a un nuevo estado estacionario.

A continuación daremos algunas nociones sobre los circuitos con respuesta de esta clase.

D. CIRCUITOS DE REALIMENTACIÓN DE RESPUESTA CONTINUA

1. Clasificación

Entre los sistemas de respuesta continua consideraremos dos tipos: proporcionales y derivativos*.

a. Sistemas proporcionales

En los sistemas de tipo **proporcional** la variación de la variable manipulada Δx es directamente proporcional al error. A los efectos de los cálculos que se pueden hacer empleando el esquema simplificado de la figura 15.4, el error es reemplazado

---

* Existen, además, los sistemas integrales, pero su importancia biológica es escasa y su estudio sobrepasa un nivel introductorio.

por la desviación de la variable controlada o por el agregado de una perturbación que entra en el bloque C. Más adelante haremos algunos desarrollos sobre esta base.

Corresponde señalar que los sistemas de este tipo reajustan los valores de las variables desviadas, acercándolos a los normales, pero no alcanzan a llevarlas exactamente a su valor de referencia. En efecto si la desviación de la variable llegase a anularse, la señal que llegaría al controlador sería nula y éste no respondería modificando la variable de control. Llamaremos **desviación residual** *a la diferencia que siempre queda con el valor de referencia.*

b. Sistemas derivativos

En los sistemas **derivativos**, la desviación de la variable controlada es una función de la derivada (págs. 581 y sig.) del error e con respecto al tiempo. A veces, la desviación de la variable manipulada se puede representar por una función de la forma:

$$\Delta x = a \cdot \mathrm{e} + b \cdot \frac{\mathrm{de}}{\mathrm{dt}} \qquad [15.2]$$

en la que *a* y *b* son constantes y que, aproximadamente, podemos escribir así:

$$\Delta x = a \cdot \mathrm{e} + b \cdot \frac{\Delta \mathrm{e}}{\Delta \mathrm{t}} \qquad [15.3]$$

De acuerdo con esta ecuación, los sistemas derivativos responden a la tasa de variación del error o, en el caso del esquema simplificado, de la variable controlada (segundo término de la ecuación) y al error en estado estacionario (primer término). Al principio la respuesta es rápida y, cuando la variable controlada alcanza su valor estacionario, y por lo tanto el segundo término se anula, la ecuación queda reducida a:

$$\Delta x = a \cdot \mathrm{e} \qquad [15.4]$$

El sistema se comporta entonces como un circuito de realimentación proporcional. En la figura 15.8,I se representa la gráfica del error en función del tiempo y en II la evolución del valor Δx. La respuesta inicial del sistema puede exceder el valor necesario para producir el valor estacionario de *y*.

En el organismo son frecuentes los circuitos de realimentación derivativos cuya respuesta inicial decae después del transitorio. Tales respuestas reciben en Fisiología, el nombre de **respuestas fásicas**. Las respuestas de los sistemas proporcionales, que se mantienen en estado estacionario, se denominan **respuestas tónicas**. Por ejemplo, los husos neuromusculares producen ambos tipos de respuestas.

2. Ganancia y factor de control

a. Ganancia

1. Concepto. Consideremos el esquema de bloques de la figura 15.9,I, en el cual se introduce una perturbación ΔP en el bloque 1.

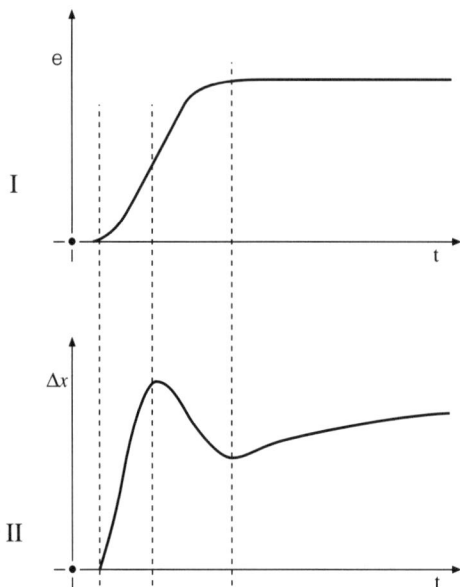

Figura 15.8. *Representación del error (e) y de la desviación de la variable controlada (Δy), para un circuito de realimentación derivativo.*

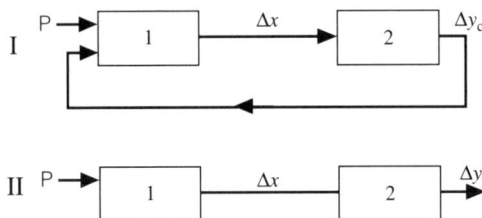

Figura 15.9. *Circuito de lazo cerrado (I) y sistema de lazo abierto (II). (Explicación en el texto.)*

Para estudiar el concepto de ganancia debemos considerar primero el circuito abierto (sin retroalimentación), como se muestra en la figura 15.9,II.

Llamaremos **ganancia** *de un bloque al cociente entre el incremento de la variable de salida y el incremento de la variable de entrada.* Para el bloque 1, la ganancia (con el circuito abierto) es:

$$G_1 = \frac{dx}{dP} \approx \frac{\Delta x}{\Delta P} \qquad [15.5]$$

y para el 2:

$$G_2 = \frac{dy}{dx} \approx \frac{\Delta y}{\Delta x} \qquad [15.6]$$

2. Ganancia a lazo abierto. De la [15.5] y la [15.6] se obtiene:

$$\Delta x = G_1 \cdot \Delta P$$
$$\Delta y = G_2 \cdot \Delta x \qquad [15.7]$$

Multiplicando miembro a miembro estas dos ecuaciones y simplificando Δx obtenemos:

$$\Delta y = G_1 \cdot G_2 \cdot \Delta P \qquad [15.8]$$

Esta expresión da la variación en la salida del bloque 2 a partir de la perturbación P introducida en el bloque 1 en el caso del circuito abierto. *El producto* $G_1 \cdot G_2$ *recibe el nombre de **ganancia a circuito abierto**.*

3. *Desviación a circuito cerrado.* Si el circuito es cerrado, además de la perturbación ΔP, ingresa en el primer bloque el incremento Δy_c. Éste a su vez contribuye, a través del circuito, a modificar su propio valor. A continuación veremos cómo depende éste de la ganancias de los bloques, considerando el caso más simple, en el que supondremos que se cumplen dos condiciones:
1. Una vez producida la perturbación ΔP constante, el circuito llega a estabilizarse en un estado estacionario.
2. La perturbación ΔP y la desviación Δy_c simplemente se suman al ingresar en el primer bloque.
De acuerdo con la primera [15.7], el incremento de x estará dado, en este caso, por la ecuación:

$$\Delta x_c = G_1 \cdot (\Delta P + \Delta y_c) \qquad [15.9]$$

en la que Δx_c y Δy_c representan los incrementos de las respectivas variables en el estado estacionario, en el caso de lazo cerrado.
A su vez, de acuerdo con la segunda [15.7], el incremento de y viene dado para este caso por:

$$\Delta y_c = G_2 \cdot \Delta x_c \qquad [15.10]$$

Reemplazando en esta ecuación Δx_c por su expresión en la [15.9], obtenemos:

$$\Delta y_c = G_1 \cdot G_2 (\Delta P + \Delta y_c) \qquad [15.11]$$

Esta ecuación se puede reordenar como sigue:

$$\Delta y_c \cdot (1 - G_1 \cdot G_2) = G_1 \cdot G_2 \cdot \Delta P \qquad [15.12]$$

y despejar de ella Δy_c:

$$\Delta y_c = \frac{G_1 \cdot G_2 \cdot \Delta P}{1 - G_1 \cdot G_2} \qquad [15.13]$$

De acuerdo con la [15.8], el numerador de esta expresión es la desviación de y a circuito abierto. Haciendo el reemplazo, resulta:

$$\Delta y_c = \frac{\Delta y}{1 - G_1 \cdot G_2} \qquad [15.14]$$

Es posible demostrar que se llega a la misma ecuación aunque Δx_c no sea una función tan sencilla de ΔP y Δy_c como supusimos, pero ello excede los límites de este libro.

La [15.14] muestra que la desviación residual de la variable en estado estacionario Δy_c es igual a la modificación que habría producido, en la variable controlada, la misma perturbación a circuito abierto Δy (ecuación [15-8]), dividida por 1 menos la ganancia a circuito abierto.

De acuerdo con esta ecuación, para que el circuito tenga realimentación negativa es necesario que la ganancia a circuito abierto sea negativa; en ese caso, el denominador es mayor que 1 y el cociente se reduce.

Supongamos que la ganancia del bloque 1 valiese, en unidades arbitrarias, −1,6 y la del bloque 2, 1,25. La ganancia del sistema a circuito abierto valdría −2. Si ingresase en el bloque 1 una perturbación de valor 4, la variable controlada sufriría, a lazo abierto, un incremento de:

$$\Delta y = -2 \times 4 = -8 \qquad\qquad [15.15]$$

Con el circuito de retroalimentación cerrado, en cambio, el incremento de la variable controlada sería:

$$\Delta y_c = \frac{-8}{1 + 2} = -2,66... \qquad\qquad [15.16]$$

En la tabla 15.1 se muestran las desviaciones de y en los casos de lazo abierto y de lazo cerrado para distintos valores de la perturbación P.

TABLA 15.1. **Valores de una perturbación introducida en un circuito de realimentación y las desviaciones producidas en los casos de lazo abierto y de lazo cerrado**

Perturbación P	Desviación de lazo abierto, Δy	Desviación de lazo cerrado, Δy_c
4	−8	−2,7
3	−6	−1,5
2	−4	−0,8
0	0	0
−2	4	0,8
−3	6	1,5

En la figura 15.10 se representan gráficamente los valores de la segunda y de la tercera columnas de la tabla en función de la perturbación. Se ve en ella claramente que la desviación de lazo cerrado no es proporcional a P, aunque se cumple la ecuación [15.4].

b. Factor de control

Como observamos, la desviación con realimentación es en este caso 3 veces menor que a circuito abierto. *El cociente entre la desviación a circuito abierto y la desviación corregida por retroalimentación recibe el nombre de* **factor de control**. El sistema de regulación de la presión arterial tiene un factor de control del orden de 6.

3. Constante de tiempo

Vamos a considerar sólo un caso imaginario simplificado, para dar una noción cualitativa del papel que desempeña el tiempo en el proceso de realimentación.

Imaginemos que en el bloque 2 de la figura 15.9,I ingresa una perturbación en forma instantánea (fig. 15.11), curva a y que dicho bloque emite su respuesta a la

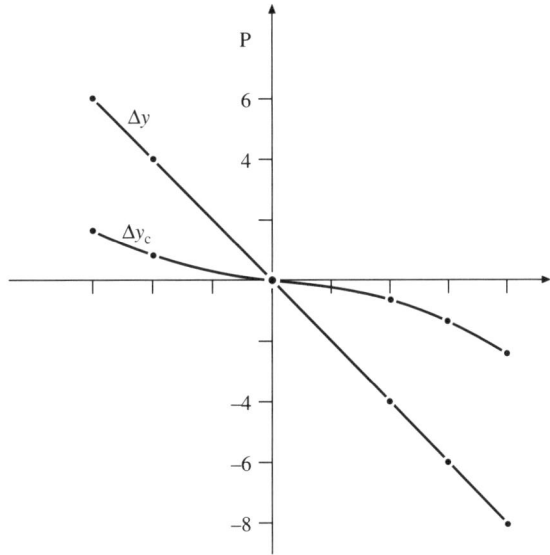

Figura 15.10. *Desviación de lazo abierto (Δy_c) y de lazo cerrado (Δy_c). (Explicación en el texto.)*

perturbación de la misma manera. Los valores de y, a circuito abierto, variarían en función del tiempo como lo muestra la curva b pasando, en forma instantánea, del valor de referencia R al valor alterado y_e.

Consideremos ahora que el circuito se halla cerrado de modo que y ingresa al bloque 1, y que éste responde reduciendo la desviación en forma gradual. Los valores de y irán variando como se ilustra en la figura (curva c), acercándose al valor estacionario y_c.

La diferencia w entre y y el valor estacionario corregido y_c está dada muchas veces por la ecuación siguiente:

$$w = w_o \cdot e^{-k \cdot t} \qquad\qquad [15.17]$$

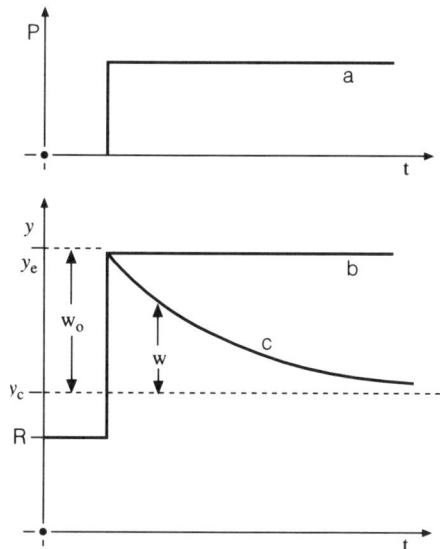

Figura 15.11. *Desviación de la variable controlada en función del tiempo. (Explicación en el texto.)*

en la que w_o es el valor inicial de la desviación respecto del valor estacionario. La diferencia w es una función exponencial del tiempo y la constante k recibe el nombre de **constante de tiempo**.

La ecuación [15.17] muestra que a medida que el tiempo aumenta w se reduce, acercándose a 0, es decir, y se acerca al valor estacionario y_c.

En el hombre, la prueba de tolerancia a la glucosa da una curva parecida a ésta. La concentración normal de glucosa en el plasma es de 0,8 g/l aproximadamente. Si se suministran por vía oral 100 g de glucosa en una sola toma, la concentración en el plasma asciende en un breve lapso a cerca de 1,5 g/l y, como consecuencia de los mecanismos de realimentación negativa que se ponen en marcha, comienza a descender. La gráfica real que se obtiene (concentración de glucosa en función del tiempo) aparece en la figura 15.12, junto con la curva teórica que se puede calcular sobre la base de un modelo adecuado. Puede comprobarse que existe un retardo en el ascenso, que es la consecuencia del tiempo necesario para la absorción, y que a partir de 1 hora ambas curvas prácticamente coinciden. En este caso no queda una desviación residual porque la perturbación no es constante

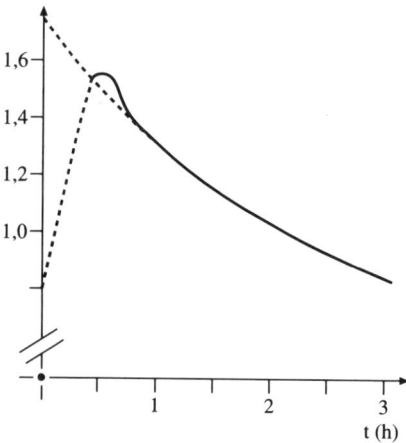

Figura 15.12. Curva de tolerancia a la glucosa. (Explicación en el texto.)

E. OTROS CONCEPTOS RELACIONADOS CON LOS SISTEMAS DE CONTROL

1. Circuitos de control reales

En un circuito de realimentación ideal, la desviación residual de la variable controlada debería ser nula y la corrección instantánea. Por otra parte, alcanzado el valor corregido, éste debería mantenerse estable. En la realidad se observa que estas condiciones no se cumplen y que se presentan los siguientes hechos.

a. Desviación residual

Ya mencionamos la desviación residual. En los sistemas biológicos, ésta es inevitable mientras subsista la perturbación por la naturaleza misma de los sistemas de realimentación, aunque puede resultar bastante pequeña.

b. Retardo

Entre la alteración de la variable controlada y su corrección, siempre existe un lapso que depende de diversas causas. Una de ellas es el tiempo necesario para que el sensor reciba la señal del efector. Por ejemplo, en el caso del termostato de la pecera, el calor disipado por el calefactor debe llegar al termómetro para que éste lo registre. En los animales ocurre lo mismo pues a veces el sensor, el controlador y el efector se encuentran alejados y las señales tardan un cierto tiempo en llegar de uno a otro de estos elementos.

Este tiempo puede ser muy breve cuando las señales son trasmitidas por vía nerviosa, pero el retardo se hace especialmente notorio cuando la señal es conducida por la sangre, como ocurre en el caso de las hormonas.

Pero además del tiempo invertido en la comunicación de las señales, la naturaleza misma del sensor, del controlador y/o del efector pueden imponer un retardo a la corrección, el cual depende de sus constantes de tiempo. En el caso de la pecera, por ejemplo, el termómetro tiene su constante de tiempo y tarda en alcanzar la temperatura del baño.

c. Oscilación

A veces por la naturaleza misma del sistema, o a causa del retardo ya mencionado, se producen oscilaciones en la corrección de la variable. Estas oscilaciones pueden ser amortiguadas, estabilizándose la variable en el valor residual, o sostenidas. En los circuitos proporcionales, la oscilación depende en gran parte de la ganancia.

Las oscilaciones lentas que muestra la mano cuando se mantiene el miembro superior extendido horizontalmente, constituyen un ejemplo de lo explicado.

2. Circuitos de realimentación y modificaciones necesarias de las variables

a. Planteamiento del problema

Dado que un circuito de realimentación negativa tiende a corregir las desviaciones de la variable que controla, manteniéndola en un valor estacionario, el lector se podría preguntar cómo pueden cambiar las variables que deben modificarse para adecuar su valor a las diversas circunstancias. Por ejemplo, en el sistema locomotor, la posición de cada parte del cuerpo, la fuerza, la velocidad del movimiento, etc., están controlados por infinidad de circuitos de retroalimentación que en parte integran el sistema nervioso y que, de acuerdo con lo expuesto hasta aquí, se opondrían a todo cambio.

El reflejo miotáctico, que en el caso del cuádriceps se opone a la flexión de las rodillas, constituye un ejemplo adecuado para analizar este problema. La variable controlada y es la longitud de las fibras musculares del cuádriceps las cuales se alargan al flexionar las rodillas. La longitud de las fibras musculares es controlada por los husos neuromusculares. Estas estructuras están constituidas por fibras musculares modificadas (fibras intrafusales) las cuales, al alargarse en paralelo con las demás fibras del músculo, envían impulsos nerviosos por vías aferentes que entran en la médula espinal (fig. 15.13). La señal de realimentación está constituida por la señal nerviosa que viaja por estas vías, cuyos cilindroejes hacen sinapsis

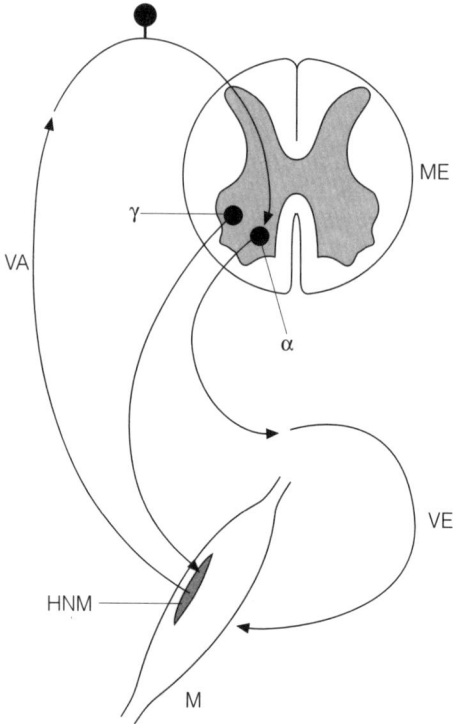

Figura 15.13. *Reflejo miotáctico.* M, *músculo;* HNM, *huso neuromuscular;* VA, *vía aferente;* ME, *médula espinal;* VE, *vía eferente;* α, *motoneurona* α; γ, *motoneurona* γ.

en las astas anteriores de la médula con las llamadas motoneuronas α. La actividad de estas neuronas, que inervan las fibras musculares y cuya excitación provoca la contracción del músculo, es la variable manipulada.

De lo explicado surge que cualquier alargamiento del cuádriceps provocaría su propia contracción de modo que, si esto fuera todo, una persona no podría flexionar las rodillas.

Sin embargo, esto no ocurre porque las fibras intrafusales, por su parte, reciben fibras eferentes provenientes de las motoneuronas γ las cuales regulan la sensibilidad del huso por un mecanismo que no corresponde describir aquí.

Tanto las motoneuronas α, como las γ reciben mensajes de diferentes centros nerviosos superiores por diversas vías eferentes de la médula.

b. Diagrama de bloques

El circuito de realimentación correspondiente al reflejo miotáctico se puede representar mediante el diagrama básico de bloques, incluyendo en el controlador el huso neuromuscular y su vía aferente y en el efector, las unidades motrices formadas por las motoneuronas α y las fibras musculares inervadas por ellas (fig. 15.14). En el diagrama se representan también el valor de referencia R y las perturbaciones P_1 y P_2 que pueden llegar al efector y al controlador; al primero, por las numerosas vías del sistema piramidal y extrapiramidal provenientes del sistema nervioso central, y al segundo, por los axones de las motoneuronas γ. Las señales que pueden enviar las vías mencionadas (excitadoras o inhibidoras) po-

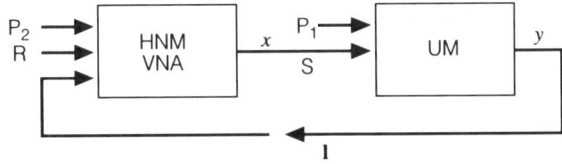

Figura 15.14. Diagrama de bloques representativo del reflejo miotáctico. HNM, huso neuromuscular; VNA, vía nerviosa aferente; UM, unidades motrices; R, valor de referencia: P₁ y P₂, perturbaciones; S, señal en la sinapsis de la vía aferente con las motoneuronas α; l, longitud de las fibras musculares.

drían considerarse como perturbaciones (positivas o negativas) o como cambios del valor de referencia.

c. Modulación

Los cilindroejes de las motoneuronas γ que llegan al huso modifican la respuesta de éste ante el alargamiento de las fibras musculares. Esto puede considerarse como la consecuencia de un cambio del valor de referencia. En el caso de que éste aumente, el cuádriceps puede alargarse como para flexionar las rodillas completamente sin provocar la respuesta de los husos neuromusculares.

En muchos otros casos, sin embargo, lo que se modifica no es el valor de referencia (lo que en Fisiología sería un umbral) sino la sensibilidad del sistema, es decir, la relación entre la señal de entrada y la de salida. Esto equivale a una modificación de la ganancia.

Sin que se haya establecido una definición precisa, en Fisiología se ha impuesto la palabra *modulación para las acciones que tienen como resultado el cambio de la ganancia o del valor de referencia de un controlador o de un efector.* En el caso del ejemplo que hemos tomado, los axones de las motoneuronas γ modulan la respuesta de los husos neuromusculares mientras que las vías piramidal y extrapiramidal hacen lo mismo con las unidades motrices.

BIBLIOGRAFÍA

Defares JG. Principles of feedback control and their application to the respiratory control system. En: Fenn WO, Rahn H, eds. Handbook of Physiology. Washington, American Physiological Society, 1964; sec. 3 (1): 649.

Hobbie RK. Feedback and control. En: Intermediate Physics for Medicine and Biology. Nueva York, John Wiley and Sons, 1978.

Langley LL. Homeostasis. Nueva York, Reinholld Book Corporation, 1965.

Somjem GG. Principios de los sistemas de control. En "Neurofisiología". Buenos Aires, Editorial Médica Panamericana SA, 1986; 355.

Zaragoza JR, Gómez-Palacios M. Generalidades, terminología y tipos de sistemas de control. En: Física e Instrumentación Médicas. Publicaciones de la Universidad de Sevilla, 1977.

16 Elementos de análisis compartimental y balance hidroelectrolítico

I. COMPARTIMIENTOS Y BARRERAS. CONCEPTO

A los efectos del intercambio de materia o energía entre las distintas partes del organismo o entre éste y el exterior, aquél puede ser considerado como constituido por uno o varios compartimientos delimitados por paredes, en general bien definidas, a través de las cuales pueden pasar o no diferentes tipos de materia o energía. Los límites de un compartimiento dependen del objeto de estudio.

De acuerdo con lo explicado. *Se llama **compartimiento** al espacio ocupado por las porciones del organismo que poseen las propiedades que interesan para un objeto definido de estudio.* En general, elegidas las propiedades del compartimiento, quedan determinadas las paredes que lo delimitan.

*Se llaman **barreras** a las paredes que separan entre sí dos compartimientos.*

De acuerdo con las definiciones adoptadas, para que varias porciones del organismo constituyan un compartimiento no es necesario que exista continuidad entre ellas. Por ejemplo, el interior de los glóbulos rojos puede integrar un solo compartimiento a pesar de estar cada uno de ellos separado de los demás por el plasma que, precisamente, constituye otro compartimiento. Para ciertos estudios, todo el organismo puede ser considerado un solo compartimiento.

En cuanto a las barreras, éstas pueden ser muy variadas; pueden estar constituidas sólo por la membrana celular, por una capa de células, o por un conjunto de tejidos.

II. COMPARTIMIENTOS HÍDRICOS DEL ORGANISMO

A. AGUA CORPORAL TOTAL

Como la mayoría de los procesos biológicos se producen en medio acuoso, es conveniente estudiar la distribución del agua en el organismo y definir los compartimientos que ocupa.

El volumen de agua total del cuerpo de un adulto constituye, expresado en litros, alrededor del 60% del peso corporal expresado en kilogramos, pero este porcentaje varía mucho, debido a la diferente participación individual del tejido adiposo, el cual contiene una cantidad de agua muy pequeña, y puede contribuir mucho al peso del cuerpo.

B. DISTRIBUCIÓN DEL AGUA EN EL ORGANISMO

El agua del organismo se encuentra distribuida en diferentes compartimientos, muchos de los cuales se hallan limitados por barreras bien definidas, mientras que en algunos casos estas barreras son imprecisas.

1. Clasificación y dimensiones de los compartimientos

En el cuadro 16.1 damos una clasificación de los compartimientos hídricos e indicamos, para cada uno, el porcentaje de agua (en litros) respecto del peso corporal.

CUADRO 16.1. **Compartimientos hídricos del organismo, sus barreras y porcentaje de cada uno respecto del peso corporal**

		Compartimientos			Barreras
Agua total 60%	Intracelular 33%	Celular general 30,5%			Membrana celular
		Glóbulos rojos 2,5%		Cardiovascular 7%	Membrana glóbulos
	Extracelular 27%	Rápido 16,5%	Plasma 4,5%		Endotelio vascular
			Intersticial 12%		Membrana celular Imprecisas
		Lento 10,5%	Conectivo denso cartilaginoso y óseo 9%		
			Transcelular 1,5%		Diversas

Nos parece útil agregar ahora dos comentarios:
1. En el compartimiento intracelular hemos diferenciado los glóbulos rojos del resto de las células, debido a que los eritrocitos están en contacto con el plasma y no con el líquido intersticial, y se caracterizan por circular por todo el organismo y desempeñar un conocido papel especial en la regulación del medio interno (pág. 346).
2. Como compartimiento hídrico, el cardiovascular está constituido sólo por el agua de la sangre, la cual constituye el 93% del volumen del plasma y el 65% del de los eritrocitos. El compartimiento hídrico cardiovascular y la volemia son dos conceptos distintos.

2. Medición del volumen de los compartimientos hídricos

a. Procedimiento

La medición del volumen de casi todos los compartimientos se hace por el **método de dilución** o por diferencia.

El método de dilución consiste en lo siguiente: se hace llegar al compartimiento una cantidad Q de una sustancia soluble llamada indicador, se espera a que se diluya en forma homogénea, se extrae una muestra de la solución formada y se mide su concentración C_c, la cual está dada por:

$$C_c = \frac{Q}{V_c}$$ [16.1]

en la que V_c es el volumen del compartimiento.

Como la sustancia se introduce en el compartimiento disuelta en un determinado volumen V_i, se cumple:

$$Q = C_i \cdot V_i \qquad [16.2]$$

en la que C_i es la concentración de la solución inyectada. Introduciendo en la [16.1] el valor de Q de la [16.2] y despejando V_c, se obtiene:

$$V_c = \frac{C_i \cdot V_i}{C_c} \qquad [16.3]$$

No todos los compartimientos pueden medirse directamente por este método, porque para llegar a algunos de ellos el indicador debe ocupar primero otros más accesibles. Por ejemplo, no existe ningún indicador que ocupe sólo el espacio intracelular. En tales casos se mide el agua total y se resta la de los compartimientos más accesibles.

A los efectos de la exactitud de la determinación, es indispensable que el indicador empleado ocupe en forma total el compartimiento que se desea medir y sólo ése, y que la concentración se haya uniformizado en él. La segunda condición requiere que transcurra cierto tiempo entre la introducción de la sustancia y la toma de la muestra; durante ese tiempo pueden producirse la destrucción metabólica de parte del indicador, su eliminación por las vías normales o una lenta difusión hacia otros compartimientos. Debido a estos fenómenos, la concentración va disminuyendo, lo cual introduce un margen de incertidumbre en la determinación del volumen de algunos compartimientos. Más adelante veremos cómo puede reducirse este error.

b. Indicadores empleados

A continuación señalamos varios indicadores que pueden emplearse en la medición de algunos compartimientos.

Compartimiento	Indicador
Agua total	Antipirina Agua tritiada
Extracelular rápido*	Inulina Tiosulfato
Cardiovascular (volemia)	Eritrocitos marcados con Cr^{51}
Plasma	Azul de Evans Albúmina marcada con I^{131}
Extracelular lento	Tiocianato

---

* El resultado de la medición del compartimiento extracelular varía de acuerdo con las especies químicas empleadas para determinarlo. En tales casos se habla de volumen de distribución de una determinada especie y no del volumen de un compartimiento.

El volumen del compartimiento intracelular se obtiene restando el volumen del extracelular al de agua total. En cuanto a las sustancias aquí mencionadas, todas ellas (además de las indicadas) pueden ser marcadas con isótopos radiactivos (capítulo 26).

III. CINÉTICA COMPARTIMENTAL

Bajo este título y a modo de ejemplo, estudiaremos sólo la eliminación de una sustancia desde un compartimiento por una sola vía. En muchos casos el organismo entero obedece a una cinética de este tipo. Otros modelos, simplemente serán mencionados.

A. CURVA DE ELIMINACIÓN: MODELO DE UN COMPARTIMIENTO

1. Introducción

La curva que representa la concentración de una especie química en un compartimiento que la elimina, en función del tiempo, se llama **curva de eliminación**.

El caso más sencillo lo constituye la eliminación, por difusión simple, de una sustancia disuelta en el agua de un compartimiento cuyo volumen acuoso no varía. Consideraremos que fuera del compartimiento la concentración de la sustancia es nula.

2. Variación de la concentración

Supongamos un compartimiento de volumen V (fig. 16.1) que elimina la sustancia S, a través de su superficie. La tasa de eliminación de esa sustancia es su flujo desde el compartimiento hacia el exterior. De acuerdo con la [7.8], este flujo viene dado por:

$$j = - k' \cdot [S] \qquad [16.4]$$

en la que [S] es la concentración de la especie disuelta en el compartimiento y A, D y Δx están contenidos en k'.

Introduciendo en esta ecuación la definición de flujo dada en la [7.1] tenemos:

$$- \frac{\Delta n}{\Delta t} = k' \cdot [S] \qquad [16.5]$$

en la que n es el número de moles de S en el volumen V del compartimiento y $\frac{\Delta n}{\Delta t}$ es el número de moles eliminado por unidad de tiempo. Dividiendo ambos miembros por V obtenemos:

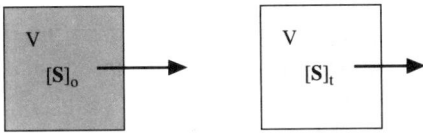

Figura 16.1. Eliminación desde un compartimiento. A medida que la concentración decrece el flujo disminuye. (Explicación en el texto.)

$$-\frac{\Delta n}{\Delta t} \cdot \frac{1}{V} = \frac{k'}{V} \cdot [S] \qquad [16.6]$$

Como $\dfrac{n}{V}$ es la concentración $[S]$ y $\dfrac{k'}{V}$ es constante, podemos escribir:

$$-\frac{\Delta [S]}{\Delta t} = k \cdot [S] \qquad [16.7]$$

Como $[S]$ va cambiando en función del tiempo, el cociente del primer miembro sólo representa la realidad si Δt tiende a 0. Por lo tanto (pág. 581) debemos escribir:

$$-\frac{d[S]}{dt} = k \cdot [S] \qquad [16.8]$$

Ésta es una ecuación diferencial cuya solución es:

$$[S]_t = [S]_o \cdot e^{-k \cdot t} \qquad [16.9]$$

En esta expresión, $[S]_t$ es la concentración de la sustancia al tiempo t, $[S]_o$ la concentración en el instante en que se comienza a contar el tiempo y la constante k recibe el nombre de *constante de eliminación*. La gráfica correspondiente a esta ecuación se muestra en la figura 16.2,I y, si en ordenadas se representa el logaritmo de $[S]$ se obtiene la recta de la figura 16.2,II.

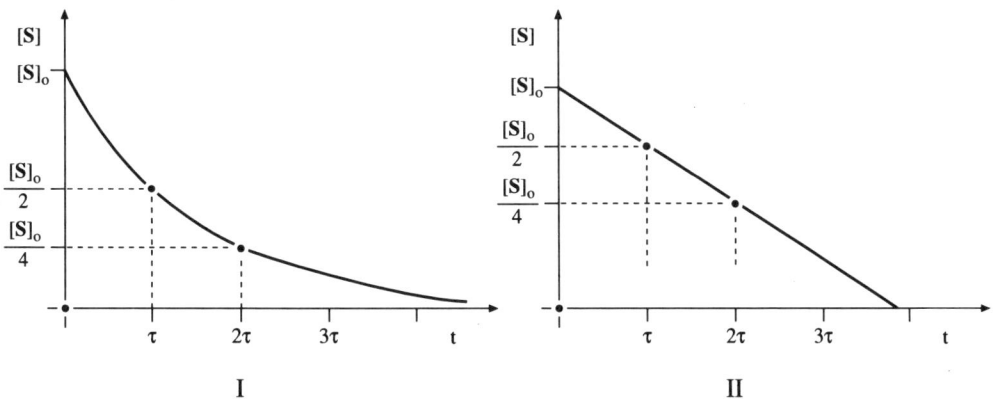

Figura 16.2. Curva de eliminación en coordenadas naturales (I) y en coordenadas semilogarítmicas (II).

La cinética de eliminación que hemos estudiado puede producirse en el organismo por diversos mecanismos, entre otros, la excreción y la destrucción metabólica. El ion sodio, por ejemplo, es excretado del organismo en su conjunto siguiendo aproximadamente esta cinética.

3. Vida media

Una de las maneras de expresar la duración de una especie en un compartimiento cuando su eliminación sigue una cinética como la estudiada, la constituye la *vida media o semiperíodo*. *Se llama así al tiempo necesario para que la concentración de una especie en un compartimiento se reduzca a la mitad.* Representaremos este período con la letra griega τ.

Si en el primer miembro de la [16.9] introducimos la concentración $\dfrac{[S]_o}{2}$, el tiempo correspondiente será τ:

$$\frac{[S]_o}{2} = [S]_o \cdot e^{-k \cdot \tau} \qquad [16.10]$$

Si en esta ecuación simplificamos $[S]_o$ e invertimos sus miembros, obtenemos:

$$2 = e^{k \cdot \tau} \qquad [16.11]$$

Esta expresión indica que $k \cdot \tau$ es el logaritmo natural de 2, es decir:

$$\ln 2 = k \cdot \tau \qquad [16.12]$$

de la cual resulta:

$$\tau = \frac{\ln 2}{k} \qquad [16.13]$$

Nótese que, de acuerdo con esta ecuación, τ no depende de la concentración. En consecuencia se puede calcular la constante de eliminación k determinando una concentración cualquiera y el tiempo necesario para que se reduzca a la mitad, por ejemplo, el tiempo necesario para que, en la figura 16.2, $\dfrac{[S]}{2}$ se reduzca a $\dfrac{[S]}{4}$.

4. Aplicación al método de dilución

La recta de la figura 16.2,II es la que se obtendría al determinar el volumen de un compartimiento por el método de dilución, si la inyección del indicador y la homogeneización de la solución fuesen instantáneas. En ese caso, la intersección de la recta con el eje de ordenadas indicaría la concentración inicial de la sustancia. Sin embargo, en la realidad, con valores naturales, la curva tiene la forma que ilustra la figura 16.3,I y, en coordenadas semilogarítmicas, la mostrada en II. El indicador ha invertido el tiempo t_1 en ingresar en el compartimiento y distribuirse en él uniformemente, pero parte del mismo se ha eliminado en ese intervalo. Sólo a partir de t_1 la caída de concentración es exponencial. Basta entonces prolongar la recta hacia la izquierda hasta el eje de ordenadas (punto P) para obtener la concentración C_c que se debe emplear en la [16.3].

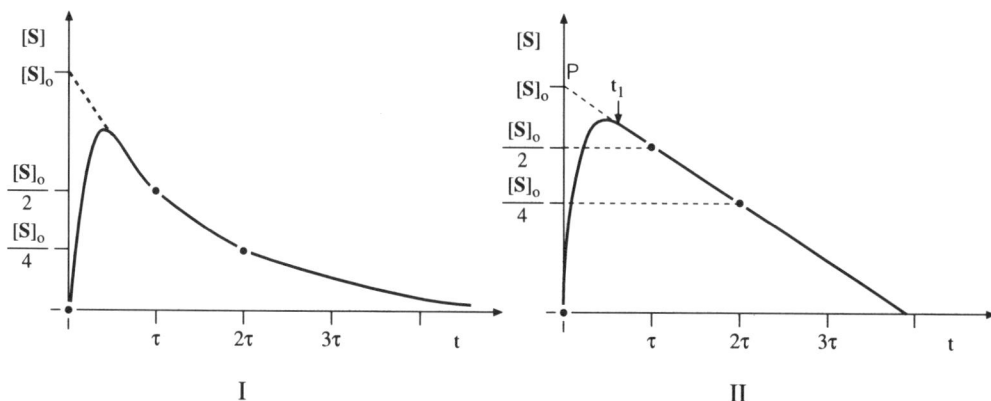

Figura 16.3. *Valor inicial teórico de la concentración para emplear en el método de dilución. (Explicación en el texto.)*

B. OTROS MODELOS

La mayoría de los procesos de destrucción metabólica o de secreción ocurren por acción enzimática o por transportadores saturables. En tales casos la tasa de eliminación está dada por el mismo tipo de ecuaciones válidas para el transporte facilitado que estudiamos en el capítulo 7 (págs. 124 y sig.).

En muchos casos, una sustancia es eliminada de un compartimiento por dos mecanismos: por excreción y por destrucción metabólica. El tratamiento matemático de casos como éste trasciende los objetivos de esta obra.

Una sustancia puede distribuirse en dos compartimientos, por ejemplo, el tejido intersticial de un músculo y el espacio intracelular del mismo. En tales casos, la curva de eliminación está compuesta frecuentemente por la suma de dos exponenciales, una rápida y una lenta que se pueden reconocer. Trazada la gráfica en coordenadas semilogarítmicas, se obtiene en ese caso una curva como la mostrada en la figura 16.4, en cuya primera parte predomina la pendiente propia de la exponencial rápida y en la parte final, la de la lenta.

En experimentación ocurre con frecuencia que un compartimiento se pone en contacto con un baño, el cual contiene una especie química que inicialmente no

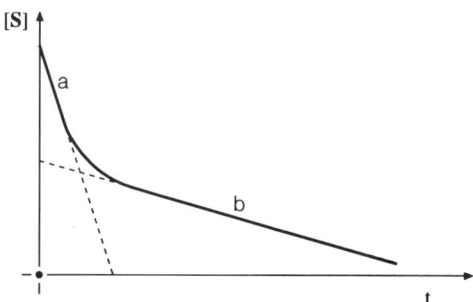

Figura 16.4. *Representación en coordenadas semilogarítmicas de la eliminación desde dos compartimientos.* a, *compartimiento rápido;* b, *compartimiento lento.*

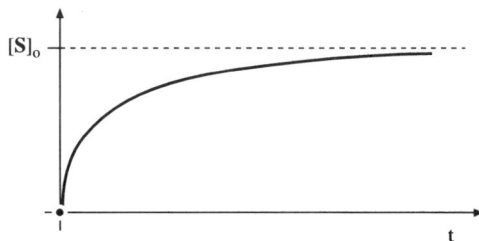

Figura 16.5. *Curva de equilibración. (Explicación en el texto.)*

está contenida en el compartimiento, y que difunde hacia el interior del mismo. Entonces, la concentración interior viene dada, en función del tiempo, por:

$$[S]_i = [S]_o \cdot (1 - e^{-k \cdot t}) \qquad [16.14]$$

En esta ecuación, $[S]_o$ es la concentración en el baño, considerada constante, y es el valor final que tomará la concentración interior.

La gráfica correspondiente a la concentración interior en función del tiempo es una curva que se acerca en forma asintótica a $[S]_o$ (fig. 16.5).

C. TASA DE DEPURACIÓN

Consideremos un compartimiento que en un tiempo Δt elimina una masa ΔM de una determinada sustancia. La tasa de eliminación de la misma es:

$$E = \frac{\Delta M}{\Delta t} \qquad [16.15]$$

El segundo miembro de esta ecuación no es más que el flujo hacia fuera expresado como masa, en lugar de número de moles, por unidad de tiempo (puede hacerse de ambas maneras). Si la concentración de esa sustancia en el compartimiento es C, el volumen del compartimiento ΔV que contiene esa cantidad de sustancia es:

$$\Delta V = \frac{\Delta M}{C} \qquad [16.16]$$

Dividiendo ambos miembros por el tiempo Δt durante el cual esa masa fue eliminada, se obtiene:

$$\frac{\Delta V}{\Delta t} = \frac{\Delta M}{\Delta t} \cdot \frac{1}{C} \qquad [16.17]$$

El cociente del primer miembro de esta ecuación recibe el nombre de *tasa de depuración* y lo representaremos con el símbolo **D**:

$$\frac{\Delta V}{\Delta t} = D \qquad [16.18]$$

Reemplazando en la [16.17]:

$$D = \frac{\Delta M}{\Delta t} \cdot \frac{1}{C} \qquad [16.19]$$

De acuerdo con la [16.17] *la tasa de depuración de una sustancia es la parte del volumen total del compartimiento que, por unidad de tiempo, debería haber eliminado totalmente su contenido de esa sustancia para generar la tasa de eliminación producida* (sin que el resto del compartimiento cambiase su concentración).

La tasa de depuración no representa un volumen real, puesto que un compartimiento no se depura por partes, sino que la concentración decrece en todo su volumen más o menos de manera simultánea. Sin embargo, si lo hiciera por partes,

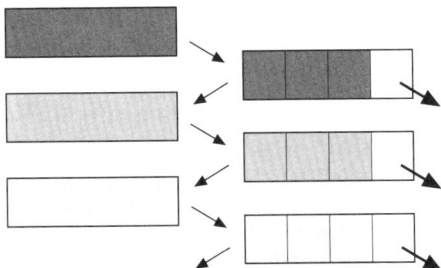

Figura 16.6. *Representación esquemática del concepto de depuración. (Explicación en el texto.)*

el resultado sería equivalente, como se muestra esquemáticamente en la figura 16.6, en la que aparece, a la derecha, un compartimiento dividido en 4 partes, una de las cuales se depura totalmente en cada intervalo y a la izquierda, el decrecimiento real, uniforme, de la concentración en todo el compartimiento en los mismos intervalos.

En el caso más sencillo de eliminación desde un compartimiento (pág. 302) es posible probar que, aunque la tasa de eliminación cae con el tiempo, la de depuración se mantiene constante. En efecto, el cociente $\dfrac{\Delta M}{\Delta t}$ de la [16.19] es el flujo hacia fuera, de modo que obedece a la [16.5]. Haciendo el reemplazo, se obtiene:

$$D = k' \cdot C \cdot \frac{1}{C} \qquad\qquad [16.20]^*$$

la cual, simplificando C, prueba la constancia mencionada.

IV. ASPECTOS BIOFÍSICOS DEL ESTADO HIDROELECTROLÍTICO

A. DISTRIBUCIÓN DE AGUA Y SOLUTOS ENTRE LA CÉLULA Y EL MEDIO

1. Planteamiento del problema

Por constituir la célula un sistema aproximadamente estacionario, en el que la entrada o la salida de cada soluto por un mecanismo es compensada por un pasaje en sentido contrario de la misma especie, no es posible asimilar la célula a un simple osmómetro ni suponer que entre su interior y el medio existe sólo un equilibrio Donnan (pág. 275).

Para lograr una imagen de la distribución de agua y de solutos, es necesario

---

* El símbolo [S] de la [16.5] equivale a C en la [16.20].

tener en cuenta la totalidad de las especies que no pueden atravesar la membrana (p. ej., las proteínas), todos los flujos activos y los pasivos que los compensan, la diferencia de potencial generada por estos flujos, la distribución de los iones que se hallan en equilibrio, la condición de electroneutralidad (pág. 106) y la distribución del agua, la cual, en la casi totalidad de los casos, se desplaza manteniendo el equilibrio osmótico entre el interior de la célula y el medio que la rodea.

Si un osmómetro (pág. 100) equilibrado con una solución de una cierta presión osmótica se pone en contacto con otra solución de presión osmótica menor, entra agua, y la concentración interior disminuye pero la masa M de soluto contenida en el osmómetro no cambia (fig. 16.7,I).

Si se hace lo mismo con una célula (fig. 16.7,II), en general aumenta inicialmente de volumen y se reducen las concentraciones pero, debido al reajuste que se produce en los procesos de transporte activo y a las modificaciones de los otros flujos, las masas de los solutos varían y sus concentraciones no cambian todas de igual manera. La presión osmótica tiende a igualarse con la del baño.

2. Consideraciones prácticas

No obstante lo explicado, en forma aproximada es útil muchas veces la comparación con el osmómetro. Si bien la membrana celular es permeable a la mayoría de los iones, las diferencias de concentración mantenidas por los mecanismos de trasporte activo, en particular el de ion sodio, tienen, en parte, efectos sobre la distribución del agua semejantes a los debidos a una membrana semipermeable. La

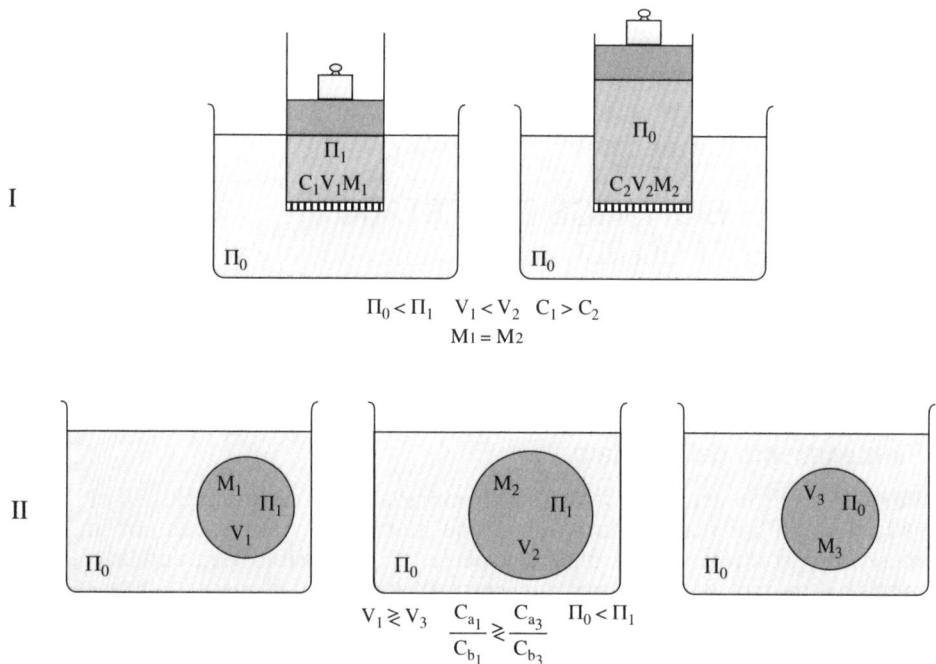

Figura 16.7. *Comparación entre un osmómetro (I) y una célula (II) colocados en un baño hipoosmótico. En ambos casos se supone que la composición del baño no se modifica.* C_a *y* C_b *representan las concentraciones de dos solutos distintos. (Explicación en el texto.)*

célula puede ser considerada como un osmómetro, si se tiene en cuenta que esto se refiere únicamente a los cambios de volumen.

En cuanto a los iones que difunden pasivamente, se podría suponer que ajustan sus concentraciones a un mismo potencial de equilibrio, de acuerdo con las ecuaciones [6.24] y [14.2]. En consecuencia, para los iones de igual valencia, por ejemplo, cloruro y bicarbonato, debería cumplirse:

$$\frac{[Cl^-]_i}{[Cl^-]_o} = \frac{[CO_3H^-]_i}{[CO_3H^-]_o} = r \qquad [16.21]$$

Pero la célula no es un sistema en equilibrio sino en estado relativamente estacionario, y la concentración de bicarbonato en el interior celular está afectada por la tasa de producción metabólica de dióxido de carbono, por lo que la [16.21] es casi siempre falsa. La relación se cumple, en cambio, en los glóbulos rojos, cuya tasa metabólica es unas 20 veces menor que en el resto de las células del organismo.

B. EQUILIBRIO OSMÓTICO

1. Osmolaridad del organismo

Como la casi totalidad de las barreras que separan compartimientos del cuerpo son permeables al agua, ésta difunde libremente a través de aquéllas y, en estado estacionario, el organismo entero es prácticamente isoosmótico, salvo contadas excepciones.

La presión osmótica del organismo es de 6,7 atm (6.800 hPa) y a esta presión corresponde un descenso crioscópico de 0,56 °C. Por supuesto, las mismas cifras corresponden al plasma, como caso particular.

En general, es más práctico expresar la presión osmótica por la osmolaridad que hacerlo en unidades de presión. Así expresada, la presión osmótica del cuerpo corresponde a una concentración de 300 mosmol/l efectivos, la cual resulta de una concentración de partículas (pág. 117) de 325 mmol/l aproximadamente.

Si bien casi todas las barreras son permeables al agua, respecto de las otras especies químicas ofrecen diferentes permeabilidades a los distintos iones, efectúan transportes activos y, en general, no son atravesadas por las proteínas. Por ello, la composición de los distintos compartimientos es, en algunos casos muy diferente.

En la tabla 16.1 se enumeran las concentraciones de diversas especies químicas para el plasma, el compartimiento intersticial y el intracelular.

2. Modelo y ejemplo

Sobre las bases estudiadas, daremos un modelo simplificado referente a la distribución de agua y solutos entre los compartimientos intracelular y extracelular, que se ajusta aproximadamente a la realidad. Consideraremos un caso en que el volumen de agua total del organismo es 42 l, distribuidos como se indica en el cuadro 16.1 (pág. 300) y que la osmolaridad normal es 300 mosmol/l.

En la figura 16.8,I se muestran el compartimiento extracelular, cuyo volumen de agua es de 19 l y el intracelular, con 23 l de agua. Como la osmolaridad es la

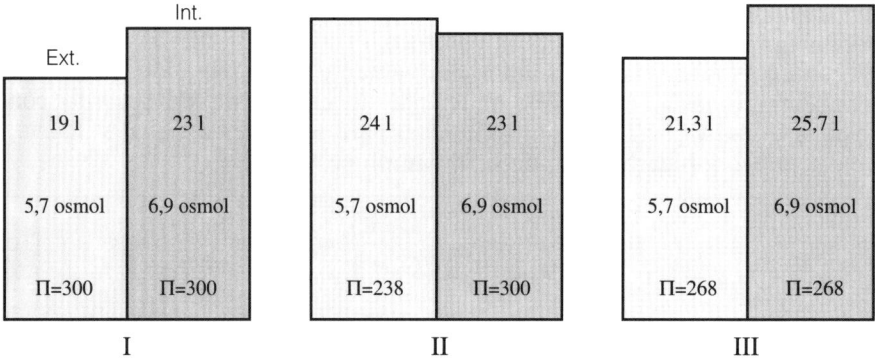

Figura 16.8. *Variaciones de los espacios extracelular e intracelular al inyectar 5 l de agua. Ext: espacio extracelular; Int: espacio intracelular. (Explicación en el texto.)*

TABLA 16.1. **Composición iónica en mEq/l de los compartimientos hídricos plasmático, intersticial e intracelular**

Especie iónica	Plasma (sangre venosa)	Compartimiento intersticial	Compartimiento intracelular
Na^+	150	144	12
K^+	4,3	4	140
Ca^{++}	5,4	2,5	*
Cl^-	108	112	25
CO_3H^-	28	29,5	27

*La concentración de calcio es muy variable en los diversos tejidos.

misma en ambos compartimientos, el número de osmoles en el espacio extracelular n_e es:

$$n_e = 19 \, l \times 300 \, \frac{mosmol}{l} = 5.700 \text{ mosmol} \qquad [16.22]$$

y el del intracelular:

$$n_i = 23 \, l \times 300 \, \frac{mosmol}{l} = 6.900 \text{ mosmol} \qquad [16.23]$$

El número total de miliosmoles del organismo es:

$$n = 5.700 \text{ mosmol} + 6.900 \text{ mosmol} = 12.600 \text{ mosmol} \qquad [16.24]$$

y el volumen total de agua:

$$V_t = 19 \, l + 23 \, l = 42 \, l \qquad [16.25]$$

Supongamos ahora que se inyectan por vía intravenosa 5 l de agua. En el primer instante (fig. 16.8,II), ésta se distribuye en el espacio extracelular y, si imaginamos que el proceso se produce por pasos discontinuos, el volumen de éste pasa a:

$$V_e = 19 \, l + 5 \, l = 24 \, l \qquad [16.26]$$

y el volumen total de agua llegará a:

$$42 \ 1 + 5 \ 1 = 47 \ 1 \qquad [16.27]$$

La osmolaridad del compartimiento extracelular se reducirá a:

$$OsM_e = \frac{5.700 \text{ mosmol}}{24 \ 1} = 237,5 \frac{\text{mosmol}}{1} \qquad [16.28]$$

Pero inmediatamente, debido a la diferencia de presión osmótica, comienza a pasar agua del espacio extracelular al interior celular hasta que las osmolaridades sean las mismas en ambos compartimientos.

Alcanzado el equilibrio (fig. 16.8,III), la osmolaridad del organismo resulta:

$$OsM_t = \frac{12.600 \text{ mosmol}}{47 \ 1} = 268 \frac{\text{mosmol}}{1} \qquad [16.29]$$

Como el número de osmoles del compartimiento intracelular se mantiene constante, su volumen debe resultar:

$$V_i = \frac{6.900 \text{ mosmol}}{268 \text{ mosmol/l}} = 25,7 \ 1 \qquad [16.30]$$

y el del extracelular:

$$V_e = 47 \ 1 - 25,7 \ 1 = 21,3 \ 1 \qquad [16.31]$$

El lector puede comprobar que, llegado el espacio extracelular a este nuevo volumen, su osmolaridad es la misma que la del intracelular.

De un modo similar, se puede calcular cuál será el estado final de equilibrio si se inyecta, por ejemplo, 1 l de solución de cloruro de sodio al 2,9% (prácticamente 1 osmolar). El lector puede obtener los datos que aparecen en la figura 16.9.

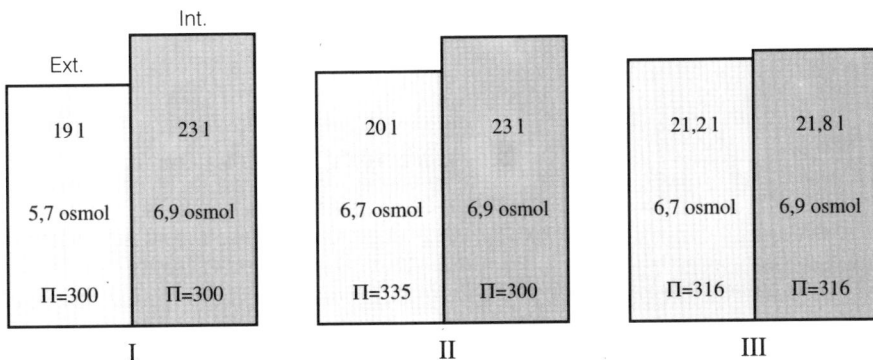

Figura 16.9. *Inyección de 1 l de solución de ClNa 1 molar.*

C. INTERCAMBIO TRANSCAPILAR

1. Intercambio líquido

La pared capilar es permeable a todos los componentes del plasma excepto a las proteínas, respecto de las cuales se comporta como una membrana de diálisis. En consecuencia, las únicas presiones osmóticas que actúan en el intercambio transcapilar son la presión coloidosmótica de las proteínas del plasma, aproximadamente 25 torr (33 hPa) y la de las proteínas y otros componentes estructurales, que fijan agua del espacio intersticial. Esta presión equivale a 7 u 8 torr (10 hPa). Como los demás componentes ejercen la misma presión osmótica a ambos lados de la pared capilar, la pequeña diferencia mencionada sería suficiente para que gran cantidad de agua del intersticio, con los solutos que lleva, pasase al interior de los vasos, a no ser por la participación de otros factores cuyo saldo da lugar al estado estacionario normal.

La figura 16.10 muestra las diferentes presiones que se ejercen a través de la pared capilar. La presión osmótica de las proteínas del plasma Π_c tiende a desplazar el líquido hacia el interior del vaso y el mismo efecto tiende a producir la presión hidrostática (de turgencia) del intersticio P_i. Por otra parte, la presión osmótica de éste Π_i y la presión hidrostática en el seno del capilar P_c tienden a provocar la salida de líquido hacia el intersticio. La presión de filtración efectiva viene dada entonces por:

$$P_f = P_c + \Pi_i - \Pi_c - P_i \qquad [16.32]$$

El flujo de líquido que atraviesa la pared del vaso es proporcional a esta presión:

$$j_l = k \cdot P_f \qquad [16.33]$$

En la figura 16.11 aparece un ejemplo de valores posibles de las 4 presiones del segundo miembro de la [16.32] y de la presión efectiva a lo largo del capilar*. Como la presión hidrostática cae a lo largo del capilar de alrededor de 30 torr a cerca de 15 torr mientras las demás presiones se mantienen constantes, la efectiva de filtración decrece en este ejemplo de +9 torr en el extremo arteriolar a −6 torr en el venoso. En consecuencia, se produce una salida de líquido del capilar hacia el intersticio en el extremo arteriolar del capilar y un retorno de menor magnitud en

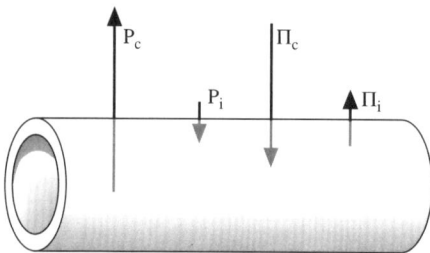

Figura 16.10. *Presiones que participan en el intercambio entre el capilar y el intersticio. P_c, presión hidrostática del capilar; P_i, presión hidrostática del intersticio; Π_c, presión coloidosmótica del capilar; Π_i, presión coloidosmótica del intersticio.*

---

* Existe mucha discrepancia respecto de estos valores, los cuales, por otra parte, varían de una región a otra del organismo.

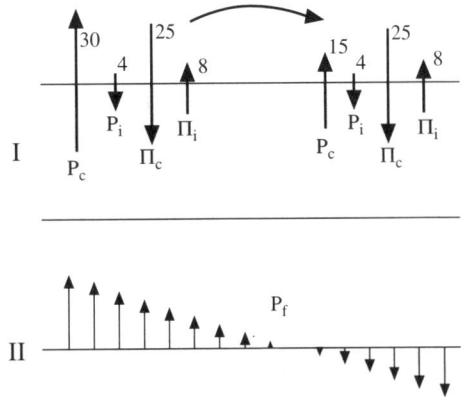

Figura 16.11. *Balance de las presiones a lo largo del capilar. I: presiones que participan; II: variación de la presión efectiva a lo largo del capilar. (Explicación en el texto.)*

el extremo venoso (el exceso de líquido vuelve al espacio cardiovascular por la circulación linfática).

2. Intercambio de solutos

Además del intercambio de líquido a través de la pared capilar, se produce un intercambio de solutos en ambos sentidos. No podremos tratar este tema, por razones de brevedad, pero señalaremos que los solutos atraviesan la pared capilar por dos mecanismos principales: difusión y arrastre. En el primer caso se cumplen las ecuaciones ya estudiadas en el capítulo 7. En cuanto al arrastre, éste favorece la salida de soluto en aquellos puntos en los que el flujo líquido ocurre hacia fuera y la entrada al capilar donde el líquido fluye hacia dentro.

D. ALGUNOS ASPECTOS CUANTITATIVOS DE LA FUNCIÓN RENAL

En esta sección trataremos algunos aspectos cuantificables de la función renal. Respecto a los temas que figuran en los tratados de Fisiología, sólo mencionaremos lo mínimo necesario para hilvanar los temas que estudiaremos.

1. Mecanismos que participan en la formación de orina

La formación de la orina comienza con un proceso de *ultrafiltración*, que tiene lugar en el glomérulo y que produce un líquido que se modifica al recorrer el nefrón hasta tener la composición de la orina que se excreta. A lo largo de su recorrido se cumplen diversos procesos de *reabsorción, secreción, concentración* y *dilución*, que dan por resultado una orina cuya concentración es generalmente tres o cuatro veces mayor que la del plasma.

2. Tasas de los distintos mecanismos

a. Tasa de ultrafiltración

Normalmente llegan al conjunto de los glomérulos 700 ml de plasma por minuto, de los cuales pasan a través de la membrana e ingresan en la cápsula 125 ml de ultrafiltrado. Se produce así un caudal de ultrafiltrado de 125 ml/min, de los cuales 116 ml/min se hallan constituidos por agua. *El volumen de filtrado producido por unidad de tiempo recibe el nombre de* **tasa de ultrafiltración.** Si ΔV_u es el volumen de ultrafiltrado producido en el tiempo Δt, la tasa de ultrafiltración U viene dada por:

$$U = \frac{\Delta V_u}{\Delta t}$$ [16.34]

A lo largo del nefrón, parte de los solutos y la mayor parte del agua son reabsorbidos, de modo que finalmente llega a las vías urinarias sólo 1 ml/min de orina, aproximadamente. Como se ve, la tasa de ultrafiltración es muy superior al caudal de orina eliminado.

b. Carga tubular

Se llama **carga tubular** *de una determinada especie química en un segmento cualquiera del nefrón a la cantidad de esa especie que llega a dicho segmento por unidad de tiempo.* Si C_t es la concentración de la especie química en el líquido tubular y W_t el caudal del mismo, la carga tubular a cualquier nivel del nefrón viene dada por:

$$Q = C_t \cdot W_t$$ [16.35]

Al comienzo del túbulo contorneado proximal la carga tubular está dada por:

$$Q = C_u \cdot U = C_p \cdot U$$ [16.36]

en la que C_u es la concentración en el ultrafiltrado (igual a la de la misma especie en el agua del plasma C_p).

c. Tasa de absorción, tasa de secreción y tasa de excreción urinaria

Se llama **tasa de absorción (o de reabsorción)** *a la cantidad de una especie química que es absorbida de la luz tubular por unidad de tiempo.* La representaremos con R:

$$R = \frac{\Delta M_r}{\Delta t}$$ [16.37]

en la que ΔM_r es la masa de sustancia reabsorbida.
Una definición análoga corresponde a la *tasa de secreción* S:

$$S = \frac{\Delta M_s}{\Delta t}$$ [16.38]

Por último, *se llama* **tasa de excreción urinaria** *a la masa de sustancia eliminada por la orina por unidad de tiempo:*

$$E = \frac{\Delta M_e}{\Delta t}$$ [16.39]

La tasa de excreción urinaria, viene dada por:

$$E = C_o \cdot W_o \qquad [16.40]$$

en la que C_o es la concentración de la especie en la orina y W_o, el caudal urinario medio.

De acuerdo con lo explicado, a partir de una sección cualquiera del nefrón se cumple:

$$E = Q - R + S \qquad [16.41]$$

d. Ejemplo de aplicación

Supongamos que la tasa de ultrafiltración de una persona es de 105 ml/min y que su concentración de glucosa en el plasma es 2,5 g/l (patológica). Trataremos de determinar cuál es la tasa de absorción máxima de la glucosa a partir de esos datos, del caudal urinario, 0,95 ml/min y de la concentración de glucosa en la orina, 63 mg/ml.

La carga tubular al comienzo del túbulo viene dada por:

$$Q = 105 \ \frac{ml}{min} \times 2,5 \ \frac{mg}{ml} = 263 \ \frac{mg}{min} \qquad [16.42]$$

La tasa de excreción urinaria es:

$$E = 0,95 \ \frac{ml}{min} \times 63 \ \frac{mg}{ml} = 60 \ \frac{mg}{min} \qquad [16.43]$$

La tasa máxima de reabsorción está dada por:

$$R = 263 \ \frac{mg}{min} - 60 \ \frac{mg}{min} = 203 \ \frac{mg}{min} \qquad [16.44]$$

3. Tasa de depuración

a. Concepto

En Fisiología renal, la tasa de depuración tienen el mismo significado que en Análisis compartimental. Las únicas particularidades son: *a)* en el caso del riñón la depuración se refiere al plasma y no a cualquier compartimiento; *b)* la cantidad de sustancia eliminada se determina generalmente a partir de la excreción urinaria, aunque éste no es siempre el caso. En consecuencia, en la [16.19] se debe reemplazar la concentración en cualquier compartimiento C por la concentración en el plasma C_p, y la tasa de eliminación por la tasa de excreción urinaria (ecuación [16.40]). Hechos los reemplazos, se obtiene:

$$D = W_o \cdot C_o \cdot \frac{1}{C_p} = \frac{W_o \cdot C_o}{C_p} \qquad [16.45]$$

La manera en que varía la tasa de depuración de una sustancia al aumentar su concentración en el plasma permite establecer si ella es sólo ultrafiltrada, o si es también reabsorbida o segregada.

b. Especie sólo ultrafiltrada

Como en este caso la sustancia sólo es eliminada por el glomérulo y ya no vuelve al plasma, y como su concentración en éste es igual que en el ultrafiltrado, el volumen de plasma totalmente depurado ΔV_p es igual al volumen de ultrafiltrado ΔV_u producido en el mismo intervalo:

$$\Delta V_p = \Delta V_u \qquad [16.46]$$

Dividiendo ambos miembros por Δt:

$$\frac{\Delta V_p}{\Delta t} = \frac{\Delta V_u}{\Delta t} \qquad [16.47]$$

y de acuerdo con la [16.18] y la [16.34]:

$$D = U \qquad [16.48]$$

Es decir, la tasa de depuración (que se calcula mediante la ecuación [16.45]) es igual en este caso a la tasa de ultrafiltración U.

Ahora bien, como el volumen de ultrafiltrado producido por unidad de tiempo es constante e independiente de la concentración de la sustancia en el plasma, la tasa de depuración D resulta constante. En consecuencia, si dicha tasa se la representa gráficamente en función de la concentración de la especie química en el plasma, se obtiene una recta horizontal (fig. 16.12,a).

La inulina es una sustancia que, inyectada en el torrente sanguíneo, se elimina por ultrafiltración y no se absorbe ni se segrega en el riñón. Por lo tanto, de acuerdo con la [16.48], la tasa de depuración de inulina es igual a la tasa de ultrafiltración glomerular.

c. Sustancia parcialmente reabsorbida

Si la sustancia es parcialmente reabsorbida, la tasa de excreción urinaria está dada por:

$$E = Q - R \qquad [16.49]$$

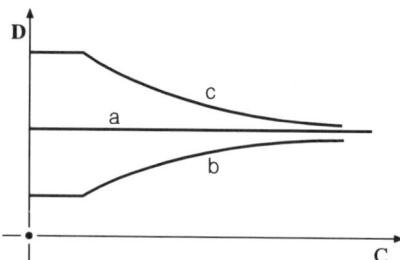

Figura 16.12. Tasa de depuración en función de la concentración en el plasma de una sustancia sólo ultrafiltrada (a), una reabsorbida (b) y una segregada (c).

Remplazando **E** y **Q** por sus valores las expresiones [16.40] y [16.36] respectivamente, se obtiene:

$$C_o \cdot W_o = C_p \cdot U - R \qquad [16.50]$$

y dividiendo ambos miembros por C_p:

$$\frac{C_o \cdot W_o}{C_p} = U - \frac{R}{C_p} \qquad [16.51]$$

El primer miembro de esta ecuación es la tasa de depuración (ecuación [16.45]), luego:

$$D = U - \frac{R}{C_p} \qquad [16.52]$$

Como puede observarse, la tasa de depuración es menor que la tasa de ultrafiltración. Pero además, si la concentración en el plasma va creciendo, y por lo tanto en el ultrafiltrado, la tasa de reabsorción va en aumento hasta que su mecanismo se satura. A partir de esa concentración el segundo término de la [16.52] comienza a decrecer. En consecuencia, la gráfica que representa la tasa de depuración en función de la concentración en el plasma para una sustancia que es reabsorbida comienza con un valor inferior a la tasa de ultrafiltración y se acerca luego a ella a medida que la concentración en el plasma aumenta (fig. 16.12,b).

d. Sustancia segregada

Si la sustancia es segregada, podemos llegar, por un razonamiento similar, a una ecuación análoga a la [16.52], que en este caso será:

$$D = U + \frac{S}{C_p} \qquad [16.53]$$

en la que **S** es la tasa de secreción.

Por razones comparables a las del caso anterior, el gráfico que resulta comienza por arriba de la tasa de ultrafiltración y se acerca a ella a medida que la concentración en el plasma aumenta (fig. 16.12,c).

4. Mecanismo de concentración de la orina

El mecanismo de concentración de la orina por el riñón es una de sus funciones más particulares. En este apartado daremos un modelo de ese mecanismo en el cual, para destacar su fundamento, ignoraremos la función de los tubos contorneados e imaginaremos que la orina contiene sólo dos componentes: agua y soluto.

El mecanismo de concentración está basado en el principio de *multiplicación a contracorriente* que explicamos a continuación.

a. Multiplicación a contracorriente

Provisionalmente representaremos el asa de Henle por un tubo en U (fig. 16.13,I) por el que circula una solución, como lo indican las flechas. Al extremo

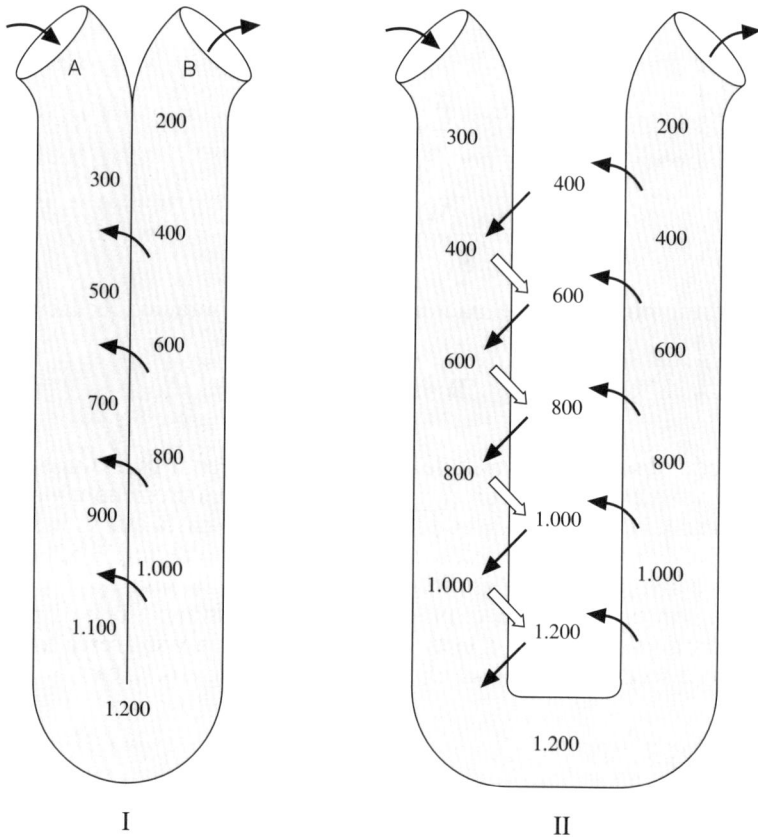

Figura 16.13. *Mecanismo de concentración de la orina por multiplicación a contracorriente. (Explicación en el texto.)*

superior de la rama A llega una solución de 300 mosmol/l y su concentración va aumentando al descender por la rama porque el soluto es transportado activamente desde la rama B (flechas negras curvas). Debido a este incremento de la concentración, el líquido llega a la rama ascendente con una osmolaridad de 1.200 mosmol/l. Ésta va decreciendo a medida que el líquido asciende y el soluto es transportado hacia la otra rama, hasta llegar a ser igual o inferior a la inicial. Como se observa en la figura, gracias a este proceso el mecanismo de transporte no tiene que trabajar en ningún lugar contra una diferencia de osmolaridad mayor de 200 mosmol/l y, sin embargo, llega a producir, en el extremo inferior del asa, una osmolaridad de 1.200 mosmol/l.

Imaginemos ahora (fig. 16.13,II) que las ramas del tubo están algo separadas y sumergidas en un medio (el intersticio) que permite la difusión de agua y solutos, y que la rama descendente es permeable a ambos. El soluto eliminado por la rama ascendente es ahora vertido en el intersticio (flechas curvas), como consecuencia de lo cual la osmolaridad de éste llega a ser, en cada nivel, muy cercana a la de esa rama y mayor que la de la rama descendente. Debido a la diferencia de concentración entre el intersticio y el contenido de esta rama pasa soluto por difusión desde el intersticio hacia la solución contenida en ella (flechas rectas negras) y agua en sentido contrario (flechas rectas blancas). La evolución de la solución a lo largo del asa es la misma del primer caso, pero se ha agregado ahora un medio que la baña, en el cual la osmolaridad va aumentando desde la superficie hacia la profundidad.

Por último (fig. 16.14,I), si al final de la segunda rama el tubo continúa, se hace semipermeable* y se curva de nuevo sumergiéndose otra vez en el intersticio (tubo colector) la solución volverá a perder agua a lo largo del nuevo tramo, tendiendo a igualar su osmolaridad con la del intersticio. Al extremo inferior de este tramo llega así una solución de volumen muy inferior al inicial y de osmolaridad mayor.

b. Intercambio a contracorriente

Al finalizar la solución su recorrido, han pasado de la luz del tubo al intersticio, en el modelo explicado, más del 99% del volumen de agua y el 97% del soluto de la solución inicial. Por lo tanto, si la tasa de ultrafiltración es de alrededor de 125 ml/min son vertidos en el intersticio alrededor de 120 ml/min de agua y 36 mmol/min de soluto. Estas cantidades de sustancias deben ser retiradas del inters-

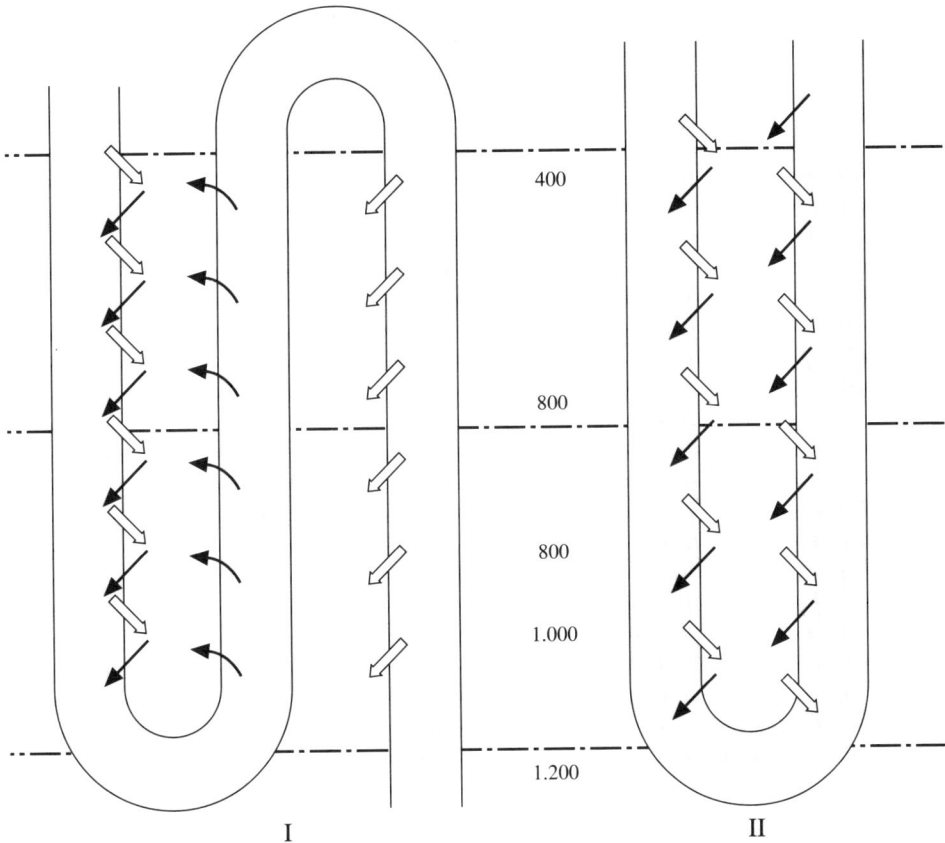

Figura 16.14. Esquema del mecanismo de concentración de la orina y de recolección de agua y solutos por los vasos rectos. (Explicación en el texto.)

---

* La permeabilidad al agua del tubo colector depende de las diferentes condiciones fisiológicas.

ticio a medida que ingresan en él, función que cumplen los vasos rectos por un mecanismo de **intercambio a contracorriente**, el cual se representa en la figura 16.14,B. A la rama descendente de los vasos rectos llega una solución 300 miliosmolar (plasma sanguíneo) y a medida que avanza por la rama descendente va recibiendo soluto del intersticio (flechas negras) y perdiendo agua (flechas blancas) por difusión pasiva. Así llega a tener, en la parte más profunda, una osmolaridad de 1.200 mosmol/l. Cuando la solución sube por la rama ascendente se produce el fenómeno inverso, y la molaridad de la solución se acerca a su valor inicial, aunque resulta ligeramente superior. De esta manera, la sangre retira del intersticio el exceso de soluto y de agua tanto de las zonas más superficiales como de las más profundas, donde la molaridad intersticial es elevada sin que en ninguna parte de su recorrido se establezca una diferencia de concentración grande con el intersticio. La pequeña diferencia de concentración entre el intersticio y los vasos evita que éstos retiren soluto y pierdan agua en las zonas más profundas, lo que reduciría la osmolaridad del intersticio en detrimento de la función de concentración de la orina.

Como dijimos al principio, hemos desarrollado sólo el fundamento de los mecanismos de concentración de la orina y de recuperación de agua y solutos. La regulación de estos mecanismos, las diversas especies químicas que participan y las funciones que cumplen las distintas partes del nefrón quedan para los tratados de Fisiología.

BIBLIOGRAFÍA

Bozler E. Osmotic properties of anfibian muscle. J Gen Physiol 1965; 49: 37.
Gibaldi M, Perrier D. Pharmacokinetics. Nueva York, Marcel Dekker, Inc. (cap. 1) 1975; 1.
Levinsky NG, Lieberthal W. Clearance techniques. En: Windhager EE, ed. Handbook of Physiology. Sec. 8: "Renal Physiology". Washington, American Physiological Society 1992; 1: 227.
Pitts RF. Phyisiology of the Kidney and Body Fluids. Chicago, Year Book Medical Publishers, Inc., 1968.
Richet G, Ardaillou R, Amiel C, Paillard M. Equilibre Hidro-électrolitique Normal et Pathologique. París, JB Baillère et Fils, 1971.
Stephenson JL. Urinary concentration and dilution: Models. En: Windhager EE, ed. Handbook of Physiology. Sec. 8: "Renal Physiology". Washington, American Physiological Society, 1992; 3: 1.350.

17 El ion hidrógeno

En este capítulo trataremos dos clases de especies químicas que tienen especial importancia en Biología: los ácidos y las bases. Asimismo consideraremos algunos sistemas y procesos relacionados.

A. ÁCIDOS Y BASES

Las palabras "ácido" y "base" se usaron con diferentes significados a través del tiempo. En este capítulo estudiaremos la formulación actual, pero antes delimitaremos los conceptos clásicos de ácido y de base para evitar ambigüedades. En adelante nos ceñiremos a la nomenclatura que dejaremos establecida en este capítulo.

1. Conceptos clásicos de ácido y de hidróxido

Según la definición clásica, se llaman ácidos las sustancias que al disociarse originan iones hidrógeno, H^+. Por ejemplo:

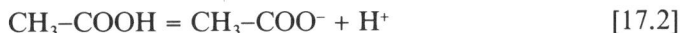

$$HCl = Cl^- + H^+ \qquad [17.1]$$

$$CH_3-COOH = CH_3-COO^- + H^+ \qquad [17.2]$$

Los hidróxidos, en cambio, producen iones oxhidrilo. Por ejemplo:

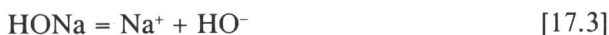

$$HONa = Na^+ + HO^- \qquad [17.3]$$

La palabra "base" ya no se usa con su significado clásico. Por tal motivo, empleamos aquí el término "hidróxido".

De acuerdo con las definiciones enunciadas, una solución será tanto más ácida cuanto mayor sea la concentración de hidrogeniones, pero el concepto de alcalinidad o basicidad, deberán ser precisados como lo explicamos más adelante.

2. El ion hidronio

En la actualidad no se acepta la existencia del ion hidrógeno como forma estable en una solución. Como el átomo de hidrógeno está formado por un protón (que por sí solo constituye el núcleo) y un electrón (fig. 17.1) el ion hidrógeno que resultaría de la pérdida del único electrón estaría constituido por un protón aislado. Ahora bien, si concebimos esta partícula como una esfera con una carga eléctrica positiva en su centro, es fácil comprender que, debido a sus reducidísimas dimensiones, pueda ejercer una gran atracción electrostática y se una a otras moléculas o iones de signo contrario. En consecuencia, cuando un ácido cede protones al disociarse en solución acuosa, aquéllos se unen a moléculas de agua,

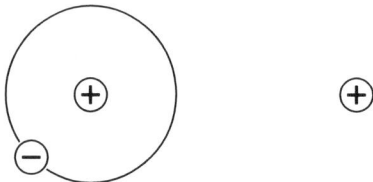

Figura 17.1. *Representación de la estructura del átomo de hidrógeno y del ion hidrógeno aislado (protón).*

cuyo átomo de oxígeno es negativo (pág. 273). Por lo tanto, la ecuación [17.1] sólo representa el primer paso de la disociación del ácido clorhídrico y debe ir seguida por otra que representa la reacción entre el protón y el agua:

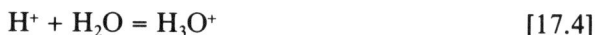

$$H^+ + H_2O = H_3O^+ \tag{17.4}$$

Sumando esta ecuación a la [17.1], obtenemos:

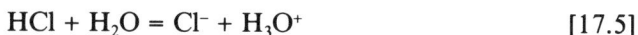

$$HCl + H_2O = Cl^- + H_3O^+ \tag{17.5}$$

Ésta es la expresión que representa en la actualidad la disociación del ácido clorhídrico. Para el ácido acético, la ecuación es:

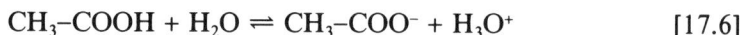

$$CH_3-COOH + H_2O \rightleftharpoons CH_3-COO^- + H_3O^+ \tag{17.6}$$

El ion formado por la unión del protón y el agua, H_3O^+, recibe el nombre de **hidronio**, y reemplaza en la actualidad el concepto de ion hidrógeno.

Como la introducción de este nuevo concepto permite la mejor comprensión de ciertos hechos, lo usaremos en este capítulo, pero como desde el punto de vista cuantitativo y por la finalidad de esta obra, no determina modificaciones, más adelante, y una vez que el lector se haya familiarizado con él, volveremos a usar el término hidrogenión y la representación clásica H^+, aun teniendo presente que este ion se encuentra en realidad unido a moléculas de agua.

3. Clasificación de Brønsted

a. Ácidos y bases

De acuerdo con lo expuesto, la disociación de un ácido consiste en la transferencia de un protón, mientras que la otra sustancia, el agua, lo toma (ecuaciones [17.5] y [17.6]). Este hecho es el fundamento de la clasificación de Brønsted, según la cual los conceptos de ácido y de base obedecen a las siguientes definiciones:

*1. Se llama **ácido** a toda especie química que puede donar protones a otra especie.*

*2. Se denomina **base** a toda especie química que puede recibir protones de otra.*

En resumen, un ácido es un dador de protones y una base un aceptador de los mismos. En la reacción que tomamos como ejemplo, el ácido clorhídrico es un ácido, mientras que el agua se comporta como una base.

Destaquemos que aunque los ácidos de la nomenclatura clásica (HCl, HNO_3, H_2SO_4) coinciden en general con los de esta nueva clasificación, algunas especies incluidas entre los ácidos actualmente no eran antes consideradas como tales. Por otra parte, las llamadas clásicamente "bases" (HONa, HOK, $HONH_4$) no coinciden con las bases de Brønsted.

b. Hidróxidos. Especies apróticas

El hidróxido de sodio, por ejemplo, se disocia como sigue:

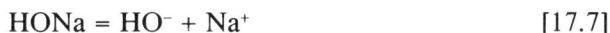

$$HONa = HO^- + Na^+$$ [17.7]

no da ni acepta protones, por lo tanto no es un ácido ni una base. En lo sucesivo, cuando queramos referirnos a las sustancias clásicamente llamadas "bases", emplearemos los términos "hidróxido" o "álcali".

Como hemos explicado el hidróxido de sodio no es una base pues no es capaz de aceptar protones; en cambio, sí lo es el ion oxhidrilo resultante de su disociación. En efecto, en las llamadas neutralizaciones, en que un ácido reacciona con un hidróxido, ocurren los procesos que ilustramos a continuación, tomando como ejemplo la reacción entre el ácido clorhídrico y el hidróxido de sodio.

De acuerdo con las ecuaciones [17.5] y [17.7], al disolver ácido clorhídrico en agua se producen iones cloruro e hidronio, mientras que el hidróxido de sodio libera iones sodio y oxhidrilo. Al mezclar ambas soluciones ocurre la reacción que representa la ecuación siguiente:

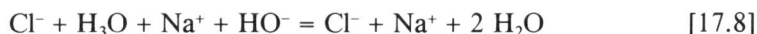

$$Cl^- + H_3O + Na^+ + HO^- = Cl^- + Na^+ + 2\ H_2O$$ [17.8]

Como se observa, el ion oxhidrilo toma un protón del hidronio y se forman dos moléculas de agua (fig. 17.2). En consecuencia, el ion oxhidrilo es una base. En cambio, el ion sodio no acepta ni recibe protones, por lo cual se dice que es una especie *aprótica*. El ion cloruro tampoco se modifica en este caso particular, pero puede unirse en otros casos a un protón, formando la molécula HCl; en tales casos, se comporta como una base.

c. Especies anfipróticas

En la reacción:

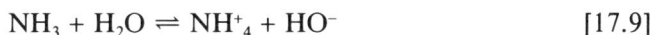

$$NH_3 + H_2O \rightleftharpoons NH^+_4 + HO^-$$ [17.9]

el agua cede un protón al amoníaco, generando ion amonio. En esta transformación el agua se comporta como un ácido. Por otra parte, en las reacciones [17.5] y

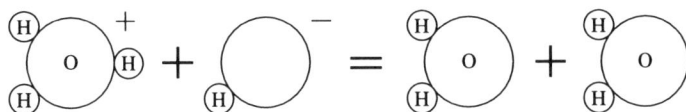

Figura 17.2. *Reacción entre un ion hidronio y uno oxhidrilo con formación de dos moléculas de agua.*

[17.6] la molécula de agua se une a un protón. Las especies que pueden ceder o tomar protones reciben el nombre de especies *anfipróticas*. Nótese que el hecho de que en la [17.6] el protón cedido por el ácido acético pueda volver a unirse al acetato no hace de ese ácido una especie anfiprótica; la sustancia que puede ceder el protón es el ácido acético y la especie que puede tomarlo es el ion acetato.

d. Ácidos y bases conjugados

En general, todo ácido, al ceder un protón, da lugar a una base y toda base al tomarlo, origina un ácido. Por ejemplo, en el equilibrio representado por la ecuación:

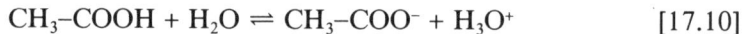

$$CH_3-COOH + H_2O \rightleftharpoons CH_3-COO^- + H_3O^+ \qquad [17.10]$$

el ácido cede un protón al agua y da origen al ion acetato, pero éste puede tomar un protón del hidronio y formar nuevamente ácido acético. Por lo tanto, el ion acetato es una base y el hidronio, un ácido. En general, se dice que un ácido y la base que resulta de aquél al perder un protón constituyen un par de ácido y base *conjugados*. De acuerdo con esto, se cumple:

El ion acetato es la base conjugada del ácido acético.
El ácido acético es el ácido conjugado del ion acetado.
El ion hidronio es el ácido conjugado del agua.
El agua es la base conjugada del ion hidronio.
El agua es el ácido conjugado del ion oxhidrilo.
El ion oxhidrilo es la base conjugada del agua.

4. Fuerza de ácidos y bases

Como hemos expuesto, en toda transferencia de protones intervienen por lo menos dos ácidos y dos bases. En el caso del ácido clorhídrico representado en la ecuación [17.5], los ácidos son el clorhídrico y el ion hidronio y las bases, el agua y el ion cloruro. Tanto el ácido clorhídrico como el ion hidronio tienden a ceder protones, pero el equilibrio se encuentra en este caso completamente desplazado hacia la derecha, lo que significa que prácticamente todas las moléculas de ácido clorhídrico ceden protones, mientras que los iones hidronio no lo pueden hacer. Se dice entonces que el ácido clorhídrico es un ácido más fuerte que el ion hidronio. Por otra parte, tanto el agua como el ion cloruro tienden a tomar protones pero la tendencia del agua es extremadamente mayor; en consecuencia, ella los toma y el ion cloruro queda como tal. Con el mismo criterio ya expuesto, el agua es una base más fuerte que el ion cloruro.

No sucede lo mismo con el ácido acético (ecuación [17.6]); en ese caso el equilibrio se encuentra muy desplazado hacia la izquierda, lo que significa que hay un gran predominio de moléculas de ácido acético no disociadas. El ion hidronio tiene mayor tendencia a ceder protones que el ácido acético, y el ion acetato mayor tendencia a aceptarlos que el agua.

De acuerdo con lo explicado, los ácidos pueden ser clasificados en dos grupos, aunque los límites entre ambos no pueden definirse con precisión. Los que se disocian en forma prácticamente completa reciben el nombre de ácidos *fuertes*, mientras que los que lo hacen parcialmente se denominan ácidos *débiles*.

TABLA 17.1. **Fuerza de ácidos y bases conjugados**

HCl	Cl⁻
H_3O^+	H_2O
H_2CO_3	HCO_3^-
H_3PO_4	$H_2PO_4^-$
CH_3–COOH	CH_3–COO⁻
NH_4^+	NH_3
H_2O	HO⁻

En la tabla 17.1 se exponen algunos ácidos encolumnados por orden de fuerza decreciente y sus respectivas bases conjugadas, ordenadas en sentido contrario.

De acuerdo con este ordenamiento, en la columna de los ácidos, las primeras estructuras son las más inestables y las últimas las más estables, mientras que con las bases ocurre lo contrario. Por ejemplo, el ácido clorhídrico (muy inestable) produce la base Cl⁻ (muy estable) por cesión de un protón al agua (base menos estable que el cloruro) formando ion hidronio (ácido mas estable que el clorhídrico). Un fenómeno similar ocurre con el ácido clorhídrico en presencia de la base amoníaco (fuerte): se producen las especies Cl⁻ y NH_4^+, más estables que las anteriores:

$$HCl + NH_3 = Cl^- + NH_4^+ \qquad [17.11]$$

Aunque no corresponde al título de este apartado, salvo por razones de similitud, aprovechamos para señalar que con un criterio análogo se pueden clasificar los hidróxidos (no se confundan con las bases). Los que se disocian en forma prácticamente total se denominan hidróxidos fuertes (no bases fuertes); los que lo hacen en forma parcial, como el hidróxido de amonio:

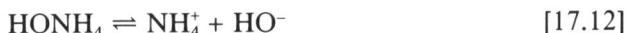

$$HONH_4 \rightleftharpoons NH_4^+ + HO^- \qquad [17.12]$$

se denominan hidróxidos débiles.

B. DISOCIACIÓN DEL AGUA

1. Conductividad del agua

El agua, con el mayor grado de pureza posible, conduce la corriente eléctrica, aunque muy débilmente. Esto significa que el agua se encuentra disociada en iones, a pesar de que ocurra en muy bajo grado. La ecuación que representa la disociación del agua es:

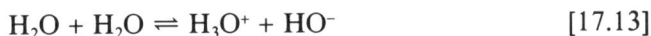

$$H_2O + H_2O \rightleftharpoons H_3O^+ + HO^- \qquad [17.13]$$

Como se observa, una molécula de agua cede un protón a otra y a partir de dos de ellas se forma un ion hidronio y uno oxhidrilo. Este resultado no es estático; el protón está constantemente saltando de una molécula de agua a otra o de un ion hidronio a uno oxhidrilo, pero en promedio siempre existe una cantidad macroscópicamente estable de moléculas enteras y de iones de ambas clases. Se ha podido determinar que la concentración de cada uno de ellos en el agua pura a 24 °C es de 10^{-7} mol/l.

2. Producto iónico del agua

Puesto que al disociarse el agua coexisten ambas clases de iones con moléculas no disociadas, debe cumplirse una ecuación análoga a la [6.16] (v. también pág. 27) que en este caso toma la forma:

$$K = \frac{[HO^-] \cdot [H_3O^-]}{[H_2O]^2} \qquad [17.14]$$

Téngase presente que la molaridad del agua se halla elevada al cuadrado porque en la ecuación [17.13] aparecen dos moléculas de esa sustancia.

Hemos observado que la concentración de iones hidronio, como la de oxhidrilo, valen 10^{-7} mol/l. En cuanto a la del agua, puede calcularse fácilmente a partir de su masa molecular relativa. Como un mol de agua pesa 18 g, el número de moles contenidos en 1 l (1 kg) de agua, es decir, su molaridad, es:

$$[H_2O] = \frac{1 \ kg/l}{18 \ g/mol} = 55,5 \ mol/l \qquad [17.15]$$

Esta concentración es tan grande, comparada con las del hidronio y del oxhidrilo (10^{-7}), que su valor se mantiene prácticamente constante, aun cuando se agregue al agua cualquier ácido o hidróxido y se establezca un nuevo equilibrio por el mecanismo ya explicado en el capítulo 1 (pág. 28). En consecuencia, el cuadrado de la molaridad que figura en la [17.14] se puede pasar como constante al primer miembro de la ecuación:

$$K_w = [HO^-] \cdot [H_3O^+] \qquad [17.16]$$

La constante K_w, que resulta del producto de la anterior constante de disociación por $55,5^2$, se llama **producto iónico del agua** (impropiamente, se la denomina a veces "constante de disociación del agua").

El significado de la ecuación [17.16] es el siguiente: a una determinada temperatura, el producto de la concentración de iones hidronio por la de oxhidrilo es constante. Si aumenta por cualquier motivo la concentración de los iones de una de estas clases, deberá disminuir proporcionalmente la de los otros. Esta condición se cumple siempre que se encuentren presentes ambas clases de iones, independientemente de su origen (agregado de ácidos o hidróxidos) y de la presencia de otras especies químicas.

Introduciendo en la ecuación [17.16] los valores 10^{-7} correspondientes a $[H_3O^+]$ y $[HO^-]$, el valor de K_w resulta:

$$K_w = 10^{-14} \qquad [17.17]$$

De la ecuación [17.16] se puede despejar con facilidad la concentración de iones hidronio o la de oxhidrilo si se conoce, en cada caso, la del otro ion:

$$[H_3O^+] = \frac{K_w}{[HO^-]} \ ; \qquad [HO^-] = \frac{K_w}{[H_3O^+]} \qquad [17.18]$$

C. CONSTANTE DE DISOCIACIÓN DE ÁCIDOS E HIDRÓXIDOS

1. Concepto

Tanto la concentración de iones hidronio en el caso de una solución de un ácido débil, como la de oxhidrilo en una solución de hidróxido de igual clase, dependen del equilibrio iónico que se establece al disociarse esas sustancias. Si representamos la disociación de un ácido débil mediante la ecuación:

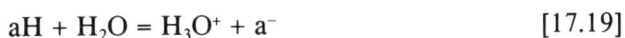

$$aH + H_2O = H_3O^+ + a^- \qquad [17.19]$$

la constante de equilibrio está dada por:

$$K = \frac{[H_3O] \cdot [a^-]}{[aH] \cdot [H_2O]} \qquad [17.20]$$

Ahora bien, por las mismas razones consideradas en el caso de la disociación del agua, la molaridad $[H_2O]$ que figura en esta ecuación, puede pasar al primer miembro y se obtiene una nueva constante:

$$K_a = \frac{[H_3O^+] \cdot [a^-]}{[aH]} \qquad [17.21]$$

Este nuevo valor recibe el nombre de *constante de disociación del ácido*.

En el caso de un hidróxido débil, su disociación se puede representar:

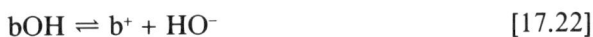

$$bOH \rightleftharpoons b^+ + HO^- \qquad [17.22]$$

y la constante de disociación queda dada por:

$$K_b = \frac{[b^+] \cdot [OH^-]}{[bOH]} \qquad [17.23]$$

Se comprende que si la constante es baja, la sustancia estará poco disociada, en cuyo caso no se comete gran error, si en las ecuaciones [17.21] y [17.23] se reemplaza la molaridad de la parte no disociada por la molaridad total, que representaremos anotando la palabra "ácido" o "hidróxido", según corresponda.

$$K_a = \frac{[H_3O^+] \cdot [a^-]}{[\text{ácido}]} \quad ; \quad K_b = \frac{[HO^-] \cdot [b^+]}{[\text{hidróxido}]} \qquad [17.24]$$

Como en estas dos ecuaciones la concentración de iones hidronio es igual a la de iones a^-, y la de oxhidrilo igual a la de b^+, aquéllas pueden ser escritas como sigue:

$$K_a = \frac{[H_3O^+]^2}{[\text{ácido}]} \quad ; \quad K_b = \frac{[HO^-]^2}{[\text{hidróxido}]} \qquad [17.25]$$

de las cuales puede despejarse la molaridad de iones hidronio y la de oxhidrilo:

$$[H_3O^+] = \sqrt{K_a \cdot [\text{ácido}]}\ ; \quad [HO^-] = \sqrt{K \cdot [\text{hidróxido}]} \qquad [17.26]$$

2. Comparación con la nomenclatura clásica

Si nos hubiésemos atenido a la interpretación clásica, la disociación de un ácido débil habría quedado representada por:

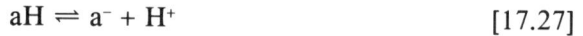

$$aH \rightleftharpoons a^- + H^+ \qquad [17.27]$$

y la constante de disociación habría resultado:

$$K_a = \frac{[a^-] \cdot [H^+]}{[aH]} \qquad [17.28]$$

Si se compara esta ecuación con la [17.21], se observa que la única diferencia entre ambas consiste en que en aquélla aparece la concentración de iones hidronio y en ésta, la de iones hidrógeno. Sin embargo, los valores atribuibles a ambas concentraciones son idénticos, puesto que cada ion hidronio "actual" resulta del desprendimiento de un ion hidrógeno "clásico" del ácido. En consecuencia, las constantes calculadas por cualquiera de ambas ecuaciones son iguales. Por razones análogas, también la [17.16] y la 1.ª [17.25] (del ácido) pueden escribirse en la forma clásica:

$$K_w = [H^+] \cdot [HO^-] \qquad [17.29]$$

$$K_a = \frac{[H^+]^2}{[\text{Ácido}]} \qquad [17.30]$$

En cuanto a los hidróxidos, la introducción del concepto de hidronio no ocasiona cambio alguno.

Como consecuencia de lo explicado, en adelante volveremos a utilizar los términos "ion hidrógeno" o "hidrogenión" y a representarlo en la forma clásica (H^+), por razones de simplicidad y porque ésta es la forma en que se sigue empleando.

3. Disociación en varios pasos

Cuando un ácido contiene dos o más átomos de hidrógeno disociables como iones, el proceso puede considerarse dividido en varios pasos, y existen diversas constantes de equilibrio. Por ejemplo, el ácido carbónico se disocia de acuerdo con:

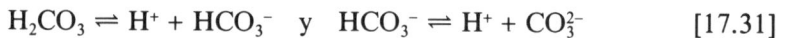

$$H_2CO_3 \rightleftharpoons H^+ + HCO_3^- \quad y \quad HCO_3^- \rightleftharpoons H^+ + CO_3^{2-} \qquad [17.31]$$

de modo que las dos constantes de equilibrio vienen dadas por:

$$K_{a_1} = \frac{[H^+] \cdot [HCO_3^-]}{[H_2CO_3]} \quad y \quad K_{a_2} = \frac{[H^+] \cdot [CO_3^{2-}]}{[HCO_3^-]} \qquad [17.32]$$

pero sólo la primera nos es de utilidad.

TABLA 17.2. **Constantes de disociación de algunos ácidos débiles**

Ácido	Constante de disociación	Temperatura (°C)	Equilibrio
Fosfórico	$1,1 \times 10^{-2}$	18	$H_3PO_4 \rightleftharpoons H_2PO_4^- + H^+$
Carbónico	$1,72 \times 10^{-4}$	25	$H_2CO_3 \rightleftharpoons HCO_3^- + H^{+*}$
Acético	$1,75 \times 10^{-5}$	25	$CH_3-COOH \rightleftharpoons CH_3-COO^- + H^+$
Fosfato diácido	$7,5 \times 10^{-8}$	18	$H_2PO_4^- \rightleftharpoons HPO_4^{2-}$

*La constante que aparece en la mayoría de las tablas no es la de este equilibrio sino la de: $CO_2 + H_2O \rightleftharpoons HCO_3^- + H^+$.

También el ácido fosfórico puede disociarse en varios pasos y dos de ellos son de interés en Fisiología:

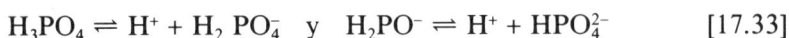

$$H_3PO_4 \rightleftharpoons H^+ + H_2PO_4^- \quad y \quad H_2PO^- \rightleftharpoons H^+ + HPO_4^{2-} \qquad [17.33]$$

En la tabla 17.2 se presentan algunos ácidos débiles y la constante de disociación correspondiente al equilibrio representado en cada caso.

4. Dilución y disociación

Si se disuelve en un volumen V un número de moles n_a de un ácido débil, parte del mismo se disocia generando un número de moles de hidrogeniones n_{H^+}.
Las respectivas molaridades estarán dadas por:

$$[\text{ácido}] = \frac{n_a}{V} \quad ; \quad [H^+] = \frac{n_{H^+}}{V} \qquad [17.34]$$

y la [17.30] se puede representar:

$$K_a = \frac{\left(\dfrac{n_{H^+}}{V}\right)^2}{\dfrac{n_a}{V}} \qquad [17.35]$$

En esta expresión se puede simplificar V:

$$K_a = \frac{n_{H^+}^2}{n_a \cdot V} \qquad [17.36]$$

De acuerdo con esta ecuación, como la variación del número de moles de ácido no disociado es despreciable, si la misma solución se diluye aumentando el volumen, la constante de disociación sólo puede mantener su valor por aumento del número de moles de hidrogeniones. En consecuencia, un aumento en la dilución provoca una mayor disociación del ácido débil*.

---

* Una demostración más rigurosa de esta afirmación también puede hacerse sin despreciar la pequeña disminución del número de moles de ácido no disociado, producida por el aumento de la disociación.

II. LA CONCENTRACIÓN DE HIDROGENIONES

A. NOTACIÓN LOGARÍTMICA

1. Disociación de ácidos e hidróxidos

En la figura 17.3 se representan esquemáticamente las moléculas enteras y los iones que coexisten en el agua pura (I), en una solución acuosa de ácido clorhídrico (II), y en una de hidróxido de sodio (III). En los tres casos aparecen moléculas de agua, iones hidrógeno y iones oxhidrilo. Las concentraciones de estos dos últimos guardan una relación inversa pues el producto iónico del agua es constante cualesquiera que sean las otras especies en solución. En la figura, esta constancia se halla representada por el producto 4: en I, 2 × 2; en II, 4 × 1; en III, 1 × 4.

2. Concepto de pH

En la tabla 17.3 que sigue se indican los valores reales que corresponden a las concentraciones de iones en el caso del agua pura y los que podrían corresponder según la concentración de ácido o de hidróxido, en los otros dos casos, así como la acidez o alcalinidad del sistema.

Para el caso del agua pura, las concentraciones de iones hidrógeno y de oxhidrilo son, como sabemos, 10^{-7} y su producto K_w, 10^{-14}.

Como en la solución de ácido clorhídrico de la segunda línea la concentración de hidrogeniones es 10^{-3} (segunda columna), la de iones oxhidrilo debe descender a 10^{-11}, pues K_w mantiene su valor de 10^{-14}. Por último, si la concentración de iones

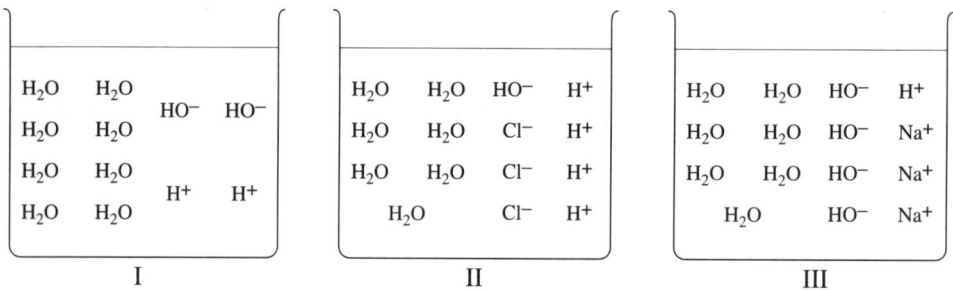

Figura 17.3. *Concentración de hidrogeniones en diferentes sistemas. I: agua pura; el número de iones hidrógeno es igual al de oxhidrilo. II: ácido clorhídrico; aumenta el número de iones hidrógeno y disminuye el de oxhidrilo. III: hidróxido de sodio; la concentración de iones oxhidrilo es mayor que la de hidrogeniones.*

TABLA 17.3. **Agua pura y soluciones de ácido clorhídrico y de hidróxido de sodio**

Sistema	[H⁺] (mol/l)	[HO⁻] (mol/l)	K_w	Reacción
Agua pura	10^{-7}	10^{-7}	10^{-14}	Neutra
Solución de HCl	10^{-3}	10^{-11}	10^{-14}	Ácida
Solución de HONa	10^{-10}	10^{-4}	10^{-14}	Alcalina

oxhidrilo fuese de 10^{-4} (tercera línea), la de hidrogeniones debería ser de 10^{-10} por la misma razón. Como se observa en la tabla 17.3, la reacción del sistema es neutra cuando la concentración de hidrogeniones es igual a la de oxhidrilo, es ácida cuando la primera es mayor, y alcalina cuando es mayor la segunda. Pero fácilmente se comprende que no es necesario indicar las concentraciones de las dos clases de iones para expresar la reacción de la solución. Como el producto de ambas concentraciones debe ser siempre 10^{-14}, dada la concentración de hidrogeniones queda determinada la de oxhidrilo: si la primera es 10^{-7}, la segunda tendrá el mismo valor; si la concentración de hidrogeniones es mayor que 10^{-7} (10^{-6}, 10^{-5}, etc.) la de iones oxhidrilo resultará menor (10^{-8}, 10^{-9}, etc.) y la solución será ácida. Por último, si predomina la concentración de oxhidrilo, la de hidrogeniones será menor (10^{-8}, 10^{-9}, etc.) y la solución será alcalina. Ahora podemos observar que se puede dar un paso más en la simplificación: con sólo expresar el exponente de 10 correspondiente a la concentración de hidrogeniones cambiado de signo, quedan indicadas las concentraciones de ambos iones. En consecuencia, si dicho valor es 7, la solución es neutra, si es menor que 7 es ácida y si es mayor que 7, alcalina. Este valor del exponente con signo cambiado recibe el nombre de pH. Trataremos de ofrecer una definición correcta de este concepto. Consideremos, por ejemplo, la concentración de hidrogeniones dada en la tabla para la solución de ácido clorhídrico:

$$[H^+] = 10^{-3} \text{ mol/l} = \frac{1}{1.000} \text{ mol/l} \qquad [17.37]$$

La inversa de esta concentración es:

$$\frac{1}{[H^+]} = 10^3 \text{ l/mol} = 1.000 \text{ l/mol} \qquad [17.38]$$

y el logaritmo del valor numérico de esta magnitud es:

$$\log \frac{1}{[H^+]} = 3 \qquad [17.39]$$

Este valor, 3, es el pH de la solución, de modo que la definición es la siguiente: *Se llama **pH** de una solución al logaritmo de la inversa del valor numérico de la concentración de hidrogeniones:*

$$pH = \log \frac{1}{[H^+]} \qquad [17.40]$$

3. Otras expresiones logarítmicas

De modo semejante a como se definió pH pueden ser definidos otros conceptos similares, que obtendremos a partir del producto iónico del agua (ecuación [17.29]):
La inversa de esa ecuación es:

$$\frac{1}{K_w} = \frac{1}{[H^+]} \cdot \frac{1}{[HO^-]} \qquad [17.41]$$

y la expresión en logaritmos:

$$\log \frac{1}{K_w} = \log \frac{1}{[H^+]} + \log \frac{1}{[HO^-]} \qquad [17.42]$$

Esta ecuación puede escribirse así:

$$pK = pH + pOH \qquad [17.43]$$

adoptando las siguientes definiciones:
Se llama pK_w al logaritmo de la inversa del valor numérico del producto iónico del agua.
Se llama pOH al logaritmo de la inversa del valor numérico de la concentración de iones oxhidrilo.
De estas definiciones resulta:

$$pK_w = 14 \qquad [17.44]$$

Análogos conceptos pueden definirse para las constantes de disociación K_a, de un ácido, y K_b, de un hidróxido.

$$pK_a = \log \frac{1}{K_a} \; ; \quad pK_b = \log \frac{1}{K_b} \qquad [17.45]$$

B. NEUTRALIZACIÓN

1. Concepto

Cuando un ácido reacciona con un hidróxido se forma una sal y agua. Por ejemplo:

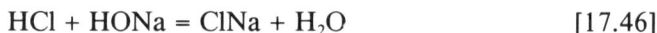

$$HCl + HONa = ClNa + H_2O \qquad [17.46]$$

Conviene estudiar este proceso, que recibe el nombre de *neutralización*, desde el punto de vista del equilibrio iónico. El ácido clorhídrico se disocia totalmente de acuerdo con la ecuación [17.1] (o [17.5]), y el hidróxido de sodio hace lo mismo ajustándose a la [17.3]. Las concentraciones de los iones resultan elevadas en las respectivas soluciones. En la [17.8] hemos representado la reacción que tiene lugar al mezclar entre sí ambas soluciones, pero ahora debemos analizar el resultado con más detalle. En realidad, los iones hidrógeno (o hidronio) y oxhidrilo no se combinan totalmente sino que lo hacen hasta que el producto de sus concentraciones resulte 10^{-14} (a 24 °C). En la ecuación siguiente representamos el proceso, incluyendo todos los iones y moléculas que participan en la reacción y resultan de ella:

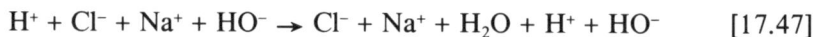

$$H^+ + Cl^- + Na^+ + HO^- \rightarrow Cl^- + Na^+ + H_2O + H^+ + HO^- \qquad [17.47]$$

Como se observa, en la solución resultante existen moléculas de agua y los cuatro tipos de iones, aunque las concentraciones de H^+ y de HO^- son despreciables frente a las iniciales.

Si el ácido y el hidróxido que se neutralizan son débiles, el proceso es análogo, pero como estas sustancias no se disocian totalmente, también al final del proceso quedan en solución moléculas no disociadas de ambas clases en presencia de sus respectivos iones:

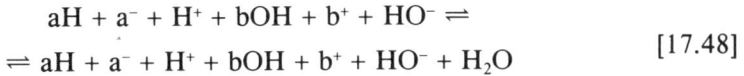

$$aH + a^- + H^+ + bOH + b^+ + HO^- \rightleftharpoons$$

$$\rightleftharpoons aH + a^- + H^+ + bOH + b^+ + HO^- + H_2O \qquad [17.48]$$

Aunque la única diferencia que aparece entre ambos miembros de esta ecuación es el agua del segundo miembro, al pasar el sistema del primer estado al segundo ha ocurrido lo siguiente:

1. Formación de moléculas de agua por unión de H^+ y HO^- ya existentes y de otros provenientes de un avance en la disociación del ácido y del hidróxido, avance que, de acuerdo con la [17.28] y la [17.23], se produce al disminuir los iones hidrógeno y oxhidrilo respectivamente.

2. Una gran disminución en las concentraciones de H^+ y de HO^- no expresada en la ecuación.

3. Aumento de las concentraciones de los iones a^- y b^+, debido al avance de la disociación ya mencionado (no expresado en la ecuación).

Las concentraciones de las especies resultantes deben ser tales que se cumplan las ecuaciones [17.23], [17.28] y [17.29] y la condición de electroneutralidad:

$$[a^-] + [HO^-] = [b^+] + [H^+] \qquad [17.49]$$

De acuerdo con lo expuesto, se infiere que al mezclar ambas soluciones el pH de la mezcla resultante se acerca a la neutralidad, pero en general no es exactamente 7, aunque el ácido y el hidróxido se hayan mezclado en cantidades estequiométricas*. La concentración de hidrogeniones depende de los valores de las constantes de equilibrio de las tres ecuaciones que hemos mencionado.

2. Curvas de titulación

La reacción de neutralización es útil para medir la concentración total de un ácido (o de un hidróxido), determinando experimentalmente la cantidad de hidróxido (o de ácido), necesaria para reaccionar con la totalidad de aquél. Este procedimiento recibe el nombre de *titulación*.

Para determinar cuándo se ha agregado a la solución problema la cantidad exacta de sustancia para neutralizarla, se sigue la variación del pH a medida que aquélla se va agregando.

Si el ácido y el hidróxido son fuertes, la neutralización es total cuando el sistema alcanza el pH 7, pero si uno de ellos o ambos son débiles el pH, como ya dijimos, no es generalmente 7. Este inconveniente puede ser solucionado si se representa gráficamente el pH en función de la cantidad de ácido (o hidróxido) agregado. La gráfica así obtenida recibe el nombre de *curva de titulación*. En la figura 17.4 se muestran las curvas de titulación de un ácido fuerte (I) y de uno débil

---

* Se llaman cantidades estequiométricas a las cantidades de sustancias que reaccionarían completamente entre sí, si la transformación fuera completa. Las cantidades estequiométricas son los números de moles que indica la ecuación química.

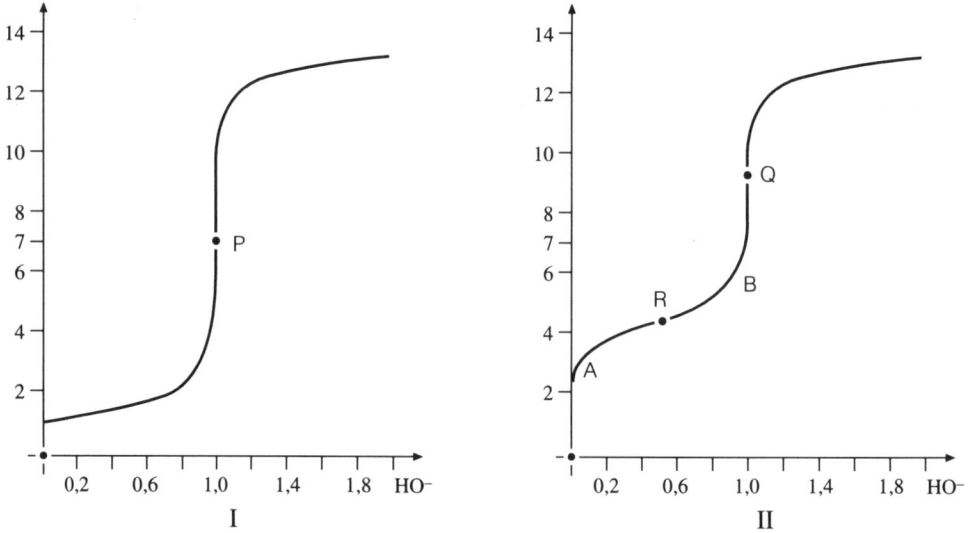

Figura 17.4. *Curvas de titulación, con un hidróxido fuerte, de un ácido fuerte (I) y de uno débil (II). (Explicación en el texto).*

(II), ambos neutralizados con un hidróxido fuerte. Como se observa en ambas gráficas, el pH de la solución cambia poco con los primeros agregados de hidróxido, pero a medida que la cantidad de éste se acerca a la necesaria para neutralizar exactamente el ácido, el pH varía cada vez con mayor rapidez hasta presentar el cambio más brusco cuando la cantidad de hidróxido agregada iguala a la de ácido. Si se continúa añadiendo hidróxido, la variación del pH decrece nuevamente, haciéndose la curva cada vez más horizontal.

En el caso del ácido fuerte, el punto de inflexión se halla prácticamente a pH 7 (punto P), pero no ocurre así con el ácido débil (punto Q). De todos modos, en la totalidad de los casos la variación más brusca (punto de inflexión) del pH ocurre cuando las sustancias se neutralizan exactamente, de manera que ésta es la pauta que se debe seguir en la titulación.

3. Acidez real y total

Como ya explicamos, la acidez de una solución viene dada por su concentración de iones hidrógeno. Esto significa que dicha acidez no depende sólo de la cantidad total de ácido disuelto sino también de la fracción disociada del mismo. Para distinguirla de esa concentración total, que incluye la concentración de ácido disociado y no disociado (fig. 17.5), se emplea el término, redundante pero útil, *acidez real* y se expresa por el pH.

En cambio, se denomina *acidez total* o *titulable* a la concentración de iones hidrógeno que habría en la solución, si la disociación del ácido fuese total. Ésta es la concentración que se obtiene por titulación pues, al realizar ésta, a medida que se sustraen hidrogeniones por el agregado de base, progresa la disociación del ácido suministrando nuevos iones hidrógeno hasta la disociación y neutralización total.

La acidez real de una solución tiene importancia en infinidad de procesos biológicos, especialmente enzimáticos. En cambio, la acidez total entra principal-

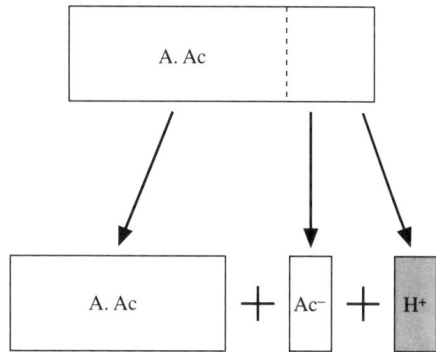

Figura 17.5. *Acidez real y acidez titulable.* A.Ac: *ácido acético no disociado;* Ac⁻: *ion acetato.*

mente en juego en las reacciones de neutralización, que dan cuenta de la cantidad total de ácido disponible.

C. SOLUCIONES REGULADORAS

1. Concepto

Consideremos una solución acuosa que contiene 0,1 mmol de ácido clorhídrico en 1 l de solución total. Como el ácido clorhídrico se disocia totalmente en 1 l de la solución hay 0,1 mmol de iones H^+, es decir, la molaridad de los mismos es 0,0001 mol/l y el pH, 4. Si esta solución se diluye por 10, como el número de iones ya no puede aumentar, la nueva concentración de hidrogeniones será 0,00001 mol/l y el pH habrá aumentado a 5; un aumento de 1 unidad de pH (1 UpH).

Si en lugar de ácido clorhídrico hubiéramos hecho exactamente lo mismo con ácido acético, como éste es un ácido débil, el pH inicial no habría sido 4, sino 4,4 aproximadamente, y el resultante de la dilución por 10, cercano a 4,9; se habría producido un aumento de 0,5 unidades de pH (0,5 UpH).

Por otra parte, si se prepara una solución que contenga 0,23 mol de ácido acético y 0,05 mol de acetato de sodio por litro, el pH de la misma es 4. Sin embargo, a diferencia de lo que ocurre con las soluciones mencionadas, el pH de este sistema casi no cambia al diluirla por 10, y sólo aumenta de 4 a 4,05 aproximadamente. Como se observa, esta solución tiene la propiedad de mantener el pH dentro de límites bastante estrechos, a pesar de los cambios de concentración.

Los sistemas como el que acabamos de describir, reciben el nombre de *soluciones reguladoras, amortiguadoras* o "buffers". Estas soluciones tienen, además, otra propiedad: dentro de un cierto rango, si se les agrega un ácido o un hidróxido, las variaciones de pH que se producen son mucho menores que las que aparecen si iguales cantidades de esas sustancias se añaden al agua pura o a una solución de sal neutra. Por eso se dice que las soluciones reguladoras tienen *poder amortiguador.* Más adelante definiremos cuantitativamente este término.

Las soluciones amortiguadoras revisten especial importancia en Biología.

En el ejemplo tomado, las propiedades amortiguadoras se deben a la presencia de un ácido débil (el acético) y su base conjugada (el ion acetato) en cantidades adecuadas. El mecanismo por el cual este tipo de sistemas tiene las propiedades que hemos mencionado se comprenderá a medida que desarrollemos los conceptos siguientes.

2. Ecuación de Henderson-Hasselbach

Consideremos el ácido débil aH; su constante de disociación K_a, viene dada por:

$$K_a = \frac{[H^+] \cdot [a^-]}{[aH]}$$ [17.50]

expresión de la cual se puede despejar $[H^+]$:

$$[H^+] = K_a \cdot \frac{[aH]}{[a^-]}$$ [17.51]

La inversa de esta ecuación es:

$$\frac{1}{[H^+]} = \frac{1}{K_a} \cdot \frac{[a^-]}{[aH]}$$ [17.52]

y expresada en forma de logaritmos:

$$\log \frac{1}{[H^+]} = \log \frac{1}{K_a} + \log \frac{[a^-]}{[aH]}$$ [17.53]

Si reemplazamos los logaritmos de las inversas de acuerdo con las ecuaciones [17.40] y [17.45], obtenemos:

$$pH = pK_a + \log \frac{[a^-]}{[aH]}$$ [17.54]

Esta igualdad, llamada *ecuación de Hederson-Hasselbach*, da el pH de la solución de un ácido débil en función de su constante de disociación y de la relación entre las concentraciones de éste y de su base conjugada.

Consideremos ahora que, por tratarse de un ácido débil la concentración [aH] es grande, digamos 100 mmol/l, y la de a^- pequeña, por ejemplo, 2 mmol/l*. El cociente entre ambas concentraciones resulta 0,02.

Se podría suponer que, si la solución se diluye al doble, ambas concentraciones se reducen a la mitad 50 mmol/l y 0,01 mmol/l. En tal caso, el cociente del último término de la [17.54] no variaría y tampoco cambiaría el pH.

Sin embargo, al diluir una solución de electrólito débil, su grado de disociación aumenta (pág. 112) de modo que en este caso se producen nuevos iones a^- y disminuye el número de moléculas aH. Imaginemos que al hacer la dilución la molaridad $[a^-]$ pasó de 2 mmol/l a 1,5 mmol/l (en lugar de hacerlo de 2 a 1) y la de aH varió de 100 mmol/l a 49,5 mmol/l (en lugar de 50). En tal caso el cociente pasa de 0,02 a 0,03, su logaritmo aumenta y el pH también. Al igual que en el caso de un ácido fuerte, al diluir un ácido débil, el pH de la solución asciende (aunque aumenta la disociación del ácido).

---

* Estos números son arbitrarios y sólo tienen fines didácticos.

Consideremos ahora una solución formada por el ácido débil aH y por la sal aB cuyo anión a⁻ coincide con la base conjugada del ácido.

La sal aB se disocia en forma prácticamente total:

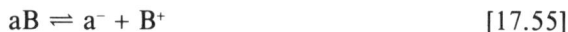

$$aB \rightleftharpoons a^- + B^+ \qquad [17.55]$$

de modo que la concentración de a⁻ provista por la sal resulta alta y puede ser considerada igual a la concentración total de ésta, [sal]; además, como la casi totalidad del ácido se halla no disociada, la concentración [aH] es prácticamente igual a la de ácido total, [ácido]:

$$[a^-] \approx [sal] \qquad y \qquad [aH] \approx [ácido] \qquad [17.56]$$

Reemplazando en la [17.54] se obtiene:

$$pH = pK_a + \log \frac{[sal]}{[ácido]} \qquad [17.57]$$

Esta ecuación muestra que el pH del sistema sólo depende del cociente entre la molaridad de la sal y la del ácido. Como al diluir la solución ambas molaridades mantienen su relación prácticamente constante (el cociente no cambia), la variación del pH es despreciable.

Las propiedades amortiguadoras de este sistema se deben a la presencia de la base fuerte a⁻ (proveniente de la sal), cuya concentración es suficientemente elevada como para captar la mayor parte de los hidrogeniones que se pudieran agregar a la solución.

Un sistema amortiguador también puede estar constituido por un hidróxido débil y su sal de igual catión. En ese caso se pueden deducir ecuaciones semejantes a las que acabamos de considerar y las propiedades del sistema son similares a las observadas.

Para explicar las propiedades de los sistemas reguladores hemos tomado un ejemplo sencillo, pero existen soluciones amortiguadoras que no están constituidas precisamente como lo hemos explicado. En tales casos la demostración de las propiedades reguladoras es más compleja y supera los límites fijados en esta obra.

3. Poder amortiguador

Aunque la mayor parte de los hidrogeniones que se agregan a un sistema regulador son captados por la base fuerte a⁻, la variación del pH es amortiguada, pero no impedida. Al combinarse los hidrogeniones con la base a⁻, la concentración de ésta desciende y la del ácido conjugado aH aumenta. En consecuencia el último término de la [17.54] disminuye y el pH del sistema desciende gradualmente. Si, por el contrario, se retiran hidrogeniones de la solución, el pH va aumentando por un proceso inverso.

Se llama **poder amortiguador**, *capacidad amortiguadora o poder "buffer"* de un sistema de esta clase a la cantidad de ácido fuerte (es decir, de hidrogeniones) que se le debe agregar o extraer* para que el pH de la solución varíe en una unidad (1UpH).

---

* Para extraer hidrogeniones de una solución basta agregar iones oxhidrilo los cuales, por constituir una base fuerte, toman los iones hidrógeno, formando agua: $H^+ + HO^- = H_2O$.

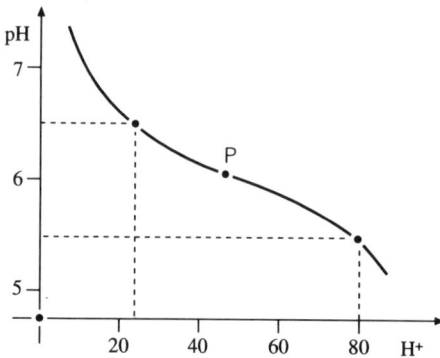

Figura 17.6. *Poder amortiguador. (Explicación en el texto.)*

En la figura 17.6 se muestra cómo varía el pH de una cantidad determinada de un sistema amortiguador al agregarle un ácido fuerte. Puede observarse en ella que para pasar de pH 6,5 a 5,5, es necesario agregar a la solución 55 mmol de un ácido fuerte. En este caso particular el poder amortiguador es de 55 mmol/UpH. También puede observarse en la figura que para iguales agregados de ácido fuerte, las variaciones de pH se hacen mayores, es decir, el poder amortiguador disminuye, a medida que el punto representativo de la solución se aleja del punto de inflexión P. En este punto el sistema muestra su mayor poder amortiguador y se puede demostrar que ello ocurre cuando las concentraciones de base fuerte a^- y de ácido débil aH (ecuaciones [17.54] y [17.57]) son iguales, de modo que el cociente del último término vale 1. En tal caso, su logaritmo vale 0 y cualquiera de las dos ecuaciones queda reducida a:

$$pH = pK_a \qquad [17.58]$$

Es decir, el sistema tiene su mayor poder amortiguador cuando el pH es igual al pK_a del ácido débil.

Puede observarse que la forma de la curva representada en esta última figura es análoga, aunque invertida, a la de la porción AB de la gráfica II de la figura 17.4. Ello se debe a que en ese tramo también se forma un sistema regulador. En efecto, en el punto R la mitad del ácido ha sido neutralizado y el sistema está formado por un ácido débil y su sal de un hidróxido fuerte.

D. POLIELECTRÓLITOS

1. Concepto

*Se llaman **polielectrólitos** a sustancias (generalmente formadas por macromoléculas) en cuya estructura intervienen varias agrupaciones atómicas capaces de ceder o tomar protones así como otros iones.* Según el pH de la solución, estas agrupaciones pueden cargarse de manera distinta al tomar o ceder protones: si la agrupación es negativa, al captar protones tiende a hacerse neutra; si es neutra, se hace positiva. Un ejemplo típico de la primera clase lo constituye el grupo resultante de la disociación del carboxilo de un ácido orgánico:

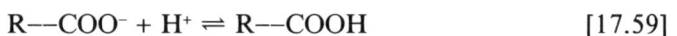

$$R{-}COO^- + H^+ \rightleftharpoons R{-}COOH \qquad [17.59]$$

TABLA 17.4. **Funciones ácidas y básicas de algunos polielectrólitos simples**

Sustancia	Fórmula	Equilibrio	pK
Glicocola	COOH │ CH_2–NH_2	$-COO^- + H^+ \rightleftharpoons -COOH$ $-NH_2 + H^+ \rightleftharpoons -NH^+_3$	2,35 9,78
Alanina	COOH │ CH–NH_2 │ CH	$-COO^- + H^+ \rightleftharpoons -COOH$ $-NH_2 + H^+ \rightleftharpoons -NH^+_3$	2,35 9,87
Ácido tioacético	COOH │ CH_2–SH	$-COO^- + H^+ \rightleftharpoons -COOH$ $-SH + H^+ \rightleftharpoons -SH^+_2$	3,67 10,31
Histidina	COOH │ CH–NH_2 │ CH_2 │ C=CH │ │ N NH $\backslash\backslash$ / CH	$-COO^- + H^+ \rightleftharpoons -COOH$ $-NH_2 + H^+ \rightleftharpoons -NH^+_3$ (equilibrio del anillo imidazólico)	1,82 9,17 6,00

El grupo amina es un ejemplo característico de la segunda clase:

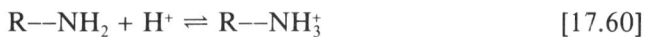

$$R-\!-NH_2 + H^+ \rightleftharpoons R-\!-NH^+_3 \qquad [17.60]$$

En ambas ecuaciones, R representa el resto de la molécula.

En los polielectrólitos existen diversas agrupaciones atómicas que pueden ceder o recibir protones y, como las constantes de equilibrio de cada uno de estos grupos son diferentes, un polielectrólito se comporta predominantemente como ácido o como base según la concentración de hidrogeniones del medio.

En la tabla 17.4 se dan algunos ejemplos de sustancias que tienen en su molécula diferentes sitios capaces de ceder o captar protones, sus fórmulas, los equilibrios en que participan y las expresiones logarítmicas de las constantes correspondientes.

Al efectuar la titulación de un polielectrólito, por poseer éste varias constantes de disociación, la curva difiere de la propia de un ácido o de una base, y generalmente aparecen varios puntos de inflexión. Esto permite reconocer que la especie de que se trata es una sustancia de esa clase (fig. 17.7).

2. Iones dipolares

Cuando una especie química como la glicocola contiene en su estructura dos grupos disociables, con constantes de disociación suficientemente distintas (tabla 17.4), la sustancia puede encontrarse en tres estados: si la concentración de

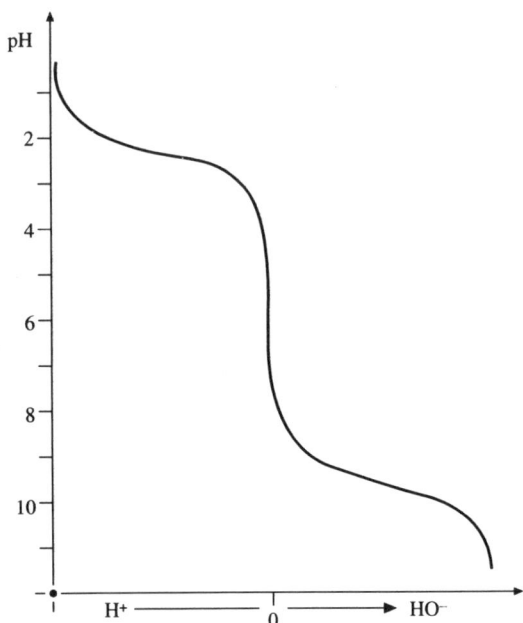

Figura 17.7. Curva de titulación de un polielectrólito: glicocola.

hidrogeniones de la solución es alta, el grupo ácido no cede su protón y el grupo amina toma un protón del medio. Si el medio es aproximadamente neutro, el grupo ácido cede su protón pero el grupo amina lo retiene. Por último, si la concentración de hidrogeniones es muy baja, ambos grupos pierden·el protón. Las tres estructuras resultantes y las respectivas constantes de disociación se representan a continuación:

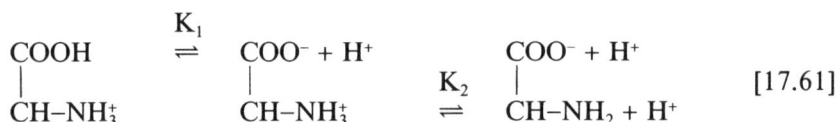

$$
\begin{array}{ccc}
\underset{\underset{\displaystyle CH-NH_3^+}{|}}{COOH} & \overset{K_1}{\rightleftharpoons} & \underset{\underset{\displaystyle CH-NH_3^+}{|}}{COO^- + H^+} \qquad \overset{K_2}{\rightleftharpoons} \qquad \underset{\underset{\displaystyle CH-NH_2 + H^+}{|}}{COO^- + H^+}
\end{array} \qquad [17.61]
$$

La estructura de la izquierda es un catión, mientras que la del extremo derecho es un anión. En cambio, la molécula central tiene una carga positiva en un sitio y una negativa en otro. La carga eléctrica total es nula pero, como las cargas de signos contrarios están en lugares diferentes, aquéllas constituyen un dipolo. Las estructuras como ésta reciben, por lo tanto, el nombre de *iones dipolares*. La formación de un ion dipolar como el de este caso se puede interpretar simplemente como la cesión del protón del grupo carboxilo al grupo amina, al disolver la sustancia en agua:

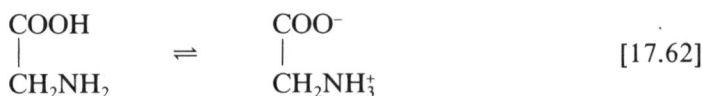

$$
\underset{\underset{\displaystyle CH_2NH_2}{|}}{COOH} \quad \rightleftharpoons \quad \underset{\underset{\displaystyle CH_2NH_3^+}{|}}{COO^-} \qquad [17.62]
$$

Como puede observarse en la [17.61], las dos constantes de disociación son ácidas, de modo que un ion dipolar puede ser interpretado como un caso particular de sustancia que puede disociarse como ácido en dos etapas, cada una de las cuales depende del pH del medio. Sin embargo, este caso no debe confundirse con el de los ácidos que poseen más de un átomo de hidrógeno ionizable como el carbónico (ecuaciones [17.31]), en cuyo caso las bases que resultan de la disociación son siempre aniones.

3. pH isoiónico e isoeléctrico

Los dos equilibrios de la ecuación [17.61] pueden formularse en general de la siguiente manera:

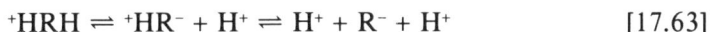

$$^+HRH \rightleftharpoons {^+HR^-} + H^+ \rightleftharpoons H^+ + R^- + H^+ \qquad [17.63]$$

en la que R representa toda la estructura salvo los protones intercambiables. Como se observa, en esta ecuación aparecen un catión, una especie neutra y un anión, cuyas concentraciones dependen del pH del medio; si éste disminuye, el equilibrio se desplaza hacia la izquierda; si aumenta, la transformación se vuelca hacia la derecha.

En la figura 17.8 se representan las concentraciones de las tres especies en función del pH, en ausencia de otros cationes o aniones. Como aparece en ella, existe una concentración de hidrogeniones para la cual el anión y el catión tienen concentraciones iguales. El pH en que esto ocurre recibe el nombre de pH *isoiónico* o punto isoiónico. Como en este caso la carga eléctrica total de la sustancia es nula, ésta no migra en ningún sentido en un campo eléctrico.

Se puede demostrar que en el pH isoiónico, la concentración de la especie neutra es máxima.

Si en la solución están presentes otros aniones o cationes, también existe un pH en el que no se produce migración, aunque su valor no coincide habitualmente con el punto isoiónico. Este pH recibe el nombre de pH o punto *isoeléctrico*.

Existen muchas macromoléculas, como las de las proteínas, que contienen una gran cantidad de grupos ácidos y básicos con constantes de disociación cercanas.

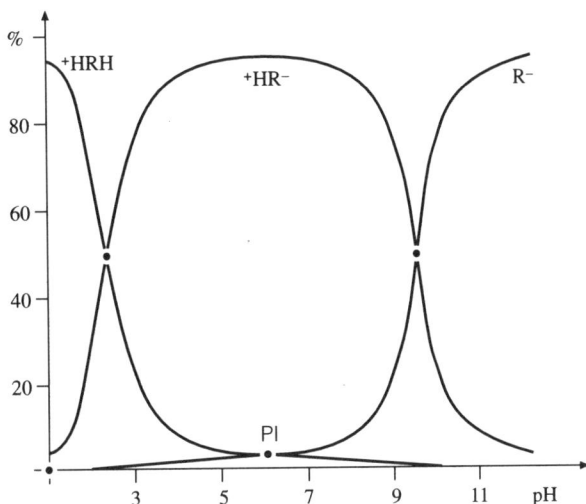

Figura 17.8. pH isoiónico (e isoeléctrico) con formación de iones dipolares.

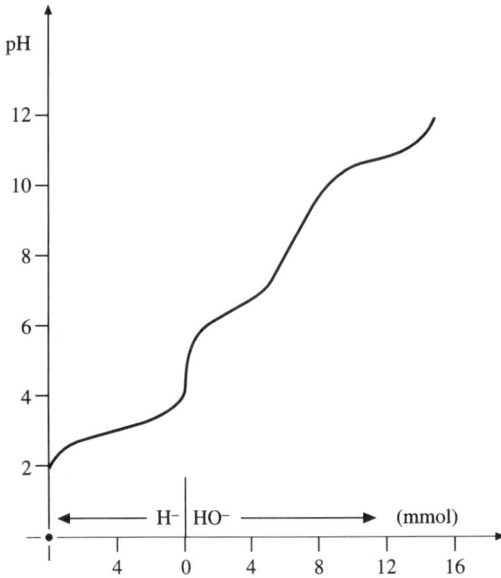

Figura 17.9. Curva de titulación de un polielectrólito −caseína−. (Explicación en el texto.)

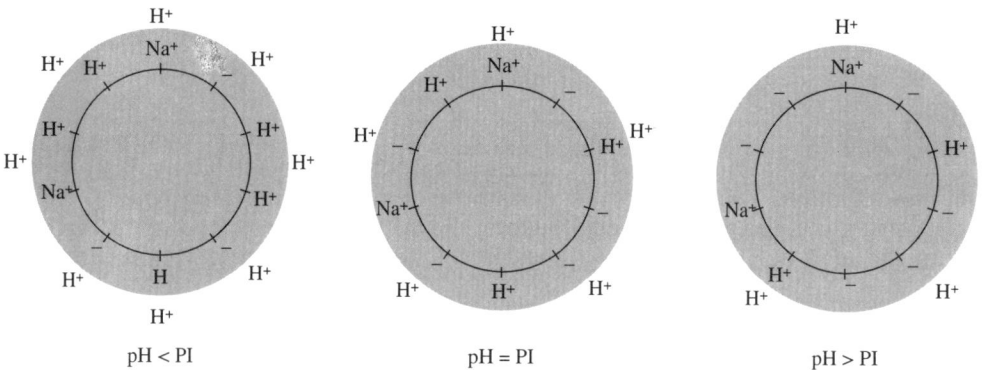

pH < PI   pH = PI   pH > PI

Figura 17.10. pH isoeléctrico de un polielectrico. PI: punto isoeléctrico.

En consecuencia, los grados de disociación se superponen al variar el pH y no es posible, por titulación, encontrar puntos de inflexión significativos (fig. 17.9). Por otra parte, si en la solución existen otros iones, no tiene significado el concepto de pH isoiónico. No obstante, se puede encontrar, como en el caso de los iones dipolares, un pH isoeléctrico tal que la carga neta de la macromolécula se hace nula y no migra en ningún sentido. En la figura 17.10 se representan muy esquemáticamente las cargas de una macromolécula de esta clase en presencia de otros iones en un medio de bajo pH, en su punto isoeléctrico y en una solución de pH alto.

18 Biofísica del estado ácido-básico

I. EL BALANCE Y LA AMORTIGUACIÓN DE HIDROGENIONES

A. BALANCE

1. Introducción

La concentración de iones hidrógeno desempeña un papel importante en los procesos biológicos. La acción enzimática, por ejemplo, es especialmente sensible al pH del medio. Por lo tanto, las variaciones de la concentración de hidrogeniones del medio interno tienen gran repercusión en todas las funciones del organismo. En el hombre, los valores extremos del pH del plasma compatibles con la vida son 6,8 y 7,8, (160 nmol/l y l6 nmol/l) y en condiciones normales oscila entre 7,35 y 7,44, (45 nmol/l y 36 nmol/l). El mantenimiento de la variable dentro de este rango requiere un balance que sólo puede sufrir pequeñas oscilaciones alrededor de 0 (pág. 283) y cuyo esquema se trata a continuación.

2. Tasas de producción y de eliminación

Como consecuencia de su metabolismo, las células vierten en el medio interno, en forma constante, una gran variedad de especies químicas, entre las cuales nos interesan en particular los iones hidrógeno provenientes de los ácidos fuertes y el dióxido de carbono (fig. 18.1). Éste, como ya se ha descrito (pág. 267), es también, en forma indirecta, una fuente de hidrogeniones.

Los iones hidrógeno que resultan como tales de los procesos metabólicos, entre 50 mmol/d y 80 mmol/d, ingresan en la sangre directamente con una tasa del orden de 50 µmol/min y son efectivamente eliminados por los riñones.

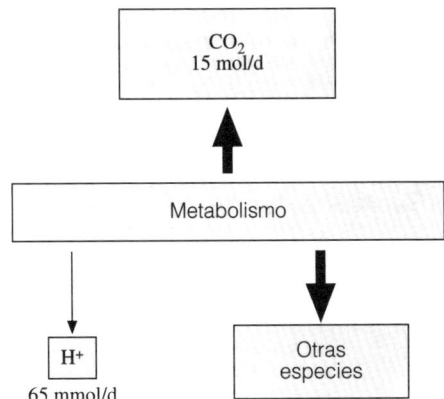

Figura 18.1. *Producción del dióxido de carbono y de hidrogeniones por el metabolismo.*

Sin embargo, por estricto que sea el balance nulo mencionado, no es suficiente por sí solo para reducir la concentración de hidrogeniones en el medio interno a valores del orden de los 40 nmol/l.

Si consideramos que para ser eliminados, los 50 μmol que se producen por minuto, deben ser transportados por 1 l de agua aproximadamente (el agua del volumen de sangre que pasa por los riñones por minuto), la concentración de hidrogeniones en la sangre sería del orden de 50 μmol/l y el pH de la misma estaría comprendido entre 4 y 5, bien lejos de los valores compatibles con la vida.

Como ya vimos, el dióxido de carbono es, a su vez, una fuente de hidrogeniones. En condiciones de relativo reposo, el organismo produce alrededor de 10 mmol/min (15 mol/d) de dióxido de carbono, lo que da origen a una cantidad de iones hidrógeno del mismo orden*.

B. SISTEMAS AMORTIGUADORES DE LA SANGRE

1. Bases "buffer". Principio isohídrico

Afortunadamente, no todos los hidrogeniones viajan libres; la casi totalidad de ellos lo hacen ligados a proteínas y a algunos aniones no proteicos, especies que constituyen las llamadas *bases "buffer"*. Las especies químicas que desempeñan este papel varían de un compartimiento del organismo a otro, pero en cada uno de ellos, todas están en equilibrio con la concentración de hidrogeniones (única) propia del compartimiento. Así, por ejemplo, la misma concentración de hidrogeniones determina los dos equilibrios que siguen:

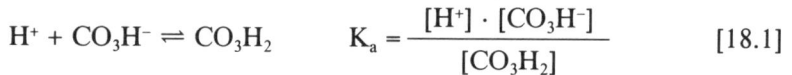

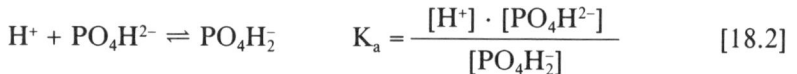

$$H^+ + CO_3H^- \rightleftharpoons CO_3H_2 \qquad K_a = \frac{[H^+] \cdot [CO_3H^-]}{[CO_3H_2]} \qquad [18.1]$$

$$H^+ + PO_4H^{2-} \rightleftharpoons PO_4H_2^- \qquad K_a = \frac{[H^+] \cdot [PO_4H^{2-}]}{[PO_4H_2^-]} \qquad [18.2]$$

si ambas bases (CO_3H^- y PO_4H^{2-}) se encuentran en la misma solución. Este hecho se enuncia con el nombre de *principio isohídrico* y, en virtud del mismo, la concentración de hidrogeniones de un compartimiento dado puede ser determinada a partir de cualquiera de los equilibrios que se dan en aquél con ese ion.

A continuación estudiaremos las propiedades reguladoras del plasma y de los glóbulos.

2. Propiedades reguladoras del plasma

a. Electrólitos del plasma

Normalmente el plasma contiene alrededor de 154 mEq/l de cationes (principalmente sodio) que, por ser especies apróticas, no desempeñan un papel directo en el estado ácido-básico y sólo contribuyen a compensar la carga negativa de los aniones.

---

* Esto ocurre debido a la presencia de bases "buffer". En solución acuosa la producción de hidrogeniones sería sumamente pequeña.

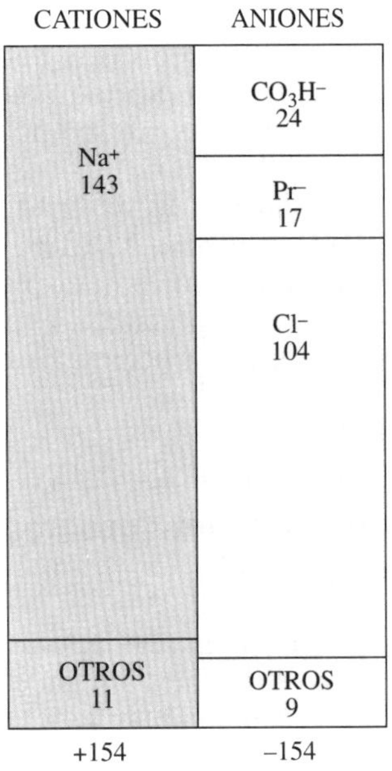

CATIONES   ANIONES

Na⁺ 143	CO_3H^- 24
	Pr^- 17
	Cl^- 104
OTROS 11	OTROS 9

+154   −154

Figura 18.2. *Iones del plasma. Los números indican concentraciones expresadas en mEq/l.*

En cuanto a los aniones, los más abundantes son el cloruro, el bicarbonato y los aniones proteicos (fig. 18.2). El primero, así como el sulfato, son bases sumamente débiles que al pH del plasma no captan protones. Lo mismo ocurre con otros aniones orgánicos.

Sólo el bicarbonato, los aniones proteicos, el ion fosfato monoácido (PO_4H^{2-}), y los fosfatos orgánicos, tienen propiedades amortiguadoras y, de ellos, únicamente los dos primeros son significativos por su concentración.

b. Aniones amortiguadores

1. Aniones no proteicos. De acuerdo con las ecuaciones [18.1] y [18.2] las concentraciones de los iones bicarbonato y fosfato dependen de la concentración de hidrogeniones, por lo cual se dice que estos aniones son pH-dependientes. Por lo ya explicado, sólo consideraremos el bicarbonato, cuya concentración en el plasma es de 24 mEq/l aproximadamente.

2. Papel de las proteínas. Ya sabemos que las proteínas pueden ceder y tomar protones por medio de sus grupos carboxilo y amino no empleados en las uniones peptídicas. Sin embargo, dentro del rango de pH fisiológico, lo hacen principalmente por otras agrupaciones laterales como el grupo imidazol.

Para nuestro objeto, representaremos los aniones proteicos mediante el símbolo **Pr**⁻, incluyendo en él todos los grupos funcionales libres. El equilibrio con el ion hidrógeno quedará representado por:

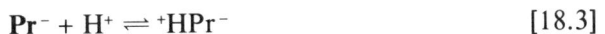

$$Pr^- + H^+ \rightleftharpoons {}^+HPr^-$$ [18.3]

Para simplificar, hemos representado el compuesto del segundo miembro de esta expresión como eléctricamente neutro pero no es forzoso que los iones hidrógeno unidos de esta manera equilibren exactamente las cargas negativas libres.

Como lo muestra esta ecuación, el ion proteinato también es pH-dependiente. Normalmente, las proteínas del plasma proveen la carga negativa neta correspondiente a 17 mEq/l, aproximadamente. Esta cantidad es el saldo de las cargas positivas y negativas que, como sabemos, se hallan distribuidas en distintos lugares de sus moléculas.

De acuerdo con lo descrito, los aniones pH-dependientes constituyen la base amortiguadora o base "buffer" del plasma. En condiciones normales, la concentración de base "buffer" del plasma es de alrededor de 42 mEq/l: 24 mEq/l provistos por el bicarbonato, 17 mEq/l por la carga negativa neta de las proteínas y 1 mEq/l por otras especies. Esto se representa como sigue:

$$[BB]_p = 42 \text{ mEq/l} \qquad [18.4]$$

3. Sistemas amortiguadores de los glóbulos

a. Hemoglobina

Las propiedades reguladoras de la hemoglobina se deben fundamentalmente a la histidina que entra en su composición y que, dentro del rango de pH del organismo, puede captar iones hidrógeno por medio de su grupo imidazol (tabla 17.4). Representaremos el equilibrio entre la hemoglobina (con cualquier grado de oxigenación) y el ion hidrógeno de la siguiente forma:

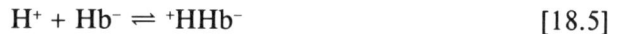

$$H^+ + Hb^- \rightleftharpoons {}^+HHb^- \qquad [18.5]$$

La gráfica de la figura 18.3 representa la curva de titulación de 1 mmol de oxihemoglobina dentro del rango de pH fisiológico. Como se puede observar, la gráfica es prácticamente una recta y su poder amortiguador $\mathbf{B}$ (pág. 337) viene dado por:

$$\mathbf{B} = \frac{0,25 \text{ mmol}}{0,10 \text{ UpH}} = 2,5 \frac{\text{mmol}}{\text{UpH}} \text{ (para 1 mmol de Hb)} \qquad [18.6]$$

La hemoglobina desoxigenada es una base algo más fuerte que la oxigenada, de modo que la transformación de la primera en la segunda durante su función

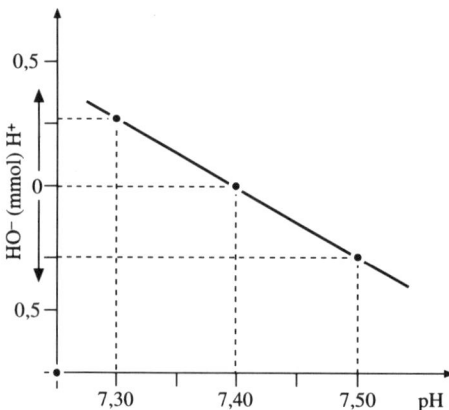

Figura 18.3. Curva de titulación de la oxihemoglobina.

respiratoria implica una pérdida de base "buffer"; pero su importancia no es suficiente como para que la consideremos, dado el nivel que hemos asignado a este tema.

En virtud de sus propiedades amortiguadoras y de su concentración, la hemoglobina constituye, en condiciones normales, la principal base "buffer" de los glóbulos y de la sangre entera (plasma y glóbulos).

b. Otros sistemas amortiguadores

Además de la hemoglobina, los glóbulos contienen otras especies capaces de captar protones. Entre ellas, la más importante es el bicarbonato, seguido por los fosfatos inorgánicos y orgánicos. Juntamente con la hemoglobina, todas estas especies confieren a los glóbulos una concentración de base "buffer" mayor que la del plasma:

$$[BB]_g = 55 \text{ mEq/l} \qquad [18.7]$$

4. Base "buffer" de la sangre

La concentración de base "buffer" de la sangre entera se puede calcular a partir las ecuaciones [18.4] y [18.7] y del hematócrito. Si éste vale 0,45 la concentración de base "buffer" de la sangre resulta:

$$[BB]_s = 42 \text{ mEq/l} \times 0,55 \ 1 + 55 \text{ mEq/l} \times 0,45 = 48 \text{ mEq/l} \qquad [18.8]$$

Esta concentración representa el saldo negativo de todas las cargas eléctricas (negativas y positivas) pertenecientes a las especies capaces de fijar iones hidrógeno en el rango de pH del organismo.

C. EL pH DEL PLASMA Y LA PRESIÓN PARCIAL DE DIÓXIDO DE CARBONO

1. Ecuación de Henderson-Hasselbach

En el capítulo 13 observamos que cuando el dióxido de carbono ingresa en la sangre, primero se disuelve en el agua de aquélla y luego reacciona con esa sustancia formando ácido carbónico:

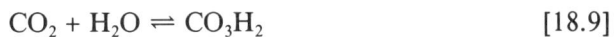

$$CO_2 + H_2O \rightleftharpoons CO_3H_2 \qquad [18.9]$$

La constante de equilibrio de esta reacción está dada por:

$$k = \frac{[CO_3H_2]}{[CO_2] \cdot [H_2O]} \qquad [18.10]$$

la cual, por razones análogas a las explicadas respecto del producto iónico del agua (pág. 326), puede escribirse como sigue:

$$[CO_3H_2] = K_h \cdot [CO_2] \qquad [18.11]$$

incluyendo en la constante K_h la molaridad del agua. Esta constante recibe el nombre de *constante de hidratación* y su valor a 38 °C es del orden de 3×10^{-3}.

El ácido carbónico, a su vez, se disocia dando ion hidrógeno y bicarbonato (ecuación [13.35]):

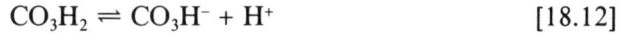

$$CO_3H_2 \rightleftharpoons CO_3H^- + H^+ \qquad [18.12]$$

y el equilibrio correspondiente obedece a la primera de las ecuaciones [17.32]:

$$K_a = \frac{[CO_3H^-] \cdot [H^+]}{[CO_3H_2]} \qquad [18.13]$$

La constante K_a, a 37 °C en solución salina, oscila alrededor de $2,5 \times 10^{-4}$. Escribiendo la [17.52] para el ácido carbónico, tenemos:

$$\frac{1}{[H^+]} = \frac{1}{K_a} \cdot \frac{[CO_3H^-]}{[CO_3H_2]} \qquad [18.14]$$

Si en esta ecuación reemplazamos $[CO_3H_2]$ por el segundo miembro de la [18.11] y luego $[CO_2]$ de acuerdo con la ley de Henry (ecuación [1.37]), resulta:

$$\frac{1}{[H^+]} = \frac{1}{K_a} \cdot \frac{[CO_3H_2]}{K_h \cdot \beta \cdot P_{CO_2}} \qquad [18.15]$$

Introduciendo el valor de β dado en la página 264 y los valores de K_a y K_h que acabamos de dar obtenemos:

$$\frac{1}{[H^+]} = \frac{1}{3 \times 10^{-3} \times 2,5 \times 10^{-4}} \cdot \frac{[CO_3H_2]}{0,03 \times P_{CO_2}} \qquad [18.16]$$

Pasando a logaritmos resulta:

$$\log \frac{1}{[H^+]} = \log \frac{1}{7,5 \times 10^{-7}} + \log \frac{[CO_3H_2]}{0,03 \times P_{CO_2}} \qquad [18.17]$$

la cual se puede escribir:

$$pH = 6,1 + \log \frac{[CO_3H^-]}{0,03 \cdot P_{CO_2}} \qquad [18.18]$$

Ésta es la ecuación de Henderson-Hasselbach adecuada al sistema dióxido de carbono-bicarbonato. Permite obtener el pH del plasma a partir de la molaridad del bicarbonato y de la presión parcial de dióxido de carbono.

Las modificaciones de las tres variables que aparecen en la [18.18] pueden ser estudiadas en el plasma mediante diversos tipos de representaciones. A continuación emplearemos una de ellas.

2. Diagrama de Davenport

En este diagrama se representa el pH en el eje de abscisas y la concentración de bicarbonato en el de ordenadas. En cuanto a la presión parcial de dióxido de carbono, queda indicada como se explica a continuación: si se introduce en la ecuación de Henderson-Hasselbach una presión de dióxido de carbono constante, por ejemplo 40 torr (53 hPa), y se calculan los pH correspondientes a diferentes concentraciones de bicarbonato, se obtiene un conjunto de pares de valores de pH y de $[CO_3H^-]$ (tabla 18.1) que permiten trazar una curva en el sistema de coordenadas. Esta curva representa las concentraciones de bicarbonato correspondientes a cualquier pH, para una presión parcial de dióxido de carbono de 40 torr. De la misma manera pueden obtenerse las curvas propias de otras presiones. Estas curvas reciben el nombre de isóbaras (fig. 18.4).

TABLA 18.1. **pH en función de la concentración de bicarbonato para una presión parcial de dióxido de carbono de 40 torr**

$[CO_3H^-]$ (mmol/l)	pH	$[CO_3H^-]$ (mmol/l)	pH
10	7,02	30	7,50
15	7,20	35	7,57
20	7,32	40	7,62
25	7,42	45	7,67

En el sistema de referencia que acabamos de establecer podemos representar mediante un punto los valores de las tres variables en un estado determinado y analizar los desplazamientos que sufre aquél al modificar las condiciones del sistema. El punto A representa las condiciones normales; en la sección que sigue estudiaremos sus desplazamientos.

D. COMPORTAMIENTO DE LOS SISTEMAS AMORTIGUADORES DE LA SANGRE

1. Equilibrios en los que participan

De acuerdo con lo expuesto en las secciones anteriores, la base "buffer" total de la sangre está constituida por los iones bicarbonato (del plasma y de los glóbulos),

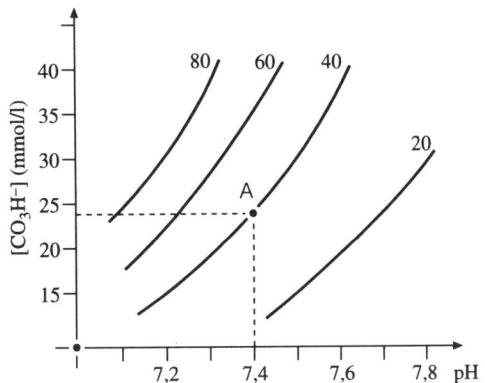

Figura 18.4. Diagrama de Davenport. Isóbaras.

proteinato (del plasma), hemoglobinato (de los glóbulos) y otras bases de menor importancia como los fosfatos.

De todas ellas, sólo el bicarbonato se halla indirectamente en equilibrio con el dióxido de carbono del aire alveolar (capítulo 13) a través de las transformaciones representadas por las ecuaciones [18.9] y [18.12], que pueden resumirse como:

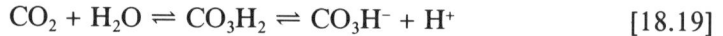

$$CO_2 + H_2O \rightleftharpoons CO_3H_2 \rightleftharpoons CO_3H^- + H^+ \qquad [18.19]$$

En cuanto al resto de las bases, tanto ellas como sus ácidos conjugados no pueden desprenderse por pasaje a una fase gaseosa. Por este motivo las denominaremos *bases no volátiles* y las representaremos en conjunto mediante el símbolo Buf^-. De este modo, la base "buffer" total de la sangre queda representada por:

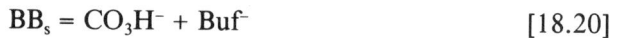

$$BB_s = CO_3H^- + Buf^- \qquad [18.20]$$

y el equilibrio entre las bases no volátiles y el ion hidrógeno por:

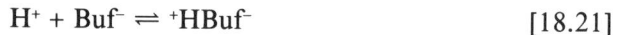

$$H^+ + Buf^- \rightleftharpoons {}^+HBuf^- \qquad [18.21]$$

Como se comprende, en esta expresión se hallan incluidos los equilibrios [18.3] y [18.5], y los correspondientes a las bases de menor importancia.

Los equilibrios que acabamos de resumir mediante las expresiones [18.19] y [18.21] pueden ser desplazados por modificaciones de la presión parcial de dióxido de carbono y por el agregado de iones hidrógeno o de bases. A continuación analizaremos estas posibilidades, previa una importante consideración referente al orden de magnitud de las concentraciones que intervienen.

2. Orden de magnitud de las concentraciones

Comparemos la concentración de hidrogeniones con la de las bases "buffer". A $pH = 7,4$ la concentración de iones hidrógeno es de 0,00004 mmol/l (o mEq/l) mientras que la de base "buffer" de la sangre es del orden de 50 mEq/l. Como se observa, la concentración de hidrogeniones es alrededor de 1.000.000 veces menor que la de base "buffer". Al pasar de $pH = 7,4$ a $pH = 7,0$, el aumento en la concentración de hidrogeniones es de sólo 0,00006 mmol/l. Sin embargo, para lograr esa variación de pH en una muestra de sangre hay que añadirle aproximadamente 20 mmol/l de ion hidrógeno, pues prácticamente la totalidad de los iones agregados se une a las bases "buffer" y sólo la insignificante parte ya mencionada queda en solución modificando el pH (fig. 18.5). En el proceso inverso, si se extraen de la sangre 20 mmol/l de ion hidrógeno, prácticamente la totalidad se desprende de los sistemas "buffer", mientras que sólo 0,00006 mmol/l provienen del que se hallaba en solución. Como puede apreciarse, la cantidad de iones hidrógeno que participa en la modificación del pH es despreciable frente a la que se une o desprende de los sistemas "buffer". En consecuencia, a los efectos de calcular las variaciones en la concentración de las bases "buffer" corresponde considerar que la totalidad del ion hidrógeno que ingresa en (o se desprende de) la sangre se une a (o proviene de) los sistemas "buffer". Así lo haremos en los apartados que siguen, sin olvidar que la pequeñísima fracción que queda libre no es despreciable respecto de las variaciones de pH.

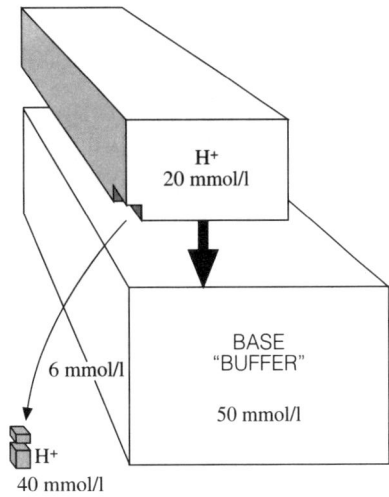

Figura 18.5. *Agregado de iones hidrógeno a la sangre. La casi totalidad de los iones agregados es captada por las bases "buffer".*

3. Desplazamiento de los equilibrios

a. Modificaciones de la presión parcial de dióxido de carbono

Si se toma una muestra de plasma o de sangre normal (pH = 7,4; P_{CO_2} = 40 torr) y se aumenta la presión parcial de dióxido de carbono, se produce un incremento en la concentración de esa sustancia disuelta y los equilibrios representados por la ecuación [18.19] se desplazan hacia la derecha originando nuevas cantidades de los iones bicarbonato e hidrógeno (fig. 18.6). Este último ion se une con las bases no volátiles, como lo muestra la ecuación [18.21], mientras que la ínfima parte que

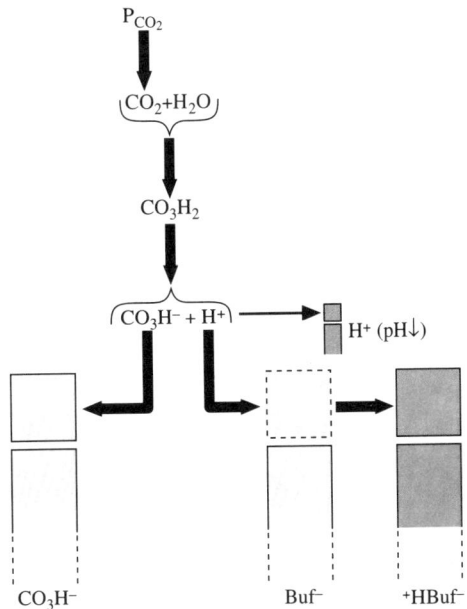

Figura 18.6. *Efectos del aumento de la presión parcial de dióxido de carbono en la fase gaseosa en contacto con el plasma o la sangre.*

queda en solución provoca un descenso del pH. Este descenso mantiene desplazados los equilibrios [18.19] y [18.21] hacia la derecha. Por su parte, el nuevo bicarbonato formado queda en solución, de modo que la molaridad de ese ion aumenta.

Como se observa, si se modifica la presión parcial de dióxido de carbono, cambia la concentración de los aniones pH-dependientes. Sin embargo, si bien se modifican las concentraciones particulares de los diferentes iones, la concentración total de base "buffer" dada por la suma de las cargas de todos los iones pH-dependientes no varía. Al producirse iones bicarbonato de acuerdo con la ecuación [18.19] se produce igual cantidad de iones hidrógeno, y éstos se unen a las bases no volátiles provocando una disminución equivalente de esas bases; es decir, lo que se "gana" en bicarbonato se "pierde" en bases no volátiles.

Si, por el contrario, la presión de dióxido de carbono disminuye, el proceso queda representado invirtiendo en la figura el sentido de todas las flechas y volviendo las concentraciones al estado inicial; desciende la concentración de bicarbonato, para lo cual debe consumir una cantidad equivalente de iones hidrógeno, y éstos provienen de los unidos a las bases no volátiles generando, al desprenderse, una cantidad equivalente de base conjugada. Por lo tanto, tampoco en este caso cambia la concentración de base "buffer" de la sangre: lo que se "pierde" en bicarbonato se "gana" en bases no volátiles.

De acuerdo con lo explicado, al aumentar la presión parcial de dióxido de carbono, el punto representativo en el diagrama (fig. 18.7) se desplaza a partir del punto A hacia arriba (aumento de la concentración de bicarbonato) y hacia la izquierda (disminución del pH) pasando por isóbaras de presiones de dióxido de carbono crecientes (puntos B o D). Si la presión parcial de dióxido de carbono disminuye, el desplazamiento se produce en sentido contrario (puntos C o E).

La gráfica obtenida recibe el nombre de curva de equilibrio; en la práctica resulta casi una recta y es diferente para el plasma aislado o en presencia de los glóbulos (sangre). En el primer caso sólo participan en forma significativa los equilibrios representados por las ecuaciones [18.19] y [18.3], y la recta resulta con una determinada pendiente. Pero si el plasma se halla en contacto con los glóbulos interviene también la hemoglobina (ecuación [18.5]) y como ésta tiene una apreciable capacidad para tomar iones hidrógeno, la cantidad que se necesita producir por disociación del ácido carbónico para llegar a un determinado pH es mayor que en el plasma aislado. La cantidad de bicarbonato resultante de esa disociación también aumenta y el equilibrio [18.19] sólo puede mantenerse (a igual pH) si aumenta

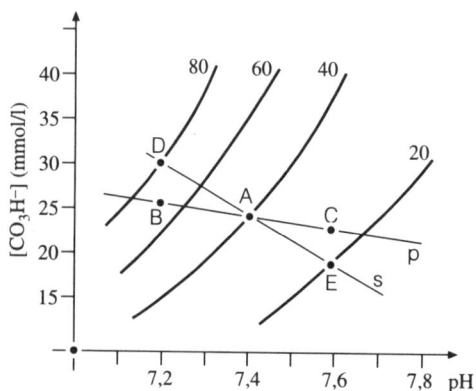

Figura 18.7. *Diagrama de Davenport. Curvas de equilibrio del plasma separado (p) y de la sangre (s).*

la presión parcial de dióxido de carbono. En consecuencia, para lograr una misma disminución de pH del plasma se requiere un mayor aumento de presión parcial de dióxido de carbono en el caso de la sangre entera (punto D) que en el del plasma aislado (punto B). Por lo tanto, la recta s correspondiente al plasma equilibrado con los glóbulos (fig. 18.7) es más empinada que la del plasma aislado p. Esta última recta recibe el nombre de *curva de equilibrio del plasma separado*, mientras que la obtenida equilibrando el plasma en presencia de los glóbulos se denomina *curva de equilibrio del plasma verdadero o de la sangre* (aunque las variables registradas son del plasma).

b. Ingreso de ácido o de base

Si a una muestra de plasma o de sangre se le agrega una cantidad de ácido fuerte, manteniendo constante la presión parcial de dióxido de carbono, el ion hidrógeno introducido se une con el bicarbonato y las bases no volátiles, mientras que la parte despreciable que queda en solución provoca una disminución del pH (fig. 18.8). La combinación del ion hidrógeno con las bases "buffer" provoca una disminución de las mismas igual a la cantidad de ácido agregado. La combinación de los hidrogeniones con el bicarbonato provoca el desprendimiento de dióxido de carbono.

En la gráfica (fig. 18.9) el punto representativo se desplaza por una isóbara (presión parcial de dióxido de carbono constante) hacia la izquierda (disminución del pH) y hacia abajo (reducción de la concentración de bicarbonato), quedando, por ejemplo, en la posición B o D.

Si en lugar de un ácido fuerte ingresa una cantidad de iones oxhidrilo (p. ej., agregando hidróxido de sodio), éstos se unen con igual cantidad de iones hidrógeno. Tales iones provienen de la disociación del ácido carbónico y de los unidos a las bases no volátiles (fig. 18.10). Los primeros implican una cantidad de bicarbonato igual a la de ion hidrógeno formado, y el ácido carbónico es regenerado por

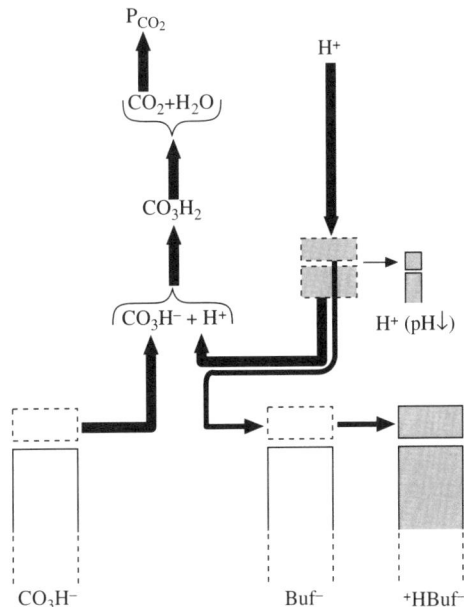

Figura 18.8. Efectos del agregado de hidrogeniones a una muestra de plasma separado o de sangre.

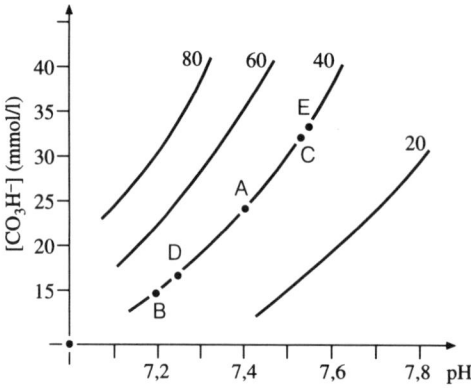

Figura 18.9. Diagrama de Davenport. Desplazamiento del punto representativo del plasma o de la sangre (B o D) por el agregado de iones hidrógeno y por el agregado de base fuerte (C y E).

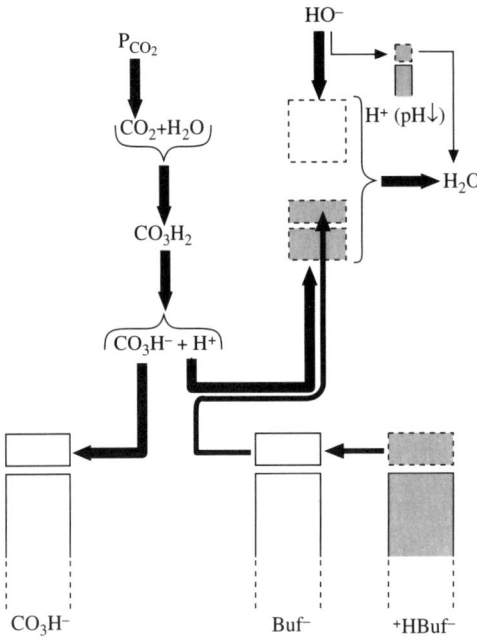

Figura 18.10. Efectos del agregado de base fuerte (oxhidrilo) a una muestra de plasma separado o de sangre.

desplazamiento del equilibrio [18.19] hacia la derecha puesto que, de acuerdo con la ley de Henry, la [18.9] y la [18.11] concentración de ese ácido sólo depende de la presión parcial de dióxido de carbono. En cuanto al ion hidrógeno unido a las bases no volátiles, al desprenderse de ellas da origen a cantidades equivalentes de las bases conjugadas correspondientes. El resultado es un aumento de base "buffer" igual a la cantidad de oxhidrilo añadida. Sólo una parte despreciable del oxhidrilo agregado se une a parte del ion hidrógeno ya existente en solución, produciendo un aumento del pH.

En el diagrama (fig. 18.9) el punto representativo se desplaza por una isóbara hacia la derecha y hacia arriba (punto C o E).

Como se observa, también en estos casos los desplazamientos son diferentes para el plasma separado (punto B y C) y para el plasma verdadero (puntos D y E).

E. EXCESO DE BASE. BASE "buffer" NORMAL

1. Concepto

Como acabamos de explicar, el agregado de iones hidrógeno o de bases a una muestra de sangre normal produce en ésta una variación en la concentración de base "buffer" equivalente a la cantidad de ácido o de base agregada. *Esta variación recibe el nombre de exceso de base.* El exceso de base se considera negativo cuando es la consecuencia del agregado de un ácido, es decir, cuando la base "buffer" disminuye, y positivo cuando resulta del ingreso de una base, en cuyo caso la base "buffer" aumenta.

De acuerdo con lo explicado, se puede definir el exceso de base [EB] como la diferencia entre la concentración de base "buffer" [BB] que una determinada muestra de sangre tiene en un estado dado, y la de base "buffer" normal [BBN] de esa sangre:

$$[EB] = [BB] - [BBN] \qquad [18.22]$$

Se denomina base "buffer" normal la concentración de base "buffer" que posee la sangre si el pH de su plasma es 7,4 al equilibrar la muestra con una presión parcial de dióxido de carbono de 40 torr. Para que esta condición se cumpla, la concentración de bicarbonato en el plasma, de acuerdo con la ecuación [18.18], debe ser forzosamente de 24 mmol/l, pero la concentración de las proteínas, y en particular la de hemoglobina, puede variar, de modo que cada individuo en cada estado tiene su propia concentración de base "buffer" normal.

Tanto el exceso de base como la base "buffer" normal pueden ser definidos para el plasma, para los glóbulos o para la sangre entera, como se hizo antes con el concepto de base "buffer".

2. Plasma y sangre normales y con exceso de base

Ya tratamos la cuestión de que tanto el plasma de la sangre entera como el plasma aislado normales tienen pH 7,4 cuando la presión parcial del dióxido de carbono es de 40 torr y en tal caso su concentración de bicarbonato debe ser, forzosamente, 24 mmol/l; en consecuencia, las curvas de equilibrio de ambos sistemas p y s, deben pasar por el punto A (fig. 18.7). Estas dos rectas tienen exceso de base nulo:

$$[EB] = 0 \qquad [18.23]$$

Supongamos ahora que en la sangre entran 10 mmol/l de ácido fuerte y que la presión parcial de dióxido de carbono es de 40 torr. Ya expusimos que el punto representativo se desplaza hacia abajo y a la izquierda (fig. 18.9 punto D). De acuerdo con lo explicado, este punto corresponde a una muestra con exceso de base negativo:

$$[EB] = -10 \qquad [18.24]$$

Si ahora se modifica la presión parcial de dióxido de carbono, se obtiene una curva de equilibrio s_1 (fig. 18.11) que pasa por ese punto y que, de acuerdo con lo explicado, tiene exceso de base constante.

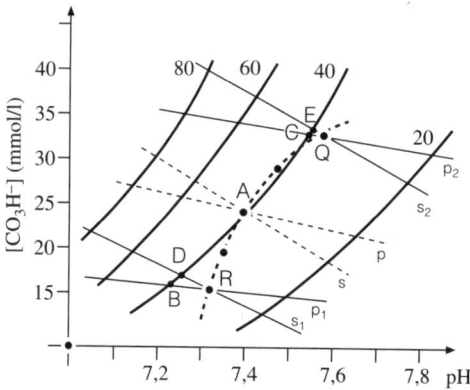

Figura 18.11. *Diagrama de Davenport. Curvas de equilibrio de plasma y de sangre con exceso de base negativo (p_1 y s_1) y con exceso de base positivo (p_2 y s_2).*

De igual modo se puede proceder con una muestra de plasma separado, y lo mismo puede hacerse agregando 10 mmol/l de base, en lugar de ácido fuerte. De esta manera se obtienen, por ejemplo, las curvas s_1 y p_1 de plasma y de sangre con exceso de base negativo (–10 mmol/l) y s_2 y p_2 con exceso de base positivo (+ 10 mmol/l).

En general, todas las rectas que quedan arriba y a la derecha de las normales representan muestras con exceso de base positivo y las situadas abajo y a la izquierda, negativo.

Las intersecciones de las curvas de plasma y de sangre de igual exceso de base (positivo, negativo o nulo) determinan una curva, QAR, cuyos puntos representan los diferentes excesos de base posibles y que recibe el nombre de *curva de exceso de base*. El punto de intersección de esta curva y la de equilibrio de una muestra de plasma o de sangre indica el exceso de base de la muestra.

II. FLUJOS Y EQUILIBRIOS DEL BALANCE ÁCIDO-BÁSICO

A. LA ELIMINACIÓN DE LOS HIDROGENIONES

1. Los mecanismos de eliminación

Como ya expusimos, el metabolismo genera, por día, alrededor de 70 mmol de hidrogeniones y 15 mol de dióxido de carbono. Para mantener el balance nulo, exactamente la misma cantidad de hidrogeniones metabólicos directos, alrededor de 50 μmol/min deben ser eliminados por vía renal al tiempo que alrededor de 10 mmol/min de dióxido de carbono (que también generan hidrogeniones) son eliminados por vía respiratoria.

La figura 18.12 muestra los mecanismos que generan los hidrogeniones y su amortiguación, y los que tienen lugar en las dos vías diferentes de eliminación.

El metabolismo celular (izquierda) produce en este caso 10 mmol/min de dióxido de carbono, lo que origina una cantidad de iones hidrógeno del mismo orden por desplazamiento del equilibrio [18.19] hacia la derecha (en la figura, hacia la izquierda).

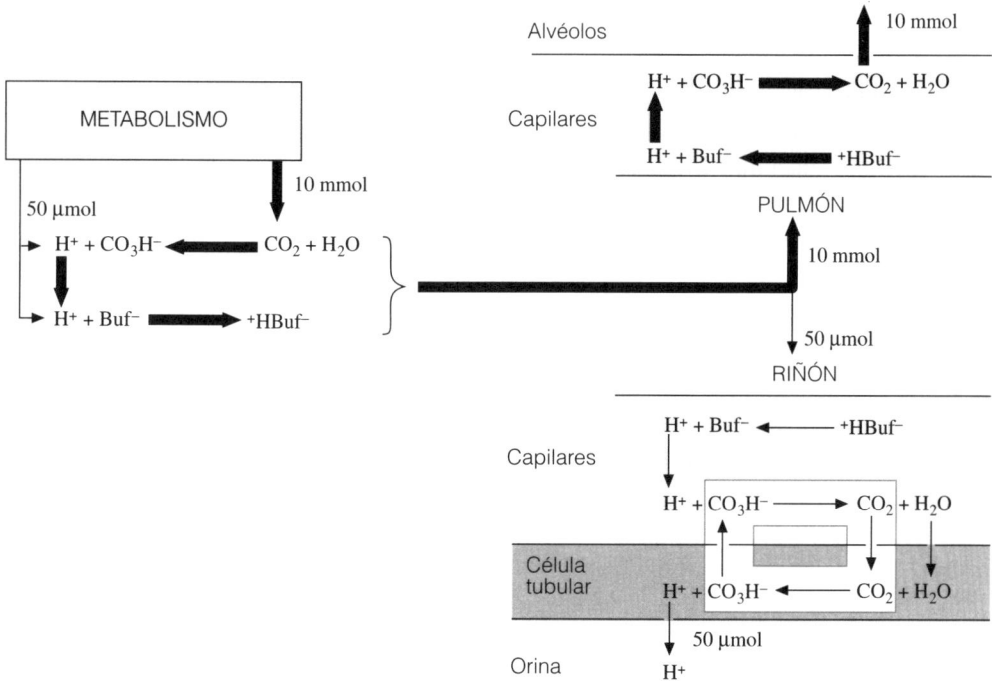

Figura 18.12. *Producción de hidrogeniones y su eliminación por las vías respiratoria y renal. Recuadrado, circuito menor del bicarbonato entre la célula tubular y el medio extracelular. (En la luz tubular, orina, no se ha cuidado la condición de electroneutralidad, cuyo mecanismo se explica en la figura 18.13.)*

Estos hidrogeniones desplazan el equilibrio [18.21] de las bases no volátiles hacia la derecha, combinándose con ellas. Simultáneamente se producen 50 μmol de iones hidrógeno metabólicos directos, que se mezclan con los otros y se comportan de igual modo. Una ínfima parte de los hidrogeniones generados (no representada en la figura) queda en solución haciendo descender ligeramente el pH.

Mediante la liberación de dióxido de carbono y la inversión de estos procesos, desaparecen en los pulmones formando agua, los hidrogeniones originados indirectamente por el dióxido de carbono. Queda así en libertad una cantidad equivalente de bases no volátiles (arriba a la derecha).

Los 50 μmol metabólicos son eliminados por los riñones mediante el proceso que se representa abajo a la derecha, el cual se explica en detalle en las obras de Fisiología. En este esquema corresponde destacar lo siguiente:

1. El ion hidrógeno que las células tubulares renales eliminan, entra en ellas desde el intersticio formando parte del agua.

2. El dióxido de carbono que participa en ese proceso proviene del bicarbonato.

3. Esa misma cantidad de bicarbonato vuelve al medio interno, de modo que en este caso no se elimina dióxido de carbono.

4. En el interior de las células tubulares, los equilibrios se desplazan en el sentido que se muestra en la figura, debido a la extracción de ion hidrógeno, que es volcado a la luz tubular por un mecanismo de contratransporte.

2. Fenómenos renales relacionados

a. Neutralización de los hidrogeniones

Como sabemos, la tasa de eliminación de hidrogeniones por vía renal es del orden de 60 mmol/d, mientras que la excreción de orina es de 1,5 l/d aproximadamente.

De esto se podría inferir que los hidrogeniones deberían ser excretados con una concentración de 40 mmol/l. Pero como su concentración en el interior celular es del orden de 100 nmol/l, el sistema de transporte no dispone de energía suficiente para superar una diferencia de concentración tan grande. Esta dificultad es salvada por los iones fosfato monoácido que vienen en el filtrado glomerular y por el amoníaco que produce la célula renal. Estas dos especies químicas constituyen bases "buffer" que intervienen en las siguientes reacciones:

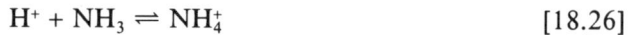

$$H^+ + PO_4H^{2-} \rightleftharpoons PO_4H_2^- \qquad [18.25]$$

$$H^+ + NH_3 \rightleftharpoons NH_4^+ \qquad [18.26]$$

y reducen la concentración de hidrogeniones a valores menores de 30 μmol/l (pH = 4,5). En consecuencia, la casi totalidad del ion hidrógeno de origen metabólico es eliminada formando parte del fosfato diácido y del ion amonio (fig. 18.13).

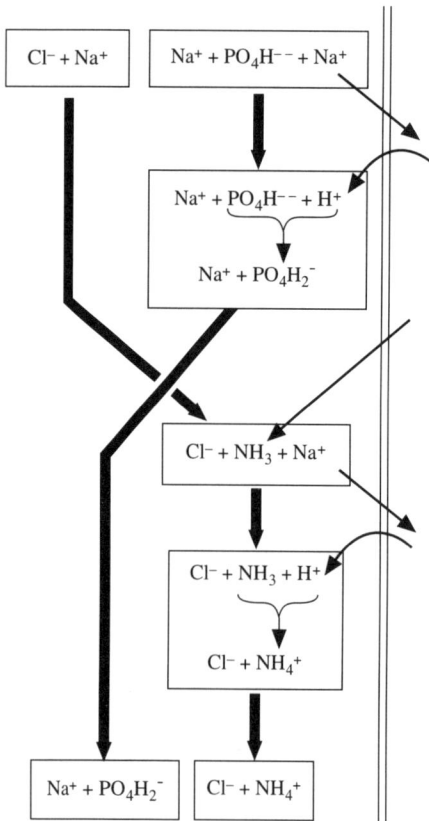

Figura 18.13. Neutralización de los hidrogeniones en la luz tubular. (Explicación en el texto.)

Debido a esto, el organismo pierde diariamente, entre 20 y 30 mmol de fosfato* y entre 40 y 50 mmol de amoníaco.

b. Condición de electroneutralidad

Como toda solución, la orina debe ser eléctricamente neutra. Efectivamente, observando las figuras, podrá comprobarse que en la luz tubular (fig. 18.13) y en el interior de las células de su epitelio (fig. 18.12) existen iguales cantidades de cargas de ambos signos. La misma condición cumplen las especies que atraviesan las barreras y las contenidas en cualquiera de los compartimientos.

B. BALANCES Y RECIRCULACIONES

Como sabemos, es condición necesaria para mantener la constancia aproximada del medio interno, que todos los balances oscilen alrededor de 0. En consecuencia, corresponde ahora señalar sucintamente cómo se reponen las especies que el organismo pierde en forma continua, y cómo circulan otras dentro de él sin ser eliminadas.

1. Reposiciones

Diariamente se eliminan, en condiciones basales, 12 moles de dióxido de carbono. Obviamente, el carbono y el oxígeno necesarios provienen, respectivamente, de la alimentación y de la respiración. También por la alimentación, integrando distintos compuestos, se reponen el fósforo y el nitrógeno que, en forma de fosfato y amoníaco, se excretan por la orina**

2. Recirculaciones

Ya observamos que los 60 mmol de hidrogeniones que se eliminan diariamente deben emplear igual cantidad de bicarbonato para ingresar en las células renales y pasar a la luz tubular (fig. 18.12) pero, como se muestra en la figura los iones bicarbonato son repuestos al medio interno, constituyendo lo que podríamos llamar un "circuito menor" del bicarbonato.

Pero además, con los 180 l de filtrado glomerular que se producen diariamente, pasan a la luz tubular alrededor de 4 mol de bicarbonato. Éstos son vertidos nuevamente al medio interno por las células renales, mediante el conocido proceso que se muestra en la figura 18.14. Surge de ella que la reposición de 4 mol de bicarbonato implica la secreción de 4 mol de iones hidrógeno. Esta cantidad no es producida por el metabolismo; bastaría, por así decirlo, que 1 mmol recirculase 4.000 veces. Lo que sí es necesario, es que el mecanismo de transporte lleve todos los días 4.000 mmol de ion hidrógeno, de la baja concentración intracelular a otra 100 o más veces mayor en la luz tubular.

3. Resumen

La figura 18.15 muestra un esquema de los principales procesos y equilibrios que intervienen en el transporte de hidrogeniones desde su producción hasta su

---

* El resto del fosfato que llega al túbulo por el filtrado glomerular, alrededor de 150 mmol/d, es reabsorbido y retorna al medio interno.

** No consideramos aquí las otras formas y vías por las que también se pierden esos elementos.

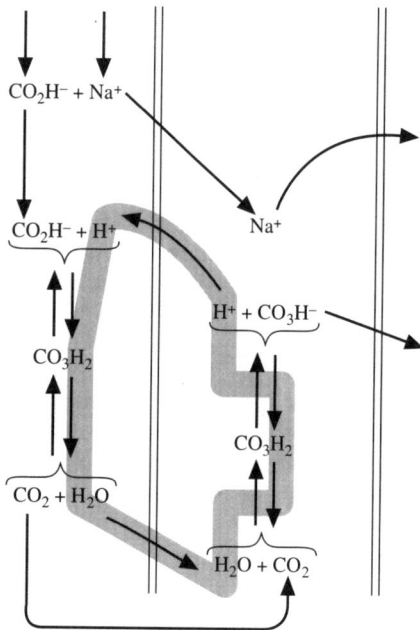

Figura 18.14. Recuperación tubular del bicarbonato filtrado en el glomérulo. Remarcado en gris, recirculación de varios moles de hidrogeniones por día.

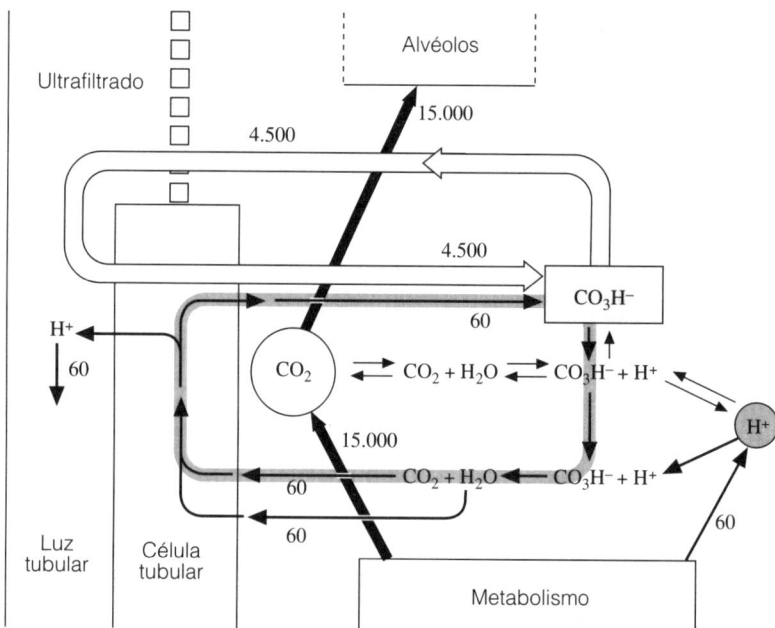

Figura 18.15. Principales procesos y equilibrios del balance de hidrogeniones. Números junto a las flechas, tasas en mmol/d. Remarcado en gris, circuitos del bicarbonato.

eliminación. El área de la derecha representa el espacio extracelular (compartimientos intersticial y vascular) en contacto hacia abajo con el compartimiento intracelular (Metabolismo), hacia arriba con el aire alveolar y hacia la izquierda con el nefrón. De este último aparece sólo la barrera glomerular en la parte superior y el túbulo en la inferior.

Una revisión de la figura permitirá reconocer el camino seguido hasta su eliminación por 60 mmol de iones hidrógeno, producidos directamente por el metabolismo y la recuperación de igual cantidad de bicarbonato empleado en el proceso, la eliminación de 15.000 mmol diarios de dióxido de carbono y la recuperación de 4.500 mmol de bicarbonato que escapan diariamente por la barrera glomerular. Las alteraciones de estas vías (y de otras que no aparecen en el esquema) pueden dar lugar a desviaciones del estado ácido-básico.

C. LAS DESVIACIONES

1. Mecanismo

Las desviaciones patológicas del estado ácido-básico son siempre el resultado de algún balance distinto de cero. Como ya se expuso, este saldo puede ser temporal y volver a hacerse nulo por algún mecanismo de compensación con niveles que, aunque anormales, permitan la supervivencia. Pero también puede continuar, produciendo sobrecargas o deficiencias crecientes, que lleguen a ser incompatibles con la vida.

En la figura 18.16 se indican dos posibles alteraciones que tienden a producir un balance positivo con descenso del pH, y en la figura 18.17, otras que tienden a hacer negativo el balance y ascender el pH.

2. Las alteraciones de la sangre

En la tabla 18.2 se dan los nombres correspondientes a los diferentes estados de la sangre cuando la presión parcial de dióxido de carbono, el pH del plasma y el exceso de base tienen sus valores normales y cuando salen de los límites de la normalidad.

3. Los estados patológicos

Todo estado patológico en que el pH tiende a disminuir recibe el nombre de acidosis, y en caso contrario, alcalosis. Cuando estos estados tienen por causa una modificación de la presión parcial de dióxido de carbono, como ésta proviene de

TABLA 18.2. **Alteraciones del estado ácido-básico de la sangre**

Variable	Disminución	Límite normal inferior	Normalidad	Límite normal superior	Aumento
P_{CO_2}	Hipocapnia	35 torr	Normocapnia	45 torr	Hipercapnia
pH	Acidemia	7,35	Normohidremia*	7,42	Alcalemia
[EB]	Hipobasemia	−3 mEq/l	Normobasemia	+3 mEq/l	Hiperbasemia

*Hemos adoptado el término "normohidremia" a falta de otro ya establecido.

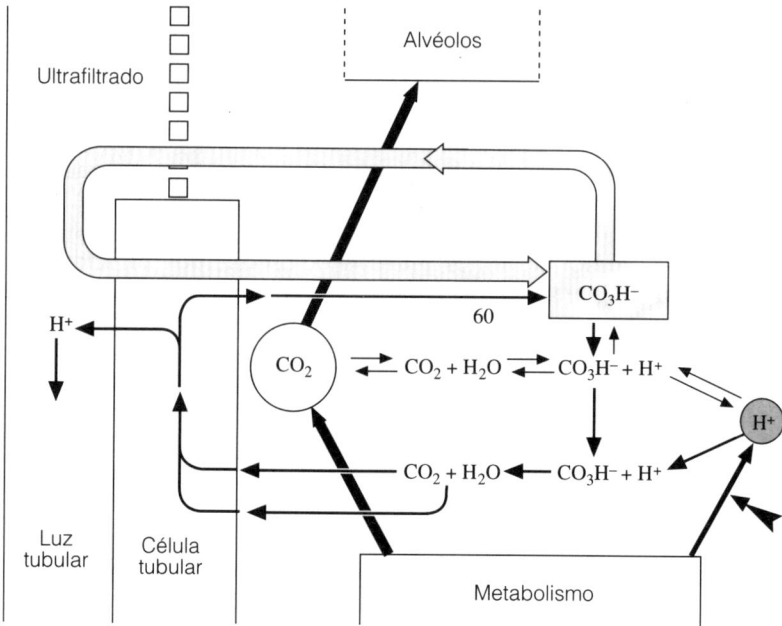

I

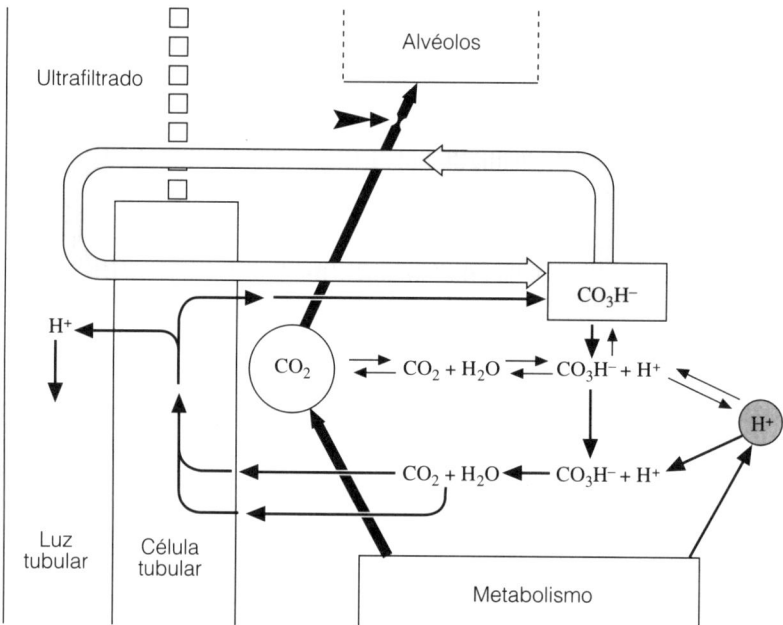

II

Figura 18.16. *Dos mecanismos de alteración que pueden producir exceso de hidrogeniones. Las flechas gruesas agregadas indican los puntos del diagrama donde se produce la alteración. I: aumento de producción de hidrogeniones. II: deficiente eliminación de dióxido de carbono.*

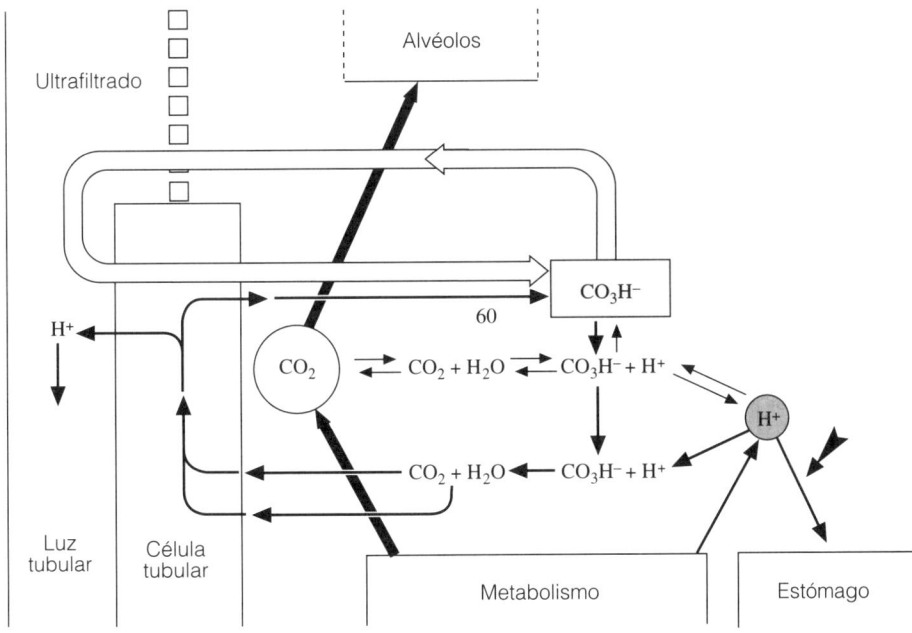

I

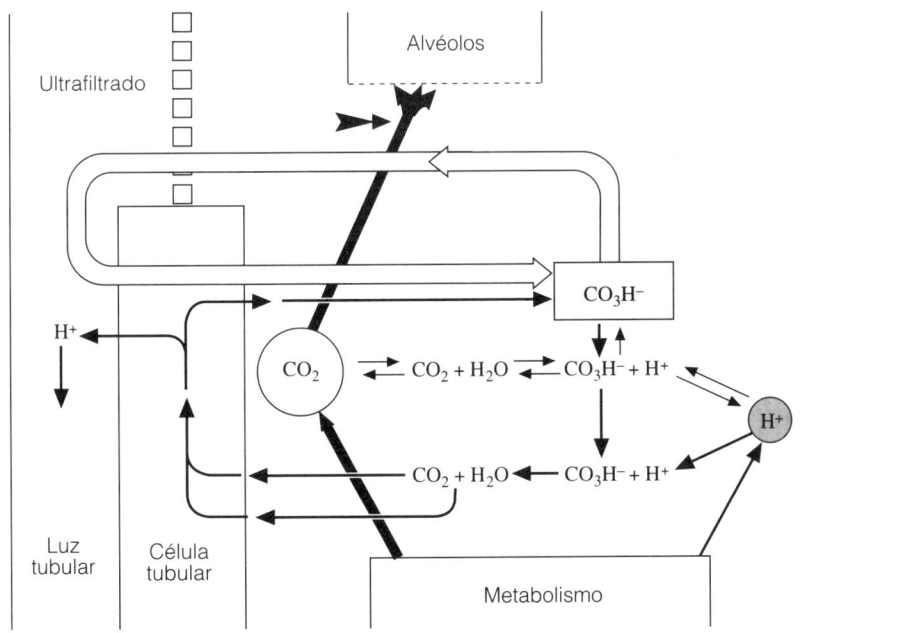

II

Figura 18.17. *Dos mecanismos anormales que pueden producir aumento del pH sanguíneo. Las flechas gruesas agregadas indican los puntos del diagrama que representan los procesos alterados. I: eliminación excesiva de H+ (vómitos). II: hiperventilación.*

TABLA 18.3. **Desviaciones puras del estado ácido-básico**

Desviaciones	Estado sanguíneo	Mecanismo posible de producción	Punto representativo
Acidosis no respiratoria	Normocapnia Acidemia Hipobasemia	Producción excesiva de H^+	A
Acidosis respiratoria	Hipercapnia Acidemia Normobasemia	Ventilación pulmonar insuficiente	B
Alcalosis no respiratoria	Normocapnia Alcalemia Hiperbasemia	Pérdida excesiva de H^+	C
Alcalosis respiratoria	Hipocapnia Alcalemia Normobasemia	Ventilación pulmonar excesiva	D

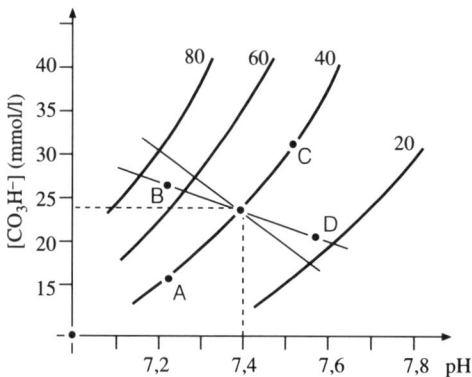

Figura 18.18. Desviaciones puras del estado ácido-básico. Los puntos A, B, C y D corresponden a los estados señalados con las mismas letras en la tabla 18.3.

una alteración en la ventilación pulmonar, la acidosis o alcalosis resultante recibe el nombre de respiratoria. En caso contrario se denomina no respiratoria o metabólica. Ambos tipos de alteraciones pueden aparecer en forma pura o combinadas entre sí.

En la tabla 18.3 se presentan las desviaciones puras del estado ácido-básico y su correspondiente estado sanguíneo, un posible mecanismo de producción para cada caso y un punto representativo de cada estado en la figura 18.18.

BIBLIOGRAFÍA

Davenport HW. El ABC de la química ácido-base. Buenos Aires, Editorial Universitaria de Buenos Aires, 1968.

Frumento AS. Estado ácido-básico y metabolismo de los hidrogeniones. 1981; 2: 104.

Guerisoli JM. Equilibrio ácido-básico. Buenos Aires, GF Fernández, Editor, 1970.

Siggaard-Andersen O. The acid-base status of the blood. Baltimore, The Williams and Wilkins Company, 1965.

Siggaard-Andersen O. El estado ácido-básico de la sangre. Buenos Aires, Editorial Médica Panamericana, 1980.

Winters RW, Mag KE, Dell RB, Berkson RP. Acid-base physiology in medicine. Copenhague, The London Company Radiometer A/s. Cleveland, 1967.

19 Termorregulación

A. INTRODUCCIÓN

Las transformaciones químicas que forman parte de los procesos biológicos dependen en alto grado de la temperatura. Por una parte, el rango de temperaturas en que actúan las enzimas es bastante estrecho. Por debajo de cierto valor, los procesos se hacen extremadamente lentos o se detienen, y por encima de un límite superior las proteínas se alteran. Pero aún sin llegar a estos extremos, al variar la temperatura, las velocidades de reacción de las distintas transformaciones no varían de modo uniforme, por lo cual se pierde la sincronización necesaria entre ellos. En muchos animales, el rango de variación es bastante estrecho y disponen de mecanismos para mantener la temperatura corporal dentro de ese margen. Dichos animales se llamaron *homeotermos*. Otros que se clasificaron como *poiquilotermos* poseen mecanismos más primitivos, y su temperatura depende en mayor grado de la ambiental. Pero las excepciones a esta clasificación son tan numerosas, que la misma se ha hecho insostenible. En la actualidad se tiende a clasificar los animales en *endotermos* y *exotermos* según los medios de que disponga su organismo para mantener la temperatura. Pero aunque este criterio es relativamente sostenible, en realidad no existe un límite neto entre ambas clases de animales.

La posesión de medios para regular la temperatura corporal dentro del rango más adecuado para las funciones biológicas, independientemente de las condiciones del ambiente, constituye un perfeccionamiento en la evolución de las especies.

La temperatura corporal depende del balance entre dos conjuntos de procesos: la termogénesis y la termólisis. *Se llama **termogénesis** al conjunto de transformaciones del organismo que producen calor. Se llama **termólisis** al conjunto de mecanismos que contribuyen a la eliminación de calor hacia el exterior.* A estos dos tipos de procesos se debe agregar un tercero que consiste en la captación de calor. Este recurso no tiene gran importancia en el hombre pero sí, por ejemplo, en muchos reptiles, que toman calor del exterior, en particular por exposición al sol*.

B. TEMPERATURA DEL CUERPO

1. Temperatura del cuerpo y cantidad de calor

Es importante poder calcular la cantidad de calor que debe absorber el cuerpo, producirse en él o disipar para que en el organismo se dé una determinada variación de temperatura. Esto puede calcularse a partir del calor específico de los tejidos que tiene un valor promedio de 0,83 kcal/kg·K. El lector puede calcular, por ejemplo, qué cantidad de calor debe perder el organismo para pasar de un estado febril, con una temperatura profunda de 39 °C, a la temperatura normal.

---

* Los medios de calefacción empleados por el hombre no están en esta categoría. No contribuyen al ingreso de calor al cuerpo sino a disminuir la termólisis.

2. Temperatura cutánea y profunda

La temperatura del cuerpo no es uniforme, por ejemplo, la piel de la frente en un ambiente agradable de 21 °C puede tener una temperatura de 32 °C, dependiendo de diversos factores, como el grado de actividad de la persona. En general, la temperatura de la piel es diferente en las distintas regiones del cuerpo y oscila entre 29 y 34 °C. Por eso, para ciertos cálculos se emplea la *temperatura media de la piel* que se obtiene sumando los productos de las temperaturas t_i de cada región por su superficie S_i y dividiendo la suma por la superficie corporal total S:

$$\bar{t}_{cut} = \frac{\Sigma t_i \cdot S_i}{S} \qquad [19.1]$$

A cierta profundidad a partir de la piel la temperatura se hace uniforme y recibe el nombre de **temperatura profunda**. A ella nos referimos cuando decimos que la temperatura del cuerpo humano es de 37 °C. La temperatura rectal es en general una buena referencia de la temperatura profunda.

3. Gradiente interno de temperatura

Como entre la temperatura profunda y la superficial existe una diferencia que oscila entre 5 y 10 °C, entre la profundidad y la superficie existe un gradiente de temperatura que produce circulación de calor por conducción.

a. Ley de Newton

Si dos fuentes de temperaturas distintas se conectan mediante una barra de longitud l y sección constante S (fig. 19.1) se producirá transferencia de calor por conducción de la fuente más caliente a la de menor temperatura. La cantidad de calor que atraviesa una determinada sección por unidad de tiempo viene dada por:

$$\frac{\Delta Q}{\Delta t} = \sigma \cdot \frac{dt}{dl} \cdot S \qquad [19.2]$$

La constante σ se denomina *coeficiente de conducción térmica* y $\frac{dt}{dl}$ es el gradiente de temperatura. Si la barra no pierde calor hacia el exterior, la temperatura cae de la fuente caliente a la fría en forma lineal (fig. 19.1) y resulta:

$$\frac{\Delta Q}{\Delta t} = \sigma \cdot \frac{t_1 - t_2}{l} \cdot S \qquad [19.3]$$

b. Distribución de la temperatura en una rodaja cilíndrica

Veamos ahora el perfil de la temperatura en una rodaja cilíndrica (fig. 19.2), la cual puede esquematizar una porción del tronco, suponiendo que todo el calor es generado en el centro de la rodaja. Como la cantidad de calor que atraviesa las secciones hacia la periferia por unidad de tiempo es en todas ellas la misma, y

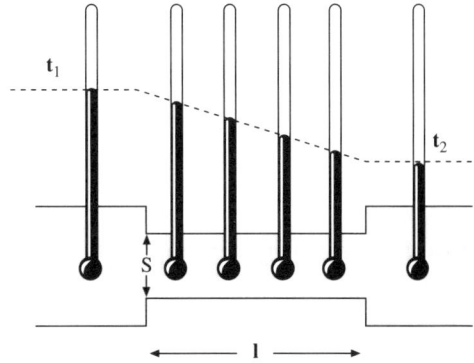

Figura 19.1. *Transporte de calor por conducción. (Explicación en el texto.)*

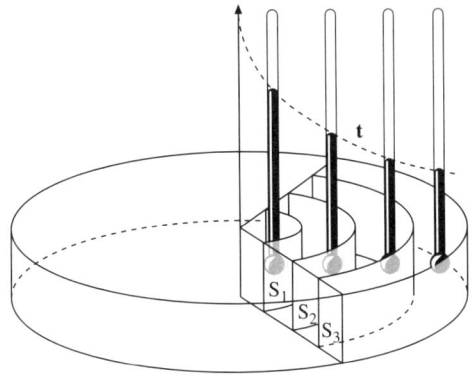

Figura 19.2. *Perfil de la temperatura en una rodaja cilíndrica conductora del calor. (Explicación en el texto.)*

como cada una de aquéllas, S_1, S_2, etc., son cada vez mayores, del segundo miembro de la [19.2] surge que la caída de temperatura para iguales intervalos del radio se va haciendo menor a medida que se aleja del centro. En consecuencia, el perfil de la temperatura describe una curva como la que muestra la figura.

c. Perfil de la temperatura en el organismo

Para obtener el perfil de la temperatura en el organismo debemos agregar dos factores a lo que acabamos de explicar. En primer lugar, el calor no se produce sólo en el centro de la rodaja, sino en toda ella y, además, el calor no se propaga en el organismo sólo por conducción sino también por convección, como consecuencia de la circulación sanguínea. Ambos factores contribuyen a uniformar la temperatura hasta muy cerca de la superficie del cuerpo, en cuya vecindad se produce la mayor caída (fig. 19.3).

4. Intercambio a contracorriente

Uno de los mecanismos por los que el cuerpo mantiene su temperatura profunda, lo constituye el intercambio a contracorriente, cuyo fundamento ya fue estudiado en el capítulo 16 (pág. 319). Este proceso tiene lugar especialmente en los miembros. Supongamos, por ejemplo, que los miembros se encuentran desnudos

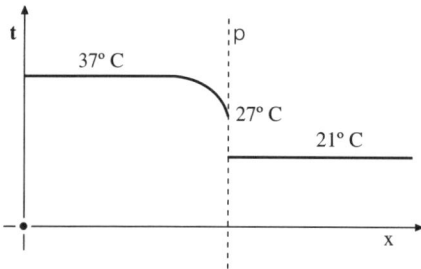

Figura 19.3. *Perfil de la temperatura en el tronco desde el centro hacia la piel. p, superficie de la piel. (Explicación en el texto.)*

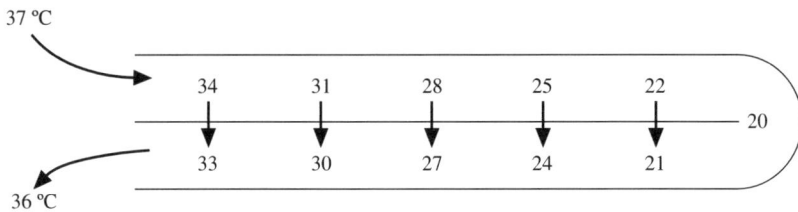

Figura 19.4. *Intercambio de calor a contracorriente. (Explicación en el texto.)*

en un ambiente cuya temperatura es de 20 °C. Si la sangre retornase al tronco a esa temperatura, alteraría las funciones fisiológicas normales. Ello no ocurre, sin embargo, porque las arterias y las venas profundas de los miembros se hallan en contacto de modo que entre ellas se produce intercambio de calor a contracorriente por el mecanismo estudiado.

En la figura 19.4 se esquematiza el proceso. Se observa en ella, que la sangre retorna al tronco (en este ejemplo) con un descenso de temperatura de 1 °C respecto de la profunda, en lugar de 17 °C que se produciría si no se hiciese intercambio a contracorriente y la sangre siguiese perdiendo calor durante el retorno.

C. TERMOGÉNESIS

Ya comentamos (pág. 65) que, en condiciones básicas un hombre adulto medio produce alrededor de 70 kcal por hora. Esto se cumple si la temperatura del ambiente (en contacto con la piel) es de 32 °C aproximadamente. Por arriba y por debajo de esa temperatura la producción de calor aumenta. En el primer caso este ascenso se debe a un aumento de la tasa de los procesos fisiológicos y tal incremento es compensado por los mecanismos de termólisis que trataremos en la sección siguiente. Si la temperatura exterior desciende, el incremento de producción de calor es debido principalmente a la actividad muscular, la cual aparece como temblor o como ejercicio voluntario. Asimismo se produce un aumento de la tasa metabólica, que escapa de nuestro campo de estudio.

D. TERMÓLISIS

La pérdida de calor por parte del organismo se produce por cuatro mecanismos: *conducción, convección, radiación* y *evaporación*.

1. Conducción y convección

El transporte de calor por conducción dentro del cuerpo, sólo se produce en una delgada capa en contacto con la piel. Fuera del cuerpo se pierde calor por conducción, aunque en baja escala por pasaje de calor de la superficie corporal al medio que la rodea. Cuando el calor pasa de un cuerpo a otro en contacto con él, se establece una diferencia de temperatura entre ambos. Este salto de temperatura que aparece entre la piel y el medio, depende de la naturaleza de éste, pudiendo ser, por ejemplo de 10 °C.

La transferencia de calor por convección se produce dentro del cuerpo por medio de la sangre, como ya se describió. Fuera del cuerpo, la convección sólo tiene importancia cuando el medio que lo rodea se renueva. Cuando el aire se halla en contacto con la piel toma calor de ésta y, si aquél se renueva, se aleja del cuerpo llevando consigo el calor absorbido. Por esta causa se siente más el frío cuando hay viento que cuando el aire no se mueve. Precisamente, la función del abrigo consiste principalmente en mantener junto al cuerpo una capa de aire que no se desplaza (no se produce convección) y que es mal conductor del calor.

Las pérdidas de calor por conducción y por convección son los mecanismos que desempeñan habitualmente el menor papel en la termólisis.

2. Radiación

Todo cuerpo a una temperatura determinada pierde energía en forma de radiación electromagnética. Para estudiar esta emisión consideraremos en primer lugar el concepto de cuerpo negro.

a. Cuerpo negro

Cuando un determinado tipo de radiación, por ejemplo, luz visible, incide sobre la superficie de un cuerpo, parte es absorbida y parte se refleja. La fracción absorbida y la reflejada dependen de las características de la superficie del cuerpo. *Se llama* **cuerpo negro** *a aquel que tiene la propiedad de absorber totalmente las radiaciones recibidas, cualquiera que sea su longitud de onda (ultravioleta, luz visible o radiaciones infrarrojas).* En la práctica, el mejor cuerpo negro es una cavidad esférica con un pequeño orificio. Éste constituye la superficie del cuerpo negro, pues toda la radiación que incida en él será absorbida por las paredes de la cavidad. El cuerpo negro, además de absorber completamente cualquier radiación, tiene la propiedad de emitir radiaciones de acuerdo con su temperatura. Esta propiedad no le es exclusiva. La luz de una lámpara eléctrica es emisión de radiación causada por la temperatura del filamento incandescente. Pero en el caso del cuerpo negro esta radiación térmica obedece a ciertas leyes que estudiamos a continuación.

b. Leyes de la radiación térmica

Llamaremos *poder emisivo* a la energía irradiada por una superficie por unidad de área y por unidad de tiempo. El poder emisivo se puede medir en watt/cm^2.

1. *Ley de Stefan-Boltzman.* El poder emisivo del cuerpo negro es directamente proporcional a la cuarta potencia de su temperatura absoluta:

$$E = k \cdot T^4 \tag{19.4}$$

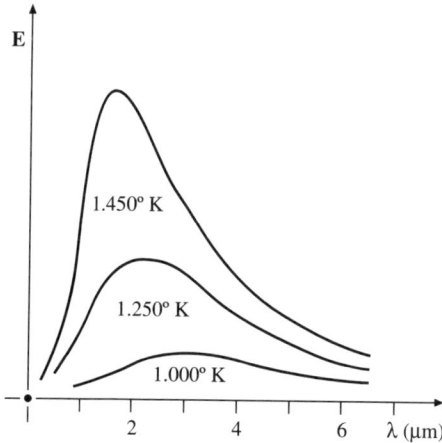

Figura 19.5. *Distribución de la energía en el espectro de radiaciones electromagnéticas a diferentes temperaturas.*

2. *Primera ley de Wien.* La longitud de onda* de la radiación de máxima energía emitida por el cuerpo negro es inversamente proporcional a su temperatura absoluta:

$$\lambda_{máx} \cdot T = Cte. \tag{19.5}$$

De acuerdo con estas leyes, a mayor temperatura también será mayor la energía irradiada; además, dentro del espectro de radiaciones emitidas, el pico de máxima energía se correrá hacia las menores longitudes de onda (fig. 19.5).

c. Radiación por la piel

La longitud de onda de la radiación infrarroja emitida por la piel está comprendida entre 5 y 20 μm, con el pico de mayor energía en 9 μm. Este espectro de emisión corresponde a un cuerpo negro a 300 **K** = 27 °C, que es precisamente la temperatura de la piel. Es decir que, a los efectos de la radiación térmica, la piel se comporta prácticamente como un cuerpo negro.

La pérdida de calor por radiación depende de la temperatura del medio pues, así como el cuerpo irradia hacia el ambiente, todas las superficies de éste emiten radiación hacia el cuerpo. La cantidad de calor que pierde un cuerpo en un ambiente determinado es el saldo de ambas emisiones y está dada por:

$$\frac{\Delta Q}{S \cdot \Delta t} = k \cdot (T_c^4 - T_o^4) \tag{19.6}$$

en la que k es una constante, T_c es la temperatura cutánea y T_o la del ambiente. De esta ecuación se infiere que si la temperatura del medio es igual a la de la piel, el cuerpo no puede perder calor por radiación.

No toda la superficie del cuerpo pierde calor por radiación; las partes que se enfrentan entre sí se irradian mutuamente de modo que esas regiones no pierden

---

* En el capítulo 22 estudiaremos la naturaleza ondulatoria de estas radiaciones.

energía. En esas condiciones se encuentran las caras internas de los muslos y las zonas del tórax y de los brazos cercanas a las axilas.

En condiciones básicas, la pérdida de energía por radiación es el mecanismo de termólisis de mayor importancia. En esas condiciones, se pierde por radiación alrededor del 65% del calor total producido.

3. Evaporación

En el capítulo 2 (pág. 39) expusimos que todo líquido al evaporarse absorbe una cierta cantidad de calor. En el caso del agua a 36 °C el calor de vaporización es de 578 cal/g. Éste es el mecanismo por el cual la evaporación contribuye a la termólisis.

En estado de reposo, la piel elimina normalmente una pequeña cantidad de vapor que no se percibe. Esta eliminación de agua se denomina *perspiración*. Por otra parte también se elimina agua por la respiración. Ambos mecanismos en conjunto, contribuyen a la evaporación de alrededor de 50 ml de agua por hora, lo que produce la pérdida de 30 kcal aproximadamente.

En el ejercicio muscular, la cantidad de agua eliminada por la transpiración aumenta notablemente, pudiendo llegar en casos extremos hasta 3 o 4 l/h.

Debe quedar claro que la pérdida de calor se produce por la evaporación del sudor, no por su excreción, de modo que si aquél no se evapora sobre la superficie del cuerpo, no contribuye a la termólisis. Además, como se describió en el capítulo 1 (pág. 23), un líquido se evapora si la presión parcial de vapor en la fase gaseosa en contacto con el líquido es inferior a la presión de vapor del líquido a la temperatura del sistema. Si la humedad del ambiente es superior a la correspondiente a la temperatura de la piel, el agua no se evapora sobre ella y la evaporación no forma parte de la termólisis.

La evaporación del sudor es generalmente el principal mecanismo de pérdida de calor durante la actividad muscular.

E. ESQUEMA DE LA REGULACIÓN

La regulación de la temperatura corporal depende del ajuste adecuado entre la termogénesis y la termólisis. Para ello, el organismo posee sensores que registran la temperatura superficial, así como la profunda, y centros de procesamiento que ponen en marcha los efectores que corresponden, así como la adopción de conductas adecuadas a las diversas circunstancias.

En un ambiente confortable en reposo y con el cuerpo desnudo, la mayor pérdida de la energía se produce por radiación.

Cuando el organismo se encuentra en un ambiente de temperatura elevada o durante el ejercicio, aumenta el caudal de la circulación periférica por vasodilatación, lo cual favorece el transporte de calor de la profundidad hacia la superficie por convección. El calentamiento de la piel produce así una mayor irradiación. Asimismo, disminuye la circulación de retorno de los miembros por las venas profundas y, por lo tanto, se reduce el intercambio de calor a contracorriente. Además, el ascenso de la temperatura profunda provoca un incremento de la sudación.

Dado que los recursos de termólisis de que dispone el organismo son los mencionados, si la temperatura del ambiente es superior a la del cuerpo y el aire se halla saturado de vapor de agua, no se puede producir termólisis por ningún mecanismo fisiológico, y la temperatura corporal aumenta inevitablemente, a menos que se adopten conductas que favorezcan alguno de los mecanismos, como podría ser, la inmersión en un baño de temperatura inferior a la del cuerpo.

La respuesta al frío consiste en vasoconstricción periférica, desviación de la circulación de retorno de los miembros hacia las venas profundas, aumento de la actividad muscular y de la tasa metabólica. En el hombre la protección contra el frío más importante la constituye el abrigo, lo cual es el resultado de una conducta.

Las relaciones entre los sensores, los centros de procesamiento y los efectores, corresponden a los tratados de Fisiología.

BIBLIOGRAFÍA

Judy WV. Regulación de la temperatura corporal. En: Selkurt EE, ed. Fisiología. Buenos Aires, El Ateneo, 1986; 28: 476.

Langley IL. Homeostasis. Nueva York, Reinhold Bokk Corporation, 1965; 3: 22.

Richards SA. Temperature Regulation. Londres, Wykeham Publications Ltd., 1973.

Schmidt K. Coutercurrent systems in animals. Sci Amer 1981; 244(5): 100.

20 Elementos de biofísica de la audición

I. FUNDAMENTOS FÍSICOS

A. MOVIMIENTO OSCILATORIO ARMÓNICO

1. Concepto

Se llama movimiento oscilatorio armónico el que describe sobre un diámetro la proyección de un punto que realiza un movimiento circular uniforme, siguiendo una circunferencia a la cual pertenece dicho diámetro. En la figura 20.1, el punto P efectúa un movimiento circular uniforme de velocidad angular ω, y mientras recorre la circunferencia su proyección P' realiza un *movimiento vibratorio armónico* sobre el diámetro AB efectuando repetidamente el recorrido A, O, B, O, A. El movimiento vibratorio armónico es un movimiento rectilíneo periódico, pues a intervalos iguales el móvil pasa por los mismos puntos con iguales velocidades y aceleraciones. La distancia x de O a P' recibe el nombre de *elongación*, y su longitud máxima OA u OB, que representaremos con a se denomina *amplitud*. Por supuesto, el radio OP también es igual a la amplitud a.

De acuerdo con la figura 20.1, la elongación está dada por:

$$x = a \cdot \cos \alpha \qquad [20.1]$$

y si para simplificar suponemos que el tiempo comienza a contarse a partir del instante en que el punto P pasa por A, el ángulo α está dado por:

$$\alpha = \omega \cdot t \qquad [20.2]$$

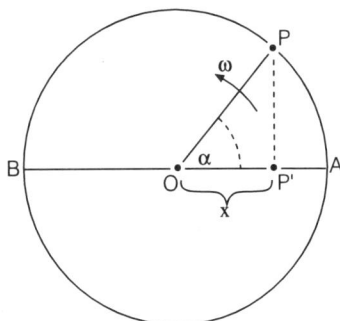

Figura 20.1. *Movimiento oscilatorio armónico. (Explicación en el texto.)*

Introduciendo este valor en la ecuación [20.1], tenemos:

$$x = a \cdot \cos \omega \cdot t \qquad [20.3]$$

Ésta es, ligeramente simplificada, la ecuación que describe el movimiento oscilatorio armónico. La velocidad con que se desplaza el móvil en un movimiento de esta clase es máxima cuando aquél pasa por el centro, es decir, cuando x = 0, y es nula cuando llega a los extremos A o B, donde P' se detiene para comenzar a moverse instantáneamente en sentido contrario. En estos puntos es donde se producen los mayores cambios de velocidad o, dicho con más precisión, donde la aceleración tiene el mayor valor absoluto (positiva o negativa). En cambio, la aceleración es nula en el centro, donde la velocidad es igual a la velocidad tangencial (constante) del movimiento circular.

El movimiento oscilatorio armónico se puede expresar gráficamente representando la elongación (ordenadas) en función del tiempo (abscisas), como se muestra en la figura 20.2, para lo cual, por razones de claridad, hemos dispuesto verticalmente el diámetro AB.

La curva que representa este movimiento recibe el nombre de *sinusoide*, pues tiene la misma forma (aunque desfasada) que la que representa la función seno:

$$y = \text{sen } x \qquad [20.4]$$

Como dijimos, ω es la velocidad angular del punto que describe el movimiento circular, de modo que viene dada por:

$$\omega = \frac{2\pi}{t} \qquad [20.5]$$

en la que 2 π es el ángulo correspondiente a una vuelta completa y t, el tiempo que tarda el punto P en cumplirla. Por supuesto, este tiempo es el mismo que transcurre entre dos pasajes sucesivos por el mismo punto y con la misma velocidad del móvil que realiza el movimiento oscilatorio armónico. Dicho tiempo, que también se halla representado en la figura 20.2, recibe el nombre de *período*.

El movimiento circular nos ha servido para definir el movimiento oscilatorio armónico, pero éste puede existir sin aquél, como en el caso de la oscilación de un cuerpo suspendido de un resorte (fig. 20.3). En tal caso, ω no es una velocidad

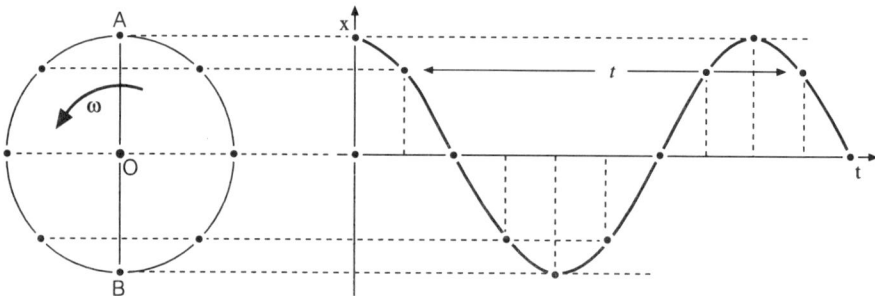

Figura 20.2. *Representación gráfica del movimiento oscilatorio armónico.*

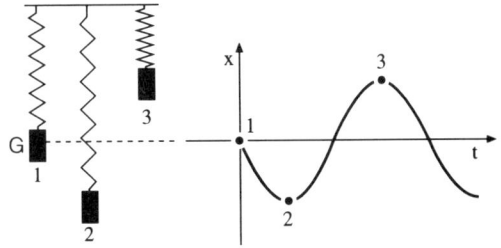

Figura 20.3. *Explicación en el texto.*

angular, sino un parámetro propio del movimiento oscilatorio, que recibe el nombre de *pulsación*.

Se llama **frecuencia** *de un movimiento oscilatorio armónico al número de oscilaciones dobles completas que efectúa el móvil por unidad de tiempo.* Como el tiempo transcurrido en una oscilación doble completa es el período *t*, la frecuencia ν estará dada por:

$$\nu = \frac{1}{t} \qquad [20.6]$$

La unidad de frecuencia es el hertz, y equivale a 1 ciclo por segundo. Se la representa con el símbolo Hz.

2. Energía

Hasta ahora hemos descrito sólo la velocidad y aceleración de un punto; pero cuando se trata de un cuerpo real también se debe considerar la energía que posee.

El cuerpo G de la figura 20.3 se halla suspendido de un resorte en la posición de equilibrio 1. Si se lleva a la posición 2 y allí se lo libera, el cuerpo inicia un movimiento oscilatorio armónico entre las posiciones 2 y 3, con una velocidad que varía a lo largo de su recorrido como ya hemos explicado. En virtud de ello, el cuerpo posee una energía cinética que viene dada por:

$$E_c = \frac{1}{2} \cdot M \cdot v^2 \qquad [20.7]$$

y que es máxima cuando el cuerpo pasa por la posición de equilibrio, y nula cuando la elongación es máxima. En esta última posición toda la energía cinética se ha transformado en potencial (en este caso, energía elástica del resorte)*. En virtud del principio de conservación de la energía, la suma de la energía potencial más la energía cinética debe ser constante en todo momento:

$$E = E_c + E_p \qquad [20.8]$$

Esta energía es mayor cuanto mayor es la masa del cuerpo, la amplitud del movimiento y su frecuencia.

---

* La diferencia de energía potencial gravitatoria entre los estados 2 y 3 es despreciable frente a la elástica.

3. Propagación

Un movimiento oscilatorio armónico puede propagarse a lo largo de una cuerda, si se hace oscilar uno de sus extremos. En tal caso avanza por la cuerda una serie de ondas como se muestra en la figura 20.4, manteniendo constante la distancia entre dos puntos sucesivos que oscilan en igual fase. Esta distancia se llama *longitud de onda* y se representa con la letra λ.

Se comprende que el movimiento avanza a lo largo de la cuerda a razón de una longitud de onda λ por cada período t, de modo que la *velocidad de propagación* aparece dada por:

$$v = \frac{\lambda}{t} \qquad [20.9]$$

y de acuerdo con la ecuación [20.6]:

$$v = \lambda \cdot v \qquad [20.10]$$

Esta ecuación es válida para cualquier movimiento periódico, aunque no sea armónico.

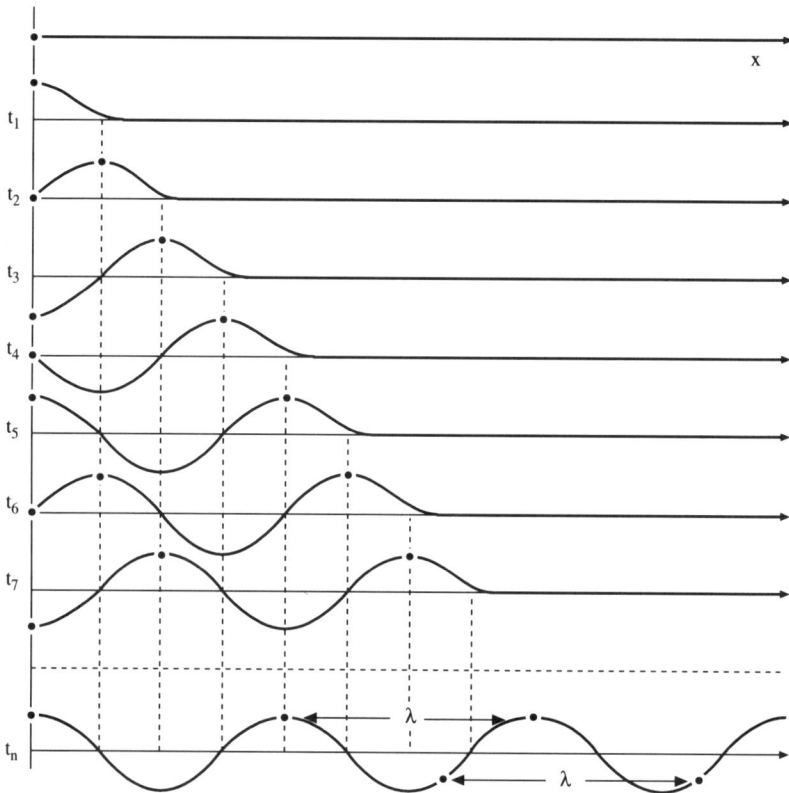

Figura 20.4. Propagación de un movimiento oscilatorio armónico transversal.

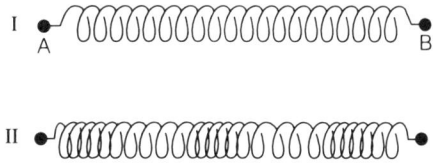

Figura 20.5. Propagación de un movimiento oscilatorio armónico longitudinal.

Las curvas de la figura 20.4 representan la elongación de los diferentes puntos de la cuerda a lo largo de la distancia, cada una para **un instante determinado**.

En el caso de la cuerda, las oscilaciones de sus puntos son transversales, es decir, perpendiculares a la dirección de propagación, pero también puede propagarse un movimiento oscilatorio longitudinal, es decir, que vibre en la misma dirección de propagación. Si al extremo A del resorte de la figura 20.5,I se le imprime un movimiento oscilatorio longitudinal, éste se propaga a lo largo de aquél, dando origen a sucesivas zonas en las que las espiras se alejan y se acercan entre sí en forma alternada (fig. 20.5,II). Cada punto del resorte realiza entonces un movimiento oscilatorio alrededor de su posición de equilibrio y pueden distinguirse dos velocidades: una, variable, de los puntos del resorte que oscilan y otra, constante, que es la velocidad c de propagación de la onda.

Al avanzar la onda, cada punto que entra en movimiento adquiere una energía que le es transmitida por el punto anterior, de modo que junto con la propagación del movimiento vibratorio existe una transmisión de energía a lo largo del sistema material en que la oscilación se propaga.

B. SONIDO

1. Concepto

El sonido es un movimiento oscilatorio, armónico o no, que se propaga por diferentes medios materiales (para nuestro interés, en general, el aire) y que se halla dentro de un rango de frecuencias que puede ser captado por el oído del hombre (entre 30 Hz y 20 kHz aproximadamente). Estos límites de frecuencia sólo se basan en una propiedad del organismo humano*. Las vibraciones de frecuencia mayores que las audibles por el hombre reciben el nombre de **ultrasonidos**.

2. Clasificación

Las oscilaciones del sonido pueden ser periódicas (fig. 20.6,a y b) o aperiódicas (c). En el primer caso reciben el nombre de *sonidos propiamente dichos*, mientras que en el segundo se llaman *ruidos*. Se comprende que no es posible establecer una delimitación precisa entre los sonidos propiamente dichos y los ruidos.

Entre los primeros, es decir, periódicos, existen dos categorías:

Si al vibrar las partículas describen un movimiento oscilatorio armónico, se dice que el sonido es *puro* (fig. 20.6,a).

Si el movimiento no es armónico pero sí periódico (fig. 20.6,b), puede descomponerse en varios movimientos oscilatorios armónicos, razón por la cual este tipo de sonido se denomina *compuesto*.

---

* Los rangos de frecuencias audibles son muy diferentes en las distintas especies.

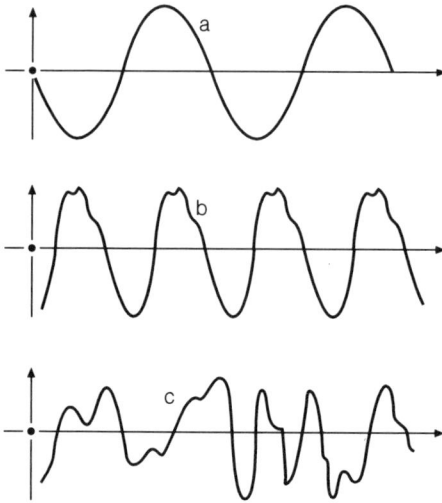

Figura 20.6. Gráficos de diferentes tipos de sonidos. a, sonido puro; b, sonido compuesto; c, ruido.

Para que el movimiento resultante sea periódico es necesario que las frecuencias de todos los componentes sean múltiplos de una dada, que es la frecuencia *fundamental* de ese sonido. Las demás vibraciones reciben el nombre de *armónicas* de esa vibración fundamental y sus frecuencias son el doble, el triple, etc., de la fundamental.

La composición de las diferentes armónicas se realiza sumando algebraicamente, para cada abscisa, las ordenadas de todas las componentes. En la figura 20.7, el sonido d es la resultante de la composición de la onda fundamental a y de las armónicas b y c.

Dada la forma de la onda resultante, es posible descomponerla por medio de recursos matemáticos o por vía experimental en sus componentes simples. Esta descomposición recibe el nombre de *análisis armónico*.

3. Propagación

Las vibraciones del sonido en el aire son longitudinales, es decir, las partículas del medio material en que se propaga oscilan en la misma dirección del rayo. En este caso, la oscilación de las moléculas da lugar alternativamente a zonas en que aquéllas tienden a acercarse entre sí y otras en las que se alejan. En consecuencia, la presión aumenta y desciende en forma alternada dando lugar a zonas de compresión y de depresión.

Si se representa gráficamente, en función de la distancia, la presión del aire en un instante a lo largo de la dirección de propagación de un sonido puro, se obtiene una gráfica como las expuestas con anterioridad (fig. 20.8,I)*. La distancia entre dos puntos en igual fase de compresión o depresión es la longitud de onda λ.

---

* En esta gráfica se ha despreciado la atenuación a lo largo de la distancia, lo que prácticamente se logra conduciendo el sonido por un tubo.

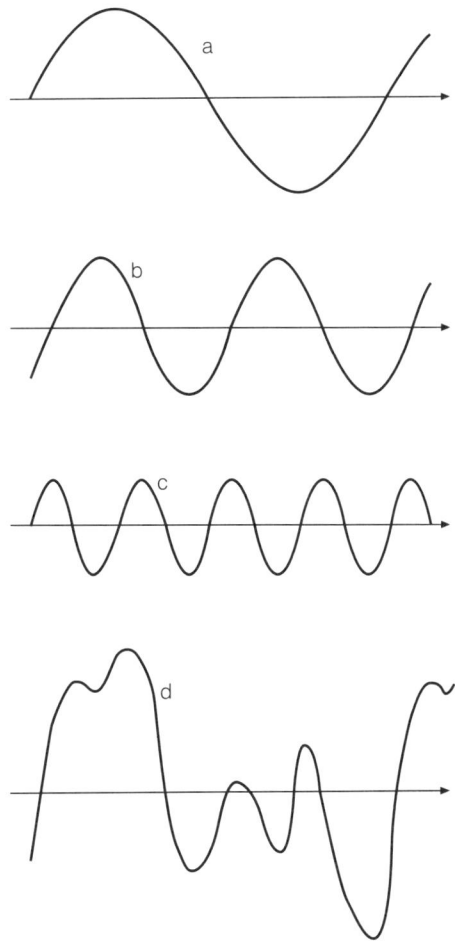

Figura 20.7. *Análisis armónico.*
(Explicación en el texto.)

En un medio homogéneo infinito, estas zonas de compresión y de depresión se propagan a partir de la fuente sonora F (fig. 20.8,II) en forma de ondas esféricas concéntricas.

La velocidad del sonido, su frecuencia y la longitud de onda se relacionan como lo muestra la [20.10] y las que se deducen de ella:

$$c = \lambda \cdot \nu \qquad y \qquad \nu = \frac{c}{\lambda} \qquad\qquad [20.11]$$

en la que c es la velocidad del sonido.

La velocidad del sonido depende de las propiedades mecánicas del medio en que se propaga. En el aire seco a 0 °C la velocidad es de 300 m/s; en el agua este valor es del orden de los 1.500 m/s. La velocidad de propagación es independiente de la frecuencia y de la amplitud de la vibración.

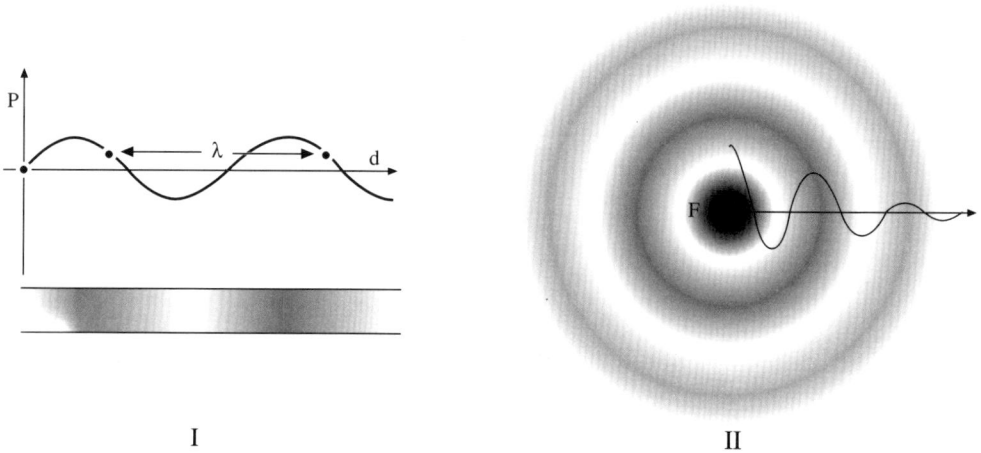

I   II

Figura 20.8. *Ondas de presión y de depresión en la propagación del sonido. (Explicación en el texto.)*

4. Intensidad del sonido

La intensidad I del sonido viene determinada por la energía por unidad de tiempo (es decir, la potencia P) que atraviesa la unidad de sección perpendicular a la dirección de propagación.

$$I = \frac{P}{S} \qquad\qquad [20.12]$$

La intensidad del sonido puede ser también expresada en función de la presión máxima, $P_{máx}$, desarrollada en las zonas de compresión (fig. 20.8). Se puede demostrar que la intensidad viene dada por:

$$I = \frac{P_{máx}^2}{2 \cdot D \cdot c} \qquad\qquad [20.13]$$

en la que D es la densidad del medio.

Lo que interesa fundamentalmente en la ecuación [20.13] es que la intensidad de un sonido en un medio determinado queda establecida por la presión máxima que alcanza.

La intensidad del sonido se expresa en W/cm^2. Para formarnos una idea del orden habitual de esta magnitud consideremos, por ejemplo, que el sonido audible más débil tiene una intensidad de alrededor de 10^{-16} W/cm^2, que un sonido de 10^{-4} W/cm^2 de intensidad llega a producir sensación dolorosa y que la intensidad de la voz humana en una conversación ordinaria es de alrededor de 10^{-10} W/cm^2.

Se puede observar en los ejemplos que entre el sonido audible más débil y el de mayor intensidad existe una relación de 10^{12}. Como el oído humano es capaz de adaptarse dentro de esta enorme gama, cuando se comparan entre sí las intensidades de dos sonidos es preferible expresar dicha relación como potencia de 10 o, mejor, mediante el logaritmo decimal del cociente. Así, la relación entre una intensidad de 10^{-7} W/cm^2 y otra de 10^{-12} W/cm^2 queda expresada por:

$$\log \frac{10^{-7}}{10^{-12}} = \log 10^5 = 5 \qquad [20.14]$$

La unidad para expresar la intensidad relativa de un sonido es el *bel**. Cuando un sonido es 10 veces más intenso que otro, se dice que su intensidad es de 1 bel respecto del primero. Como lo muestra la ecuación [20.14] el número de beles es igual al logaritmo decimal de la relación entre las intensidades de los dos sonidos.

El bel no se emplea habitualmente; en su lugar se utiliza el *decibel* (db) que es su décima parte. Por lo tanto, en lugar de decir que un sonido es 3 beles más intenso que otro, se dice que su intensidad es 30 db mayor.

El *número de decibeles* es el logaritmo decimal de la relación entre las intensidades multiplicado (el logaritmo) por 10. Por ejemplo, si tenemos un sonido de $4,2 \times 10^{-8}$ W/cm^2 y otro de $1,4 \times 10^{-10}$ W/cm^2, la intensidad relativa del primero respecto del segundo, expresada en decibeles, estará determinada por:

$$I \text{ (db)} = 10 \times \log \frac{4,2 \times 10^{-8}}{1,4 \times 10^{-10}} \qquad [20.15]$$

$$I \text{ (db)} = 10 \times \log (3 \times 10^2) \qquad [20.16]$$

$$I \text{ (db)} = 24,8 \text{ db} \qquad [20.17]$$

Para expresar la intensidad relativa de un sonido es habitual tomar como patrón de comparación el sonido más débil audible, es decir, la intensidad de 10^{-16} W/cm^2. Sobre esta base, la intensidad del sonido en una conversación ordinaria es de alrededor de 60 db, y el sonido lindante con la sensación dolorosa tiene una intensidad de 120 db.

5. Resonancia

Cuando se pulsa una cuerda, vibra con una frecuencia determinada que depende, entre otras cosas, de su tensión y de su longitud. Lo mismo ocurre cuando se tañe una campana o se hace sonar el tubo de un órgano. En todos los casos las vibraciones producidas tienen una frecuencia determinada, que depende de las propiedades mecánicas del sistema: forma, tamaño, densidad, elasticidad, etc. Esta

---

*La unidad bel ha sido castellanizada como belio pero muchas otras no. Ante esta circunstancia hemos adoptado, según los casos, los nombres de las unidades establecidas por la Oficina Internacional de Pesos y Medidas en el idioma de origen o los impuestos por el uso.

frecuencia, que es siempre la misma para un sistema determinado, recibe el nombre de *frecuencia propia*.

Cuando a un dispositivo de esta clase llega un sonido de una frecuencia igual a la propia del sistema, éste entra en vibración aprovechando la energía que le llega. Se dice en tal caso que el sistema entra en *resonancia*. En muchas ocasiones, cuando ocurre esto, el dispositivo acumula la energía que le llega de modo que el sonido se refuerza en él. Esto no significa que el sistema que entra en resonancia crea energía; sólo puede recogerla tomándola generalmente de una superficie grande y concentrándola en una menor. Si acercamos entonces el oído al sistema resonante, puede producirse la sensación de que la intensidad del sonido ha sido aumentada.

II. AUDICIÓN

A. ESTRUCTURA DEL OÍDO

Para nuestros fines, el órgano del oído puede ser representado en forma muy esquemática, como se muestra en la figura 20.9, en la que las secciones a y b lo dividen en tres partes: oído externo, oído medio y oído interno. A continuación señalaremos por separado las características que nos interesan de cada una de estas partes, refiriéndonos a la misma figura.

1. Oído externo

El oído externo está formado por el pabellón de la oreja A y el conducto auditivo externo B. Este último, abierto por su extremo superficial, se halla cerrado en su extremo profundo por la membrana del tímpano, que forma parte del oído medio.

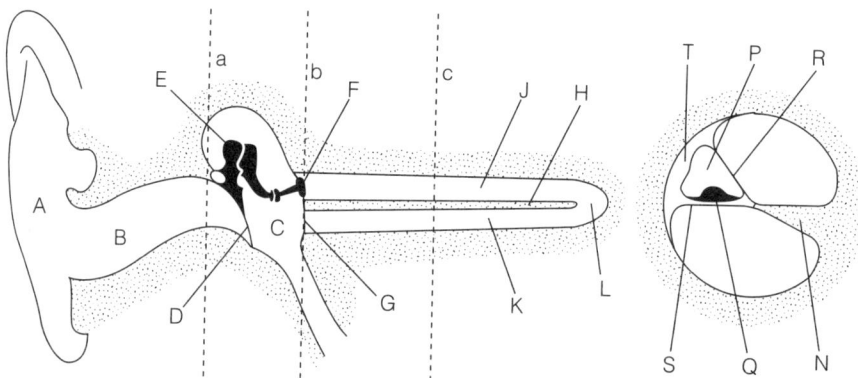

Figura 20.9. *Representación esquemática del oído. A, pabellón de la oreja; B, conducto auditivo externo; C, caja del tímpano; D, membrana del tímpano; E, martillo; F, estribo y ventana oval; G, ventana redonda; H, tabique; J, rampa vestibular; K, rampa timpánica; L, helicotrema; N, lámina espiral; P, conducto coclear, Q, órgano de Corti; R, membrana de Reissner; S, membrana basilar; T, estría vascular.*

2. Oído medio

Esta parte está constituida por la caja del tímpano y la cadena de huesecillos.

La caja del tímpano C está separada del oído externo por la membrana del tímpano D, de forma aproximadamente cónica, sobre la cual se apoya el martillo E, primera pieza de la cadena de huesecillos. En esta cadena están comprendidos también el yunque y el estribo. El martillo y el yunque se hallan articulados entre sí de modo que se mueven como si constituyesen una sola pieza.

El oído medio se conecta funcionalmente con el oído interno a través de la ventana oval F y la ventana redonda G, pero las cavidades de ambas partes del oído no se comunican libremente.

La ventana oval está ocluida por el pie del estribo, cuyo contorno se halla unido al borde de la ventana por un ligamento tenso membranoso. La ventana redonda también se halla cerrada por una membrana.

3. Oído interno

a. Estructura del caracol

Aunque en realidad el caracol está formado por un tubo enroscado en espiral, para nuestros fines es más conveniente mostrarlo desenrollado como se hace en la figura. En ella se observa que se encuentra dividido a lo largo por el tabique H, el cual separa dos tramos llamados rampa vestibular J y rampa timpánica K. Estos dos conductos se comunican entre sí en el extremo por el helicotrema L.

Un corte cualquiera c, realizado a través del caracol, muestra que el tabique que separa ambos tramos está constituido por una parte ósea rígida N y una porción membranosa que constituye el conducto coclear P, en el cual se aloja el órgano de Corti Q. El conducto coclear está separado de la rampa vestibular por la membrana de Reissner R, y del tramo timpánico, por la membrana basilar S, mientras que su pared externa está tapizada por la estría vascular T. Dos líquidos de diferente composición, la endolinfa y la perilinfa, ocupan, respectivamente, el conducto coclear y las rampas vestibular y timpánica.

La membrana basilar y el órgano de Corti merecen ser descritos por separado, por el papel importante que desempeñan en el mecanismo de la audición.

b. Membrana basilar

La membrana basilar tiene una longitud de 30 mm y su ancho va decreciendo desde 500 μm en su extremo apical hasta 80 μm en su extremidad basal (fig. 20.10), a la inversa de lo que se podría suponer por la forma del caracol. La membrana basilar está constituida por fibras transversales dispuestas en forma aproximadamente paralela.

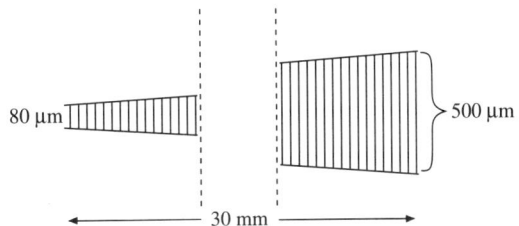

Figura 20.10. *Representación esquemática de la membrana basilar.*

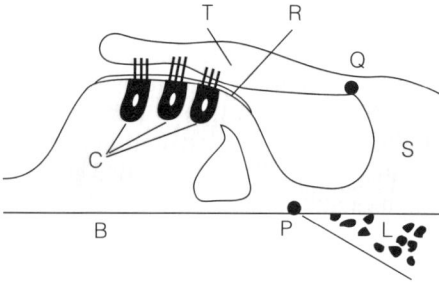

Figura 20.11. *Órgano de Corti.* B, *membrana basilar;* C, *células ciliadas;* L, *lámina ósea espiral;* R, *membrana reticular;* T, *membrana tectoria;* P y Q, *explicación en el texto.*

c. Órgano de Corti

La forma del órgano del Corti, así como los componentes que nos interesan de él, se muestran esquemáticamente en la figura 20.11.

El órgano de Corti se apoya en la membrana basilar B, que "se articula" con la lámina ósea L en el punto P. De las células que constituyen esta formación, nos interesan únicamente las células ciliadas C que se hallan cubiertas y mantenidas fijas en su posición por la membrana reticular R. Las cilias de estas células atraviesan dicha formación y se introducen en la membrana tectoria T, constituida por fibras y una sustancia gelatinosa, lo que da a dicha membrana propiedades viscoelásticas. La membrana tectoria se "articula" con la cinta surcada S en el punto Q.

B. MECANISMO DE LA AUDICIÓN

El oído es un órgano capaz de transformar señales acústicas en señales nerviosas y que, entre otras características, tiene la propiedad de discriminar las frecuencias, de modo que el sujeto puede distinguir los sonidos por su altura. Estas funciones del oído nos plantean tres problemas principales: *a)* cómo "transduce"; *b)* cómo discrimina las frecuencias, y *c)* cómo codifica las señales acústicas para informar sus características al SNC a través del nervio correspondiente. El último de estos problemas rebasa los límites de nuestro tema; en los parágrafos siguientes estudiaremos los dos primeros.

1. Oído externo

En el hombre, el papel que desempeña el pabellón de la oreja es prácticamente nulo, aunque no en los animales, que tienen un pabellón bien desarrollado en forma de bocina o pantalla, generalmente móvil.

El conducto auditivo externo desempeña el papel de un resonador; el aire contenido en él entra en vibración con una frecuencia propia comprendida entre los 2.000 y los 5.000 Hz, produciendo una amplificación de 5 db a 10 db, aproximadamente.

2. Oído medio

La función principal del oído medio consiste en hacer los ajustes necesarios para transmitir el sonido que llega por un medio gaseoso (el aire), al medio líquido contenido en el caracol, de diferentes propiedades mecánicas. La supresión de la

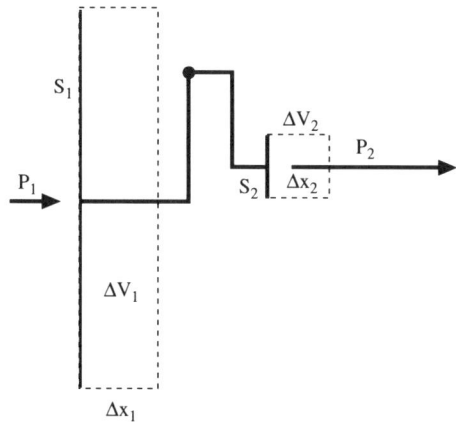

Figura 20.12. *Explicación en el texto.*

cadena de huesecillos aumenta en alrededor de 60 db, la intensidad más débil que el oído puede captar.

Las ondas de presión que llegan por el conducto auditivo externo ponen en vibración la membrana del tímpano, y sus movimientos son transmitidos a la cadena de huesecillos. Esta cadena hace las veces de una palanca que transmite los desplazamientos de la membrana del tímpano a la ventana oval, reduciendo su amplitud 1,3 veces.

Prácticamente, la membrana del tímpano no refleja la energía recibida, de modo que todo el trabajo que la presión ejerce sobre ella se transmite al pie del estribo.

Los desplazamientos del sistema se hallan representados esquemáticamente en la figura 20.12. El trabajo que una onda de presión P_1 ejerce sobre la membrana del tímpano viene determinado por:

$$W = P_1 \cdot \Delta V_1 \qquad [20.18]$$

y como:

$$\Delta V_1 = S_1 \cdot \Delta x_1 \qquad [20.19]$$

resulta:

$$W = P_1 \cdot S_1 \cdot \Delta x_1 \qquad [20.20]$$

Por análogas razones, para la base del estribo tenemos:

$$W = P_2 \cdot S_2 \cdot \Delta x_2 \qquad [20.21]$$

De las dos últimas ecuaciones se obtiene:

$$P_2 \cdot S_2 \cdot \Delta x_2 = P_1 \cdot S_1 \cdot \Delta x_1 \qquad [20.22]$$

de la cual surge:

$$P_2 = P_1 \cdot \frac{S_1}{S_2} \cdot \frac{\Delta x_1}{\Delta x_2} \qquad [20.23]$$

Como la superficie de la membrana del tímpano es alrededor de 15 veces mayor que la base del estribo y Δx_1 es 1,3 veces mayor que Δx_2, la presión que se ejerce en la ventana oval resulta:

$$P_2 \approx P_1 \times 15 \times 1,3 \approx 20 \times P_1 \qquad [20.24]$$

Es decir, el oído medio transmite al oído interno una presión aproximadamente 20 veces mayor que la que recibe. Esta multiplicación es precisamente la adecuada para la transmisión del sonido de un medio compresible como el aire a un medio líquido, prácticamente incompresible.

3. Oído interno

En el oído interno se producen fenómenos mecánicos y procesos eléctricos. Entre los primeros debemos estudiar la secuencia de los cambios que dan lugar a la transducción, y el mecanismo de la discriminación de frecuencias.

a. Mecanismo de la transducción

La vibración del pie del estribo es transmitida por la ventana oval a la perilinfa de la rampa vestibular que nace en esa ventana. Cuando la base del estribo, en su vibración, se mueve hacia el interior de esa rampa, la presión de la perilinfa aumenta. Como la cavidad del caracol es rígida y el líquido que la llena es incompresible, un movimiento de la base del estribo hacia dentro debe ir acompañado de un desplazamiento opuesto de la membrana de la ventana redonda, la cual constituye la única porción deformable que resta de la pared. La membrana de la ventana redonda se mueve simultáneamente y en sentido contrario a la base del estribo.

Al aumentar la presión en el tramo vestibular, el líquido tiende a pasar por el helicotrema a la rampa timpánica, pero el tamaño del orificio, la inercia del líquido y su viscosidad impiden que ocurra un pasaje significativo en el breve tiempo en que la presión está aumentada durante la vibración. En cambio, el conducto coclear que no se encuentra tenso sino relativamente fláccido, se desplaza hacia la rampa timpánica cuando aumenta la presión en el tramo vestibular, haciendo lugar para la introducción del pie del estribo y provocando el abombamiento de la membrana de la ventana redonda. Cuando el pie del estribo se dirige hacia afuera se producen análogos movimientos en sentido contrario.

Observando el corte del caracol de la figura 20.9 se comprende que al desplazarse el conducto coclear en su conjunto, se mueve la membrana basilar sobre su punto de apoyo P (fig. 20.11). Como consecuencia de la forma en que se hallan articuladas la membrana basilar y la tectoria, al vibrar la primera hacia arriba y hacia abajo se producen en el resto del aparato los movimientos que se muestran en forma esquemática en la figura 20.13. Como se observa en ella, la membrana tectoria se desliza sobre el órgano de Corti flexionando así los pelos de las células ciliadas. Esta flexión es el último paso mecánico en el proceso de transducción que origina los potenciales de acción que viajan por el nervio acústico.

b. Discriminación de frecuencias

La variación gradual de la longitud de las fibras de la membrana basilar, a lo largo de la cóclea (fig. 20.10), en forma análoga a las cuerdas de un arpa, haría

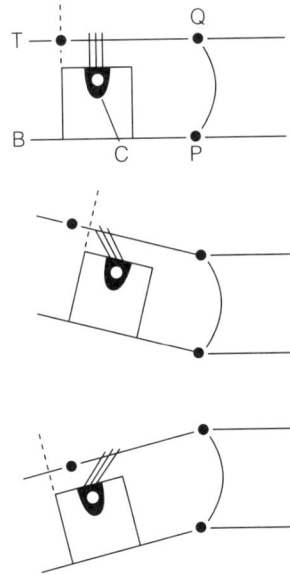

Figura 20.13. *Efectos de los movimientos de la membrana basilar sobre las cilias de las células ciliadas. (Explicación en el texto.)*

pensar que la discriminación de la frecuencia se basa simplemente en el hecho de que cada fibra entra en resonancia, en respuesta a una frecuencia determinada. A cada una de éstas correspondería, en consecuencia, un lugar fijo de la membrana basilar. Pero en la actualidad, gracias a la observación estroboscópica de los movimientos de la cóclea, sabemos que la oscilación del estribo origina ondas de presión y depresión que al propagarse a lo largo de la membrana van aumentando su amplitud hasta llegar a un máximo, a partir del cual se extinguen en un breve espacio. La posición del máximo y del corte que le sigue depende de la frecuencia de la vibración, de modo que aquél se desplaza hacia el ápice, es decir, hacia la zona en que el ancho de la membrana basilar es mayor, a medida que la frecuencia decrece.

En la figura 20.14 se muestra la forma que tendría la onda a lo largo de la membrana basilar en dos instantes sucesivos, a medida que avanza, si se propagase

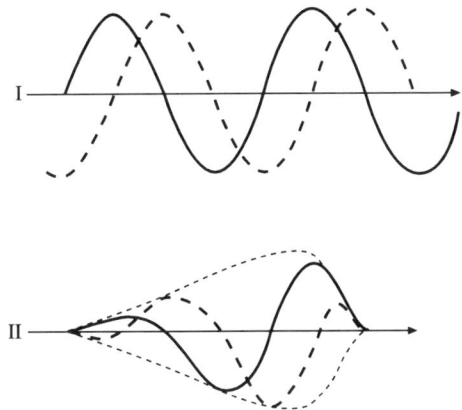

Figura 20.14. *Variación de amplitud de la oscilación al propagarse a lo largo de la membrana basilar. (Explicación en el texto.)*

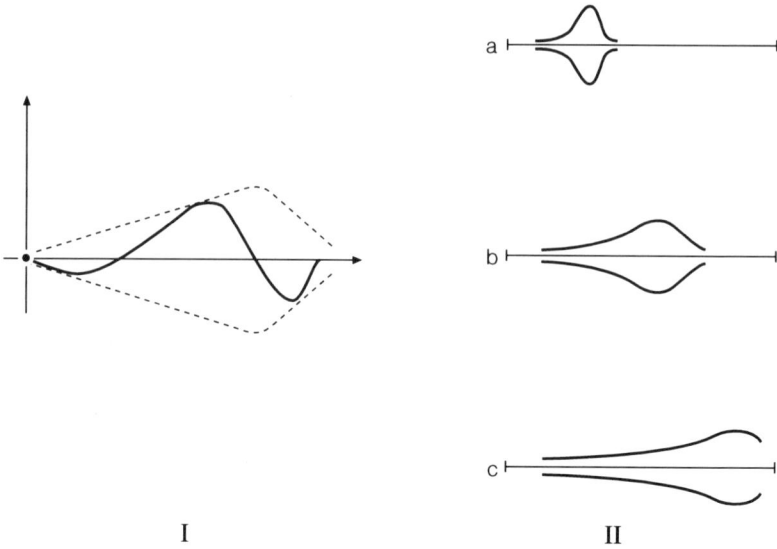

I   II

Figura 20.15. *Envolvente de la vibración de la membrana basilar. a, b y c, envolventes correspondientes a frecuencias decrecientes.*

uniformemente en toda su extensión (I) y la forma que realmente tiene creciendo en forma gradual y extinguiéndose, como se ha explicado (II).

En cualquier instante, los máximos y los mínimos describen sendas curvas que son las envolventes de las ondas (fig. 20.15,I).

En la (fig. 20.15,II) se muestran varias envolventes: a, b, c, propias de frecuencias decrecientes de izquierda (base) a derecha (ápice).

c. Fenómenos eléctricos

Si se introduce un electrodo en el conducto coclear, se registra una diferencia de potencial entre la endolinfa y la perilinfa o cualquier otra zona indiferente. Este potencial, denominado *potencial endolinfático,* es de alrededor de 80 mvolt positivo respecto del potencial de la perilinfa.

Cuando las vibraciones del sonido llegan al oído interno se producen modificaciones del potencial endolinfático. Por una parte, se le suman un potencial positivo y otro negativo, cuyo valor absoluto varía con la intensidad del sonido. Asimismo, el hecho de que predomine el potencial negativo o positivo depende de dicha intensidad y de otros factores que no entraremos a analizar. Como estos potenciales se suman al endolinfático, reciben el nombre de *potenciales de suma.* Por otra parte, se agrega un potencial alterno que tiene la misma frecuencia del sonido original, y cuyo valor, dentro de ciertos límites, es proporcional a la intensidad del sonido. Estas variaciones de potencial son denominadas *potenciales microfónicos.*

Cuando el potencial endolinfático se registra en la pantalla de un osciloscopio (fig. 20.16), los potenciales de suma aparecen como un desplazamiento vertical A del trazo, a la vez que éste describe la oscilación propia de los potenciales microfónicos B, sincrónicos con las oscilaciones del sonido C.

Tanto los potenciales de suma como los microfónicos podrían deberse a variaciones de potencial de la membrana de la cara superior de las células ciliadas por el

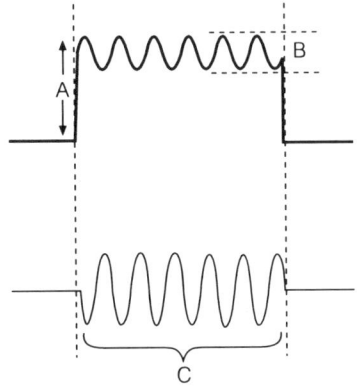

Figura 20.16. *Fenómenos eléctricos en el oído interno. A, potencial de suma; B, ondas microfónicas; C, vibración mecánica.*

movimiento de las cilias; las células se despolarizan cuando aquéllas se flexionan en un sentido y se hiperpolarizan cuando lo hacen en sentido contrario.

El circuito de la figura 20.17 puede ayudar a comprender esto. La fuerza electromotriz E, situada en la estría vascular, representa el mecanismo generador del potencial endolinfático; r_1, la resistencia a través de la endolinfa; r_c, la resistencia de las células ciliadas, y r_2, la resistencia del resto de los tejidos hasta cerrar el circuito. Los puntos A y B son los de registro, uno dentro del conducto coclear y el otro fuera de él. En reposo, circula por este circuito una corriente I mantenida por el generador E. Si r_c varía se modifica esa corriente y, por lo tanto, la caída de potencial entre A y B. Si la variación de la resistencia r_c es sincrónica con la vibraciones del sonido, aparece una oscilación en el aparato de registro V. Si el cambio de r_c es más o menos continuo, el desplazamiento de V resulta sostenido. Por supuesto, en el punto A se suman los efectos de los cambios en diferentes células.

Lo explicado hasta aquí comprende la transducción de señales acústicas en cambios de propiedades eléctricas de las células ciliadas. Los procesos que intervienen de aquí en adelante son aún tema de discusión y están fuera de los límites de esta obra.

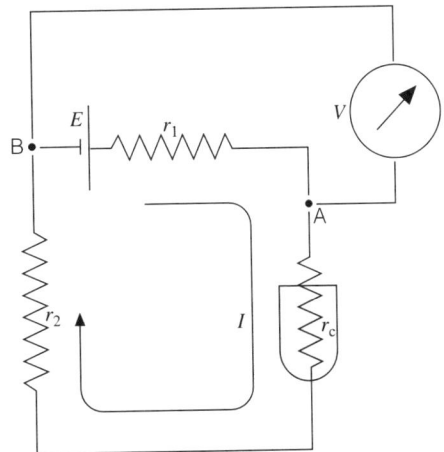

Figura 20.17. *Circuito explicativo de los potenciales en el oído interno. (Explicación en el texto.)*

C. CARACTERÍSTICAS DEL SENTIDO DEL OÍDO

1. Propiedades de la sensación auditiva

Aparte de sus propiedades físicas, un sonido está caracterizado por tres propiedades subjetivas: la sonoridad, la altura y el timbre.

a. Sonoridad

La sonoridad es la propiedad de la sensación que permite clasificar a los sonidos en más o menos fuertes o débiles. La sonoridad de un sonido está en relación con su intensidad, pero no depende sólo de ella. Por ejemplo, un sonido de 100 Hz y de 40 db de intensidad tiene menor sonoridad (se oye menos fuerte) que otro de 25 db y de una frecuencia de 1.000 Hz.

b. Altura

La altura de un sonido es la propiedad por la cual es considerado como más grave o más agudo. Aunque está determinada por la frecuencia, la escala de alturas no es una función simple de aquélla. Por ejemplo, un sonido de frecuencia doble que otro no resulta, subjetivamente, de altura doble.

c. Timbre

El timbre es la propiedad de la sensación auditiva que permite distinguir entre dos sonidos de igual altura, pero provenientes de fuentes diferentes, como podrían ser, por ejemplo, el mismo Do de un violín y de una flauta. Los distintos timbres de los sonidos vienen determinados por las armónicas que se suman a la frecuencia fundamental. En la figura 20.18 se muestra, como ejemplo, la representación gráfica del sonido Re del violín a, del Sol de la flauta b, y de la vocal A de la voz humana c.

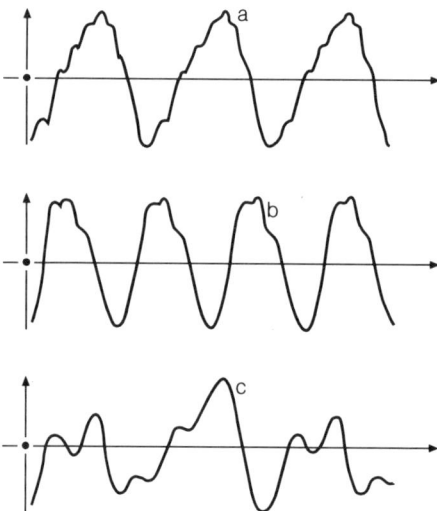

Figura 20.18. Gráficas de diferentes sonidos. a, Re del violín; b, Sol de la flauta; c, vocal A de la voz humana.

2. Campo de la sensación auditiva

El campo de la sensación auditiva está limitado por valores extremos de intensidad y de frecuencia, que estudiaremos a continuación.

a. Intensidad

La mínima intensidad perceptible recibe el nombre de *umbral absoluto de intensidad*. Este umbral depende de la frecuencia: para 1kHz (frecuencia que se toma como referencia), la mínima presión capaz de provocar sensación sonora es de 2×10^{-5} N/m², valor que corresponde a una intensidad del orden de 10^{-16} W/cm². A la mínima intensidad audible, cuando la frecuencia es de 1 kHz, se le atribuye una intensidad relativa de 0 db. Sin embargo, aunque la frecuencia mencionada se ha tomado como patrón, la mayor sensibilidad del oído no corresponde a ella, sino a 3 kHz.

Si se traza la curva del umbral de intensidad (ordenadas) en función de la frecuencia (abscisas), se obtiene una curva como la a, que se muestra en la figura 20.19.

A medida que la intensidad del sonido crece, las oscilaciones de las diferentes partes del oído aumentan también y, finalmente, se alcanza una intensidad que produce sensación de dolor. La mínima intensidad de sonido que llega a producir sensación de dolor recibe el nombre de *umbral de intensidad de la sensación dolorosa*. Este umbral depende también de la frecuencia y, como expusimos, se halla dentro del rango de los 120 db (curva b).

Por último, se llama *umbral diferencial de intensidad*, a la menor diferencia de intensidad que debe existir entre dos sonidos de igual frecuencia para que puedan percibirse como de diferente sonoridad.

El umbral diferencial de intensidad depende no sólo de la frecuencia, sino también del rango de intensidad en el cual se determina. Por ejemplo, para una frecuencia de 1 kHz y una intensidad de 60 db, el umbral diferencial es de alrededor de 0,5 db, mientras que para una intensidad de 30 db es de 1 db. Para una frecuencia de 5 kHz y las mismas intensidades mencionadas, los umbrales diferenciales son de 0,3 db, y 0,7 db, respectivamente.

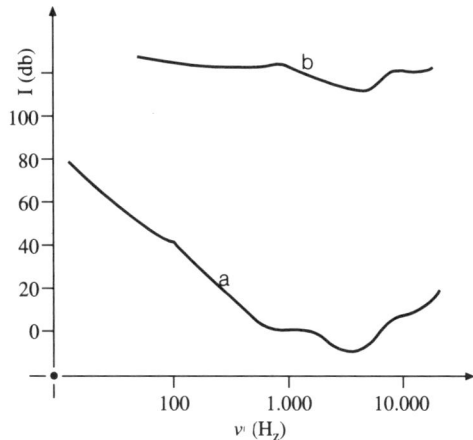

Figura 20.19. *Umbrales de intensidad. a, umbral de la sensación auditiva; b, umbral de la sensación dolorosa.*

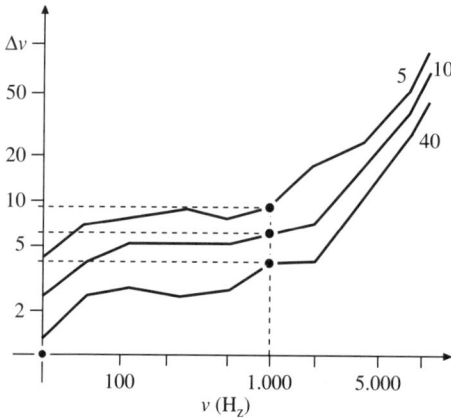

Figura 20.20. *Curvas de umbrales diferenciales de frecuencias para diferentes intensidades. (Explicación en el texto.)*

b. Frecuencia

Las frecuencias extremas que el oído alcanza a percibir son de 16 Hz y de 20 kHz.

También se define un *umbral diferencial de frecuencia*, que es la menor diferencia de frecuencia que debe existir entre dos sonidos de igual intensidad para que el oído los perciba como de alturas distintas. Este umbral depende de la intensidad del sonido y del rango de frecuencia dentro del cual se determina. En la figura 20.20 se muestra el umbral diferencial de frecuencia (ordenadas) en función de la frecuencia (abscisas) para diferentes intensidades de sonido (anotadas junto a cada curva).

c. Audiograma

El campo de la sensación auditiva queda determinado si se establecen las intensidades extremas correspondientes a las diferentes frecuencias.

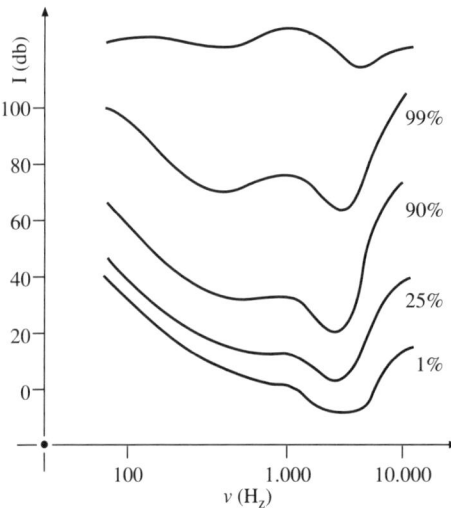

Figura 20.21. *Curvas de umbrales de intensidad. Los porcentajes junto a cada curva indican las fracciones de la población que alcanzan los umbrales mínimos indicados.*

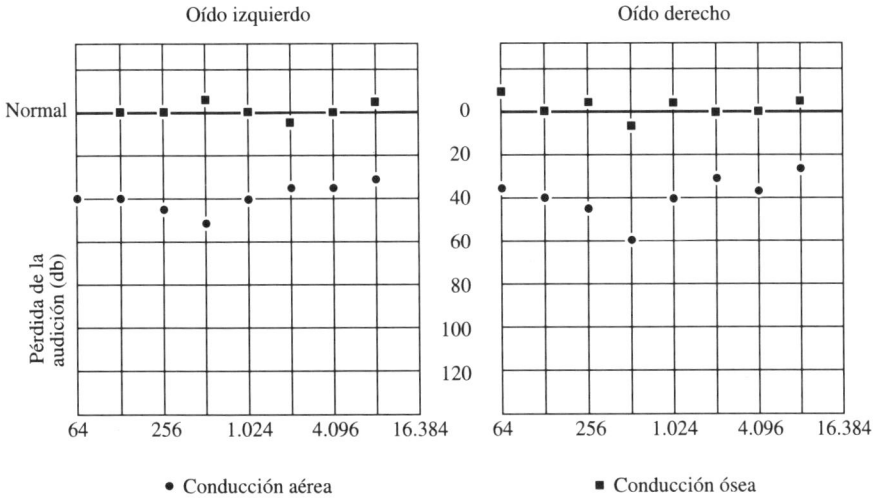

Figura 20.22. Audiograma. (Explicación en el texto.)

Gráficamente esta área se representa trazando las curvas de umbral de intensidad de la sensación auditiva y de la sensación dolorosa en función de la frecuencia (fig. 20.21). La curva señalada con el 1% representa el límite extremo de sensibilidad auditiva; sólo el 1% de las personas llega a percibir sonidos tan débiles como los correspondientes a esa curva, y esos valores son los tomados como valor de referencia. Para la mayoría de las personas, sin embargo, el umbral es más alto, y el rango de frecuencias audibles, más estrecho, como lo muestra la curva señalada con el 90%. La curva superior de la figura representa el umbral de intensidad de la sensación dolorosa.

En posesión de los valores normales se puede estudiar la capacidad de audición de una persona para diferentes frecuencias y compararla con la normal.

Los resultados de este estudio, que tiene valor diagnóstico, se presentan en forma de gráficos llamados *audiogramas*, en los cuales se señala con marcas diferentes la disminución de agudeza auditiva, respecto de la normal para las distintas frecuencias y para los dos tipos de conducción, ósea y aérea* (fig. 20.22).

D. AUDICIÓN BIAURICULAR

El sentido del oído nos permite determinar en qué dirección llega el sonido respecto del plano sagital de la cabeza. Ello se debe a diferencias que aparecen en las sensaciones registradas por cada uno de los oídos.

En primer lugar consideremos un breve sonido (un "clic") que proviene de una fuente alejada, situada a 30° hacia un costado. Si admitimos que ambos oídos, A y B (fig. 20.23), están separados por una distancia de 20 cm, el camino que el sonido debe recorrer para llegar a A será 10 cm mayor (segmento AC) que para llegar a B.

---

* Además de llegar al oído interno por el conducto auditivo y a través del oído medio, las vibraciones del sonido pueden alcanzar el sistema transductor por vía ósea.

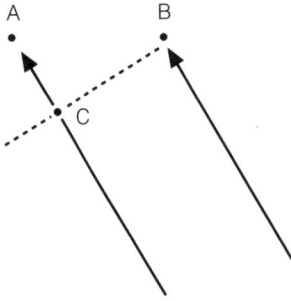

Figura 20.23. Explicación en el texto.

En consecuencia, la sensación auditiva se originará en aquel oído con un retraso de Δt que depende de la distancia AC y de la velocidad del sonido:

$$\Delta t = \frac{10\ cm}{300 \times 10^2\ cm/s} = 3 \times 10^{-4}\ s \qquad [20.25]$$

En general, cualquier causa que origine un retraso, siempre que éste no exceda los 0,6 ms*, provoca la sensación de desplazamiento lateral.

Gracias a este tipo de mecanismo, el oído es capaz de detectar desplazamientos laterales de la fuente hasta un límite inferior de 3° respecto del plano sagital.

Pero el mecanismo mencionado no es el único; si la intensidad que llega a uno de los oídos es mayor que la que recibe el otro, se producirá la sensación de desplazamiento de la fuente hacia el lado del oído al que llega la mayor intensidad. Este mecanismo participa especialmente cuando la frecuencia del sonido es elevada, en cuyo caso la cabeza da origen a una *sombra acústica* en el ámbito de la cual la intensidad es notablemente menor.

Por último, cuando se trata de un sonido puro y continuo, no es el retraso en el momento de iniciarse aquél lo que determina la sensación de desplazamiento lateral, sino el desfase de las ondas que llegan a un oído respecto de las que llegan

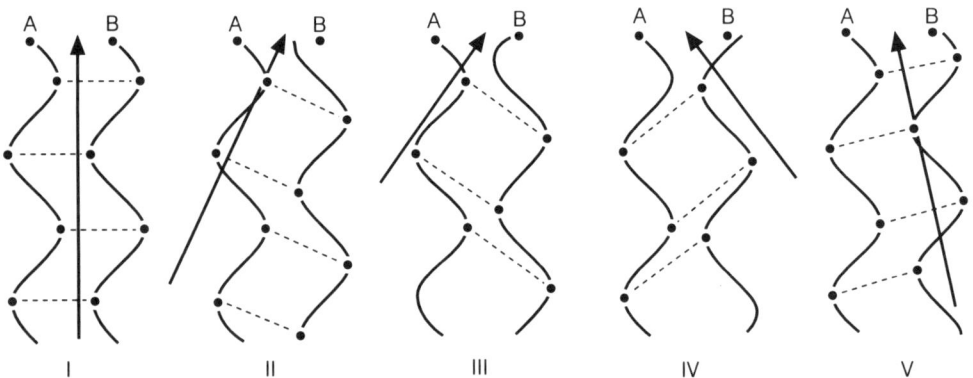

Figura 20.24. Explicación en el texto.

* Si el retraso es mayor ambos oídos registran el sonido independientemente, como si se tratase de dos sonidos separados.

al otro. Si las dos ondas llegan en fase, el oído tiene la sensación de que el sonido proviene del plano sagital (fig. 20.24,I).

Si mediante un dispositivo adecuado se va desfasando gradualmente el sonido que llega al oído B respecto de A (retardando las ondas), el sujeto tiene la sensación de que la fuente se va moviendo hacia el lado opuesto (II y III), hasta que el desfase pasa de media longitud de onda. Entonces se registra como atrasado el sonido que llega al otro oído (al A) y se produce la sensación de que la fuente se ha desplazado hacia el lado opuesto (IV). Si el desfase sigue aumentando, acercándose a una longitud de onda, el sonido parece llegar al oído A cada vez con menor retraso y se tiene la sensación de que la fuente se desplaza hacia el plano medio (V). Por último, cuando el desfase llega a ser de una longitud de onda completa, el sonido llega en fase a ambos oídos, no se registra ningún retraso y la fuente parece nuevamente situada en el plano sagital.

La localización de la fuente a partir del desfase de las ondas no es posible cuando la frecuencia del sonido es mayor de 1.500 Hz y la longitud de onda menor que la distancia entre los oídos.

BIBLIOGRAFÍA

Békesy JV. Current status of theories of hearing. Science 1956; 12: 123-779.

Borg E, Counter SA. The middle-ear Muscles. Sci Amer, agosto 1989; 261(2): 62.

Damask AC. Médical Physics. Nueva York, Academic Press, 1981; II(5): 98.

Grinnell AD. Comparative physiology of hearing. Ann Rev Physiol 1969; 31: 545.

Kay RH. Ear Anatomy and Physiology. En: McAinsh TF, ed. Physics in Medicine and Biology Encyclopedia. Oxford, Pergamon Press, 1986; 1: 286.

Kelly JP. Hearing. En: Kandel ER, Schwartz JH, Jessell TM, eds. Principles of Neural Science. Nueva York, Elsevier, 1991; 32: 481.

Russell IJ. Origin of the receptor potential in inner hair cells of the mammalian cochlea-evidence for Davis' theory. Nature 1983; 301: 334.

Van Bergeijk WA, Pierce JR, David EE (h). Las ondas y el oído. Buenos Aires, Editorial Universitaria de Buenos Aires, 1962.

21 Óptica geométrica de la visión

I. EL OJO COMO SISTEMA ÓPTICO

A. RESEÑA ANATÓMICA Y PROPIEDADES ÓPTICAS

Desde nuestro punto de vista nos interesa considerar el ojo como una cámara provista de elementos refringentes que proyectan la imagen del objeto observado sobre una superficie sensible: la retina.

La figura 21.1 muestra un corte sagital del ojo que permite observar las diferentes estructuras que lo forman.

A continuación, pasamos a considerar por separado cada una de las partes que desempeñan un papel en la óptica geométrica de la visión.

El cristalino es una lente biconvexa cuyas dimensiones se muestran en la figura 21.2. Su índice de refracción es diferente en las distintas capas que lo forman, pero su valor equivalente total es de 1,4085. El cristalino está contenido en una envoltura llamada *cápsula del cristalino*, y el conjunto constituye una estructura elástica que espontáneamente tiende a disminuir su diámetro y a aumentar su espesor anteroposterior. Esta retracción se halla impedida en estado de reposo por un ligamento radial inserto en su ecuador, la zónula de Zinn, que lo mantiene suspendido en su posición.

La córnea constituye una lámina en forma de casquete elipsoidal y de caras aproximadamente paralelas. Su espesor es de 0,8 mm en su parte central, y de 1 mm en su periferia. Junto con el humor acuoso que ocupa la cámara anterior y contacta con la superficie anterior del cristalino, puede ser considerada una lente concavoconvexa. El índice de refracción de la córnea es de 1,376.

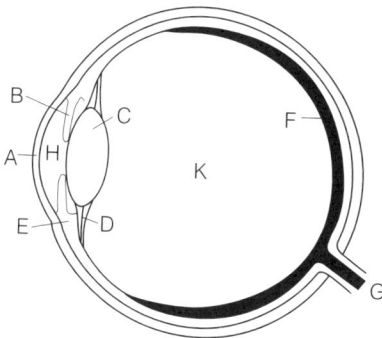

Figura 21.1. *Corte sagital del ojo. A, córnea; B, iris; C, cristalino; D, zónula de Zinn; E, músculo ciliar; F, retina; G, nervio óptico; H, cámara anterior (humor acuoso); K, cámara posterior (humor vítreo).*

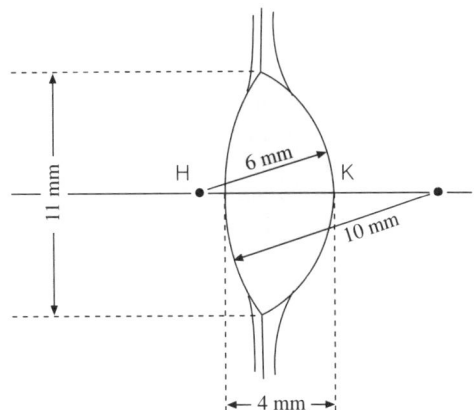

Figura 21.2. *Dimensiones del cristalino. H, cámara anterior; K, cámara posterior.*

La retina es una membrana nerviosa sobre la cual se forma la imagen del objeto que se observa. Está provista de fotorreceptores (conos y bastones), los cuales dan origen a la información que, una vez procesada por las otras células de la retina, es enviada a los centros nerviosos superiores. En el polo posterior de la retina existe una pequeña zona, denominada *mácula lútea*, de alrededor de 2 mm de diámetro, en cuyo centro de halla la *fóvea central*. En esta depresión sólo se encuentran conos yuxtapuestos entre sí.

El iris, situado por delante del cristalino, hace contacto con la cara anterior de éste y desempeña el papel de un diafragma que regula su abertura, la pupila; lo cual permite graduar adecuadamente la entrada de luz.

Los humores acuoso y vítreo tienen un índice de refracción de 1,3365. Ya expusimos que el primero de ellos puede ser considerado como formando parte de una lente concavoconvexa, junto con la córnea. En cuanto al segundo, constituye por sí solo una lente cóncava, pues su cara convexa está directamente en contacto con la retina, que es la pantalla donde se forma la imagen.

B. EL OJO COMO SISTEMA ÓPTICO CENTRADO

1. Concepto de sistema óptico centrado. Propiedades

Un sistema óptico centrado es un conjunto formado por medios de distinto índice de refracción, separados por superficies esféricas* cuyos centros de curvatura se hallan todos en una misma recta, llamada *eje principal* del sistema. Una sucesión de lentes y el aire que puede haber delante, entre o detrás de ellas constituye un sistema óptico centrado, si todos los centros de curvatura pertenecen a una misma recta. Si las superficies esféricas son de pequeña abertura, es decir, si los rayos que pasan por el sistema atraviesan las superficies cerca del eje, los sistemas ópticos centrados tienen una serie de propiedades que se explican en la figura 21.3.

La posición de los diferentes elementos que se describen en la figura queda determinada por los índices de refracción de los diferentes medios que forman el sistema óptico, por los radios de curvatura de las superficies y por la posición de los centros de curvatura sobre el eje principal.

2. Formación de la imagen en un sistema óptico centrado

De lo explicado en la figura 21.3 se infiere que, a los efectos de construir la imagen de un objeto, el sistema óptico puede ser representado trazando sólo el eje y los planos principales y señalando los focos y los puntos nodales.

En la figura 21.4 se muestra cómo se desplaza la imagen cuando aumenta la distancia del objeto al sistema óptico. Se observa en ella que a medida que aquél se aleja (I y II) la imagen se acerca al plano focal correspondiente. De lo dicho se infiere que si la distancia del objeto al sistema es suficientemente grande, la imagen puede considerarse formada prácticamente en el plano focal. En tal caso, aquélla puede obtenerse directamente trazando el rayo que pasa por el punto nodal equivalente (III). Su intersección con el plano focal permite trazar la imagen buscada.

---

* Una superficie plana es un caso particular de superficie esférica.

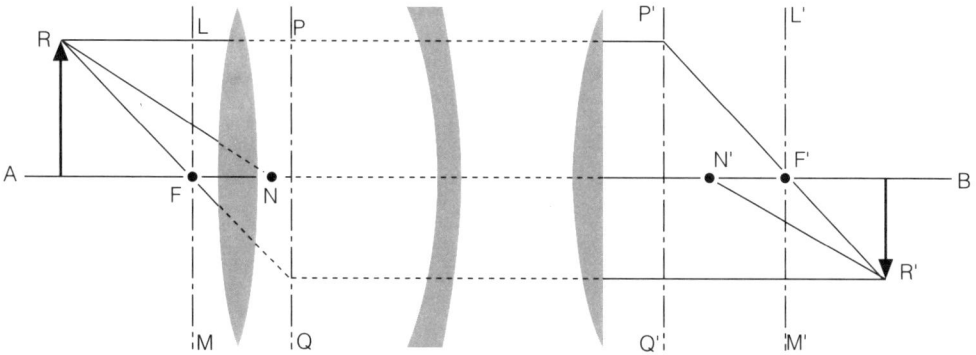

Figura 21.3. *Elementos y propiedades de un sistema óptico centrado. Todos los rayos que llegan al sistema, paralelos al eje principal, cuando emergen de él pertenecen a rectas que se cortan en el foco imagen* F'. *Todos los rayos incidentes pertenecientes a rectas que pasan por el foco principal, objeto* F, *emergen del sistema paralelos al eje principal. Todos los rayos pertenecientes a rectas que pasan por un punto nodal* N, *cuando emergen, pertenecen a rectas que pasan por el segundo punto nodal* N'. *AB, eje principal; LM, plano focal objeto; L'M', plano focal imagen; PQ, plano principal objeto; P'Q', plano principal imagen. La imagen* R' *del punto* R *está determinada por la intersección de todos los rayos que parten del punto* R.

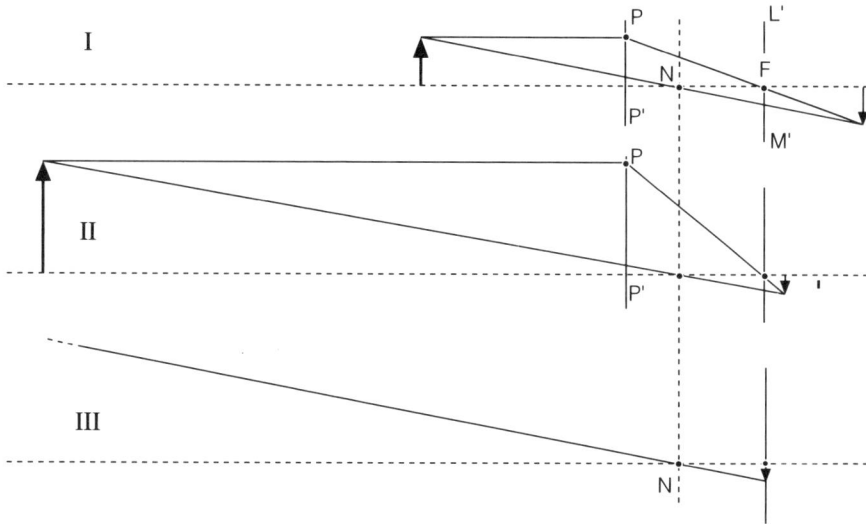

Figura 21.4. *Efectos del alejamiento del objeto. L'M', plano focal imagen. Si los planos principales están muy cercanos entre sí y los puntos nodales también, se puede representar un solo plano principal, PP' y un solo punto nodal equivalente, N. Esto es lo que ocurre en el ojo humano. En el esquema* III *se ha supuesto un objeto muy grande con el solo fin de evitar una imagen demasiado pequeña.*

3. Elementos ópticos del ojo

Para describir el ojo como sistema óptico basta dar la ubicación de sus planos principales, sus focos y sus puntos nodales. La posición de estos elementos está representada en la figura 21.5, y sus distancias a la cara anterior de la córnea se muestran en la tabla 21.1.

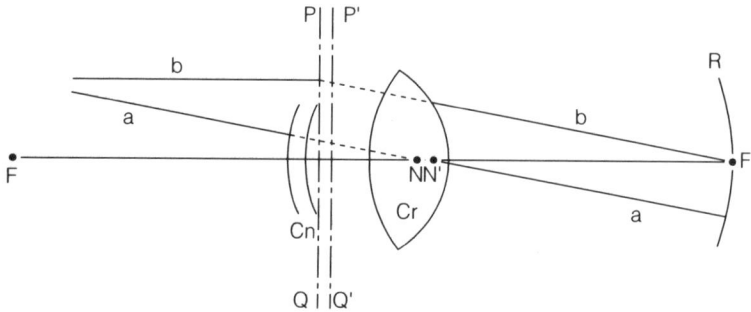

Figura 21.5. *Posición de los elementos ópticos del ojo.* Cn, *córnea;* Cr, *cristalino;* R, *retina;* PQ *y* P'Q', *planos principales;* N *y* N', *puntos nodales.*

TABLA 21.1. **Distancias de los diferentes elementos ópticos del ojo a la superficie anterior de la córnea**

Primer plano principal	1,7 mm
Segundo plano principal	2,0 mm
Primer punto nodal	7,0 mm
Segundo punto nodal	7,3 mm
Foco posterior	24,1 mm
Foco anterior	15,7 mm

Como se observa en la figura, el ojo en reposo tiene su foco imagen sobre la retina. Además, los puntos nodales distan muy poco entre sí, de modo que pueden ser reemplazados por uno solo colocado entre ellos, que llamaremos *punto nodal equivalente.*

II. VISIÓN DE LA FIGURA PLANA

A. IMAGEN EN LA RETINA

1. Formación de la imagen

De acuerdo con lo expuesto anteriormente, la imagen de un punto cualquiera siempre se halla situada sobre el rayo que pasa por el punto nodal equivalente. También explicamos que si el objeto se encuentra en el infinito, la imagen se forma en el plano focal. Por lo tanto, como el ojo en reposo tiene su foco imagen en la retina, se formará en ella la imagen de cualquier punto situado suficientemente lejos. Esta condición se cumple cuando el objeto se encuentra a más de 6 m del ojo.

Cuando el punto objeto se encuentra más cerca, interviene otro mecanismo que se verá en el apartado siguiente, pero de todos modos su imagen deberá hallarse sobre el rayo que pasa por el punto nodal equivalente. En consecuencia, para obtener la imagen de un punto cualquiera basta trazar el rayo que pasa por dicho punto y por el punto nodal y determinar su intersección con la retina (fig. 21.6).

2. Tamaño real de la imagen y tamaño aparente

A partir de la figura 21.6 se puede calcular el tamaño de la imagen A'B'. Como los triángulos ABN y A'B'N son prácticamente semejantes (despreciando la curvatura de la retina), se cumple la siguiente relación:

$$\frac{AB}{A'B'} = \frac{BN}{B'N} \qquad [21.1]$$

de la cual se puede despejar A'B':

$$A'B' = \frac{AB \cdot B'N}{BN} \qquad [21.2]$$

Supongamos que el objeto AB mide 10 cm y se halla a 6 m del ojo. Como la distancia NB' mide en el ojo normal 17 mm aproximadamente, el tamaño de A'B' queda establecido por:

$$A'B' \approx \frac{10 \text{ cm} \times 1,7 \text{ cm}}{600 \text{ cm}} = 0,3 \text{ mm} \qquad [21.3]$$

Si a dos personas se les muestra el mismo objeto (que podría ser un segmento vertical) a diferentes distancias (p. ej., 1 m a una y 2 m a la otra) y luego se les pregunta de qué tamaño vieron el objeto, ambas indican tamaños muy cercanos. Sin embargo, el tamaño de la imagen formada en la retina de una de ellas es el doble del correspondiente a la otra. Esto se debe a que en la percepción intervienen mecanismos de procesamiento inconscientes en los que participan especialmente el entorno y la estimación de la distancia a la que se encuentra el objeto. Por otra parte, cuando dos personas ven un mismo objeto a la misma distancia, pero faltando estos elementos de comparación (como sucede cuando se observa un avión en vuelo), frecuentemente ambas afirman ver el objeto de tamaños distintos, a pesar de que en este caso las imágenes formadas en la retina tienen igual magnitud. Desde el punto de vista objetivo carece de sentido decir "de qué tamaño se ve" un objeto. Por ello corresponde emplear el concepto de *tamaño aparente*. Se denomina así al cociente entre tamaño real AB (fig. 21.6) y la distancia BN del objeto al punto nodal (prácticamente del objeto al ojo). Este cociente es la tangente del ángulo α (tag α), valor que coincide prácticamente con la medida del ángulo en radianes, si éste es pequeño. En la figura 21.7 se muestra que el mismo objeto colocado a diferentes distancias del ojo (I) tiene tamaños aparentes distintos, mientras que diferentes objetos pueden tener el mismo tamaño aparente si están colocados a distancias adecuadas del ojo (II).

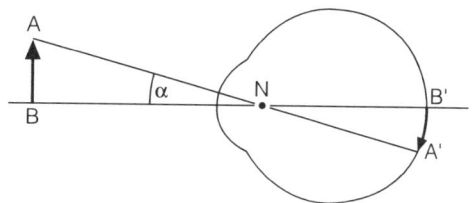

Figura 21.6. *Formación de la imagen en la retina. (Explicación en el texto.)*

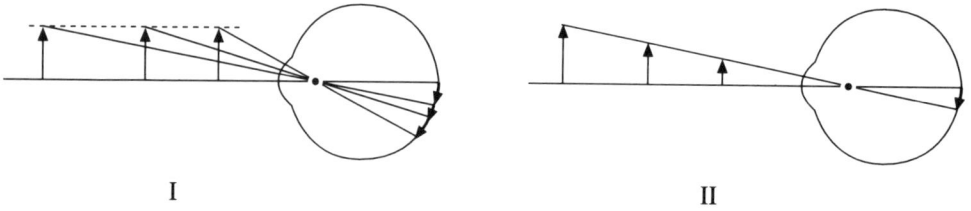

I   II

Figura 21.7. Tamaño de la imagen y tamaño aparente. (Explicación en el texto.)

B. ACOMODACIÓN

1. Ojo normal

a. Concepto

Como hemos explicado, cuando el objeto se encuentra a más de 6 m de distancia y el ojo en reposo, la imagen aparece en el plano focal, el cual coincide con la retina. Pero cuando el objeto se encuentra más próximo, la imagen se forma, como se mostró en la figura 21.4, más allá del plano focal, y en esas condiciones el ojo en reposo no puede ver con nitidez.

Para corregir esta dificultad entra en juego un mecanismo gracias al cual el foco se desplaza hacia delante, de modo que la imagen, aunque se forme más allá del plano focal, lo hace en la retina (fig. 21.8). Este proceso recibe el nombre de *acomodación*. Obsérvese que el rayo AA' sigue pasando por el punto nodal.

b. Mecanismo

El desplazamiento del foco imagen hacia delante es el resultado del cambio de diámetro anteroposterior del cristalino, el cual a su vez se produce como consecuencia de la contracción del músculo ciliar. Al contraerse este músculo, desplaza la inserción de la zónula de Zinn, como lo muestran las flechas de la figura 21.9. A

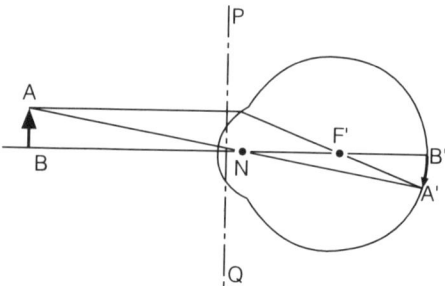

Figura 21.8. Desplazamiento del foco imagen en la acomodación.

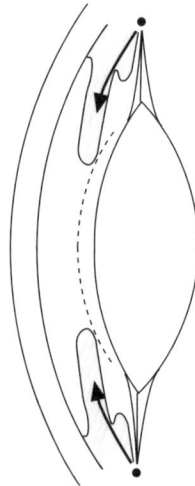

Figura 21.9. Efecto de la contracción del músculo ciliar.

causa de esto la zónula disminuye su tensión y el cristalino se abomba reduciendo su circunferencia y aumentando su diámetro anteroposterior por desplazamiento de su cara anterior. La cara posterior del cristalino casi no se modifica durante la acomodación.

c. Amplitud de la acomodación

El punto más cercano que el ojo puede ver con nitidez sin emplear el mecanismo de la acomodación, recibe el nombre de **punto remoto**. Como ya dijimos, este punto se encuentra a 6 m del ojo aproximadamente. A medida que el objeto se va acercando, el cristalino acorta su distancia focal, de modo que la imagen se mantiene siempre en la retina. Esto tiene un límite; cuando el objeto se ha acercado a alrededor de 10 a 20 cm del ojo, el cristalino ya no puede acortar más su distancia focal. Si entonces el objeto sigue acercándose, se forma en la retina una imagen borrosa. Se llama **punto próximo** al punto más cercano que puede originar una imagen nítida merced al mecanismo de la acomodación.

La posición del punto próximo varía con la edad; es más cercano en los niños y se aleja del ojo a medida que la edad aumenta.

Se llama **amplitud de la acomodación** a la variación del poder dióptrico que tiene lugar en el ojo como consecuencia de la acomodación. Veamos mediante un ejemplo cómo se puede determinar la amplitud de la acomodación. Supongamos que el punto próximo P (fig. 21.10) se halla en una persona normal a 15 cm del ojo. Si se coloca junto al ojo una lente convergente de 15 cm de distancia focal, los rayos que parten del punto próximo llegarán al ojo paralelos, como si vinieran desde el infinito (más de 6 m), y el ojo podrá ver el punto objeto sin necesidad de acomodación. Como el ojo también puede ver ese punto sin necesidad de la lente, empleando el mecanismo de acomodación, se infiere que la amplitud de la acomodación es igual al poder dióptrico de la lente mencionada*.

En consecuencia, la amplitud de la acomodación viene determinada en este caso por:

$$A = \frac{1}{0,15 \text{ m}} = 6,67 \text{ dioptrías} \qquad [21.4]$$

En resumen, si la distancia al punto remoto es normal, la amplitud de la acomodación se da directamente en dioptrías, por la inversa de la distancia al punto próximo expresada en metros.

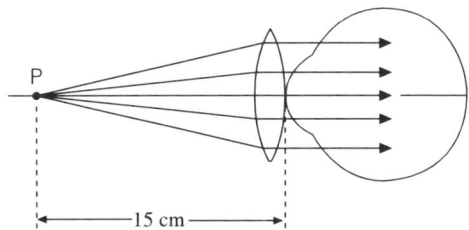

Figura 21.10. Amplitud de la acomodación. (Explicación en el texto.)

---

* Se llama poder dióptrico de una lente a la inversa de la distancia focal medida en metros.

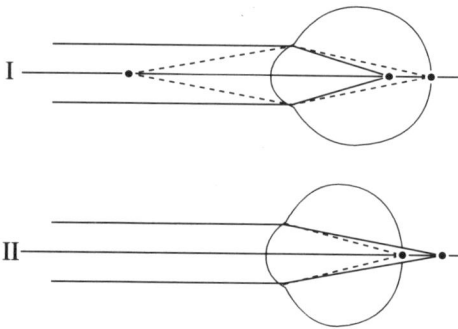

Figura 21.11. *Marcha de los rayos en la miopía (I) y en la hipermetropía (II).*

2. Vicios de refracción

Debido a diferentes motivos, el ojo es incapaz en muchos casos de formar una imagen nítida en la retina. Estos estados anormales, que reciben el nombre de *vicios de refracción*, son los siguientes:

a. Miopía

En la miopía, el diámetro anteroposterior del ojo es mayor que el normal, de modo que, aun en ausencia de acomodación, la imagen del punto remoto se forma delante de la retina (fig. 21.11,I). En consecuencia, no se pueden ver con nitidez los objetos alejados.

b. Hipermetropía

En la hipermetropía el diámetro anteroposterior del globo ocular es menor que el normal, de modo que la imagen de un objeto alejado, con el ojo en reposo, se forma detrás de la retina (fig. 21.11,II). Sólo mediante el mecanismo de la acomodación se puede llevar la imagen a la retina. Pero si parte de ese mecanismo tiene que emplearse cuando el objeto se encuentra alejado, se comprende que al acercarse éste se llegará al máximo de la acomodación cuando todavía el objeto se encuentra relativamente lejos del ojo. Por consiguiente, el sujeto hipermétrope no puede ver con nitidez los objetos cercanos.

c. Astigmatismo

En el astigmatismo, el defecto reside en la córnea, cuyas curvaturas en los distintos planos que pasan por el eje óptico son diferentes. Como consecuencia, los rayos pertenecientes a los diferentes planos tienen su foco en distintos puntos del eje (fig. 21.12), y el ojo astigmático no es capaz de formar una imagen con total nitidez, cualquiera que sea la distancia a que se halle el objeto.

d. Presbicia

La presbicia es un estado que se debe a la pérdida de elasticidad del cristalino y que sobreviene con la edad. Por este motivo, la amplitud de la acomodación disminuye y el punto próximo se va alejando. El présbita puede ver bien los objetos alejados, pero no los cercanos.

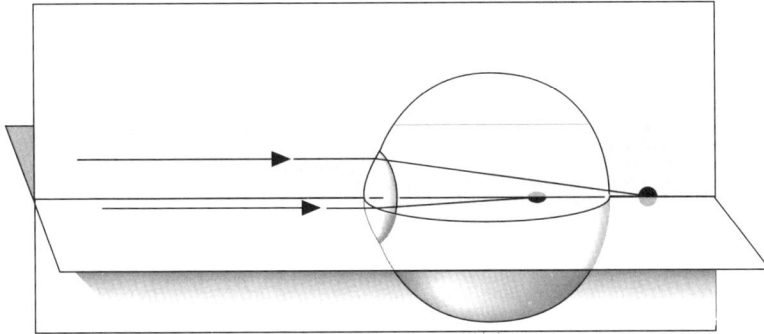

Figura 21.12. Marcha de los rayos en el astigmatismo.

C. AGUDEZA VISUAL

1. Fijación visual

Para observar un objeto con nitidez es necesario orientar el ojo de modo que la imagen de aquél se forme en la fóvea. Este proceso recibe el nombre de *fijación visual*.

Efectuada la fijación, la recta que pasa por la fóvea y por el punto nodal equivalente pasa también por el objeto. Esta recta se denomina *visual*.

2. Concepto

Si se trazan sobre un papel blanco dos pequeños puntos separados 0,5 mm entre sí, se comprobará que pueden distinguirse fácilmente, si se observan a una distancia de 0,50 m; pero se ven como un solo punto si se observan, por ejemplo, a la distancia de 1,50 m. En cambio, a esa distancia se pueden ver distintamente dos puntos separados 1,5 mm entre sí. Esto significa que el ojo es capaz de ver dos puntos en forma distinta, siempre que el ángulo α, determinado por ellos y el punto nodal (fig. 21.13), sobrepase cierto valor. Este ángulo recibe el nombre de *agudeza visual*.

Por lo tanto, la agudeza visual es el menor tamaño aparente de la distancia que debe separar dos puntos para que puedan ser vistos en forma distinta.

3. Valor de la agudeza visual

El valor del ángulo α puede ser calculado, si se supone que para que dos puntos cercanos puedan ser distinguidos es necesario que sus imágenes se formen en la

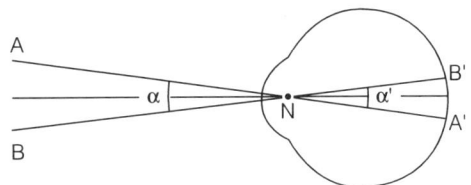

Figura 21.13. Agudeza visual. (Explicación en el texto.)

fóvea, en dos conos separados entre sí por un tercero, en el cual no debe formarse imagen*.

Como el diámetro de un cono en la fóvea es de alrededor de 2 μm, una separación mayor de 4 μm sería suficiente para que las imágenes A' y B' (fig. 21.13) no se formen en conos contiguos. A partir de ese valor y de la distancia NA' se puede calcular el ángulo α, igual a α':

$$\text{tag } \alpha' = \frac{B'A'}{NA'} \qquad\qquad [21.5]$$

$$\text{tag } \alpha = \frac{0,004 \text{ mm}}{17 \text{ mm}} = 0,0002 \qquad\qquad [21.6]$$

$$\alpha = 0,0002^{**} < 0° \ 1' \qquad\qquad [21.7]$$

Vale decir, la agudeza visual normal es menor que un minuto. Este valor se toma como unidad para medir la agudeza visual, la cual se expresa, con fines prácticos, por la inversa de la menor distancia aparente medida en minutos entre dos puntos visibles distintamente. Por ejemplo, si dicho ángulo vale 0° 2', la agudeza visual vale 1/2.

D. CAMPO VISUAL

*Se llama **campo visual** al ángulo sólido con vértice en la pupila que contiene todos los puntos del espacio visibles con el ojo en una posición fija.* Por ejemplo, si con el

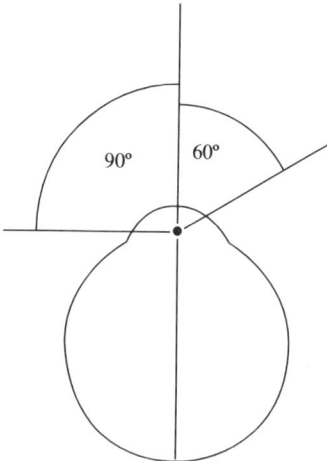

Figura 21.14. *Amplitud del campo visual en el plano horizontal.*

---

* Aunque el valor de la agudeza visual así obtenido es del mismo orden que el experimental, se han despreciado en este cálculo muchos factores, por ejemplo, los fenómenos de interferencia y de aberración.
** Medida del ángulo expresada en radianes.

ojo izquierdo se observa fijamente un punto situado al frente y se toma la visual como referencia, se comprueba que se puede percibir, sin mover el ojo, un punto colocado a la izquierda tal, que los rayos provenientes de él formen con la visual un ángulo de 90° (fig. 21.14). En cambio, el campo visual de ese ojo se extiende hacia la derecha hasta los 60°, hacia arriba hasta los 55° y hacia abajo hasta los 70°; el campo visual se extiende más hacia el lado temporal que hacia el nasal.

El campo visual se representa en diagramas donde se indican los meridianos mediante radios y los paralelos por círculos concéntricos equidistantes, como si se tratase de un hemisferio. La figura 21.15 muestra el campo visual del ojo izquierdo. Puede observarse, cerca del centro, una pequeña zona representada en negro que corresponde al punto ciego de la retina. En la figura 21.16 se muestran superpuestos los campos visuales correspondientes a ambos ojos.

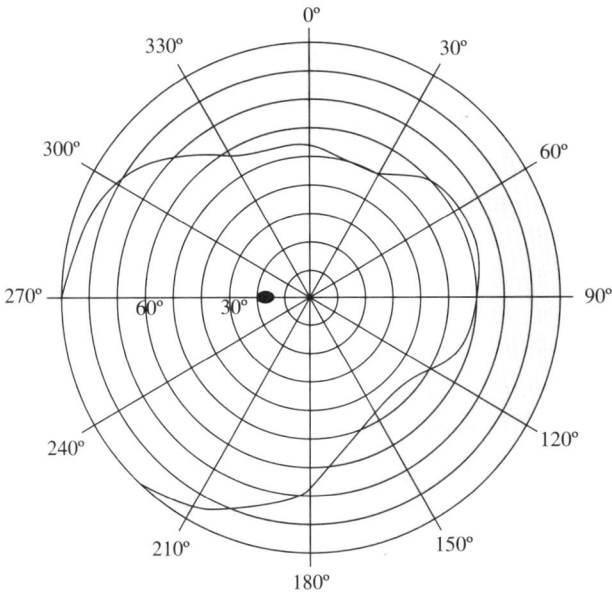

Figura 21.15. Diagrama representativo del campo visual del ojo izquierdo.

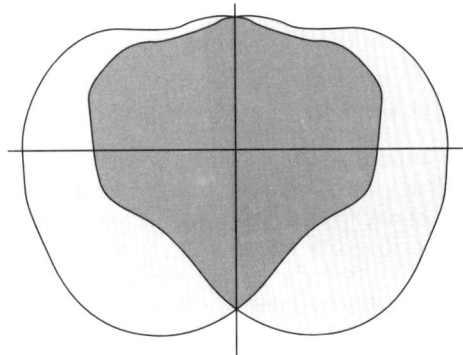

Figura 21.16. Superposición de los campos visuales de ambos ojos.

III. VISIÓN DEL RELIEVE

A. GENERALIDADES

Las imágenes que se forman en el ojo lo hacen sobre una sola superficie esférica, de modo que son bidimensionales, provengan aquéllas de objetos planos o con relieve. Más aún, es posible que un objeto plano origine una imagen igual que un objeto con relieve, como pueden hacerlo, por ejemplo, un cubo y un dibujo de éste en perspectiva. A pesar de ello, el hombre posee una desarrollada visión tridimensional, la cual proviene de la elaboración que, en un nivel superior, el organismo efectúa con la información (bidimensional) proveniente de la retina.

El mecanismo por el cual los centros perciben el relieve a partir de las señales suministradas por las retinas está fuera del tema que estamos estudiando; en cambio, corresponde que tratemos aquí qué información pueden enviar a los centros superiores los ojos y sus anexos, que permita elaborar esa noción.

B. MECANISMO DE LA VISIÓN DEL RELIEVE

La información que puede llegar a los centros superiores es diferente según provenga de un solo ojo o intervengan también las relaciones entre las imágenes que se forman en ambos ojos. Trataremos por separado los dos casos.

1. Visión monocular del relieve

Un solo ojo es capaz de enviar suficiente información como para que los centros superiores puedan adquirir noción de la distancia a que se halla el objeto observado. Esta información está constituida por el tamaño de la imagen, la percepción de detalles, el esfuerzo de acomodación, la ocultación de unos cuerpos por otros y las sombras que proyectan. Salvo el esfuerzo de acomodación, los elementos mencionados son los empleados en dibujo y pintura para dar la sensación de relieve en un cuadro.

2. Visión binocular del relieve

La visión binocular del relieve depende de dos elementos: *el esfuerzo de convergencia* y la llamada *visión estereoscópica*.

a. Esfuerzo de convergencia

Como los centros de los dos ojos están separados por una distancia de alrededor de 6 cm, para dirigir las visuales a un punto ellos deben converger (fig. 21.17), y esta convergencia es tanto mayor cuanto más cercano es el punto. El esfuerzo necesario para hacer rotar los globos oculares es efectuado por los músculos accesorios del ojo. La información que envían los propioceptores en relación con la convergencia contribuye a la sensación de profundidad, especialmente cuando los objetos se hallan relativamente cercanos.

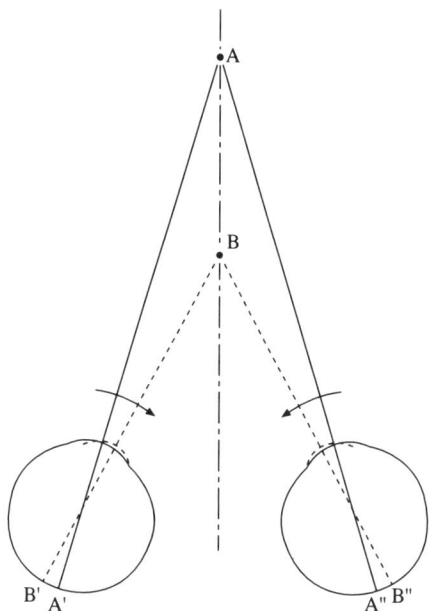

Figura 21.17. *Convergencia. (Explicación en el texto.)*

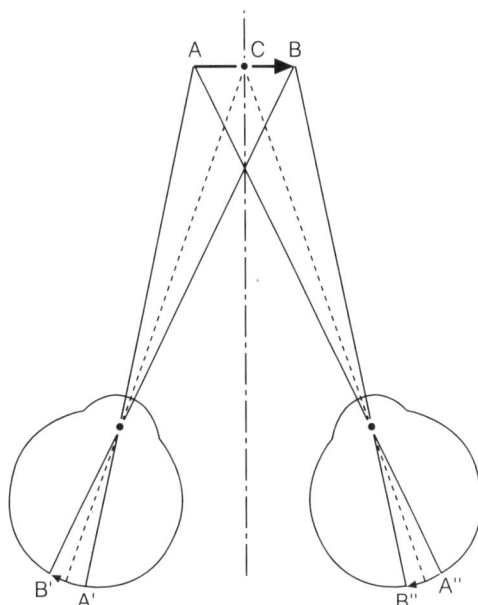

Figura 21.18. *Imágenes de un objeto plano en ambos ojos.*

b. Visión estereoscópica

La visión estereoscópica es el elemento que más eficazmente contribuye a la visión del relieve.

Si con ambos ojos se mira una figura plana, perpendicular al plano sagital de la cabeza, las imágenes que se forman en ellos son iguales (fig. 21.18). Se observa también en la figura que las dos imágenes A'B' y A"B", además de ser iguales, tienen la misma posición. Si se ha fijado el punto medio C del objeto y tomamos sus imágenes como referencia, se comprueba que las dos imágenes del punto A se encuentran a la derecha de la fóvea, mientras que las dos correspondientes al punto B están a la izquierda. El sujeto ve un solo punto A y un solo punto B, aunque de cada uno existen dos imágenes, una en cada ojo. Se dice que las imágenes B' y B", así como A' y A", se hallan en *puntos correspondientes*; se llaman así (fig. 21.19) los puntos de la retina, por ejemplo, P y P', Q y Q', que tienen las mismas coordenadas respecto de un par de meridianos, uno horizontal y otro vertical, que pasan por la fóvea. Cuando las imágenes se forman en puntos correspondientes, el sujeto ve un solo objeto. Si las imágenes no se producen en puntos correspondientes, el objeto

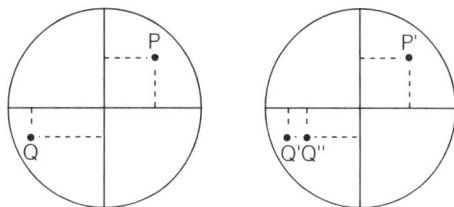

Figura 21.19. *Puntos correspondientes. (Explicación en el texto.)*

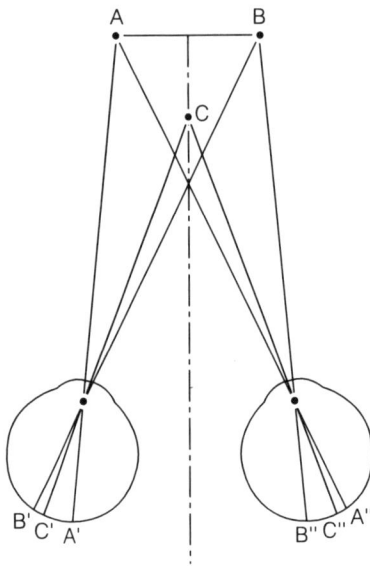

Figura 21.20. *Visión estereoscópica de un objeto con relieve y formación de una imagen diferente en cada ojo.*

se ve doble como ocurriría, por ejemplo, si las imágenes del mismo punto fuesen Q en un ojo y Q" en el otro. Esto es lo que sucede cuando la convergencia no es correcta.

Si se observa ahora con ambos ojos un objeto en relieve (fig. 21.20), las imágenes que se forman en ellos son diferentes. En la figura se aprecia que en el ojo izquierdo el punto C' está más cerca de B', mientras que en el derecho el punto C" está más cerca de A". En consecuencia, las imágenes de A'C'B' y A"C"B" son diferentes. Si los puntos A' y A", por una parte, y B' y B", por otra, caen en puntos correspondientes, las imágenes C' y C" no pueden hallarse en puntos de ese tipo. Por el contrario, si C' y C" ocupan puntos correspondientes, no lo hacen los otros puntos. Que coincidan en puntos correspondientes unos u otros depende de la convergencia.

Esta diferencia de imágenes en ambos ojos y el esfuerzo de acomodación constituyen la principal información que procesan los centros superiores para producir la percepción del relieve. La explicación del mecanismo por el cual el sistema nervioso elabora tal sensación se aleja de los objetivos de esta obra.

BIBLIOGRAFÍA

Burgeat M, Grall Y, Loth D. Phisique et Biophysique. Vol. 3. Parte 3.ª: "Visiom" Cap. II. "Tranmission", pág. 186. París, Masson et Cie, Editeurs, 1973.
Duke-Elder S, Abrams D. System of Oftalmology. Londres, Henry Kimpton, 1970; 1: 96.

22 Óptica física

I. NATURALEZA DE LA LUZ

Para comenzar este capítulo es conveniente que hagamos algunas consideraciones relativas a la naturaleza de la luz, prestando mayor atención a la teoría electromagnética y haciendo un esbozo de los aspectos elementales de la teoría cuántica que nos podrán resultar de utilidad más adelante.

A. TEORÍA ELECTROMAGNÉTICA

1. Concepto

De acuerdo con esta teoría, la luz está constituida por la propagación de la *oscilación armónica* (págs. 373 y sigs.) de un *campo eléctrico* y uno *magnético* perpendiculares entre sí, y a la dirección del rayo. Imaginemos una serie de vectores eléctricos E paralelos entre sí, pertenecientes a un plano y dispuestos como se muestra en la figura 22.1,I y otra de vectores magnéticos B pertenecientes a un plano perpendicular al primero. Los extremos de estos vectores pueden ser representados, en un instante, por sendas sinusoides como se ilustra en II. Si en cada punto los vectores modifican su intensidad, como lo hace la elongación de los puntos de una cuerda al propagarse por ella un movimiento oscilatorio armónico (pág. 376), el resultado es la propagación ondulatoria de ambos campos. Esta propagación, que se produce en el vacío con una velocidad de 300.000 km/s, constituye la luz (y otras radiaciones que trataremos más adelante).

La teoría electromagnética explica los fenómenos de la óptica geométrica y gran número de los pertenecientes a la óptica física, como la interferencia y la polarización de la luz, que se desarrollarán más adelante en este capítulo.

2. Frecuencia y longitud de onda

En virtud de su naturaleza ondulatoria, valen para la luz las leyes comunes de la propagación de ondas y, en particular, la relación entre la velocidad de propagación c, la longitud de onda λ y la frecuencia ν (ecuaciones [20.11]):

$$c = \lambda \cdot \nu \qquad y \qquad \nu = \frac{c}{\lambda} \qquad [22.1]$$

Para una determinada radiación luminosa, la velocidad de propagación varía con el medio, pero la frecuencia se mantiene constante de modo que, de acuerdo con esta ecuación, la longitud de onda depende del medio de propagación. Sin embargo, aunque es la frecuencia lo que caracteriza un determinado tipo de radiación, es habitual clasificarla por su longitud de onda en el vacío (prácticamente en el aire).

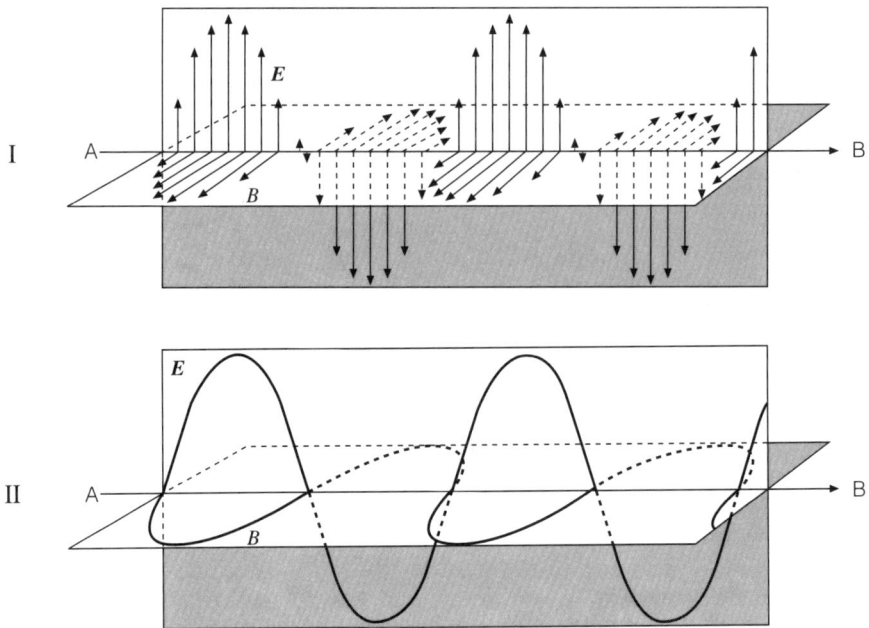

Figura 22.1. Campos eléctrico y magnético de la radiación luminosa.

Como existen radiaciones electromagnéticas dentro de un extenso rango de frecuencias (y longitudes de onda), llamaremos luz a toda radiación de ese tipo, cuya longitud de onda en el vacío esté comprendida entre 400 nm y 700 nm aproximadamente. La delimitación de este campo es simplemente antropocéntrica, pues está hecha sobre la base de la posibilidad de captación por el ojo humano, aunque desde el punto de vista físico no tiene sentido tal segregación. De todos modos, dado nuestro interés, es admisible llamar luz visible (para el hombre) a la radiación comprendida dentro de los límites mencionados.

La visión humana registra las radiaciones luminosas de diferentes frecuencias como colores distintos. Por ello se justifica llamar *luz monocromática* a la de una determinada longitud de onda en el vacío (que se ve de un solo color).

Fuera del rango de la luz visible para el hombre, se sitúan la *radiación ultravioleta*, de longitud de onda inferior a 380 nm y la *infrarroja*, de longitud de onda superior a la de la luz visible. En el capítulo 25 trataremos del espectro completo de las radiaciones electromagnéticas.

B. TEORÍA CUÁNTICA

A pesar de sus ventajas, la teoría electromagnética no alcanza a explicar ciertos hechos, como el efecto fotoeléctrico, que obliga a admitir la naturaleza corpuscular de la luz. Como, por otra parte, fenómenos como la interferencia no se explican, si no se admite su naturaleza ondulatoria, nos vemos en la obligación de admitir en la luz una dualidad que resulta chocante de acuerdo con los conceptos de la física clásica. La teoría cuántica soluciona este problema.

Dados los límites a que debe ceñirse esta obra, sólo esbozaremos esta teoría, para obtener algunas conclusiones que deberemos emplear luego.

De acuerdo con la teoría de Planck, la luz es emitida y viaja en forma de pequeños trenes de ondas o paquetes, que constituyen las cantidades mínimas de luz y que reciben el nombre de *cuantos* de luz o *fotones*. La energía E_v transportada por un fotón viene determinada por:

$$E_v = h \cdot v \qquad [22.2]$$

en la que **h** es la llamada *constante de Planck* y v, la frecuencia de la radiación. La constante de Planck vale:

$$h = 6,6 \times 10^{-34} \text{ J·s} \qquad [22.3]$$

La dualidad del comportamiento de la luz como partícula y como onda sólo puede comprenderse sobre la base de expresiones matemáticas que surgen de la *teoría de la relatividad* y de la teoría cuántica sobre las que no podemos extendernos y de las que sólo daremos algunos resultados que quizá puedan ayudarnos.

Por una parte, algunos fenómenos, como el choque de fotones con la materia obligan a atribuir a los fotones un *momento* o *cantidad de movimiento*. Se llama así al producto de la masa m de la partícula por su velocidad v:

$$p = m \cdot v \qquad [22.4]$$

Por otra parte, de acuerdo con la teoría de la relatividad, la masa de un cuerpo aumenta con la velocidad y su momento está dado por:

$$p = \frac{\sqrt{E^2 - M_o^2 \cdot c^4}}{c} \qquad [22.5]$$

en la que E es la energía total del cuerpo, M_o su masa en reposo y c, la velocidad de la luz.

Como los fotones tienen masa de reposo nula, la última ecuación queda reducida, para ellos, a:

$$p = \frac{E_v}{c} \qquad [22.6]$$

y como E_v puede obtenerse a partir de la [22.2], se puede calcular el momento (comportamiento como corpúsculo) de un fotón a partir de su frecuencia (comportamiento ondulatorio). Introduciendo en la [22.6] el valor de E_v dado en la [22.2] y reemplazando v por su valor despejado en la [22.1], obtenemos:

$$p = \frac{h}{\lambda} \qquad y \qquad \lambda = \frac{h}{p} \qquad [22.7]$$

Esta ecuación, que relaciona la longitud de onda de una radiación con el momento que manifiesta cuando se comporta como corpúsculo, vale también para todas las radiaciones que veremos en adelante, incluyendo los rayos catódicos y la radiación β, constituidos por electrones.

II. PROPIEDADES DE LA LUZ

En esta segunda parte veremos sólo algunas propiedades de la luz que nos serán de utilidad en adelante.

A. MAGNITUDES DE LA RADIACIÓN LUMINOSA

1. Magnitudes radiométricas y fotométricas

Varias magnitudes de la radiación luminosa se pueden medir en forma totalmente objetiva basándose en conceptos físicos, especialmente el de energía, independientes de la visión humana y aplicables a radiaciones no visibles para el hombre, como la ultravioleta y la infrarroja. Estas magnitudes se llaman *radiométricas*. Otros valores, en cambio, se miden en relación con la sensación visual, son menos objetivos y se les llama "magnitudes" *fotométricas*.

En esta sección sólo definiremos varias magnitudes radiométricas que nos serán de utilidad.

2. Flujo radiante o flujo energético

*Se llama **flujo energético** (o radiante) a la energía que proviene de (o atraviesa) una superficie dada por unidad de tiempo.* Representaremos esta magnitud con el símbolo Φ_e:

$$\Phi_e = \frac{\Delta E}{\Delta t} \qquad [22.8]$$

Como muestra esta expresión, el flujo de radiación tiene la dimensión de una *potencia* y, por lo tanto, se mide en watts *(W)*.

3. Intensidad radiante o energética

*Se llama **intensidad** radiante (o energética) de una fuente puntual al flujo energético emitido por unidad de ángulo sólido en una dirección determinada* (fig. 22.2):

$$I_e = \frac{\Delta \Phi_e}{\Delta \omega} \qquad [22.9]$$

La intensidad radiante de una fuente puede ser diferente en las distintas direcciones, por lo cual el ángulo sólido tomado $\Delta \omega$ debe ser sumamente pequeño.

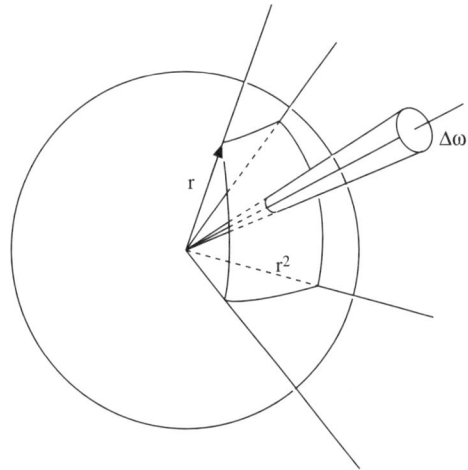

Figura 22.2. *Intensidad energética. La super-ficie curva* r^2 *determina un ángulo de 1 st. El círculo pequeño determina un incremento de ángulo sólido* $\Delta\omega$ *en una dirección determinada.*

En el límite cuando $\Delta\omega$ tiende a 0:

$$I_e = \frac{d\Phi_e}{d\omega} \qquad [22.10]$$

La intensidad energética se mide en watt por esterradián (W/sr).

4. Iluminación energética. Densidad de flujo. Intensidad de un haz

Se llama **iluminación energética** *al flujo que emite una superficie, o que llega a ella, dividido por la superficie.* Como esta cantidad puede ser distinta en diferentes puntos de la superficie, debe tomarse una porción pequeña de ésta, de modo que la expresión para la iluminación energética es:

$$\varphi_e = \frac{\Delta\Phi_e}{\Delta S} \text{ y en el límite, } \varphi_e = \frac{d\Phi_e}{dS} \qquad [22.11]$$

La iluminación energética se mide en watts por metro cuadrado (W/m^2).

En el caso de un haz de rayos, es frecuente llamar a esta magnitud *intensidad* o, mejor, *densidad de flujo*. En tal caso, si la densidad de flujo es uniforme en toda la sección del haz, se la puede definir empleando la primera [22.11].

Para comparar los efectos fisicoquímicos de diferentes radiaciones electromagnéticas es conveniente indicar el número de fotones que atraviesa la unidad de sección por unidad de tiempo. Esta magnitud, que llamaremos *densidad de flujo de fotones* y simbolizaremos con $\ddot{N}_v$ no es más que la densidad de flujo energético expresada en otras unidades pero, como la energía de un fotón es distinta para las diferentes frecuencias, la densidad de flujo del haz viene dada por:

$$\varphi_e = \ddot{N}_v \cdot E_v \qquad [22.12]$$

B. ABSORCIÓN DE LA LUZ

Si se hace pasar un haz de rayos paralelos de luz monocromática a través de un cuerpo transparente (fig. 22.3,I) se observa que la intensidad φ_e de la luz que

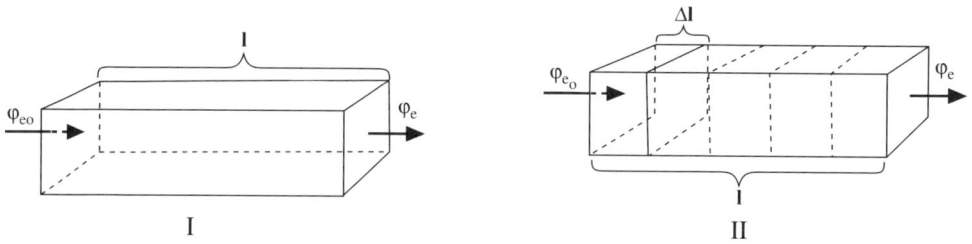

Figura 22.3. *Absorción de la luz. (Explicación en el texto.)*

emerge por su extremo es inferior a la intensidad φ_{e_0} que llega al cuerpo. Se dice que parte de la luz ha sido *absorbida*.

Si el cuerpo es dividido en una serie de segmentos delgados de longitud Δl (II) se comprueba que la pérdida de intensidad $\Delta\varphi_e$ en cualquier segmento es, con gran aproximación, directamente proporcional a la intensidad de la luz que entra al segmento y al espesor de éste. Para cada segmento, podemos escribir:

$$\Delta\varphi_e \approx - k \cdot \varphi_e \cdot \Delta l \qquad [22.13]$$

de donde:

$$\frac{\Delta\varphi_e}{\Delta l} \approx -k \cdot \varphi_e \qquad [22.14]$$

y el límite cuando Δl tiende a cero es:

$$\frac{d\varphi_e}{dl} = -k \cdot \varphi_e \qquad [22.15]$$

La solución de esta ecuación, análoga a la [16.8] ya comentada, es:

$$\varphi_e = \varphi_{e_0} \cdot e^{-k \cdot l} \qquad [22.16]$$

En esta ecuación, que es la expresión de la *ley de Lambert*, φ_{e_0} es la intensidad de la luz incidente y φ_e la intensidad a la distancia l de su trayectoria a través del cuerpo. La constante k, que recibe el nombre de *coeficiente de absorción*, es un valor propio del cuerpo y de la frecuencia de la radiación que lo atraviesa. De acuerdo con esta ecuación, si se representa la intensidad de la luz en función de la distancia a través del cuerpo, se obtiene una curva exponencial como la representada en la figura 22.4.

La [22.16] puede escribirse empleando la base 10 en lugar de e, con sólo multiplicar k por el factor de transformación de los logaritmos naturales en decimales 576. Se obtiene:

$$\varphi_e = \varphi_{e_0}^{-k \cdot l} \qquad [22.17]$$

La nueva constate *k* recibe el nombre de *coeficiente de extinción*.

El caso que hemos tratado podría corresponder, por ejemplo, al pasaje de la luz a través de un cristal o de un líquido puro, pero las conclusiones son válidas también para una solución, siempre que se emplee el coeficiente de absorción que

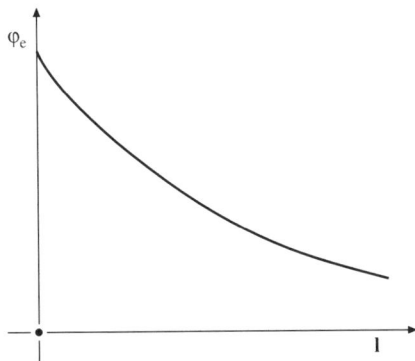

Figura 22.4. *Disminución exponencial de la intensidad de un haz de luz por absorción. (Explicación en el texto.)*

corresponde a la solución en conjunto. En este caso, es muy útil contar con una expresión que relacione la absorción de la luz con la composición de la solución.

El ejemplo más simple de esta clase sería el de una solución diluida en la que **únicamente el soluto** absorba la luz empleada. En este caso, la magnitud k de la ecuación [22.13] dependerá de la concentración y, con más precisión, será proporcional a ella.

$$k = k' \cdot M \qquad\qquad [22.18]$$

Si se reemplaza en aquella ecuación, obtenemos:

$$\Delta\varphi_e = k' \cdot M \cdot \varphi_e \cdot \Delta l \qquad\qquad [22.19]$$

Al razonar entonces de igual manera obtenemos una ecuación semejante a la [22.16]:

$$\varphi_e = \varphi_{e_0} \cdot e^{-k' \cdot M \cdot l} \qquad\qquad [22.20]$$

Ésta es la expresión de la *ley de Beer*, que permite obtener la intensidad de la luz en un punto cualquiera de la solución a partir de la intensidad inicial, de la molaridad de la solución y de la trayectoria recorrida por la luz a través de ella.

Como en el caso anterior, la misma expresión se puede escribir empleando la base 10 en lugar de e:

$$\varphi_e = \varphi_{e_0} \cdot 10^{-\varepsilon \cdot M \cdot l} \qquad\qquad [22.21]$$

La constante ε recibe el nombre de ***coeficiente de extinción molar***. Su valor depende de la sustancia disuelta y de la frecuencia de la radiación empleada.

La [22.21] se puede modificar así:

$$\frac{\varphi_e}{\varphi_{e_0}} = 10^{-\varepsilon \cdot M \cdot l} \qquad\qquad [22.22]$$

$$\frac{\varphi_{e_0}}{\varphi_e} = 10^{\varepsilon \cdot M \cdot l} \qquad\qquad [22.23]$$

$$\log \frac{\varphi_{e_0}}{\varphi_e} = \varepsilon \cdot M \cdot l \qquad\qquad [22.24]$$

El primer miembro de esta expresión es tanto mayor cuanto menor resulta la intensidad emergente respecto de la incidente, y recibe el nombre de **absorbancia**.

Como lo muestra la ecuación, la absorbancia es directamente proporcional a la molaridad de la solución, de modo que, si se conoce el coeficiente de extinción molar y la longitud del trayecto recorrido por el haz de rayos a través de la solución y se determina la relación entre las intensidades incidente y emergente, se puede calcular la molaridad de la solución. Por ejemplo, si la relación mencionada es 3,115, el espesor de la celda, 2 cm y el coeficiente de extinción molar, 182 l/mol·cm, resulta:

$$\log 3,115 = 0,493 \qquad\qquad [22.25]$$

Aplicando entonces la [22.24] tenemos:

$$0,493 = 182 \, \frac{1}{\text{mol·cm}} \times 2 \text{ cm} \times M \qquad\qquad [22.26]$$

de la cual:

$$M = \frac{0,493}{182 \text{ l/mol·cm} \times 2 \text{ cm}} = 1,35 \, \frac{\text{mmol}}{\text{l}} \qquad\qquad [22.27]$$

En la práctica se determina la concentración de la solución por comparación con una solución patrón de concentración conocida, mediante un aparato (fotocolorímetro) que permite descontar la absorbancia del solvente mediante una calibración previa. El estudio detallado de este recurso escapa de los objetivos de esta obra.

C. INTERFERENCIA

Los fenómenos de interferencia son el resultado de la naturaleza ondulatoria de la luz. Como las ondas luminosas se producen por la oscilación de los vectores eléctricos y magnéticos, cuando dos ondas se superponen los vectores resultantes son simplemente la suma de los componentes. En la figura 22.5,I se muestra el resultado de la superposición de dos ondas monocromáticas, a y b, de igual

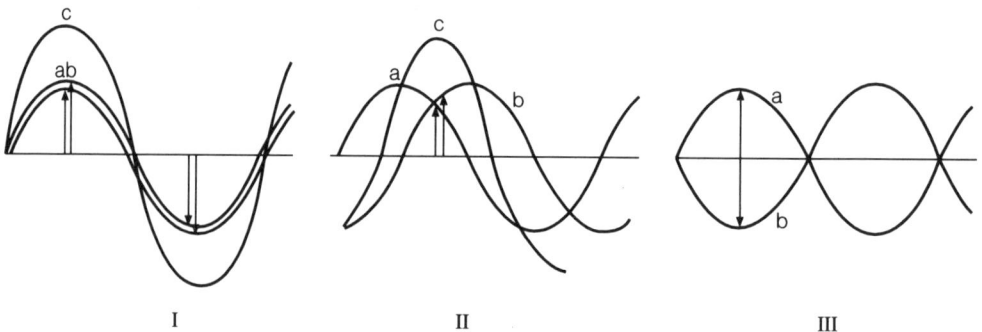

Figura 22.5. *Suma de ondas en diferentes relaciones de fase. (Explicación en el texto.)*

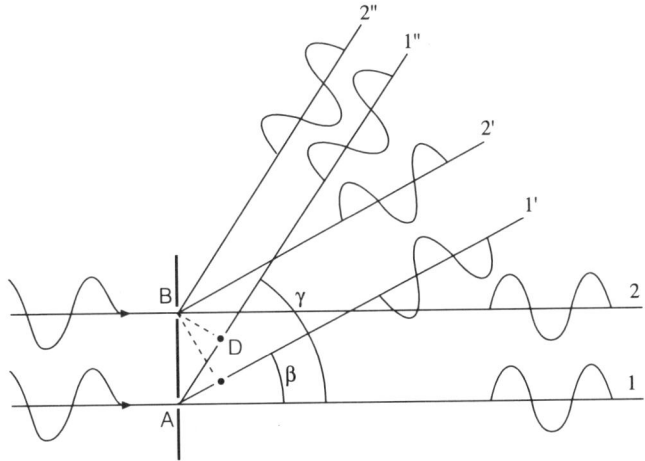

Figura 22.6. *Interferencia.*
(Explicación en el texto.)

frecuencia y amplitud, que se hallan en coincidencia de fase. Se observa que los vectores se suman en todo momento, produciendo una onda resultante c de amplitud doble. En II se muestran dos ondas de igual amplitud desfasadas un cuarto de longitud de onda. En este caso, la onda resultante c es mayor que los componentes, pero su amplitud es menor que el doble de ellas. Por último, en III se muestra el resultado de la composición de dos ondas iguales desfasadas media longitud de onda. Como se observa, los vectores correspondientes se compensan exactamente en todo momento, de modo que la onda resultante es nula.

Sobre esta base se pueden comprender los resultados que se obtienen cuando se hace llegar un haz de rayos a una red de difracción (fig. 22.6). Al llegar a la red, producen en las ranuras A y B rayos difractados en todas direcciones. De ellos hemos representado sólo tres para nuestra explicación.

Los rayos 1 y 2, que continúan en la misma dirección, obviamente siguen estando en fase; los rayos 1' y 2', que forman el ángulo β con la dirección primitiva, se hallan desfasados media longitud de onda. Por último, el rayo 1" se halla atrasado respecto del 2", pero el atraso AD es de una longitud de onda, de modo que ambos rayos se encuentran nuevamente en fase.

De acuerdo con lo explicado, la imagen dada en una pantalla por los rayos 1 y 2 será luminosa, los rayos 1' y 2' no dan imagen, y los rayos 1" y 2" vuelven a dar una zona iluminada en la pantalla. Sobre ella se obtiene entonces una serie de bandas luminosas y oscuras llamadas *bandas de interferencia.*

Si el haz de rayos que llega a la red de difracción contiene diferentes longitudes de onda, los rayos de cada una de ellas interfieren en direcciones distintas y las imágenes se forman en lugares diferentes. Puede obtenerse así el espectro completo de la luz empleada.

D. ESPECTROSCOPIA

1. Introducción

En los textos elementales de física se explica la descomposición de la luz por el prisma, así como lo referente al índice de refracción propio de cada frecuencia. El resultado de tal descomposición es una distribución de la energía radiante dentro de un rango de longitudes de onda que depende del cuerpo que emite la luz estudiada. El espectro de la luz solar, que es uno de los ejemplos más conocidos, muestra radiaciones de todas las longitudes de onda, desde las del ultravioleta hasta las del infrarrojo, en forma continua*. En cambio, el espectro propio de la luz emitida por el sodio evaporado en la llama de un mechero está constituido fundamentalmente por dos rayas, correspondientes a las longitudes de 589 nm y 589,5 nm, las cuales permiten reconocer la presencia de ese elemento.

Si en abscisas se representan las longitudes de onda y en ordenadas las intensidades (pág. 415) correspondientes a las distintas longitudes propias de un espectro determinado, se obtiene la llamada *distribución espectral de potencia*.

La posibilidad de reconocer un elemento (y también una sustancia) por las longitudes de onda de su espectro, ha hecho de la espectroscopia un recurso muy útil en el análisis químico. Pero no sólo se puede detectar la presencia de una determinada especie química, sino también conocer su cantidad, si la determinación se hace en forma cuantitativa, como veremos más adelante.

El estudio cuantitativo de los espectros recibe el nombre de *espectrofotometría*.

2. Tipos de espectros

Existen diferentes tipos de espectros, que dependen de la técnica empleada para su producción o del modo de obtener la radiación.

a. Espectros de emisión y de absorción

Cuando se estudia la luz emitida por una fuente, se obtiene un espectro formado por rayas, bandas o zonas iluminadas sobre fondo oscuro. Esto constituye un *espectro de emisión*. El espectro de la luz de una lamparita común de tungsteno, así como el de sodio que mencionamos antes, constituyen ejemplos de espectros de emisión.

Pero también se pueden determinar las longitudes de onda que es capaz de absorber un cuerpo cuando es atravesado por luz blanca (que contiene todas las frecuencias). En este caso, el espectro obtenido está formado por rayas o bandas oscuras (que corresponden a las frecuencias absorbidas) sobre fondo iluminado. Tales espectros reciben el nombre de *espectros de absorción*.

De acuerdo con la *ley de Kirchhoff*, un cuerpo es capaz de absorber las mismas radiaciones que puede emitir en iguales condiciones (incluyendo la temperatura).

b. Espectros continuos, moleculares y atómicos

Los sólidos y los líquidos al ser calentados emiten radiaciones que forman un *espectro continuo*, es decir, que dentro de un cierto rango se hallan representadas todas las frecuencias. Téngase en cuenta que, de acuerdo con las leyes de Stefàn-Boltzman y de Wien que presentamos en el capítulo 19 (págs. 369 y 370), todo cuerpo emite radiaciones a cualquier temperatura, pero aquéllas entran en el campo de la luz visible al llegar la temperatura a cierto valor; en tal caso el cuerpo se hace incandescente.

---

* Son excepción las llamadas *rayas de Fraunhofer*, que corresponden a las longitudes de onda de las radiaciones absorbidas por la atmósfera solar y la terrestre.

Los gases y vapores dan *espectros de rayas y de "bandas"*. Los primeros están constituidos por rayas bien delimitadas y son producidos por cambios de nivel energético en los átomos que constituyen el gas (sobre este punto agregaremos algo en el capítulo 25). Estos espectros, por lo tanto, reciben el nombre de *espectros atómicos*. Brindan información sobre los átomos que se hallan presentes en el gas y contribuyen a establecer la distribución de los electrones en los átomos de los diferentes elementos.

Los espectros de "bandas" son producidos por las moléculas presentes en el gas. Estos espectros no están en realidad constituidos por bandas sino por series de rayas muy seguidas (de frecuencias muy cercanas), las cuales con espectroscopios de poca resolución se suponen constituyendo bandas. El estudio de las rayas de los *espectros moleculares*, en especial en la zona del infrarrojo, ha permitido obtener información sobre la estructura de las moléculas de diferentes sustancias.

c. Espectros de llama, arco y chispa

El *espectro de llama* se puede obtener simplemente evaporando el elemento en cuestión en la llama de un quemador, alimentado por una mezcla gaseosa conveniente. El *espectro de arco* resulta de la luz emitida por un arco voltaico, producido entre carbones impregnados en el elemento que interesa. Para producir el arco no es necesaria una diferencia de potencial elevada, y tanto en este caso como en el de la llama, la emisión de luz es el resultado del aumento de temperatura.

El *espectro de chispa* se obtiene haciendo saltar la chispa eléctrica entre dos electrodos en un medio constituido por el elemento en estado gaseoso. Para que se produzca la chispa es necesaria una elevada diferencia de potencial, y en este caso la emisión de luz es el resultado del cambio de nivel energético producido en los átomos del gas por el choque de los electrones que constituyen la corriente eléctrica de la chispa. El mismo efecto puede lograrse por medio de la descarga eléctrica entre dos electrodos en un tubo ocupado por el gas a muy baja presión. En ambos casos, los átomos del gas pierden electrones y se transforman en *iones* (pág. 106). En consecuencia, mientras que la llama y el arco dan espectros correspondientes a átomos no ionizados, los espectros de chispa son producidos por iones. Como un ion resulta de la pérdida de uno o más electrones por parte de un átomo, los espectros de chispa de un elemento se parecen en general a los espectros de arco de otro elemento de número de electrones inferior.

3. Origen de la radiación luminosa

Como ya expusimos, la radiación electromagnética emitida puede tener su origen en los movimientos de las moléculas o en cambios producidos en los átomos.

En el primer caso, es el resultado de los movimientos de rotación de aquéllas o de las vibraciones que se producen dentro de ellas por cambios de distancia periódicos entre los átomos que las forman (fig. 22.7).

En el segundo caso es la consecuencia del salto de un electrón de un nivel energético superior a otro inferior (fig. 22.8). La diferencia de energía entre ambos niveles es eliminada en forma de radiación electromagnética de acuerdo con la fórmula de Planck (ecuación [22.2]). Cuando el electrón se halla en el nivel más alto y está en condiciones de emitir el exceso de energía, se dice que el átomo está ***excitado***.

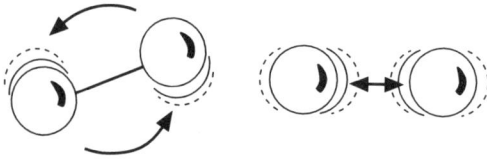

Figura 22.7. *Rotaciones y vibraciones mo-leculares.*

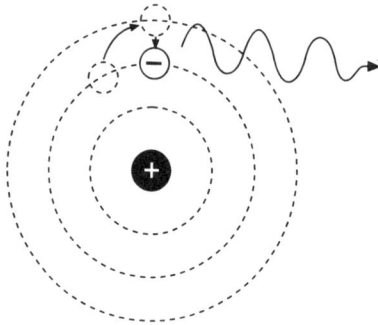

Figura 22.8. *Producción de radiación por exci-tación.*

Como los niveles energéticos de los electrones orbitarios son discontinuos y bien definidos, las frecuencias de las radiaciones emitidas también lo son, y dependen de los niveles entre los cuales salta el electrón. Esto da origen a la aparición, en el espectro, de series de rayas bien determinadas. El conocimiento de estas series ha contribuido a establecer los diferentes niveles energéticos posibles de los electrones en el átomo.

4. Espectrofotometría

Esta técnica consiste en determinar la intensidad de la radiación correspondiente a cada longitud de onda de la luz emitida o la absorción producida por una muestra.

Las partes fundamentales de un espectrofotómetro (fig. 22.9) son una fuente de radiación R, una red de difracción D (o un prisma) para dispersar las diferentes longitudes de onda, una ranura S para seleccionar la longitud deseada y un transductor T que mide la intensidad del flujo de radiación.

Cuando se estudia un espectro de emisión, la especie estudiada debe formar parte de la fuente. En cambio, cuando se quiere analizar un espectro de absorción, la sustancia en estudio, generalmente disuelta, se coloca en una celda C.

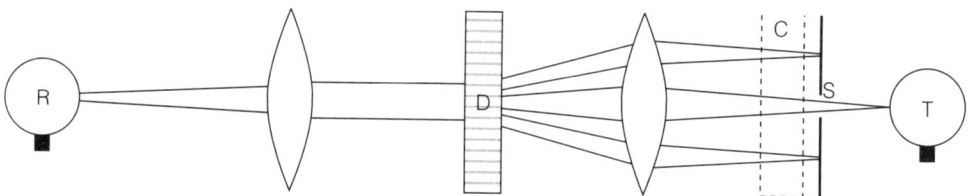

Figura 22.9. *Representación esquemática de un espectrofotómetro. (Explicación en el texto.)*

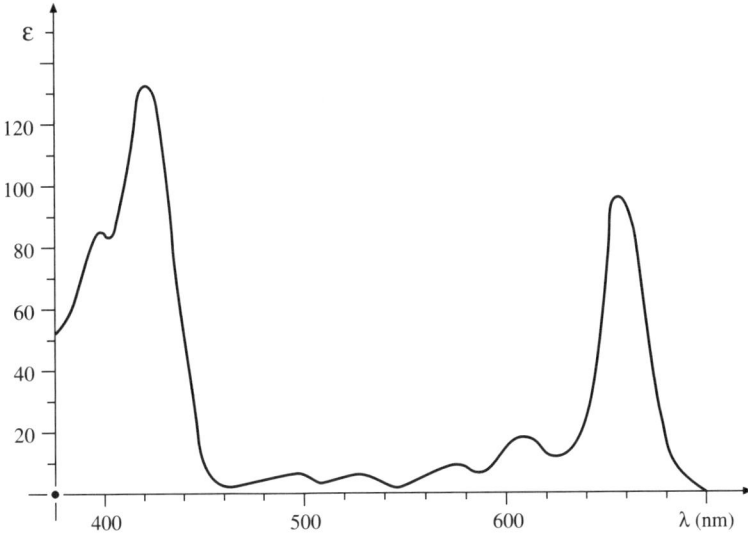

Figura 22.10. *Representación gráfica del espectro de absorción de la clorofila.*

Los resultados obtenidos se expresan gráficamente, representando en abscisas las longitudes de onda, y en ordenadas, los coeficientes de extinción para cada una de ellas (fig. 22.10).

El medio más cómodo para estudiar un espectro de emisión es la llama. Cuando se usa este recurso, la técnica recibe el nombre de *espectrofotometría de llama*. La misma constituye un procedimiento sumamente difundido y empleado con frecuencia para medir cantidades de metales alcalinos o alcalino-térreos, como el sodio, el potasio, el calcio, etc.

Si en lugar de medir la radiación emitida por la llama se determinan las radiaciones absorbidas por un elemento al estado de vapor cuando éste es atravesado por un haz de luz blanca, se obtiene un *espectro de absorción atómica*.

Tanto en la espectrofotometría de absorción como en la de emisión, la determinación cuantitativa de la especie que interesa se hace sobre bases semejantes a las explicadas en la sección B.

E. POLARIZACIÓN DE LA LUZ

1. Concepto

La luz común está formada por ondas que se propagan en diferentes planos que pasan por la recta de propagación del rayo (fig. 22.11,I). *Se llama **luz polarizada** aquella cuyas ondas oscilan en un solo plano o en sus paralelos* (II).

Puede conseguirse luz polarizada haciendo pasar luz común a través de ciertos materiales, como el llamado "polaroid" o de dispositivos como los nicoles*, los cuales sólo son atravesados por las ondas que oscilan en planos paralelos a una determi-

---

* Los nicoles son dispositivos basados en el fenómeno de la doble refracción. Su fundamento puede consultarse en los textos elementales de Física.

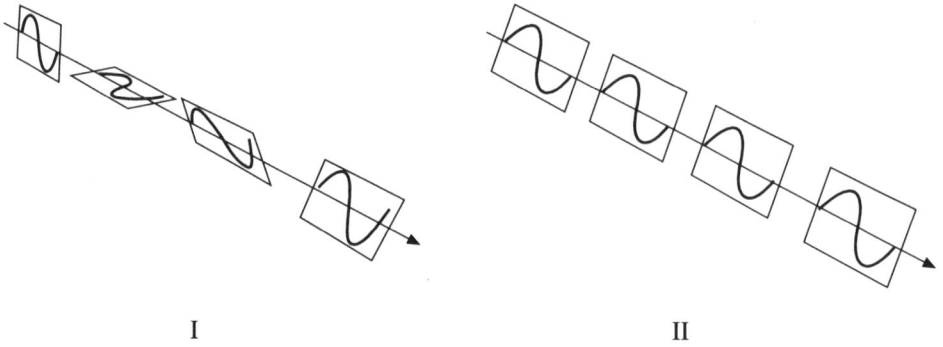

I   II

Figura 22.11. *Luz común y luz polarizada. (Explicación en el texto.)*

nada dirección. El proceso ocurre *como si* llegasen tarjetas en diferentes planos a un peine que dejaría pasar sólo aquellas cuyos planos están orientados en la dirección de sus dientes (fig. 22.12).

2. La luz polarizada desde el punto de vista vectorial

La luz polarizada puede ser representada por un vector E perpendicular a la dirección del rayo a (fig. 22.13,I). Esta representación significa en realidad que la onda determinada por el vector eléctrico (fig. 22.1) se propaga en el plano α determinado por aquél y a (fig. 22.13,II), oscilando a lo largo de a como lo muestra la sinusoide.

Cuando a un material polarizador llegan ondas de luz polarizada, en un plano perpendicular a la dirección propia de aquél, son detenidas como ya explicamos.

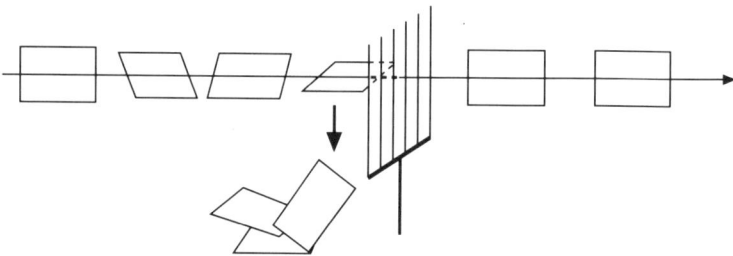

Figura 22.12. *Ejemplificación mecánica de la luz polarizada.*

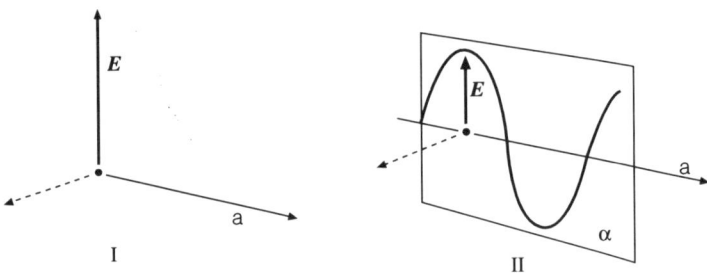

I   II

Figura 22.13. *Representación vectorial de la luz polarizada.*

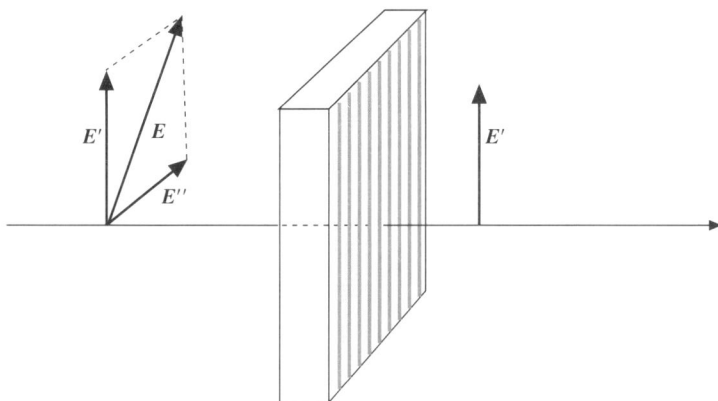

Figura 22.14. *Comportamiento vectorial de la luz polarizada al atravesar un material polarizador. E, vector representativo de la luz incidente; E', vector paralelo; E'', vector perpendicular.*

Pero si el plano de polarización es oblicuo parte de la energía luminosa puede atravesarlo. En ese caso el vector que representa la oscilación se descompone en dos, uno perpendicular y otro paralelo a la dirección propia del material polarizador y la luz que lo atraviesa se propaga oscilando en el plano del vector paralelo y con una intensidad proporcional al mismo (fig. 22.14).

Este fenómeno se aprovecha muchas veces en microscopia iluminando el objeto con luz polarizada. En tal caso, los materiales ópticamente anisótropos* pueden presentarse más oscuros que los isótropos, según cual sea el plano de polarización de la luz.

Por este motivo se llaman así las bandas A (anisótropas) y las I (isótropas) de los músculos estriados.

3. Poder rotatorio

a. Concepto

Cuando se hace pasar un haz de luz polarizada por una solución de una determinada sustancia, la luz que emerge puede seguir teniendo el mismo plano de polarización (fig. 22.15,I), o puede haber girado un ángulo α sobre la dirección del rayo (II). Se dice en este caso que la sustancia tiene ***poder rotatorio***. Cuando el plano de polarización gira hacia la derecha (es decir, en el sentido de las agujas del reloj), para un observador que recibe la luz, se dice que la sustancia es *dextrógira;* en caso contrario se llama *levógira.*

b. Rotación específica

El ángulo de rotación del plano de polarización es directamente proporcional a la longitud l de la trayectoria del rayo a través de la solución y a la concentración de ésta C:

$$\alpha = k \cdot l \cdot C \qquad [22.28]$$

---

* Se llaman anisótropos los materiales que presentan distintas propiedades en diferentes direcciones. Gran cantidad de cristales son anisótropos.

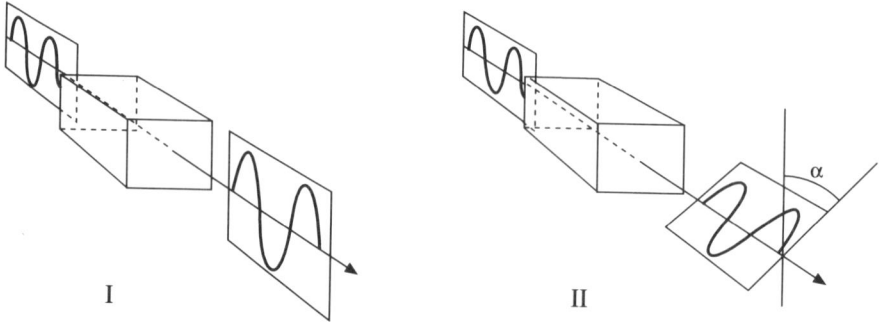

Figura 22.15. *Poder rotatorio. (Explicación en el texto.)*

Si la longitud se expresa en decímetros y la concentración en g/cm^3, la constante de proporcionalidad recibe el nombre de **rotación específica**. Cuando se emplean dichas unidades, la ecuación anterior se escribe:

$$\alpha = [\alpha]_\lambda^t \cdot 1 \cdot C \qquad [22.29]$$

Las letras t y λ que acompañan a la rotación específica representan la temperatura y la longitud de onda empleada, puesto que su valor depende de estas variables. Lo más habitual es expresar la rotación específica para la temperatura de 20 °C y para la longitud de onda correspondiente a la raya D del sodio. En consecuencia, el símbolo de la rotación específica se presenta generalmente:

$$[\alpha]_D^{20}$$

La rotación específica puede ser despejada de la última ecuación:

$$[\alpha]_D^{20} = \frac{\alpha}{1 \cdot C} \qquad [22.30]$$

y si la concentración se expresa como porcentaje ($g/100$ cm^3), se debe introducir el factor de corrección 100:

$$[\alpha]_D^{20} = \frac{100 \cdot \alpha}{1 \cdot C} \qquad [22.31]$$

Ésta es la forma en que habitualmente se emplea la ecuación para determinar la rotación específica de una sustancia.

El ángulo de rotación del plano de polarización se mide mediante un aparato llamado *polarímetro*.

III. COHERENCIA. LUZ LÁSER

A. COHERENCIA

Casi siempre, la luz emitida por una fuente está constituida por radiaciones de diferentes longitudes de onda, que se desprenden de distintos puntos de aquélla en diferentes direcciones. A causa de las desiguales longitudes de onda y del desfase de unos rayos respecto a otros, la luz emitida resulta de la interferencia parcial y desordenada de las diferentes radiaciones entre sí.

Existen medios que permiten obtener emisión luminosa de longitudes de onda muy cercanas, cuyos valores pueden quedar comprendidos dentro de una banda sumamente estrecha. Cuando todos los rayos de un haz tienen la misma frecuencia (o muy cercana), se dice que la luz posee alta *coherencia de frecuencia*. Los fenómenos explicados en la sección C del título anterior se producen con rayos que poseen alta coherencia de frecuencia.

Además de ser coherentes en frecuencia, dos rayos pueden oscilar en fase, es decir, en todo momento y a iguales distancias de la fuente, pueden estar sus campos (eléctrico y magnético) modificándose de igual manera (fig. 22.5,I). Se dice en este caso que ambos rayos tienen *coherencia espacial*. Ya hemos expuesto que cuando dos rayos se encuentran en fase, sus intensidades se suman.

B. EL LÁSER

La palabra láser es la sigla de la expresión *light amplification by stimulated emission of radiation* que significa amplificación de luz por emisión estimulada de radiación. La misma palabra se emplea para el dispositivo que produce este proceso y para calificar la luz emitida por aquél.

En la figura 22.16 se muestran esquemáticamente los elementos que componen un láser de rubí. Está constituido por un pequeño cilindro de rubí R que puede ser iluminado por un tubo fluorescente F, el cual emite un destello al recibir una descarga de energía eléctrica acumulada.

Al recibir la luz del tubo, los átomos de cromo que forman parte del rubí absorben las radiaciones de 545 nm que forman parte del haz, y uno de sus electrones salta del nivel energético fundamental a un nivel de energía superior, del cual desciende sin llegar a volver al estado inicial (fig. 22.17). Los átomos quedan así en un estado metaestable "esperando" durante un tiempo muy breve que una perturbación los haga caer nuevamente al nivel fundamental. El pasaje de los átomos del estado fundamental al metaestable da lugar a la *inversión* de la población de átomos de cromo. Se llama así al cambio en la fracción de átomos en estado metaestable, la cual es muy pequeña en estado normal y constituye la mayoría después del destello excitador.

El pasaje de cada electrón del estado metaestable al fundamental va acompañado de la emisión de un fotón de 694 nm de longitud de onda, y cualquier fotón de

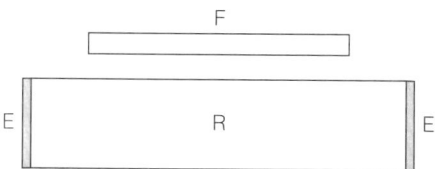

Figura 22.16. *Esquema de un láser de rubí. F, tubo fluorescente; R, cilindro de rubí; E y E', espejos.*

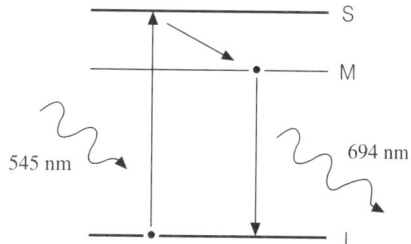

Figura 22.17. *Niveles energéticos de los átomos de cromo del rubí. I, nivel fundamental; S, nivel superior; M, nivel metaestable.*

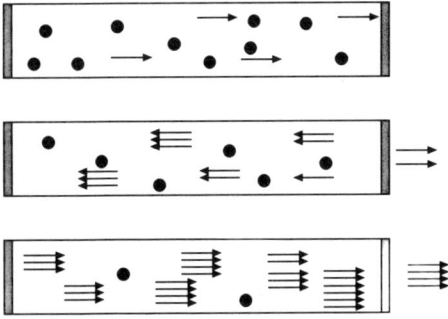

Figura 22.18. *Amplificación por estimulación. Los puntos negros representan en forma cualitativa los átomos de cromo que van quedando en estado metaestable.*

esta longitud de onda es capaz, a sus vez, de *estimular* dicha caída. Es importante el hecho de que cuando un fotón estimula la emisión de otro, el segundo se produce con igual longitud de onda, en fase con el primero y en su misma dirección.

Como la luz emitida por el tubo fluorescente en el destello inicial está compuesta por una gran gama de frecuencias, contiene fotones de la longitud de onda mencionada capaces de provocar las primeras emisiones de rayos por parte de los átomos de cromo. Una fracción de estos rayos sale del cilindro de rubí por su superficie lateral, pero algunos emergen por las bases del cilindro. Los que así lo hacen llegan a sendos espejos E dispuestos como se muestra en la figura, los cuales reflejan los fotones dirigiéndolos nuevamente al interior del cilindro de rubí. En su trayecto por el mismo, aquéllos chocan con nuevos átomos de cromo en estado metaestable, provocando la emisión de nuevos fotones. Una parte de éstos se refleja a su vez en los espejos y repiten el ciclo. Así se produce una avalancha creciente de fotones que va y viene a lo largo del cilindro (fig. 22.18), *amplificándose* la emisión de luz hasta que se acaban los átomos de cromo en estado metaestable.

Se forma así un haz de rayos, gran parte del cual sale del láser porque uno de los espejos es parcialmente reflector y puede ser atravesado por una fracción de la luz que le llega.

En virtud del mecanismo de producción explicado, el haz de rayos que resulta tiene una alta coherencia espacial y de frecuencia. Dado que las intensidades de los rayos coherentes se suman, concentrando el haz puede obtenerse una enorme intensidad energética en una pequeñísima superficie. Esta propiedad y el hecho de que, por constituir radiaciones luminosas, los rayos láser no son absorbidos por los medios transparentes, permiten aprovechar el láser para uso médico.

En la actualidad se emplean en Medicina dispositivos láser a base de gas, que pueden producir una emisión continua en lugar de hacerlo por destellos. Pueden obtenerse radiaciones de diferentes longitudes de onda, lo cual permite seleccionar la adecuada para que sólo sea absorbida por unos tejidos y no por otros, de acuerdo con su color. Asimismo, se puede concentrar un haz láser sobre una superficie tan pequeña que hace factible su uso en cirugía celular.

23 Fotoquímica de la visión

I. FUNDAMENTOS

El mecanismo de la transducción visual comienza con un proceso fotoquímico que da lugar a una trasformación entre dos isómeros geométricos. Para comprender este proceso es conveniente que revisemos primero algunos conceptos elementales de Fisicoquímica.

A. ISOMERÍA GEOMÉTRICA

Tomemos como ejemplo los ácidos maleico y fumárico, los cuales, aunque son dos sustancias distintas, tienen igual fórmula molecular:

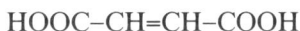

$$HOOC-CH=CH-COOH$$

y, cuando son reducidos por ingreso de hidrógeno, dan el mismo ácido saturado, succínico:

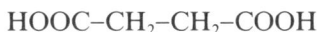

$$HOOC-CH_2-CH_2-COOH$$

La existencia de los dos ácidos no saturados se explica admitiendo que los átomos de carbono se comportan como si se hallasen en el centro de un tetraedro, y que las cuatro ligaduras que pueden establecer están dirigidas hacia los vértices. De acuerdo con esta distribución geométrica, cuando dos átomos de carbono están unidos por una ligadura simple, los dos tetraedros se unen por sus vértices (fig. 23.1,I); cuando la ligadura es doble, lo hacen por una arista (II), y cuando es triple, por una cara (III).

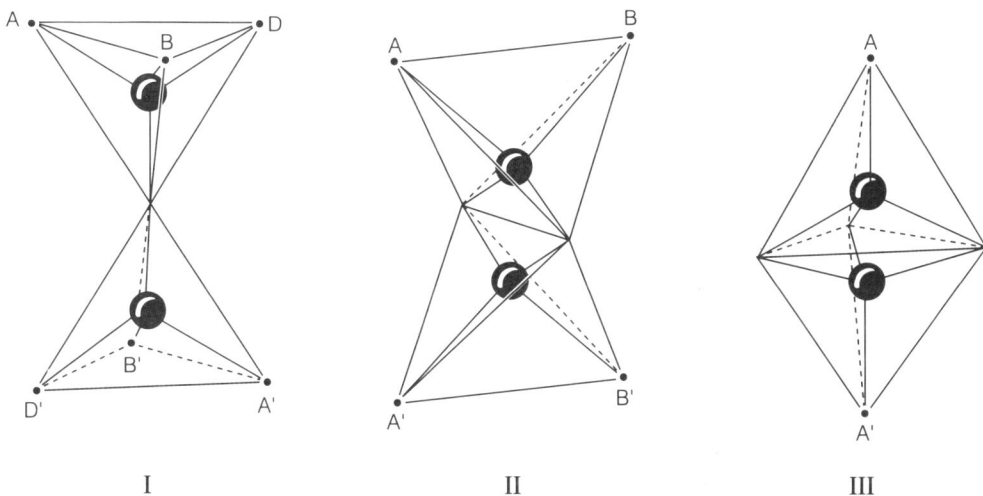

I   II   III

Figura 23.1. Disposición espacial de las ligaduras entre átomos de carbono. (Explicación en el texto.)

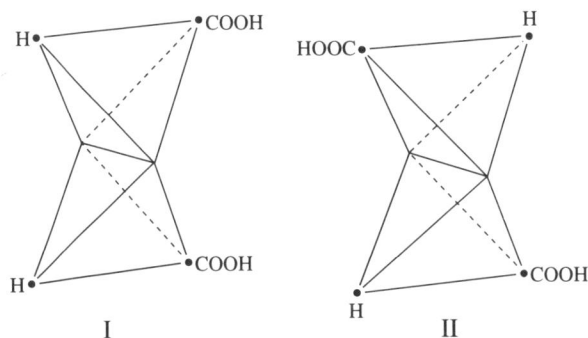

Figura 23.2. Isomería geométrica.
I, posición cis; II, posición trans.

En el primer caso, si en las tres ligaduras restantes de cada átomo de carbono se unen dos átomos de hidrógeno y un grupo carboxilo, forma una sola sustancia posible, ácido succínico, pues ambos tetraedros pueden girar libremente sobre el vértice que los une y siempre adoptan la misma posición de equilibrio.

En el tercer caso, cualquier sustituyente unido al único vértice libre de cada tetraedro dará lugar a una sola sustancia posible.

En el segundo caso, en cambio, si se une un átomo de hidrógeno y un grupo carboxilo a cada átomo de carbono, se pueden formar dos tipos de moléculas geométricamente distintas: en uno, los átomos y grupos atómicos iguales quedan del mismo lado de la molécula (fig. 23.2,I), posición llamada *cis*, y en el otro se sitúan en lados opuestos (II), posición *trans*. La doble ligadura impide que las moléculas giren y tomen una sola posición de equilibrio.

Gráficamente se pueden representar las posiciones cis y trans como se muestra a continuación, situando los dos sustituyentes que interesan del mismo lado de la doble ligadura o en lados opuestos:

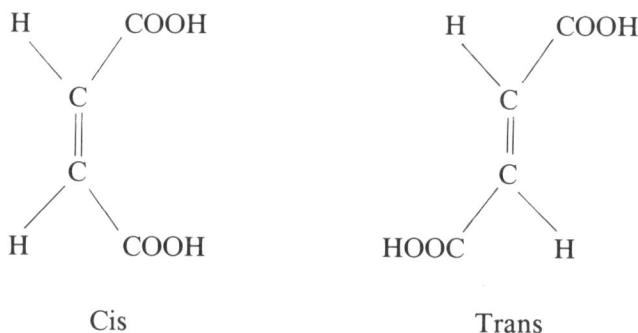

Cis   Trans

Si no existen impedimentos, los grupos sustituyentes y la doble unión tienden a situarse en un plano y, en general, ambos isómeros son más o menos estables. Para pasar de una forma a la otra, los grupos atómicos deben intercambiarse saliendo del plano y pasando por un estado inestable de energía mayor (fig. 23.3). En consecuencia, para que la transformación ocurra, el sistema debe recibir una cantidad de energía de *activación* que puede ser suministrada por diferentes fuentes. En el caso que se presentará en el estudio de la visión, esa energía es suministrada por la luz.

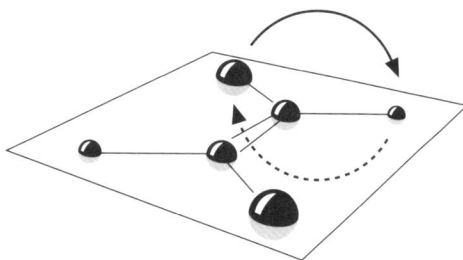

Figura 23.3. *Transformación trans-cis.*

B. FOTOQUÍMICA

La fotoquímica estudia las leyes de las trasformaciones químicas originadas por las radiaciones comprendidas aproximadamente entre 200 nm y 700 nm (radiación visible y parte de la ultravioleta).

Los procesos fotoquímicos obedecen a dos leyes principales que describiremos a continuación.

1. Ley de Grotthuss y Draper

Esta ley establece que *sólo aquellas radiaciones absorbidas por un sistema determinado pueden producir efectos en él.*

Esto no significa que cada vez que una sustancia absorbe un tipo de radiación se producen transformaciones químicas. La energía absorbida puede ser transformada en calor o puede llevar los átomos a un estado de mayor energía llamado *estado excitado* (pág. 421), a partir del cual pueden participar en una transformación química o perder la energía absorbida en forma de radiación.

2. Ley de Stark-Einstein

Esta ley, conocida también como *ley del equivalente fotoquímico*, establece que *cada molécula que reacciona absorbe un cuanto de radiación.* En un proceso fotoquímico, la radiación produce una transformación inicial que luego puede ir seguida de otras reacciones que se suceden en cadena. La primera transformación ocasionada por la radiación recibe el nombre de **reacción primaria**, y es a ella únicamente a la que se refiere la ley de Stark-Einstein.

Como la energía de un cuanto está dada por la ecuación [22.2]:

$$E_v = h \cdot \nu \qquad\qquad [23.1]$$

se infiere que la cantidad de energía necesaria para transformar un mol de sustancia depende de la frecuencia y, en consecuencia, de la longitud de onda; para una longitud de 400 nm, por ejemplo, la cantidad de energía necesaria es de 71 kcal aproximadamente.

Como corolario de la ley de Stark-Einstein y de las leyes de absorción de la luz surge que la velocidad con que una sustancia reacciona por efectos de la luz es directamente proporcional a su concentración y a la intensidad de la radiación incidente. Como la velocidad de reacción puede definirse para un tiempo breve, como el cociente entre la variación Δ[S] de la concentración y el tiempo Δt en que se produjo esa variación, para cada instante resulta:

$$\frac{d[S]}{dt} = - k \cdot \varphi_e \cdot [S] \qquad [23.2]$$

en la que φ_e es la intensidad de la radiación luminosa.

La velocidad de reacción va decreciendo a medida que, como consecuencia de la transformación, disminuye la concentración [S].

3. Rendimiento cuántico

Se llama **rendimiento cuántico** al número de moléculas transformadas por cuanto de radiación absorbida. De acuerdo con la ley de Stark-Einstein, el rendimiento cuántico de la reacción primaria vale 1, pero para las reacciones que le siguen puede ser mayor o menor que la unidad.

C. ESTRUCTURA DE LA RETINA

En la figura 23.4 se describe esquemáticamente la disposición de las células que forman las distintas capas de la retina.

1. Distribución de los conos y los bastones

Los *bastones* y *los conos*, que son los **fotorreceptores**, están en contacto con la hoja pigmentaria y la luz debe atravesar todo el espesor de la retina para llegar a ellos.

En la retina humana hay alrededor de 10^8 bastones y 5×10^6 conos. La distribución de estas células no es uniforme, pues los bastones predominan en las zonas periféricas de la retina, mientras que los conos abundan en las partes centrales y son los únicos tipos de receptores que se hallan en la fóvea. Esta distribución es de importancia, pues ambas clases de células cumplen funciones diferentes.

2. Estructura de los conos y los bastones

La figura 23.5 muestra la estructura de los conos y los bastones. Ambos están constituidos por un segmento externo y uno interno unidos por una porción delgada.

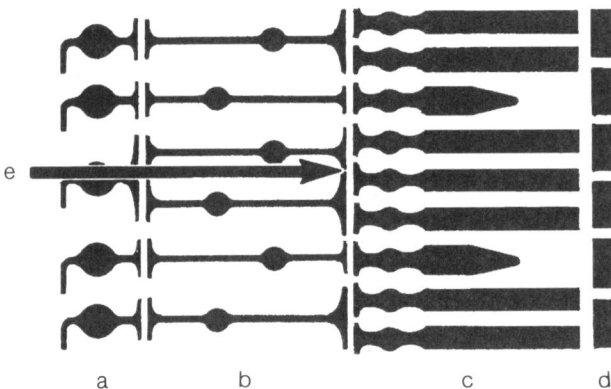

Figura 23.4. Representación esquemática de las capas de la retina. a, células ganglionares; b, células bipolares; c, conos y bastones; d, capa pigmentaria; e, sentido de incidencia de la luz. No se han representado las células horizontales ni las amacrinas.

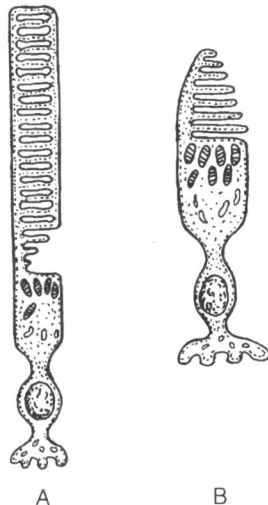

Figura 23.5. *Estructura de un bastón, A, y de un cono, B. (Explicación en el texto.)*

A   B

El segmento externo contiene un conjunto de compartimientos de alrededor de 20 nm, constituidos por una doble membrana de igual estructura que la plasmática. Esta membrana está sembrada de moléculas de una proteína (que en los conos se llama *rodopsina*), en la cual se produce el primer paso del proceso visual.

El segmento interno contiene el núcleo, las mitocondrias, así como otras organelas, y termina hacia adentro en un pie sináptico.

II. VISIÓN DE LA LUZ

A. CARACTERÍSTICAS

1. Visión fotópica y escotópica

El ojo detecta la luz mediante dos procesos de características diferentes que reciben el nombre de *visión fotópica* y *visión escotópica*.

La primera permite reconocer los colores y los detalles más finos a que llega la agudeza visual. Se produce cuando la imagen se forma en la parte central de la retina y tiene su máxima expresión en la fóvea. En la visión fotópica participan los conos y requiere intensidades de luz relativamente elevadas.

La visión escotópica, por el contrario, no es apta para la percepción de detalles ni colores; sólo permite reconocer luces y sombras, y se produce en las zonas periféricas de la retina. En este tipo de visión participan los bastones y puede darse con intensidades de luz muy bajas.

2. Rango de la sensación visual

Las longitudes de onda perceptibles por el ojo humano están comprendidas entre los valores límites de 400 nm y 700 nm aproximadamente. La visión fotópica tiene su mayor sensibilidad para una longitud de onda de 555 nm, mientras que el máximo de la visión escotópica se halla en los 510 nm. En consecuencia, al disminuir la intensidad luminosa y pasar de la visión fotópica a la escotópica la sensibilidad del ojo se desplaza hacia las menores longitudes de onda.

3. Curva de sensibilidad

Cuanto menor es la intensidad del estímulo que alcanza a registrar un transductor, tanto mayor es su sensibilidad. Por ese motivo se define la **sensibilidad** de un tipo de visión para una determinada longitud de onda como la *inversa de la menor cantidad de energía luminosa de esa longitud de onda que es capaz de detectar*. Este valor recibe el nombre de *energía **umbral*** y lo representaremos con E_u. La sensibilidad luminosa queda definida entonces por:

$$s = \frac{1}{E_u} \qquad [23.3]$$

De lo ya explicado surge que la sensibilidad es diferente para las diversas longitudes de onda. En consecuencia, su valor se puede ilustrar gráficamente representando en abscisas dichas longitudes y, en ordenadas, los valores de la sensibilidad.

Sin embargo, en lugar de la sensibilidad absoluta dada por la [23.3], resulta más conveniente emplear la **sensibilidad relativa s**. Se llama así al cociente entre la sensibilidad s para una determinada longitud de onda y la sensibilidad máxima $s_{máx}$, correspondiente a la longitud de onda para la que los receptores son más sensibles:

$$s = \frac{s}{s_{máx}} \qquad [23.4]$$

La curva de sensibilidad puede ser investigada en la región de la fóvea (visión fotópica) o en la periferia del ojo (visión escotópica). En la figura 23.6 se muestran ambas curvas de sensibilidad. Puede observarse en ella que, de acuerdo con lo expuesto, la curva para la visión fotópica se halla desplazada hacia la derecha con respecto a la escotópica.

4. Mínimo cuántico

A los efectos del estudio del proceso fotoquímico, uno de los datos útiles lo constituye el número mínimo de cuantos capaz de provocar una sensación luminosa. Para ello se explora la respuesta de la retina a 20° de la fóvea, que es la zona de mayor sensibilidad, empleando la longitud de onda óptima de 510 nm. Se encuentra así que la mínima energía que debe incidir sobre el ojo está comprendida entre 2×10^{-10} erg y 6×10^{-10} erg. Estas energías equivalen, aproximadamente, a 60 y 150 cuantos de esa longitud de onda.

Si se corrigen estos valores, sustrayendo la fracción de la radiación reflejada en la córnea, la parte absorbida por los medios del ojo y la que atraviesa la retina sin ser absorbida por los receptores, resta un pequeño número de fotones. Por último, si se considera que el área de la retina sobre la que incide el rayo contiene gran cantidad de bastones, se concluye que basta un fotón para provocar la respuesta de un bastón.

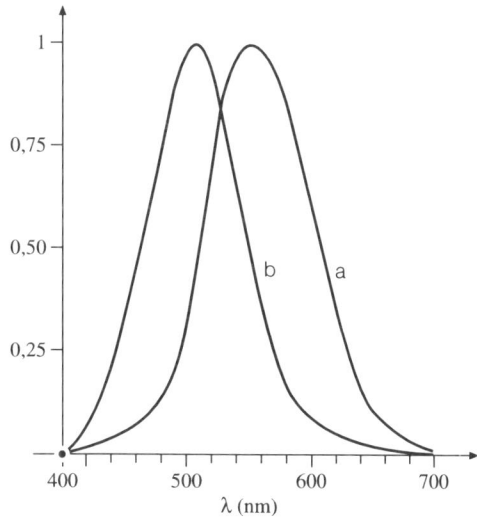

Figura 23.6. *Curvas de sensibilidad.* a, *visión fotópica;* b, *visión escotópica.*

5. Adaptación a la oscuridad

Al pasar de un medio muy iluminado a otro relativamente oscuro, la visión resulta al principio imposible pero luego se recupera gradualmente a medida que transcurre el tiempo. Este fenómeno recibe el nombre de ***adaptación a la oscuridad***, y para describirlo con precisión se debe determinar la intensidad luminosa umbral después de diferentes lapsos de permanencia en la oscuridad. Si se anota entonces en abscisas el tiempo transcurrido en la oscuridad y el logaritmo* de la intensidad umbral en ordenadas, se obtiene la llamada curva de adaptación a la oscuridad (fig. 23.7).

Si el ensayo se realiza haciendo incidir luz blanca sobre una zona amplia de la retina, la curva que se obtiene está formada por dos trazos netamente delimitados por una quebradura que aparece alrededor de los 7 minutos, momento en que la primera parte de la curva ya se ha hecho casi horizontal. La segunda porción tiende a hacerse más o menos horizontal alrededor de los 30 minutos.

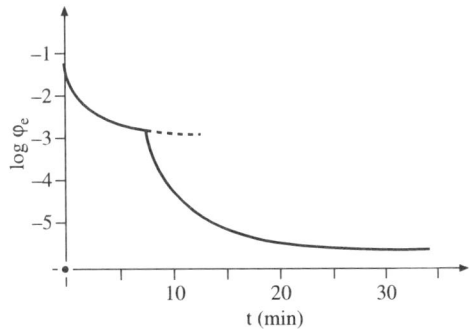

Figura 23.7. *Curva de adaptación a la oscuridad. (Explicación en el texto.)*

---

* La razón por la cual se anota el logaritmo y no el valor natural de la intensidad excede los objetivos de esta obra.

Si la determinación se hace únicamente sobre la fóvea (donde sólo existen conos) y empleando luz roja (que no estimula los bastones), sólo aparece la porción inicial de la curva. De ello surge que esta primera parte representa la adaptación de los conos, mientras que la segunda corresponde a los bastones. Nótese que, aunque los conos se adaptan a la oscuridad mucho más rápido que los bastones, aquéllos no llegan a límites de intensidad luminosa tan bajos como éstos.

6. Adaptación a la luz

Si una vez que el ojo se adapta a la oscuridad recibe una determinada intensidad de luz, el fenómeno se invierte, es decir, la sensibilidad va decreciendo durante un lapso. Pero este fenómeno es mucho más rápido que el de la adaptación a la oscuridad.

B. EL PROCESO FOTOQUÍMICO

1. Pigmentos visuales

En la retina de los vertebrados terrestres se han hallado cuatro pigmentos, uno de los cuales, la rodopsina, forma parte de los bastones. Dicho pigmento es una proteína conjugada que se descompone por efecto de la luz, dando un aldehído llamado *retinal*, emparentado con la vitamina A, y un resto proteico que recibe el nombre de *opsina de los bastones*.

Los otros tres pigmentos se hallan en los conos y se diferencian de la rodopsina, y entre sí en las secuencias de los aminoácidos que constituyen la fracción proteica. Es decir, existen tres opsinas de los conos.

La descomposición de la rodopsina por efecto de la luz y su recombinación en la oscuridad se pueden representar así:

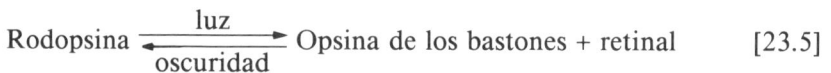

$$\text{Rodopsina} \underset{\text{oscuridad}}{\overset{\text{luz}}{\rightleftharpoons}} \text{Opsina de los bastones} + \text{retinal} \qquad [23.5]$$

Dentro del rango de la luz visible, el espectro de absorción de la rodopsina tiene un máximo en 500 nm, muy próximo al máximo de sensibilidad de la visión escotópica (fig. 23.8).

A continuación estudiaremos el retinal con cierto detalle.

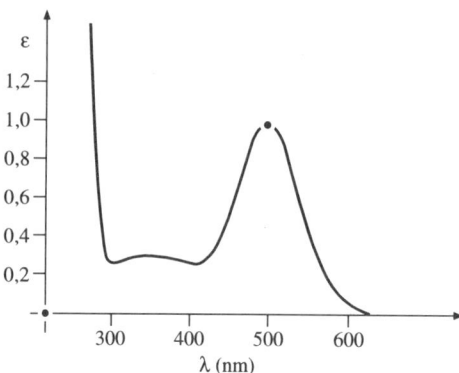

Figura 23.8. Espectro de absorción de la rodopsina.

2. El retinal

a. Estructura

El retinal* es el aldehído resultante de la oxidación del grupo alcohol de la vitamina A:

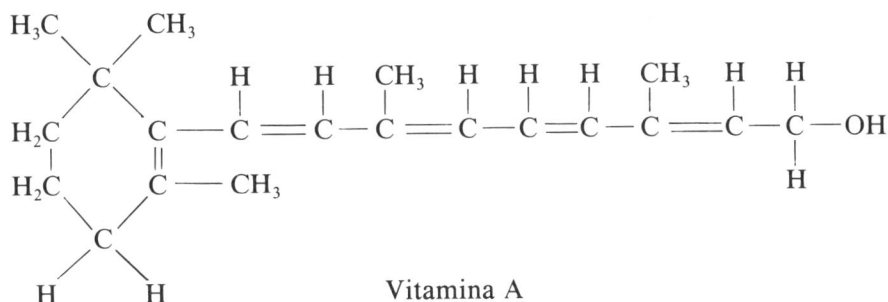

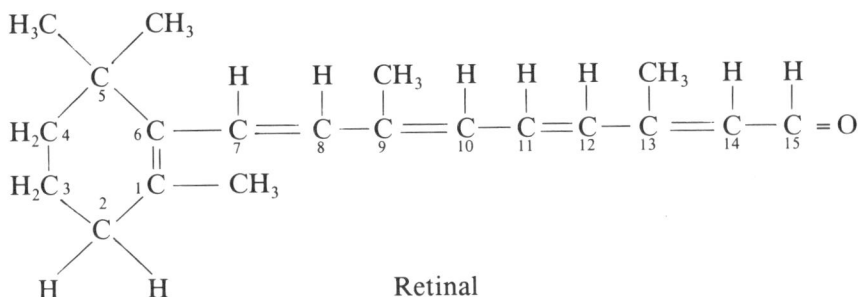

Vitamina A

Retinal

b. Isomería

Como se muestra en la fórmula desarrollada, el retinal presenta cuatro dobles ligaduras que se señalan por el número del átomo de carbono que las precede: 7; 9; 11 y 13. Cada doble ligadura puede dar origen a dos formas isómeras, que se nombran (cis o trans) de acuerdo con la posición del átomo de carbono que precede en la cadena a los unidos por la doble ligadura y del que los sigue. Así, por ejemplo, la porción de la cadena cercana a los átomos de carbono 9 y 10 puede presentarse en la forma cis o trans:

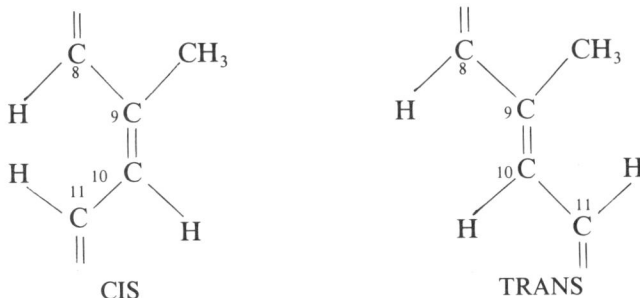

CIS

TRANS

* Existen dos tipos de retinal, el retinal$_1$ y el retinal$_2$. Sólo estudiaremos el retinal$_1$, que es el que poseen los vertebrados de tierra, y lo llamaremos simplemente retinal.

En la primera, los átomos de carbono 8 y 11, se hallan del mismo lado respecto de la doble ligadura (posición cis). En la segunda se hallan en lados opuestos (posición trans).

De acuerdo con esta regla, la porción de la fórmula del retinal que representamos a continuación tiene todos los átomos de carbono en posición trans. Ésta es también la forma isómera correspondiente a la vitamina A.

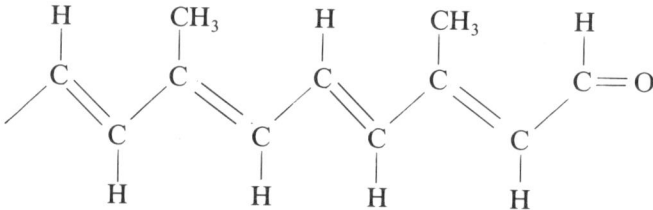

Consideremos ahora, por ejemplo, las dos formas que representamos en la figura 23.9. La primera constituye el 9-cis retinal, puesto que los átomos de carbono 8 y 11 se hallan en posición cis respecto de la doble ligadura en el carbono 9. La segunda representa, por razones semejantes, el 11-cis retinal.

Por lo ya explicado (fig. 23.3), todos los átomos de carbono de la cadena tienden a pertenecer a un mismo plano. Eso es lo que ocurre precisamente con la forma trans completa y, por ejemplo, con el isómero 9-cis que hemos representado. Pero en el caso del isómero 11-cis, el átomo de hidrógeno unido al carbono 10, y el grupo metilo unido al carbono 13, tienden a ocupar la misma posición en el espacio; por este motivo, que recibe el nombre de *impedimento estérico*, las uniones entre los átomos de carbono se distorsionan y la cadena deja de ser coplanar. En consecuencia, esta forma resulta relativamente inestable y no sería de esperar que se encontrase formando parte de la rodopsina natural. Sin embargo, contra lo que se podría predecir, éste es precisamente el isómero del retinal que entra en la composición de la rodopsina.

Dado que el 11-cis retinal es más inestable que el isómero trans, la transformación tiende a ocurrir espontáneamente. Sin embargo, el estado intermedio de transición entre una forma y otra requiere una energía de 25.000 cal por mol, y ésta es la razón por la cual el proceso no se produce con una velocidad significativa, a menos que esa energía le sea suministrada exteriormente.

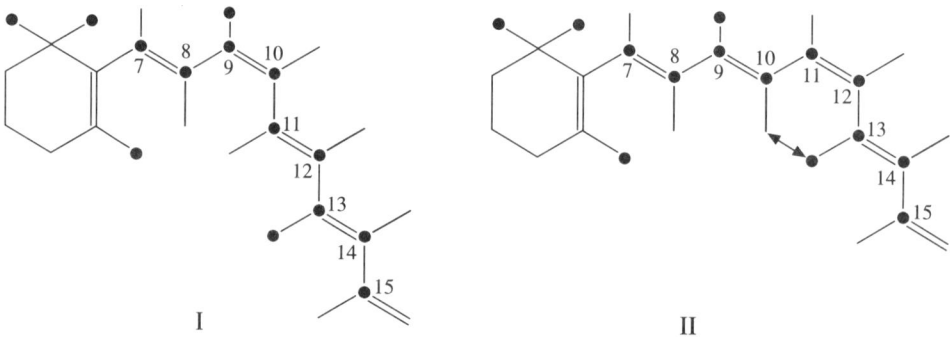

Figura 23.9. *Dos isómeros del retinal. I, 9-cis retinal; II, 11-cis retinal. Las flechas indican, en cada caso, los dos átomos de carbono que se encuentran en posición cis.*

3. Transformaciones químicas del proceso visual

La descomposición del pigmento visual por efectos de la luz que mencionamos antes:

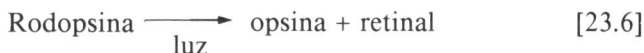

$$\text{Rodopsina} \xrightarrow[\text{luz}]{} \text{opsina} + \text{retinal} \qquad [23.6]$$

es la transformación fotoquímica del proceso visual. Se ha comprobado que cuando ocurre, el retinal que se obtiene es el isómero trans y que éste, en presencia de la enzima alcohol-deshidrogenasa y de difosfopiridín-nucleótido (DPN), se transforma en vitamina A:

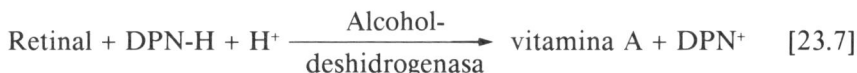

$$\text{Retinal} + \text{DPN-H} + H^+ \xrightarrow[\text{deshidrogenasa}]{\text{Alcohol-}} \text{vitamina A} + \text{DPN}^+ \qquad [23.7]$$

Esta reacción es reversible, aunque el equilibrio se halla desplazado hacia la derecha. Por otra parte, poniendo en la oscuridad el isómero 11-cis retinal, en presencia de opsina, se forma nuevamente rodopsina, pero ello no ocurre si el isómero empleado es el trans. Asimismo, a partir de vitamina A y opsina, en la oscuridad, se puede producir rodopsina *in vitro* siempre que se emplee el isómero 11-cis de la vitamina A.

De acuerdo con lo explicado, las transformaciones que tienen lugar en el ojo en presencia de la luz y la recomposición de la rodopsina en la oscuridad se pueden representar mediante el siguiente esquema:

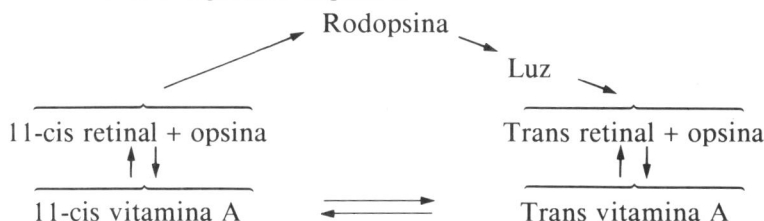

La reacción [23.6] representa sólo el estado inicial y el final de la descomposición de la rodopsina por efectos de la luz, pero se pueden reconocer varios pasos en este proceso. El primero consiste en la transformación del 11-cis retinal en 11-trans retinal. Esto da lugar a varios cambios en la estructura de la molécula hasta que finalmente se produce la liberación del retinal. Pero el mensaje se transmite a la red nerviosa retiniana antes de que esos cambios hayan terminado. La primera transformación del retinal poduce cambios conformacionales en la opsina que desencadenan una cascada bioquímica, cuyo resultado es el cierre de canales de sodio en el segmento externo de los bastones, con la consiguiente hiperpolarización de los mismos. Éste constituye el primer paso del procesamiento nervioso que tiene lugar en la retina y cuya última etapa la constituyen las señales que las células ganglionares envían al sistema nervioso central.

C. CORRELACIÓN FISIOLÓGICA

1. Curva de sensibilidad

Consideremos un sistema fisicoquímico en el cual se produce una reacción determinada, si absorbe como mínimo un número de fotones ΔN. Para que el sistema llegue a absorber esa cantidad, el número mínimo de fotones que le debe llegar será menor para las longitudes de onda que el sistema absorbe más, y mayor para las menos absorbidas. Para cada longitud de onda, ese número mínimo de fotones incidentes es el umbral capaz de desencadenar el proceso fotoquímico. En consecuencia, como en el caso de la visión el sistema que absorbe los fotones es el pigmento visual, su espectro de absorción deberá coincidir con las curvas de sensibilidad. La experiencia muestra, precisamente, que la curva de sensibilidad de la visión escotópica coincide con el espectro de absorción de la rodopsina.

2. Reciprocidad

Aplicando a la rodopsina la ecuación [23.2], para un breve intervalo de tiempo, podemos escribir:

$$\frac{\Delta Rod}{\Delta t} = - k \cdot \Phi_e \cdot [Rod] \qquad [23.8]*$$

De esta ecuación se puede obtener fácilmente:

$$\Phi_e \cdot \Delta t = - \frac{1}{k} \cdot \frac{\Delta Rod}{[Rod]} \qquad [23.9]$$

Si los fotorreceptores se hallan en un estado fijo de adaptación a la oscuridad, la concentración de rodopsina [Rod] es una constante propia de ese estado de adaptación, y si admitimos que para producir sensación luminosa es necesaria la transformación de una cantidad fija de rodopsina ΔRod, el segundo miembro de esta ecuación es constante para tales condiciones. En consecuencia, para intervalos de tiempo breves (menores de 0,01 s), la intensidad necesaria para producir estimulación es inversamente proporcional al tiempo durante el cual actúa. Esta conclusión, que se enuncia con el nombre de *ley de reciprocidad*, muestra que es el producto de ambas magnitudes, es decir, la energía, lo que debe alcanzar un valor umbral, como ya lo establecimos en la página 434.

3. Adaptación

Las variaciones de sensibilidad que aparecen durante la adaptación a la luz y a la oscuridad coinciden con las variaciones que tienen lugar en la concentración de rodopsina durante esos procesos.

Mientras actúa la luz sobre las células sensibles, la rodopsina se va descomponiendo, pero a medida que va quedando más opsina libre, el proceso de regeneración del pigmento se va acelerando, de modo que se llega a un estado estacionario en que la velocidad de descomposición de la rodopsina es igual a la de regeneración, y la concentración de esta sustancia ya no varía.

Como consecuencia de estos procesos, la concentración estacionaria se alcanza en forma asintótica, como ocurre con el valor de la sensibilidad en la adaptación a

---

* Anotamos en el primer miembro la variación de la cantidad absoluta de rodopsina en lugar de la variación de concentración, pues esto no invalida la ecuación cuando se trata de un sistema de volumen constante.

la luz. Durante la adaptación a la oscuridad tiene lugar el proceso de regeneración en forma prácticamente exclusiva, y la concentración máxima de rodopsina se alcanza en forma asintótica, del mismo modo que lo hace la sensibilidad.

Ha sido posible seguir las variaciones de concentración de rodopsina en la propia retina del ojo entero durante la adaptación a la luz, y se ha comprobado así que dicha concentración varía paralelamente con la sensibilidad.

III. VISIÓN DE LOS COLORES

A. INTRODUCCIÓN

Además de registrar diferentes niveles de energía luminosa, el ojo humano es capaz de distinguir diferentes longitudes de onda.

Es cierto que los fotorreceptores poseen diferente sensibilidad para las distintas longitudes de onda, pero esto no significa que podamos discriminar entre ellas. Si no distinguiésemos los diferentes colores (y, de hecho, la visión escotópica no lo permite), veríamos más brillantes las radiaciones de longitudes de onda para las cuales la retina tiene mayor sensibilidad, y más débiles aquéllas para las que es menos sensible, pero se verían iguales si estas últimas fuesen más intensas que las primeras en grado apropiado.

A continuación estudiaremos qué tipo de información envía la retina al sistema nervioso central para que éste llegue al reconocimiento de los diferentes colores.

Por el momento, sólo consideraremos los colores del espectro, de modo que dejaremos de lado colores como el rosa, celeste, castaño, etc. En cuanto al blanco, que es la sensación producida por el ojo cuando llegan a él todas las longitudes de onda del espectro en la proporción adecuada, no lo consideraremos un color. Por otra parte, los diferentes grises tampoco serán considerados colores, pues no son más que blancos menos brillantes; un determinado "gris" sólo aparece como tal frente a otro "blanco" de mayor brillo*.

El negro, por último, no es más que el extremo de la escala decreciente de brillo, al cual se puede llegar, por supuesto, a través de los grises o de cualquier color, puesto que la sensación que le corresponde es la generada en las porciones de la retina que no reciben luz.

B. COLOR Y COMPOSICIÓN ESPECTRAL

1. Concepto

El "color" de un determinado tipo de luz, desde el punto de vista físico, y la sensación de color que puede producir, son dos cosas diferentes. El "color" físico de un tipo de luz está definido por su composición espectral, es decir, por las longitudes de onda y las intensidades de las radiaciones que la componen. En cambio, aunque una composición espectral determina en forma unívoca una

---

* En el estudio del proceso psicofisiológico de la percepción de los colores, también son considerados como tales varios de ellos que nosotros, para simplificar, hemos descartado.

sensación de color, una misma sensación de color puede ser producida por distintas composiciones espectrales. Por ejemplo, la sensación de amarillo puede ser producida tanto por luz compuesta en su mayor parte por longitudes de onda pertenecientes a la región amarilla del espectro como por una mezcla adecuada de longitudes de onda de las regiones roja y verde.

2. Apareamiento

Como es imposible determinar la sensación subjetiva de color, la única vía para estudiar la relación entre la sensación y la composición espectral consiste en estudiar distintas composiciones espectrales que provoquen una misma sensación de color. Para ello se ilumina una zona de una pantalla con luz compuesta por radiaciones de determinadas longitudes de onda, y se establece qué otras composiciones espectrales de luz proyectadas junto a esa zona producen la misma sensación de color. Llamaremos a esto *aparear una composición espectral con otra.*

3. Colores primarios

Mediante el recurso explicado, se ha podido comprobar que todas las sensaciones de color pueden aparearse a partir de un mismo grupo de radiaciones de tres longitudes de onda, proyectándolas sobre una pantalla con densidades de flujo adecuadas; los colores propios de esas longitudes de onda reciben el nombre de *colores primarios.* Esta afirmación requiere algunas aclaraciones. En primer lugar, para lograr el apareamiento, puede resultar necesario proyectar uno de los primarios sobre el color que se desea aparear. Con esta condición, cualquier grupo de tres longitudes de onda, siempre que el color de ninguna de ellas sea apareable mediante las otras dos, sirve para aparear todos los colores visibles.

En virtud de lo explicado se dice que la visión humana es tricromática.

4. Colores complementarios

Como ya expusimos, se produce la sensación de blanco cuando llegan al ojo todas las longitudes de onda del espectro en la proporción adecuada; pero existen, asimismo, pares de colores que, sumados en una determinada relación de intensidad, producen también la sensación de blanco. Así ocurre, por ejemplo, si se proyectan sobre una pantalla, con las densidades de flujo adecuadas, luz azul de 486 nm y anaranjada de 588 nm, roja de 656 nm y azul verdosa de 492 nm, etc.

Los dos colores de un par que al mezclarse con las densidades de flujo adecuadas producen la sensación de blanco reciben el nombre de *colores complementarios.*

C. TEORÍA DE LA VISIÓN DE LOS COLORES

1. Fundamento

El hecho de que la visión normal sea tricromática hace suponer que, de acuerdo con la teoría enunciada primeramente por Young y desarrollada por Helmholtz, existen en la retina tres tipos de receptores adaptados a tres colores diferentes. Si la curva de sensibilidad de cada uno de estos receptores tiene su máximo en uno de esos colores y se extiende en forma decreciente en las otras regiones del espectro, la

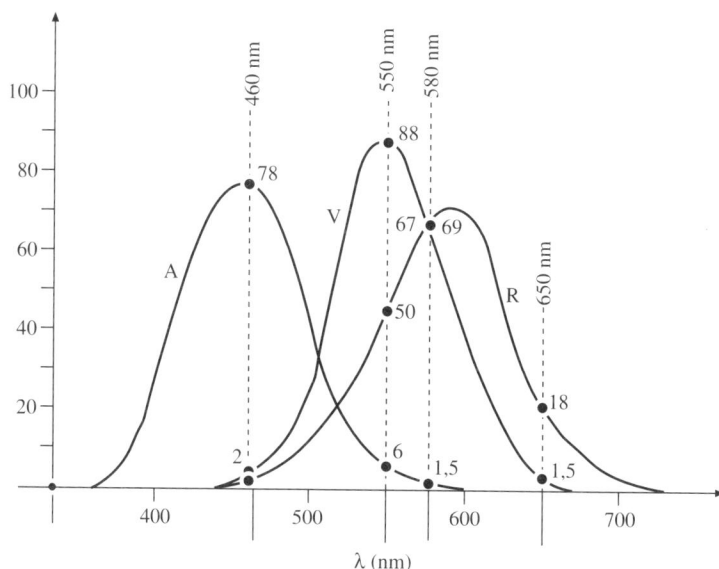

Figura 23.10. *Teoría de los tres receptores. (Explicación en el texto.)*

información que permite reconocer los distintos colores consiste en la diferente participación que tiene cada tipo de receptor en la sensación producida por cada radiación.

2. Aplicación

Para comprender mejor la aplicación de la teoría, llamaremos A, V y R a los estímulos generados por los tres tipos de receptores, e imaginaremos que las curvas de la figura 23.10 representan la intensidad (medida en unidades arbitrarias) de la señal que cada uno de ellos envía al sistema nervioso central cuando recibe radiaciones de intensidad constante y de las longitudes de onda señaladas en abscisas. De acuerdo con esto, una radiación de 460 nm (azul) enviaría una señal formada por 78 partes de A, 2 de V y 1 de R (fig. 23.11,I), lo cual provocaría la sensación subjetiva de color azul; una radiación de 550 nm generaría una señal formada por 6 partes de A, 88 de V y 50 de R (fig. 23.11,II), lo cual generaría la sensación de color verde; por último, la señal correspondiente a 650 nm estaría compuesta por 1,5 partes de V, y 18 de R (fig. 23.11,III), y ello daría lugar a la sensación correspondiente al color rojo. De esta manera, el sistema nervioso central puede recibir una información diferente para cada color del espectro, de modo que la existencia de tres receptores es suficiente. Las mismas longitudes de onda mencionadas (460 nm, 550 nm y 650 nm) pueden servir de primarios para lograr la sensación de color producida por cualquier otro color del espectro, por ejemplo, el amarillo de 580 nm. Como se indica en la figura 23.10, la señal generada por esa longitud de onda está compuesta por 1,5 partes de A, 67 de V y 69 de R, es decir, 1,1, 48,7 y 50,2% respectivamente (fig. 23.12). Ahora bien, como cada uno de los colores primarios provee esos estímulos en las relaciones mostradas en la figura 23.11, para obtener mediante ellos la misma sensación de amarillo, es necesario proyectarlos sobre la pantalla con intensidades tales que el total de

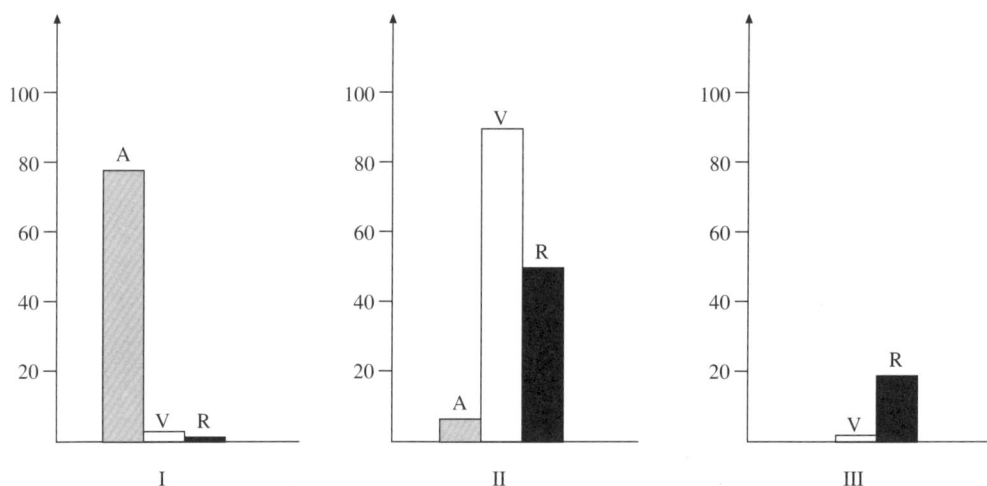

Figura 23.11. *Explicación en el texto.*

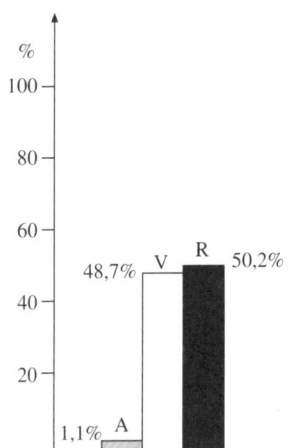

Figura 23.12. *Participación de las señales* A, V *y* R *en la sensación cromática provocada por la longitud de onda de 580 nm. (Explicación en el texto.)*

señal A producida por los tres, el total de V y el de R guarden entre sí precisamente la misma relación que los porcentajes anteriormente mencionados (1,1, 48,7 y 50,2%). Puede ocurrir que, como ya expusimos, el apareamiento sólo se logre proyectando uno de los primarios sobre el color problema.

Por la misma razón, se puede lograr la sensación de blanco mediante la suma de dos colores complementarios.

3. Confirmación experimental

Como expusimos (pág. 436), se han aislado de los conos tres pigmentos distintos, que difieren entre sí y de la rodopsina. Estos pigmentos tienen distintos espectros de absorción y se ha determinado la curva de sensibilidad para cada uno

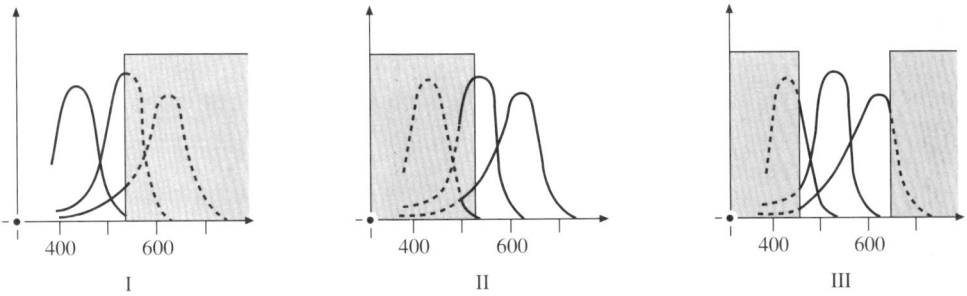

Figura 23.13. *Inactivación de los diferentes receptores. (Explicación en el texto.)*

de ellos, inactivando los otros por adaptación a luz compuesta por las longitudes de onda adecuadas. Así, por ejemplo, mediante luz compuesta por longitudes de onda mayores de 550 nm (fig. 23.13,I) se inactivan los receptores rojos y verdes y se obtiene una curva de sensibilidad con su máximo en 440 nm. Por la posición de este máximo, los receptores correspondientes se llaman *receptores azules*. Si el ojo se adapta con luz compuesta por longitudes de onda menores de 550 nm (II), se inactivan los receptores azules y verdes y se obtiene la curva de los *receptores rojos* con el máximo en 580 nm. Por último, si el ojo se adapta con longitudes de onda mayores de 645 nm y menores de 460 nm (III), se inactivan los receptores azules y rojos, y se obtiene la curva de los *receptores verdes*, con su máximo en 548 nm.

Nótese que un receptor está inactivado, si una parte apreciable de su curva queda dentro del rango de las longitudes de onda empleadas, aunque el máximo esté fuera de él, como ocurre, por ejemplo, con la curva central de la figura 23.13,I y II.

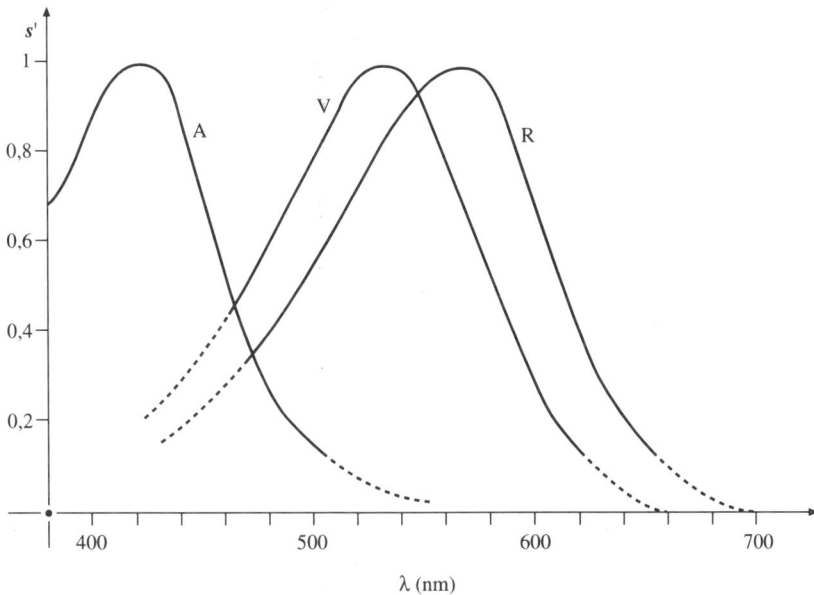

Figura 23.14. *Curvas de sensibilidad de los diferentes receptores. A, azul; V, verde; R, rojo.*

Si estas curvas se corrigen de acuerdo con la absorción de los distintos medios del ojo y se les atribuye el valor 1 a su máximo, quedan representadas como se muestra en la figura 23.14. Como puede apreciarse en ella, sus máximos no corresponden a las longitudes de onda que habíamos adoptado como primarios; ya explicamos que la elección de los primarios es arbitraria.

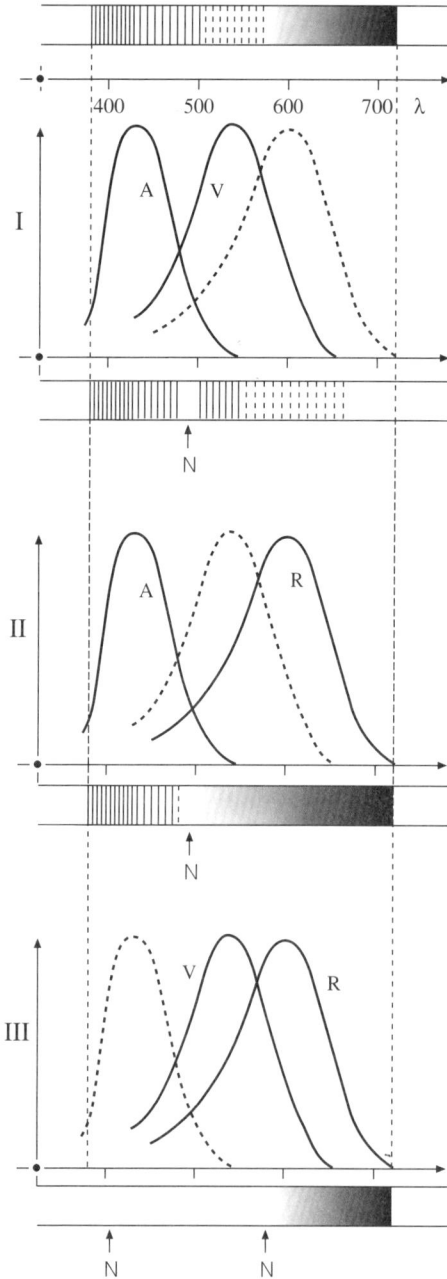

Figura 23.15. Defectos de la visión de los colores. En forma convencional se representa el espectro normal en la parte superior de la figura, y los propios de cada deficiencia debajo de las curvas correspondientes. I, protanopía; II, deuteranopía; III, tritanopía; N, punto neutro.

Por último, estudios espectroscópicos de conos individuales, realizados en el ojo intacto, han permitido establecer que cada cono posee un sólo pigmento. De otro modo, la red nerviosa retiniana no podría enviar información útil para la visión de los colores.

D. DEFECTOS DE LA VISIÓN DE LOS COLORES

Los defectos de la visión de los colores pueden agruparse en dos clases: congénitos y adquiridos. Las causas de los defectos adquiridos pueden ser muy diversas, y su estudio no corresponde a los objetivos de esta obra. En cuanto a los defectos congénitos, son de causa genética y su clasificación es relativamente compleja. Por ello sólo la esbozaremos y consideraremos algunos casos en particular.

Los defectos congénitos pueden consistir en ausencia de una o varias clases de pigmentos o en anomalías de los mismos.

No trataremos las anomalías. En el caso de las carencias, pueden faltar uno o varios pigmentos de los conos.

Cuando falta un tipo de receptor, existe al menos un punto del espectro para el cual los estímulos producidos por los otros dos guardan entre sí la misma relación que los originados por el espectro completo y, en consecuencia, las personas que padecen el defecto ven las radiaciones de esa longitud de onda como si fuera luz blanca. Esa parte del espectro recibe el nombre de *punto neutro*.

En los casos en los que falta un solo tipo de receptor, éste puede ser el rojo *(protanopía)*, el verde *(deuteranopía)* o el azul *(tritanopía)*.

En la protanopía, el sujeto afectado tiene una visión del espectro más débil que el sujeto normal por el lado de las longitudes de onda largas, pues, aunque ve el rojo, lo ve con los receptores verdes, que son menos sensibles en esa región. Además, no discrimina los diversos colores entre 520 nm y el extremo visible. El punto neutro del protanope se encuentra en 494 nm (fig. 23.15,I).

El deuteranope, carente de receptor verde, no discrimina los colores entre 530 nm y 700 nm y su punto neutro se encuentra en 499 nm (fig. 23.15,II).

Por último, el tritanope, falto de receptor azul, no discrimina los colores entre 445 nm y 480 nm y presenta dos puntos neutros, uno cerca de los 570 nm y el otro próximo a los 400 nm (fig. 23.15,III).

Si faltan dos cualesquiera de los receptores, el sistema nervioso central sólo puede recibir de los conos un tipo único de información, y no puede distinguir los colores; lo mismo ocurre si faltan los tres pigmentos, pues en tal caso la única información disponible es la de los bastones. Este defecto recibe el nombre de *acromatopsia*.

BIBLIOGRAFÍA

Burgeat M, Grall Y, Loth D. Phisique et Biophysique. Vol. 3. Part. 3.ª "Visiom" Cap. III. "Transduction", pág. 198. Masson et Cie, Editeurs. París 1973.

Damask AC. Medical Physics. Vol. II. Cap. 6: "Vision", pág. 152. Academic Press. Nueva York, 1981.

Gouras P. Color Vision. En: Kandel ER, Schwartz JH, Jessell TM, eds. Principles of Neural Science. Nueva York, Elsevier, 1991; 31: 467.

Rushton WAH. Chemical basis of colour vision and colour blindness. Nature 1965; 1.087: 206.

Rushton WAH. Visual pigments and color blindness. Sci Amer 1975; 232:(3): 84.

Setlow RB, Pollard EG. Molecular Biophysics. Cap. 14, Sec. III: Studies of the Eye, pág. 479. Addison-Wesley Publishing Company Inc. Reading, 1962.

Sharpe LT. Color Blindness. En: McAinsh TF, ed. Physics in Medicine and Biology Encyclopedia. Oxford, Pergamon Press, 1986; 1: 191.

Tessier-Lavigne M. Phototransduction and information processing in the retina. En: Kandell ER, Schwartz JH, Jessell TM, eds. Principles of Neural Science. Nueva York, Elsevier, 1991; 28: 400.

Wald G. The photorreceptor process in vision. En: Field J, Magoun HW, eds. Handbook of Physiology (Sec. I) Neurophysiology (Vol I). Washington, American Physiological Society, 1959; 671.

Wolken JJ. Photobiology. Cap. 6: "Vision", pág 60. Reinhold Book Corporation, Nueva York, 1968.

24 Elementos de física nuclear

I. ESTRUCTURA DEL ÁTOMO

A. ESQUEMA DE BOHR

De acuerdo con el esquema de Bohr, el átomo está constituido por un núcleo de dimensiones reducidas, cargado positivamente, alrededor del cual se distribuye un número determinado de electrones. El radio del núcleo es del orden de 10^{-13} cm, y es alrededor de 10^5 veces menor que el radio del átomo.

Los electrones son partículas que llevan una carga eléctrica elemental negativa equivalente a $1{,}602 \times 10^{-19}$ *C*. Su masa es aproximadamente $\dfrac{1}{1.840}$ de la masa de un átomo de hidrógeno; en consecuencia, la contribución de los electrones a la masa del átomo es pequeñísima.

A los efectos de expresar la carga del núcleo, se emplea la carga elemental positiva, que tiene igual valor absoluto que el electrón y signo contrario. La carga eléctrica del núcleo, expresada en cargas elementales, es igual al **número atómico** del elemento, es decir, *el número de orden que le corresponde por su colocación en la tabla de Mendelejeff.*

El número de electrones que se distribuyen alrededor del núcleo es igual a su carga positiva (expresada en cargas elementales), de modo que el átomo en conjunto es eléctricamente neutro.

Los electrones se distribuyen de acuerdo con determinados **niveles energéticos**, como si ocupasen ciertas órbitas o capas alrededor del núcleo, las cuales se señalan con las letras K, L, M, N, etc., o simplemente numerándolas en orden creciente. Para los objetivos de esta obra, es indiferente que los diversos niveles energéticos correspondan realmente a distintas capas o estén relacionados con diferentes probabilidades de distribución. Por tal motivo, representaremos la estructura del átomo en las figuras, empleando órbitas e interpretaremos esto sólo como un esquema. Lo que sí interesa es que la distribución de los electrones en los diferentes niveles obedece a ciertas restricciones que limitan el número máximo de aquellos que pueden alojarse en cada uno (p. ej., 2 en el primero, 8 en el segundo).

Las propiedades químicas de un elemento están determinadas por la distribución de los electrones, cuyo número, a su vez, depende de la carga positiva del núcleo.

Dentro de cada capa existe un número fijo de subcapas. Sobre esta base, para comprender lo que trataremos en adelante, basta conocer lo siguiente:

La capa 1 contiene una sola subcapa llamada s, que puede alojar hasta 2 electrones.

La capa 2 contiene una subcapa s que, como en el caso anterior, puede dar cabida a 2 electrones, y otra de nivel superior, llamada p, en la que pueden alojarse hasta 6 electrones.

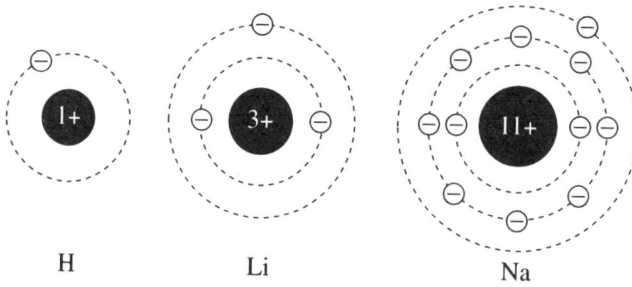

Figura 24.1. Distribución de los electrones en órbitas. (Explicación en el texto.)

H   Li   Na

Las subcapas de la capa 3 son la s, con capacidad para 2 electrones; la p, que puede alojar 6, y una tercera, d, que puede recibir 10 electrones.

La figura 24.1 muestra la estructura que corresponde a los átomos de hidrógeno, de litio y de sodio, de acuerdo con lo explicado. El núcleo del hidrógeno tiene una carga elemental positiva y el átomo contiene un solo electrón en la órbita K. El átomo de litio tiene una carga nuclear de 3 unidades elementales y 3 electrones, 2 de los cuales ocupan la primera órbita y 1, la segunda. El sodio, cuyo núcleo tiene 11 cargas positivas elementales, posee igual número de electrones, 2 de los cuales ocupan la órbita K, 8, la L, y 1, la capa M.

Como el número de electrones es igual a la carga positiva del núcleo, a medida que el número atómico aumenta a lo largo de la tabla de Mendelejeff se van agregando al átomo nuevos electrones, los cuales van llenando las diferentes capas y subcapas.

En la tabla 24.1 se muestra la distribución de los electrones en los átomos de algunos elementos de los cuatro primeros períodos de la tabla periódica, en orden creciente de número atómico.

TABLA 24.1. **Configuración electrónica de los átomos de algunos elementos**

Capa		1	2		3			4		
Subcapa		s	s	p	s	p	d	s	p	d
Z	Elemento									
1	H	1								
*2	He	2								
3	Li	2	1							
4	Be	2	2							
5	B	2	2	1						
6	C	2	2	2						
7	N	2	2	3						
8	O	2	2	4						
9	F	2	2	5						
*10	Ne	2	2	6						
11	Na	2	2	6	1					
12	Mg	2	2	6	2					
17	Cl	2	2	6	2	5				
*18	Ar	2	2	6	2	6				
19	K	2	2	6	2	6		1		
20	Ca	2	2	6	2	6		2		
21	Sc	2	2	6	2	6	1	2		
35	Br	2	2	6	2	6	10	2	5	
*36	Kr	2	2	6	2	6	10	2	6	

* Los asteriscos señalan los gases inertes y los griseados destacan la composición de su última capa electrónica. De esto se hablará en el capítulo 27.

B. ESTRUCTURA DEL NÚCLEO

El núcleo atómico está constituido por dos tipos de partículas, los *neutrones* y los *protones*, cuyas masas son muy cercanas a la masa de un átomo de hidrógeno. El neutrón, como su nombre indica, es eléctricamente neutro, mientras que el protón posee una carga elemental positiva. Las partículas que integran el núcleo (protones y neutrones) reciben el nombre de *nucleones*.

De acuerdo con lo expuesto, respecto de la carga eléctrica del núcleo se infiere que el *número de protones* que entra en su constitución es igual al número atómico del elemento. Este número se representa con la letra **Z**.

*Se llama **número de masa** A de un átomo a la suma de su número atómico Z más su número de neutrones N:*

$$A = Z + N \qquad [24.1]$$

El número de masa de un elemento es generalmente el número entero más cercano a su masa atómica relativa. Más adelante se podrá comprender por qué no lo es en todos los casos; por ahora, sólo citaremos dos ejemplos.

La masa atómica relativa del hidrógeno es 1,008 y su número atómico es 1. En consecuencia:

$$A = 1 \qquad Z = 1 \qquad [24.2]$$

y de acuerdo con la ecuación [24.1]:

$$N = 0 \qquad [24.3]$$

Es decir, el núcleo atómico de este elemento contiene 1 protón y 0 neutrones.

El sodio, cuyo número atómico es 11, tiene una masa atómica relativa de 22,997, por lo cual:

$$A = 23 \qquad Z = 11 \qquad [24.4]$$

y de aquí resulta:

$$N = 12 \qquad [24.5]$$

es decir, el núcleo está constituido por 11 protones y 12 neutrones.

En los ejemplos que hemos elegido intencionadamente, la masa atómica relativa (o peso atómico) es muy cercana a un número entero. Pero, ¿qué ocurre en casos como el del cloro, cuyo peso atómico es de 35,453? No se puede lograr el núcleo de un átomo de masa atómica relativa cercana a la del cloro reuniendo números enteros de protones y neutrones. En la sección D veremos la explicación de tales pesos atómicos.

C. FUERZAS NUCLEARES

En virtud de su carga eléctrica, los protones se rechazan entre sí con una fuerza que, de acuerdo con la ley de Coulomb, es inversamente proporcional al cuadrado de la distancia entre las cargas. Dadas las pequeñas dimensiones del núcleo, estas fuerzas resultan enormes. Por ello podría sorprender que un núcleo pueda contener tales partículas sin desintegrarse.

En realidad, cuando los nucleones (protones y neutrones) se aproximan a distancias menores de 10^{-13} cm aparece entre ellos una fuerza de atracción superior a la de repulsión, que mantiene la cohesión del núcleo, la estabilidad del cual depende de la relación entre el número de neutrones y de protones; para los elementos más livianos esta relación es cercana a 1 y tiende a 1,5 a medida que el número atómico aumenta.

D. NÚCLIDOS

1. Concepto

La masa atómica relativa del cloro queda explicada por la existencia de átomos de ese elemento de número de masa diferente. El cloro natural está constituido por átomos de número de masa 35 y 37, cuyos pesos atómicos son, respectivamente, muy cercanos a esos números. La primera de estas especies constituye el 75,4 % y la segunda, el 24,6 % de la totalidad de los átomos de cloro natural, de lo que resulta una masa atómica promedio muy cercana al peso atómico 35,453. El número atómico del cloro es 17, de modo que el núcleo de ambas especies contiene 17 protones. El núcleo de una de ellas contiene 18 neutrones, mientras que el de la otra está constituido por 17 protones y 20 neutrones.

$$Z = 17 \qquad Z = 17 \qquad\qquad [24.6]$$

$$\underline{N = 18} \qquad \underline{N = 20} \qquad\qquad [24.7]$$

$$A = 35 \qquad A = 37 \qquad\qquad [24.8]$$

Como se observa, dado un elemento, no queda forzosamente determinada la estructura del núcleo de sus átomos. Por ello es útil el concepto de núclido. Por el momento llamaremos **núclido** a *una especie atómica definida por su número de masa* **A** *y su carga nuclear* **Z**, es decir, una especie en la que quedan determinados el número de protones y el de neutrones. Más adelante comprobaremos que en el concepto de núclido entran además otras consideraciones.

De acuerdo con lo expuesto, para representar la estructura de un núclido determinado es necesario señalar su número atómico y su número de masa, lo que puede hacerse anotando dichos números a la izquierda del símbolo del elemento de que se trate, el primero abajo y el segundo arriba, por ejemplo:

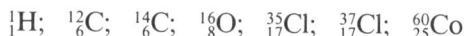

$$_1^1H; \quad _6^{12}C; \quad _6^{14}C; \quad _8^{16}O; \quad _{17}^{35}Cl; \quad _{17}^{37}Cl; \quad _{25}^{60}Co$$

También se puede anotar sólo el número de masa arriba y a la derecha del símbolo del elemento, pues al señalar éste, ya queda determinado el número atómico. Por ejemplo:

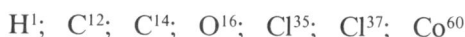

$$H^1; \quad C^{12}; \quad C^{14}; \quad O^{16}; \quad Cl^{35}; \quad Cl^{37}; \quad Co^{60}$$

2. Isótopos

Las especies atómicas que tienen igual número atómico (y por lo tanto iguales propiedades químicas), pero diferente número de masa, reciben el nombre de isóto-

pos. Pertenecen a esta categoría, por ejemplo, los dos núclidos ya mencionados que componen el cloro natural. Pero no sólo los elementos que tienen pesos atómicos alejados de valores enteros están formados por isótopos; el oxígeno, cuyo peso atómico es de 15,999, es una mezcla de tres isótopos de número de masa 16 (99,759 %), 17 (0,0374 %) y 18 (0,2039 %). Como se observa, la mayor parte del oxígeno natural está formada por átomos de número de masa 16, pero existe una pequeña fracción constituida por átomos de número de masa 17 y 18.

La participación de varios isótopos en la composición de un elemento natural no es la única causa de los pesos atómicos fraccionarios, como se explicará más adelante.

Los isótopos del cloro que presentamos antes son los que constituyen el cloro natural, pero no los únicos. Existen siete isótopos de este elemento cuyas composiciones nucleares son las siguientes:

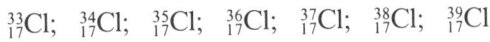

$$\,^{33}_{17}Cl; \quad \,^{34}_{17}Cl; \quad \,^{35}_{17}Cl; \quad \,^{36}_{17}Cl; \quad \,^{37}_{17}Cl; \quad \,^{38}_{17}Cl; \quad \,^{39}_{17}Cl$$

De éstos, sólo el Cl^{35} y el Cl^{37} son estables; los demás, una vez producidos, se desintegran, modificando la composición de su núcleo y transformándose en átomos de otro elemento.

Al producirse la transformación, estos núclidos emiten radiaciones de las cuales trataremos más adelante. De acuerdo con lo expuesto, los isótopos se clasifican en dos grupos: **estables** y **radiactivos**.

Las especies atómicas:

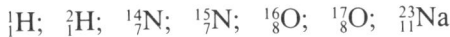

$$\,^{1}_{1}H; \quad \,^{2}_{1}H; \quad \,^{14}_{7}N; \quad \,^{15}_{7}N; \quad \,^{16}_{8}O; \quad \,^{17}_{8}O; \quad \,^{23}_{11}Na$$

son núclidos estables. En cambio, los ejemplos siguientes:

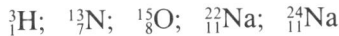

$$\,^{3}_{1}H; \quad \,^{13}_{7}N; \quad \,^{15}_{8}O; \quad \,^{22}_{11}Na; \quad \,^{24}_{11}Na$$

constituyen isótopos radiactivos.

3. Isóbaros

Así como existen núclidos de igual número atómico y diferente masa, también hay especies atómicas de igual número de masa pero distinto número atómico, las cuales pertenecen, en consecuencia, a diferentes elementos; por ejemplo:

$$\,^{27}_{12}Mg; \quad \,^{27}_{13}Al; \quad \,^{27}_{14}Si$$

Tales núclidos reciben el nombre de **isóbaros**. En el ejemplo, los núcleos contienen 12, 13 y 14 protones, y 15, 14 y 13 neutrones, en el orden en que se dieron.

E. UNIDAD DE MASA ATÓMICA

Para medir la masa del átomo, así como la de las partículas que lo constituyen, se define la **unidad de masa atómica** (u), *que es 1/12 de la masa de un átomo de carbono de número de masa 12.* Vale decir, que en el caso de este núclido, el número de masa coincide con la masa del átomo, medida en u.

La masa de un neutrón en reposo es de 1,00867 u y la de un protón es de 1,00727 u (redondeadas a la 5.ª decimal).

F. ENERGÍA NUCLEAR

1. Relación de Einstein

De acuerdo con la teoría de Einstein, existe una equivalencia entre masa y energía, tal que:

$$E = M \cdot c^2 \qquad [24.9]$$

en la que c es la velocidad de la luz (3×10^8 m/s). Expresando la masa en gramos y la velocidad en cm/s, la energía resulta expresada en erg.
Para una masa de 1 g, tenemos:

$$E = 1 \text{ g} \times 3^2 \times 10^{20} \frac{cm^2}{s^2} \qquad [24.10]$$

$$E = 9 \times 10^{20} \text{ erg} = 9 \times 10^{13} \text{ J} \qquad [24.11]$$

La relación de Einstein no significa precisamente que la masa y la energía son transformables una en otra, sino más bien que son la misma cosa. En consecuencia, lo mismo da decir que un sistema tiene 1 g de energía que 9×10^{13} J de masa. De acuerdo con esto, si la masa de un sistema es de 1 g, al perder cierta cantidad de energía (p. ej., 1 J) pierde una parte de su masa (cerca de 10^{-14} g).

2. Unidad de energía

La unidad de energía que empleamos hasta ahora es el Joule, pero en el estudio de la estructura atómica conviene usar otras unidades provenientes del terreno de la electricidad. Por definición de potencial eléctrico, la energía de una carga eléctrica Q que se halla a un potencial V, está dada por:

$$E = Q \cdot V \qquad [24.12]$$

De acuerdo con esta ecuación, si la carga de un electrón se halla a un potencial de 1 volt, su energía será:

$$E = 1 \text{ e}^- \times 1 \text{ } V \qquad [24.13]$$

En esta ecuación, e representa la carga eléctrica elemental. La expresión precedente nos sirve para definir una nueva unidad de energía que llamaremos electrón volt y representaremos con eV. *Un electrón volt es la energía de un electrón que se halla a 1 volt de potencial.* Como esta unidad resulta a veces demasiado pequeña, se define también el **kiloelectrón volt** (keV) y el **megaelectrón volt** (MeV) que son, respectivamente, 10^3 y 10^6 veces mayores que el electrón volt. 1 MeV equivale a $1,602 \times 10^{-13}$ J y 1 u, a 931 MeV.

3. Energía del núcleo

El núcleo del isótopo del hidrógeno de número de masa 2 (**deuterio**), está constituido por un protón y un neutrón, de modo que su masa debería ser la suma de las masas de esas partículas, que hemos dado antes, es decir, 2,01594 u. Sin embargo, la masa del núcleo del deuterio es de 2,01440 u, de manera que existe una diferencia de 0,00154 u entre las partículas separadas y el núcleo formado por ellas. Esta diferencia de masa equivale a la energía de unión de las partículas en el núcleo del deuterio. Esto significa que si quisiésemos desintegrar el núcleo de esa especie atómica deberíamos suministrarle una energía de 0,00154 u, es decir, 1,43 MeV aproximadamente. Por lo que acabamos de explicar, la masa de un átomo no coincide con su número de masa, y ésta es también una razón por la cual la masa atómica relativa de una determinada especie no es exactamente igual, sino ligeramente distinta de su número de masa.

Así como se distribuyen los electrones en el átomo, se pueden imaginar los nucleones distribuidos en diferentes niveles energéticos, de modo que el total de las partículas confiere al núcleo en conjunto una determinada energía. Un mismo núcleo puede hallarse a diferentes niveles y puede pasar de uno superior a otro más bajo perdiendo la diferencia de energía correspondiente en forma de radiaciones.

El nivel energético también participa en la definición del concepto de núclido que ahora podemos dar en forma completa. *Se llama **núclido** a una especie atómica caracterizada por un número atómico, un número de masa y un nivel energético determinados.*

II. RADIACTIVIDAD

A. REACCIONES NUCLEARES

1. Concepto

Por diferentes métodos, resulta posible bombardear átomos de un elemento con protones o neutrones, de modo que éstos lleguen a incorporarse al núcleo de los átomos que sirven de blanco. Imaginemos que de esa manera un neutrón es incorporado al núcleo de un átomo de aluminio natural, cuyo número de masa es 27. Como consecuencia de ello, el número de masa aumenta a 28, pero el número atómico 13 no cambia, de modo que el átomo que resulta seguirá perteneciendo al mismo elemento. Sin embargo, el núcleo así modificado se halla a un nivel energético alto que es sumamente inestable, e inmediatamente (10^{-12} s) emite parte de su energía en forma de *radiación electromagnética*, la cual recibe el nombre de *radiación gamma* (γ). El núcleo resultante sigue teniendo número de masa 28, pero se encuentra en un estado más estable. La transformación que hemos explicado es una *reacción nuclear*, y se la puede representar así:

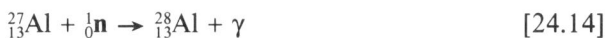

$$^{27}_{13}\text{Al} + ^{1}_{0}\text{n} \rightarrow ^{28}_{13}\text{Al} + \gamma \qquad [24.14]$$

en la que $^{1}_{0}\text{n}$ representa un neutrón. La misma reacción puede ser representada en forma más abreviada, como sigue:

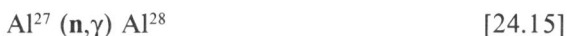

$$\text{Al}^{27} \; (\textbf{n},\gamma) \; \text{Al}^{28} \qquad [24.15]$$

anotando entre paréntesis primero la partícula bombardeante y en segundo lugar, la radiación emitida.

El Al^{28} que resulta de la reacción, si bien se encuentra en un estado más estable que antes de emitir la radiación γ, aún es inestable y se desintegra en un tiempo relativamente breve, del que trataremos más adelante.

A continuación exponemos dos ejemplos más de reacciones nucleares:

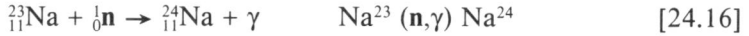

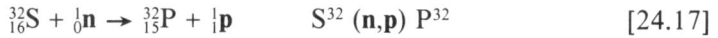

$$^{23}_{11}Na + ^1_0n \rightarrow ^{24}_{11}Na + \gamma \qquad Na^{23} \ (n,\gamma) \ Na^{24} \qquad [24.16]$$

$$^{32}_{16}S + ^1_0n \rightarrow ^{32}_{15}P + ^1_1p \qquad S^{32} \ (n,p) \ P^{32} \qquad [24.17]$$

En la segunda reacción ^1_1p representa un protón.

2. Partículas α

Cuando se bombardea el berilio con protones, el átomo bombardeado emite una partícula constituida por 2 protones y 2 neutrones; *esta partícula, que constituye el núcleo del helio, recibe el nombre de **partícula alfa** (α).*

La reacción que tiene lugar es la siguiente:

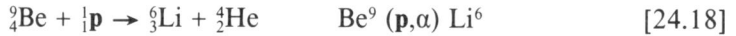

$$^9_4Be + ^1_1p \rightarrow ^6_3Li + ^4_2He \qquad Be^9 \ (p,\alpha) \ Li^6 \qquad [24.18]$$

Así como los protones y los neutrones de los ejemplos, las partículas α también pueden ser empleadas como proyectiles para producir reacciones nucleares, por ejemplo:

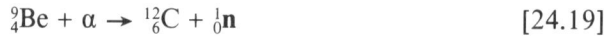

$$^9_4Be + \alpha \rightarrow ^{12}_6C + ^1_0n \qquad [24.19]$$

El Na^{24} y el P^{32} formados en las reacciones [24.16] y [24.17] son radiactivos; en cambio el Li^6 y el C^{12} que se producen en las dos últimas, son estables.

El primero de estos núclidos constituye el 7,4 % y el C^{12}, el 98,9 % de los elementos naturales respectivos.

3. Fisión y fusión nucleares

En determinadas condiciones, los neutrones pueden provocar la división del núcleo de un elemento pesado en fragmentos menores. Este tipo de proceso recibe el nombre de fisión y en él se libera una enorme cantidad de energía.

La reunión de núcleos livianos, como el del hidrógeno, también tiene lugar con un gran desprendimiento de energía. Este tipo de proceso recibe el nombre de fusión nuclear.

Estas reacciones no son del interés de esta obra.

B. DESINTEGRACIÓN RADIACTIVA

La radiactividad fue estudiada inicialmente en el radio, elemento que al desintegrarse da tres tipos de radiaciones designadas con las letras α, β y γ. La radiación α está constituida, como ya explicamos, por núcleos de helio, mientras que la β está formada por electrones. Tanto las partículas α como las β están cargadas eléctricamente; las primeras poseen dos cargas elementales positivas, mientras que las segundas tienen una carga negativa. Ambos tipos de partículas son desviados por el campo eléctrico y por el magnético de acuerdo con su masa, su velocidad, la carga

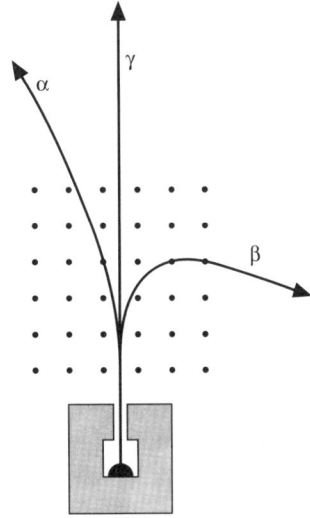

Figura 24.2. *Desviación de las radiaciones del radio en un campo magnético perpendicular al plano de la figura. Los puntos representan líneas de fuerza perpendiculares al plano de la figura.*

eléctrica que poseen y la intensidad del campo. En cambio, la radiación γ, por ser de naturaleza electromagnética (no posee carga eléctrica), no es desviada por aquellos campos (fig. 24.2).

1. Emisión α

Dada la composición de las partículas α, se comprende que cuando un núclido emite una partícula de esta clase, su número atómico desciende en 2 unidades, mientras que su masa atómica disminuye en 4. En consecuencia, el elemento resultante está corrido en la tabla de Mendelejeff dos lugares hacia la izquierda respecto del elemento original (fig. 24.3,I).

Sólo los elementos radiactivos de peso atómico elevado emiten partículas α al desintegrarse.

2. Desintegración β

Un neutrón de un elemento radiactivo puede transformarse en un protón y un electrón, que representaremos con β⁻:

$$\, ^1_0\mathbf{n} \rightarrow \, ^1_1\mathbf{p} + \beta^- \qquad\qquad [24.20]$$

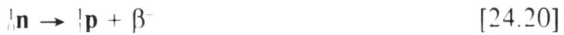

Figura 24.3. *Corrimiento de un elemento en la tabla periódica al emitir radiación α (I) y al emitir radiación β (II).*

El electrón, que no es un constituyente normal del núcleo, es eliminado en forma de radiación. Éste es el mecanismo de la llamada *desintegración beta* o, con más precisión, desintegración beta negativa.

La ecuación [24.20] muestra que la emisión de un electrón da lugar a la aparición de un protón en el núcleo, de modo que al producirse ese proceso el número atómico aumenta en una unidad. En cambio, el número de masa no varía.

El fósforo de número de masa 32 y número atómico 15 es un emisor de partículas β^-, de modo que al desintegrarse mantiene su número de masa, mientras que su número atómico aumenta a 16 (fig. 24.3,II). El elemento que se forma es azufre, y la ecuación que representa este proceso es:

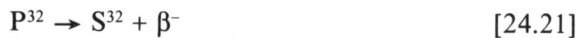

$$P^{32} \rightarrow S^{32} + \beta^- \qquad [24.21]$$

El S^{32} que resulta es estable.

3. Emisión γ

Al emitir una partícula β^- el átomo puede llegar a un estado estable, como acabamos de ejemplificar, pero a veces, aun después de esa emisión, queda un exceso de energía que el núcleo emite en forma de radiación γ, la cual sigue inmediatamente (10^{-12} s) a la emisión β^-. Este exceso de energía puede perderse en una o varias etapas sucesivas. Por ejemplo, cuando el sodio de número de masa 24 (Na^{24}) se desintegra, lo hace desprendiendo primero una partícula β^- (con lo cual su nivel energético desciende, a la vez que el número atómico aumenta), y luego emite 2 cuantos de radiación γ de diferentes energías (y, por lo tanto, de distintas frecuencias), como consecuencia de lo cual el nivel energético baja nuevamente en dos etapas sucesivas, dando finalmente Mg^{24} estable.

Como se comprende, la emisión γ no modifica el número atómico ni el número de masa.

Tengamos en cuenta ahora que la teoría cuántica, que mencionamos en el capítulo 22 aplicada a la luz, también es válida para todas las radiaciones. En consecuencia, la energía de un fotón de cualquiera de ellas y, en particular, de radiación γ, está dada por la ecuación [22.2]:

$$E_v = h \cdot v \qquad [24.22]$$

4. Captura electrónica

En ciertos casos, uno de los electrones orbitarios, generalmente de nivel K, *es capturado por el núcleo*, en el que tiene lugar la siguiente reacción:

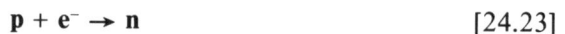

$$p + e^- \rightarrow n \qquad [24.23]$$

Este proceso puede dar origen a un núcleo estable. Si ocurre esto no se emite radiación alguna, salvo en el caso de que el lugar dejado por el electrón capturado sea ocupado por otro de un nivel superior. En tales circunstancias se emiten rayos X de origen extranuclear. Por otra parte, si la captura electrónica no da lugar a un núcleo estable, el nivel energético de éste puede descender por emisión de radiación γ.

De acuerdo con la ecuación [24.23], se comprende que la captura electrónica reduce el número atómico en una unidad. Por este mecanismo el calcio 41 genera potasio 41.

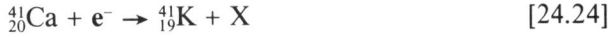

$$^{41}_{20}Ca + e^- \rightarrow {}^{41}_{19}K + X \qquad [24.24]$$

5. Emisión β positiva

Por último, debemos mencionar que en ciertos casos, aprovechando un exceso de energía del núcleo, un protón da origen a un neutrón y una partícula análoga al electrón, pero de carga positiva, la cual es emitida:

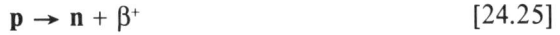

$$p \rightarrow n + \beta^+ \qquad [24.25]$$

La partícula β^+ recibe el nombre de *positrón*. Se comprende que por este proceso el número atómico desciende en una unidad. Como en el caso de la emisión β^-, puede quedar aún un exceso de energía que se libera como radiación γ. De este modo se desintegra la mayor parte de los átomos del sodio 22, originando neón 22.

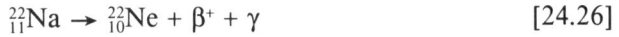

$$^{22}_{11}Na \rightarrow {}^{22}_{10}Ne + \beta^+ + \gamma \qquad [24.26]$$

6. Diagramas de desintegración

Los procesos de desintegración pueden ser ilustrados por medio de diagramas, si se representa mediante abscisas el número atómico y por ordenadas, el nivel energético del núcleo, considerando 0 el del núclido estable final. Los pasos de la desintegración se señalan mediante flechas verticales o inclinadas. Como se comprende, las primeras representan una disminución en el nivel energético sin modificación del número atómico. En cambio, las flechas inclinadas, además de señalar una disminución de nivel energético, indican un aumento del número atómico cuando se dirigen hacia la derecha y una disminución si lo hacen hacia la izquierda. En la figura 24.4 se muestra este tipo de diagrama en el sistema de coordenadas (I) y en la forma simplificada habitual (II) para el caso de la transformación representada en la ecuación [24.21].

Cuando el núclido puede desintegrarse de varias maneras diferentes, se señalan todas ellas indicando el porcentaje que le corresponde a cada una. El cuadro 24.1

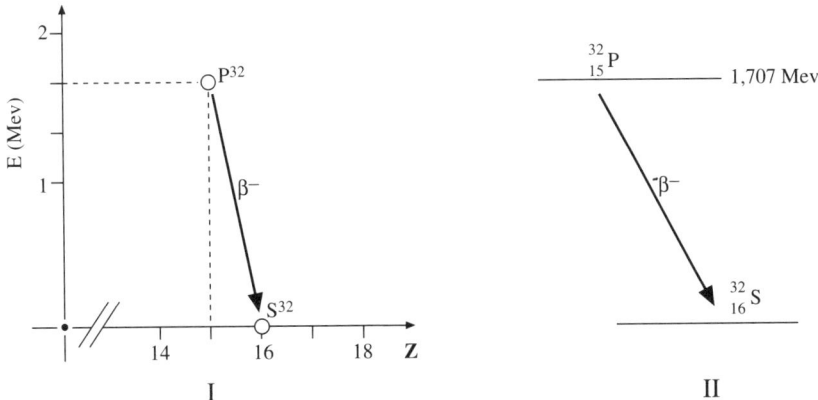

Figura 24.4. Diagrama de desintegración. (Explicación en el texto.)

CUADRO 24.1. **Diagramas de desintegración de algunos radionúclidos**

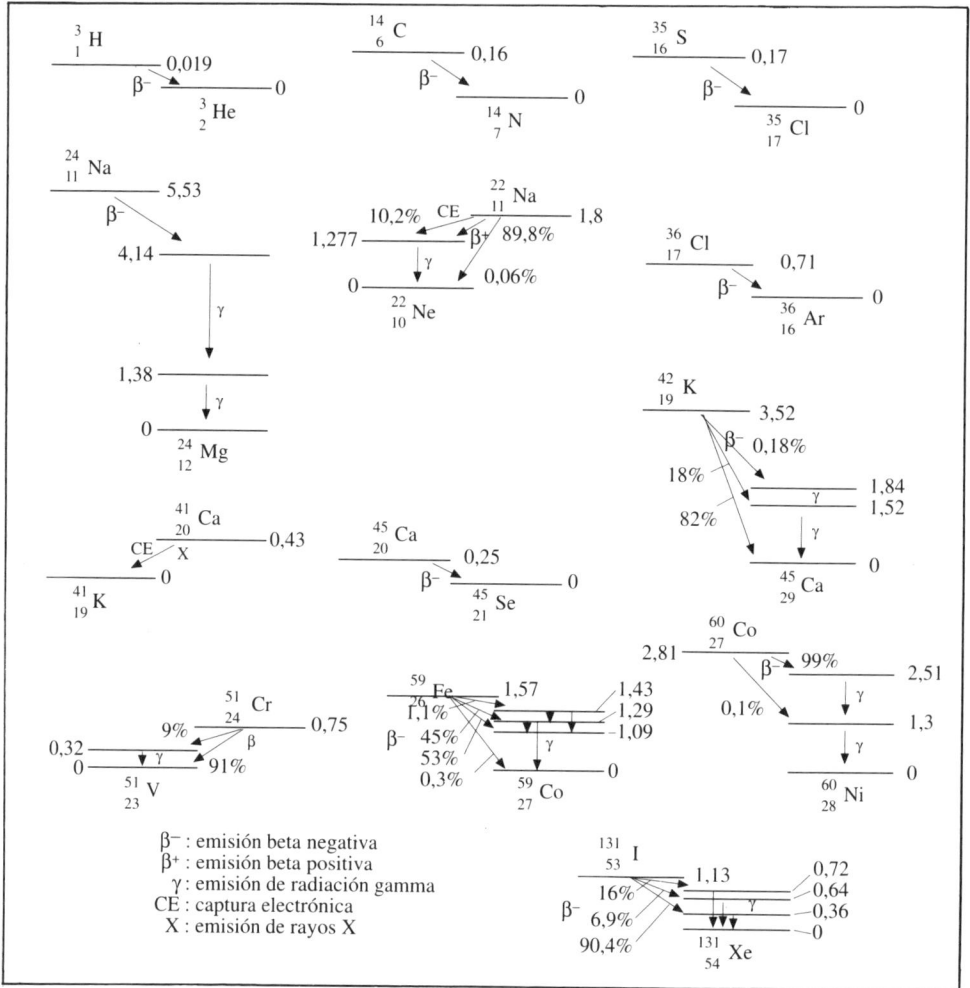

$_{1}^{3}$H 0,019
β⁻ $_{2}^{3}$He 0

$_{6}^{14}$C 0,16
β⁻ $_{7}^{14}$N 0

$_{16}^{35}$S 0,17
β⁻ $_{17}^{35}$Cl 0

$_{11}^{24}$Na 5,53
β⁻
4,14
γ
1,38
γ
0 $_{12}^{24}$Mg

$_{11}^{22}$Na
10,2% CE 1,8
1,277 β⁺ 89,8%
γ
0 0,06%
$_{10}^{22}$Ne

$_{17}^{36}$Cl
0,71
β⁻
0 $_{16}^{36}$Ar

$_{20}^{41}$Ca
CE X 0,43
0
$_{19}^{41}$K

$_{20}^{45}$Ca
0,25
β⁻
0 $_{21}^{45}$Se

$_{19}^{42}$K
3,52
β⁻ 0,18%
18%
γ 1,84
82% 1,52
γ
0 $_{29}^{45}$Ca

$_{24}^{51}$Cr
9% 0,75
0,32 β
0 γ
91%
$_{23}^{51}$V

$_{26}^{59}$Fe 1,57
1,1% 1,43
β⁻ 45% 1,29
53% γ 1,09
0,3% 0
$_{27}^{59}$Co

$_{27}^{60}$Co
2,81
β⁻ 99% 2,51
0,1% γ
1,3
γ
0 $_{28}^{60}$Ni

β⁻ : emisión beta negativa
β⁺ : emisión beta positiva
γ : emisión de radiación gamma
CE : captura electrónica
X : emisión de rayos X

$_{53}^{131}$I
1,13 0,72
16% 0,64
β⁻ 6,9% γ 0,36
90,4% 0
$_{54}^{131}$Xe

muestra varios esquemas de desintegración, algunos de los cuales corresponden a los ejemplos que hemos estudiado.

C. DECAIMIENTO RADIACTIVO

1. Tasa de desintegración

Se podría definir **tasa de desintegración*** *como el cociente entre la masa desintegrada y el tiempo:*

$$v = \frac{-\Delta M}{\Delta t} \qquad [24.27]$$

---

* El término más conveniente es tasa de desintegración, pero el uso ha impuesto el término velocidad de desintegración, que también usaremos en adelante.

Como la variación de masa ΔM del elemento que se desintegra es negativa, se debe poner el signo menos para obtener velocidad de desintegración positiva. Ahora bien, como esta velocidad decrece en forma continua, a medida que disminuye por desintegración la masa del elemento radiactivo, la tasa de desintegración se debe representar como sigue:

$$v = -\frac{dM}{dt} \qquad [24.28]$$

La tasa de desintegración puede ser expresada en gramos, moles, o número de átomos por unidad de tiempo. En el último caso la llamaremos **actividad** y la definiremos:

$$Y = -\frac{dN^*}{dt} \qquad [24.29]$$

en la que N^* es el número de átomos radiactivos.

La actividad es, en cada instante, directamente proporcional a la masa o al número de átomos de elemento radiactivo.

$$Y = \lambda \cdot N^* \qquad [24.30]$$

La constante de proporcionalidad λ, llamada **constante de desintegración**, es propia de cada especie radiactiva.

Introduciendo en la ecuación [24.30] la expresión para la tasa de desintegración dada por la [24.29], resulta:

$$\frac{dN^*}{dt} = -\lambda \cdot N^* \qquad [24.31]$$

A partir de esta ecuación y de las precedentes se obtiene:

$$N_t^* = N_o^* \cdot e^{-\lambda \cdot t} \qquad e \qquad Y_t = Y_o \cdot e^{-\lambda \cdot t} \qquad [24.32]$$

Estas ecuaciones permiten calcular el número de átomos radiactivos o la actividad que aún quedan al tiempo t, a partir del número inicial N_o^* o la actividad inicial Y_o. La gráfica de la figura 24.5 representa el número de átomos radiactivos

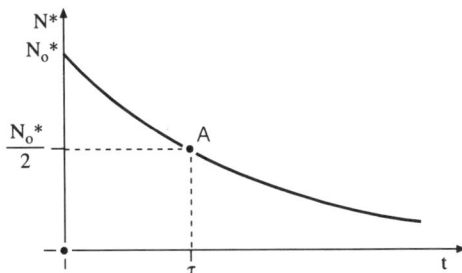

Figura 24.5. *Curva de decaimiento radiactivo. (Explicación en el texto.)*

en función del tiempo. Como puede observarse, a medida que éste transcurre, el número de aquéllos disminuye, tendiendo asintóticamente a 0.

2. Período de semidesintegración

*Se llama **período de semidesintegración**, o simplemente **semiperíodo**, el tiempo* t *necesario para que un número determinado de átomos de elemento radiactivo quede reducido a la mitad de su valor inicial.* Esto también se encuentra representado en la figura 24.5 (punto A).

Este tiempo se puede calcular como se hizo en el capítulo 16 (págs. 303 y sig.) y se obtiene una expresión análoga a la [16.13]. En consecuencia, el período de semidesintegración viene determinado por:

$$\tau = \frac{\ln 2}{\lambda} \qquad [24.33]$$

Como muestra esta ecuación, el período de semidesintegración es independiente de la masa inicial de elemento radiactivo. Por ejemplo, 1 g de Na^{24} se reduce a 0,5 g en 14,9 h (período de semidesintegración) y el mismo tiempo tardan 0,4 mg en quedar reducidos a 0,2 mg.

El período de semidesintegración abarca un vasto rango para las diferentes especies radiactivas: para el N^{12} es de 0,012 s; para el K^{42} es de 12,4 h; para el P^{32}, de 14,3 días; para el Na^{22}, de 2,6 años, y para el C^{14}, de 5.700 años. Salvo el N^{12}, estos radioisótopos se usan con frecuencia en la investigación biológica. Otras especies tienen un período tan corto que su empleo es imposible en el terreno biomédico. Así ocurre con el N^{12} mencionado antes.

3. Unidad de radiactividad

a. Definiciones

En un principio se definió la unidad de radiactividad o de actividad por comparación del elemento a medir, con el radio. Sobre esta base se definió la unidad de radiactividad llamada **curie**. En la actualidad, sabemos que 1 curie equivale a $3,7 \times 10^{10}$ desintegraciones por segundo:

$$1 \text{ Ci} = 3,7 \times 10^{10} \text{ dps} \qquad [24.34]$$

(dps: desintegraciones por segundo.)

El curie constituye una unidad de actividad relativamente grande, de modo que en el terreno biológico se emplea generalmente el *milicurie:*

$$1 \text{ mCi} = 3,7 \times 10^{7} \text{ dps} \qquad [24.35]$$

y el *microcurie:*

$$1 \text{ μCi} = 3,7 \times 10^{4} \text{ dps} \qquad [24.36]$$

En la práctica médica es común usar actividades comprendidas entre 0,01 mCi y 1 mCi.

En el sistema internacional se emplea el **becquerel** *que es la actividad correspondiente a una desintegración por segundo.* Se simboliza con Bq. De la [24.36], surge la siguiente equivalencia:

$$1 \ \mu Ci = 3,7 \times 10^4 \ Bq \hspace{3cm} [24.37]$$

b. Radiactividad y energía de las radiaciones

Conviene señalar que no se debe confundir la actividad de una muestra con la energía de sus radiaciones. La primera depende del número de átomos que se desintegran por unidad de tiempo, de modo que una cantidad de un núclido radiactivo cualquiera tiene más actividad que una cantidad menor de la misma especie, aunque en ambos casos las radiaciones emitidas posean la misma energía (fig. 24.6). Por otra parte, un núclido A puede tener más actividad que otro B (fig. 24.7) pero sus radiaciones pueden ser de menor energía.

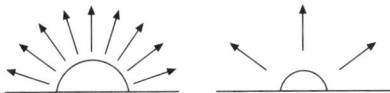

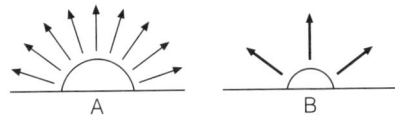

Figura 24.6. *Dos muestras radiactivas de distinta actividad y radiaciones de igual energía.*

Figura 24.7. *Una muestra radiactiva de alta actividad y radiaciones de baja energía (A), y otra de poca actividad y radiaciones de alta energía (B).*

c. Actividad y período de semidesintegración

La actividad de una muestra está relacionada con el número de átomos del núclido y con su período de semidesintegración.

Si se comparan dos núclidos de período de semidesintegración diferente, por ejemplo, Na^{22} ($\tau = 2,6$ a) y K^{42} ($\tau = 12,4$ h), se observa que, de acuerdo con la ecuación [24.33], el de período menor tiene una constante λ elevada, mientras que la del otro es pequeña. En consecuencia, para tener en ambos casos la misma

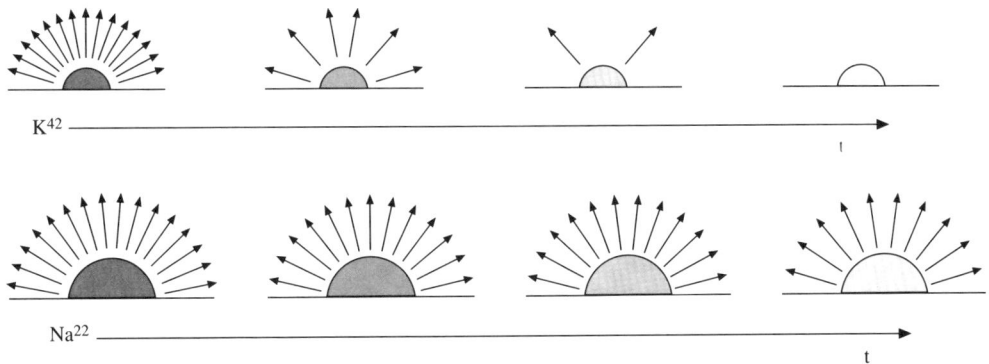

Figura 24.8. *Dos muestras de núclidos con igual actividad inicial y diferentes períodos de semidesintegración.*

actividad, de acuerdo con la ecuación [24.30], será necesario un número de átomos menor para el núclido de mayor constante de desintegración y menor período de semidesintegración (K^{42}). Por supuesto que la actividad de éste se reducirá rápidamente, mientras que la del Na^{22} se mantendrá apreciablemente constante hasta que la actividad del primero se haya hecho imposible de registrar (fig. 24.8).

A partir de los períodos correspondientes a los ejemplos dados, los valores de λ resultan:

$$\lambda_K = 9{,}32 \times 10^{-4} \frac{1}{\text{min}} \quad y \quad \lambda_{Na} = 5{,}07 \times 10^{-7} \frac{1}{\text{min}} \qquad [24.38]$$

En consecuencia, para tener en ambos casos la misma actividad, por ejemplo, 10.000 desintegraciones por minuto, los números de átomos deben ser:

$$N_{K42} = 1{,}07 \times 10^7 \qquad y \qquad N_{Na22} = 1{,}97 \times 10^{10} \qquad [24.39]$$

Es necesario, pues, que el número de átomos de Na^{22} sea aproximadamente 2.000 veces mayor que el del K^{42}.

25 Nociones sobre radiaciones

I. NATURALEZA DE LAS RADIACIONES

A. RADIACIONES ELECTROMAGNÉTICAS Y CORPUSCULARES

En el capítulo 22 expusimos que las ecuaciones [22.7]:

$$p = \frac{h}{\lambda} \qquad \lambda = \frac{h}{p} \qquad\qquad [25.1]$$

que relacionan el comportamiento ondulatorio de una radiación con su cantidad de movimiento y, por lo tanto, con la masa correspondiente a un fotón, se cumplen tanto para la luz como para los rayos catódicos, constituidos por electrones. La misma afirmación es válida para todos los otros tipos de radiaciones, entre los cuales se incluyen los rayos α, los β y los γ. Ello significa que cualquier clase de radiación puede, en diferentes comportamientos, poner de manifiesto propiedades de corpúsculo y de onda.

Sin embargo, la ecuación [22.5] aplicada a una partícula de masa m:

$$p = \frac{\sqrt{E^2 - m^2 \cdot c^4}}{c} \qquad\qquad [25.2]$$

muestra que el momento de un determinado cuanto de radiación depende de su masa en reposo. Esto nos permite clasificar las radiaciones en dos grupos: las que tienen la masa de reposo nula, como la luz, constituyen *radiaciones electromagnéticas*; aquellas cuyas partículas no tienen masa nula en reposo reciben el nombre de *radiaciones corpusculares*. En esta categoría están comprendidas, por ejemplo, las partículas β⁻, cuya masa en reposo, como ya se señaló, es alrededor de $\dfrac{1}{1.840}$ de la masa de un átomo de hidrógeno, y las α, que son aproximadamente 4 veces más pesadas que dicho átomo.

B. RADIACIONES ELECTROMAGNÉTICAS

1. Clasificación

En el capítulo 22 explicamos en qué consiste una radiación electromagnética y establecimos en la ecuación [22.1] la relación entre la longitud de onda, la frecuencia y la velocidad de propagación. Esta última es, en el vacío, igual para todas las radiaciones de este tipo, incluida la luz.

$$c = \lambda \cdot \nu \qquad\qquad [25.3]$$

Dada la longitud de onda de un determinado rayo en el vacío, queda establecida su frecuencia. Por ello es indiferente caracterizar un determinado tipo de radiación por cualquiera de estos dos valores.

Fuera del rango de la luz visible existe una enorme gama de radiaciones electromagnéticas cuyas longitudes de onda van desde el orden de 10^{-18} cm hasta los kilómetros, o más.

Como ya comentamos (pág. 412), las longitudes de onda de la luz visible están comprendidas entre 400 nm y 700 nm, límites muy estrechos comparados con el desmesurado rango mencionado. Por encima de estas longitudes se hallan las llamadas radiaciones infrarrojas, cuya longitud de onda llega a 0,01 mm. Entre este límite y los 0,3 m se hallan las microondas empleadas en el radar y en el estudio de la estructura molecular. Por encima de ellas y hasta los 10 m se encuentran las ondas propias de la televisión y de la radiotelefonía por frecuencia modulada. Luego vienen las correspondientes a las transmisiones radiales de amplitud modulada, cuya longitud de onda llega al orden del kilómetro.

Por debajo del espectro visible se encuentra, en primer lugar, el ultravioleta cercano, que llega a longitudes de onda del orden de 0,3 µm, y el lejano, que se extiende desde aquí hasta 3×10^{-9} m. Le sigue la región de los rayos X, que alcanza hasta 10 pm, valor en que se confunde con la zona de los rayos γ cuyas longitudes de onda son generalmente del orden de los pm y fm.

De acuerdo con las ecuaciones [25.1], el momento de un fotón aumenta al disminuir su longitud de onda y, por lo tanto, se ponen más de manifiesto sus propiedades corpusculares. Por ese motivo, a partir de los rayos X y especialmente en el caso de la radiación γ, en lugar de señalar su longitud de onda o su frecuencia es habitual caracterizar estas radiaciones por la energía de sus fotones, empleando la conocida fórmula de Planck (ecuación [22.2]).

En la tabla 25.1 se representan los diferentes tipos de radiaciones electromagnéticas con sus longitudes de onda y sus frecuencias o la energía de sus fotones.

2. Origen de las radiaciones electromagnéticas

De las radiaciones que aparecen en la tabla, las frecuencias mayores (de la infrarroja en adelante) son producidas por procesos que tienen lugar a niveles molecular o atómico.

En el primer caso, la radiación es el resultado de los movimientos de rotación de las moléculas o de las vibraciones que se producen dentro de ellas por cambios periódicos de distancia entre los átomos que las forman (fig. 25.1).

En el segundo, la radiación proviene del núcleo o es consecuencia del salto de electrones de un nivel energético superior a otro inferior (fig. 25.2). La diferencia de energía entre ambos niveles se elimina entonces en forma de radiación electromagnética, de acuerdo con la fórmula de Planck. Cuando el electrón se halla en el nivel más alto y está en condiciones de emitir el exceso de energía, se dice que el átomo está *excitado*. La excitación puede ser el resultado de la agitación térmica o del bombardeo del átomo con partículas subatómicas.

3. Espectros de las diferentes radiaciones

Dentro del rango de frecuencias mostrado en la tabla, la energía se distribuye entre las distintas longitudes de onda de un modo determinado, constituyendo un espectro característico de cada tipo de radiación. Esta distribución se ilustra

TABLA 25.1. **Longitudes de onda, frecuencias y energías de los diferentes tipos de radiaciones electromagnéticas**

Tipo de radiación	Longitud de onda (m)	Frecuencia (c/seg)	Energía
	10^4		
Radio (estándar)	10^3	10^5	
Radio (onda corta)	10^2	10^6	
	10	10^7	
Televisión y frecuencia modulada	1	10^8	
	10^{-1}	10^9	
Microondas – Radar	10^{-2}	10^{10}	
	10^{-3}	10^{11}	
	10^{-4}	10^{12}	
Infrarrojo — Lejano	10^{-5}	10^{13}	
Cercano / Luz visible	10^{-6}	10^{14}	
Ultravioleta — Cercano	10^{-7}	10^{15}	10 eV
Lejano	10^{-8}	10^{16}	
Rayos X	10^{-9}	10^{17}	1 keV
	10^{-10}	10^{18}	
Rayos γ	10^{-11}	10^{19}	100 keV
	10^{-12}	10^{20}	
	10^{-13}	10^{21}	10 MeV
	10^{-14}	10^{22}	
	10^{-15}	10^{23}	1.000 MeV
	10^{-16}	10^{24}	
	10^{-17}	10^{25}	
	10^{-18}	10^{26}	

gráficamente representando la longitud de onda en el eje de abscisas, y la intensidad o el número de fotones por unidad de tiempo y de sección relativo en el de ordenadas*. En la figura 25.3 se muestran varios espectros de radiación infrarroja y uno de rayos X.

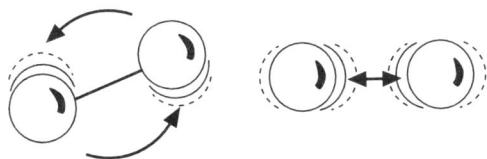

Figura 25.1. Rotaciones y vibraciones moleculares.

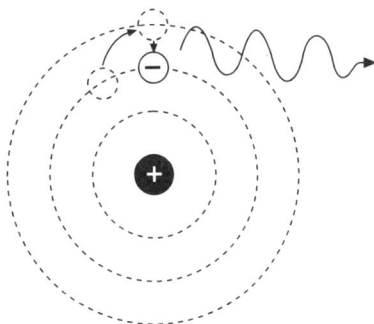

Figura 25.2. Producción de radiación por un salto electrónico.

* En rigor, no es el número de fotones lo que se representa en ordenadas, sino una función de él cuyo estudio excede los límites de esta obra.

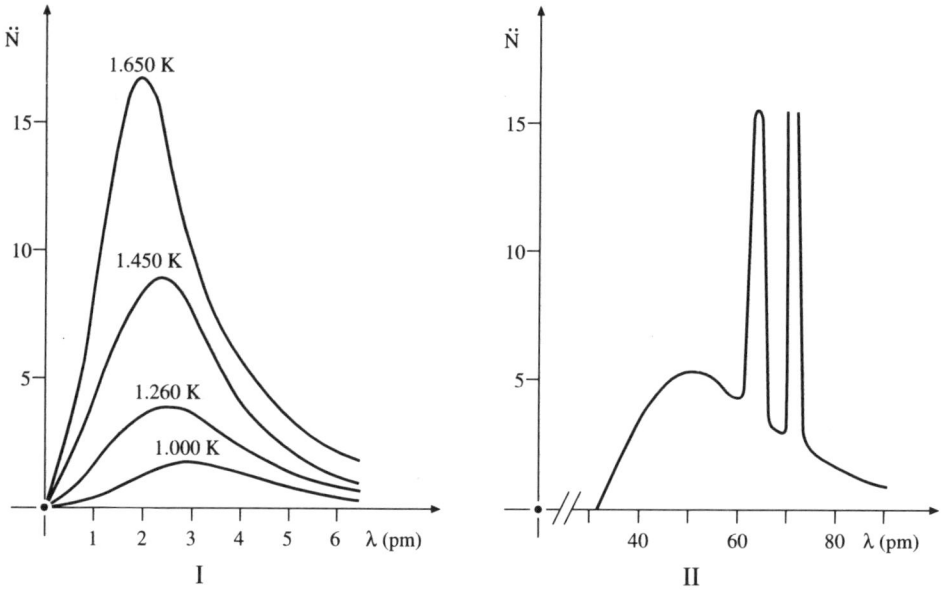

Figura 25.3. *Espectros de radiación electromagnética. (I) Espectros de la radiación del cuerpo negro a diferentes temperaturas. (II) Espectro de rayos X. (En abscisas, unidades arbitrarias.)*

Cuando un núclido produce radiación γ al desintegrarse, ésta es emitida en fotones de energía bien definida por una o varias frecuencias (ecuación [22.2]), de modo que en la representación gráfica del espectro aparecen uno o varios picos claramente delimitados (fig. 25.4).

C. RADIACIONES CORPUSCULARES

Ya hemos mencionado en el capítulo anterior las radiaciones α y β, constituidas por partículas cargadas, así como la emisión de neutrones. Aunque cada uno de estos tipos de partículas está caracterizado dentro de cada clase por una determinada masa en reposo y por la carga eléctrica que le corresponde, pueden estar animadas de diferentes velocidades y poseer, en consecuencia, distintas energías. Para el estudio de su interacción con la materia, es más útil emplear la energía que llevan que la longitud o frecuencia de la onda que les corresponde de acuerdo con la ecuación [22.2].

1. Partículas α

Las partículas α se producen en ciertas reacciones nucleares como la representada en la ecuación [24.18] o por desintegración de elementos radiactivos. Cuando un núclido emite partículas α la energía de éstas se distribuye dentro de un rango limitado. Si se representa en el eje de abscisas la energía dividida en pequeños intervalos, y en el de ordenadas, el número de partículas que llevan la energía correspondiente a cada intervalo, se obtiene una gráfica como la que muestra la figura 25.5. Se observa que existe un pico bien definido de energía predominante.

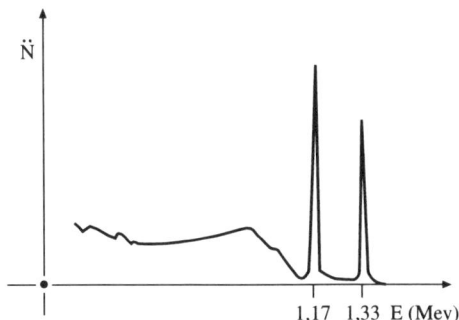

Figura 25.4. *Espectro de la radiación γ de un núclido.*

En general, las partículas α, desprendidas por desintegración, están animadas de energías comprendidas entre 3 y 8 MeV, aproximadamente.

2. Electrones

Los electrones, como sabemos, forman los rayos catódicos y, cuando se desprenden por desintegración radiactiva, constituyen la radiación β^-. Los clasificados como rayos catódicos ordinarios poseen energías muy bajas, insuficientes incluso para atravesar las paredes del tubo donde son generados, pero más adelante veremos que pueden ser acelerados (pág. 525) hasta llegar a velocidades muy próximas a las de la luz (del orden de los 290.000 km/s). Se comprende que en ese caso están dotados de una gran energía, que puede llegar al orden de los 30 MeV.

En cuanto a los provenientes de la desintegración radiactiva, poseen energías comprendidas entre fracciones muy pequeñas y 5 MeV.

El espectro correspondiente a la radiación β^- de un núclido determinado no tiene un pico definido, como en el caso de la radiación α. Las energías se hallan distribuidas más uniformemente desde 0 hasta una energía máxima $E_{máx}$, que es la

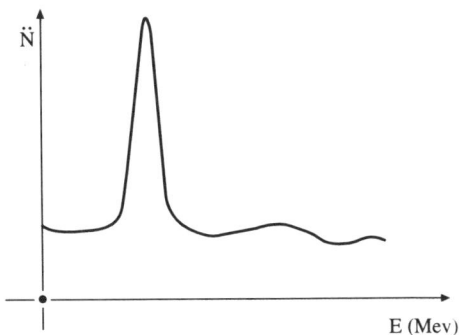

Figura 25.5. *Espectro de la radiación α de un núclido.*

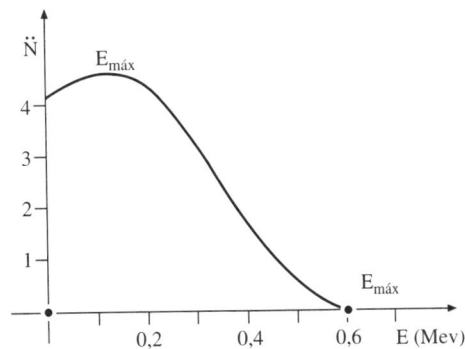

Figura 25.6. *Espectro de radiación β de un núclido.*

mayor que pueden llevar las partículas β^- emitidas por el núclido en cuestión (fig. 25.6). Como se observa en la figura, la curva presenta un máximo, que en el eje de abscisas corresponde aproximadamente a un tercio de la energía máxima.

La radiación β^- es especialmente emitida por los isótopos que poseen en su núcleo un exceso de neutrones respecto del número de protones, es decir, que tienen una alta relación **N/Z**. Cuando esta relación es baja, el núclido emite radiación β^+ con iguales características que la anterior, excepto el signo de su carga eléctrica.

3. Neutrones

Los neutrones se producen en ciertas reacciones nucleares, como la representada en la ecuación [24.19] o en otros tipos de reacciones que no analizaremos.

De acuerdo con su velocidad, los neutrones pueden ser *rápidos* o *lentos*. Como se podrá observar más adelante, las partículas pueden ser frenadas en sucesivos choques, de modo que los neutrones rápidos pueden hacerse lentos. Cuando su energía cinética llega a ser del orden de la que tienen las moléculas de los gases en virtud de su agitación térmica, reciben el nombre de ***neutrones térmicos***.

II. INTERACCIÓN CON LA MATERIA

A. RADIACIONES ELECTROMAGNÉTICAS

Al actuar sobre la materia, las radiaciones electromagnéticas pueden producir diversos efectos, que pasamos a considerar brevemente.

1. Rotaciones moleculares

En este caso, la energía correspondiente a la radiación absorbida queda acumulada en la molécula como energía cinética de rotación, aumentando la velocidad angular que la molécula pudiera poseer previamente. La materia puede absorber energía por esta vía sólo cuando se encuentra en estado gaseoso, y sus moléculas son poliatómicas, pues en estado sólido o líquido no tienen libertad suficiente para ese tipo de movimientos, y no se le puede imprimir movimiento de rotación a un átomo aislado. Por otra parte, el movimiento rotatorio de una molécula poliatómica no puede ser afectado por la radiación electromagnética, si sus electrones se encuentran distribuidos en forma simétrica, como ocurre en algunos gases, por ejemplo, O_2, H_2, CO_2, etc.

La energía que una molécula sencilla absorbe para pasar de un estado rotatorio a otro de mayor energía puede ser del orden de milésimos de ev. En consecuencia, este tipo de acción es característico de los rayos infrarrojos lejanos y de las microondas.

2. Vibraciones atómicas

Cuando una molécula está formada por dos átomos, éstos pueden vibrar, acercándose y alejándose, entre dos distancias límites, como si fuesen dos masas unidas por un resorte (fig. 25.7).

Al igual que en el ejemplo explicado en la página 375, la energía total del sistema (potencial más cinética) se mantiene constante en todo momento y sólo cambia si varía la frecuencia o la amplitud de la vibración.

Si la molécula está formada por tres o más átomos, además de vibrar modificando las distancias que los separan, éstos pueden oscilar produciendo la flexión de la molécula (fig. 25.8).

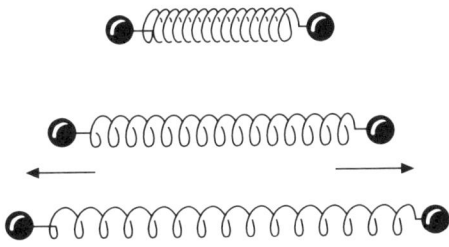

Figura 25.7. *Símil mecánico explicativo de las vibraciones de los átomos en una molécula.*

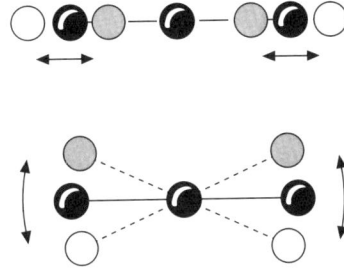

Figura 25.8. *Vibraciones posibles en una molécula triatómica.*

Las energías que la molécula puede absorber cuando se modifica el estado de vibración de sus átomos son del orden de los décimos de ev. Este tipo de interacción con la materia es característico de los rayos infrarrojos de longitudes de onda menores. Tanto la energía propia de las vibraciones atómicas como la de rotación de las moléculas, explicada en el apartado anterior, y la de traslación mencionada al esbozar la teoría cinética (pág. 5), constituyen *energía térmica*.

3. Modificaciones de la configuración electrónica

Cuando la radiación incidente tiene energía suficiente, puede elevar el nivel energético de los electrones, modificando las uniones químicas o cambiando de órbita los electrones que no participan en tales uniones.

En el caso de un compuesto, la energía adquirida puede dar origen a una transformación química.

En otros casos, la molécula o el átomo mantiene la energía así acumulada durante un tiempo, que puede ser más o menos largo, al cabo del cual vuelve a su nivel energético inferior.

La sustancia excitada puede perder el exceso de energía transfiriéndola total o parcialmente a otras moléculas como energía vibratoria o disiparla (el resto o la totalidad) en forma de radiación electromagnética. En el primer caso, la energía absorbida queda finalmente degradada en forma de calor; en cuanto a la disipación como radiación electromagnética, ésta puede seguir inmediatamente a la excitación, caso en el cual recibe el nombre de *fluorescencia*, o el estado excitado puede durar un tiempo prolongado, en cuyo caso los átomos van pasando uno tras otro, al azar, a su nivel energético inferior, y mantienen la emisión durante un lapso de tiempo apreciable. En cualquiera de los dos casos es frecuente que las moléculas excitadas transfieran parte de su energía a otras moléculas antes de emitir la radiación, de modo que su frecuencia resulta menor que la de la radiación inicial.

Las energías necesarias para provocar cambios en la configuración electrónica son del orden de los 5 ev, o mayores, de modo que este efecto puede ser provocado por las radiaciones de la luz visible o las de menor longitud de onda. Dentro de este rango, las radiaciones de frecuencias menores (luz visible y ultravioleta) afectan a los electrones periféricos y producen emisiones de esa misma categoría. En cambio, las radiaciones de frecuencias mayores, como los rayos X, modifican el nivel energético de los electrones profundos y dan origen a la emisión de rayos de esa misma clase.

4. Efecto fotoeléctrico

Si la energía de la radiación incidente es suficiente, un electrón orbitario puede ser no sólo elevado de nivel energético, sino totalmente arrancado del átomo y proyectado con una determinada velocidad. En este caso la energía del fotón es igual a la energía necesaria para separar el electrón del átomo, más la energía cinética adquirida por la partícula así desprendida. Este proceso, que recibe el nombre de *efecto fotoeléctrico*, puede ser producido por la radiación luminosa y ultravioleta, y especialmente por los rayos X y la radiación γ de muy baja energía (< 0,1 MeV).

5. Efecto Compton

Cuando el fotón incidente tiene una energía mayor, ésta es suficiente para arrancar un electrón de la forma explicada, pero sobra un exceso de energía que es emitida como radiación electromagnética de menor frecuencia. En este caso, el electrón proyectado, así como la radiación electromagnética restante, son emitidos en una dirección diferente de la correspondiente al fotón inicial. Este proceso recibe el nombre de *efecto Compton*.

6. Formación de pares

Cuando el fotón pasa cerca de un núcleo, el cuanto de radiación desaparece originando en su lugar un electrón y un positrón. Para que esto pueda ocurrir, la energía del fotón tiene que ser igual a la suma de las masas de esas partículas, más la energía cinética de que resultan animadas. En consecuencia, dicha energía debe ser mayor que 1,02 MeV, valor que resulta de aplicar la relación Einstein [25.2] para el caso límite de que las dos partículas formadas queden en reposo.

En la figura 25.9 se muestran en forma esquemática los diferentes tipos de interacción estudiados.

Los tres últimos procesos tienen como consecuencia la formación de partículas cargadas, es decir, de *iones*. Por ello, los rayos X y la radiación γ que son capaces de producirlos se clasifican entre las llamadas *radiaciones ionizantes*.

B. RADIACIONES CORPUSCULARES

1. Partículas cargadas

a. Partículas α

Las partículas α pueden interactuar con los electrones orbitarios de los átomos de los cuerpos que atraviesan. Si la partícula no pasa demasiado cerca del electrón, sólo puede elevarlo de nivel energético dejando al átomo en estado excitado. El electrón así elevado de nivel vuelve luego a su órbita inicial desprendiendo el exceso de energía como radiación electromagnética (fig. 25.10,I). Pero si pasa suficientemente cerca, la atracción electrostática puede ser suficiente para arrancar el electrón, dando así lugar a la formación de un par de iones (fig. 25.10,II). Los electrones arrancados constituyen los llamados *rayos* δ.

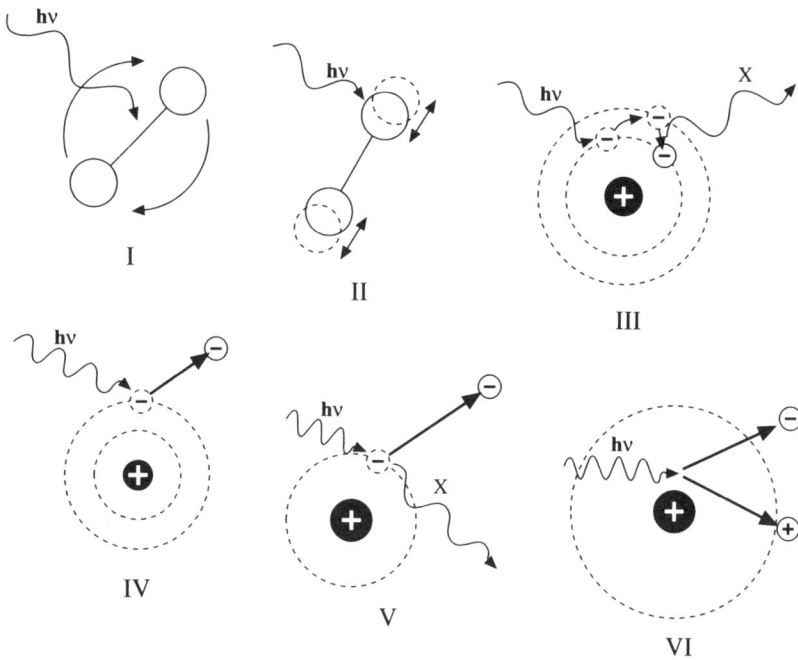

Figura 25.9. *Interacción de la radiación electromagnética y la materia. I: rotación molecular; II: vibración atómica; III: excitación; IV: efecto fotoeléctrico; V: efecto Compton; VI: formación de pares.*

Puesto que la masa de las partículas α es alrededor de 7.000 veces mayor que la de los electrones, se comprende que aquéllas no son prácticamente desviadas de su trayectoria por su interacción con los electrones orbitarios. De todos modos, en cada interacción pierden parte de su energía.

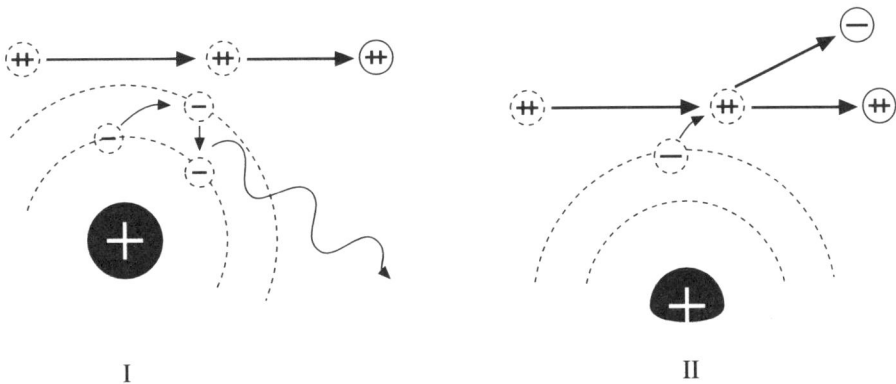

Figura 25.10. *Interacción de las partículas α con la materia. I: excitación; II: formación de iones.*

b. Partículas β

A diferencia de las partículas α, las partículas β⁻ son fácilmente desviadas por los electrones orbitarios y más aún por los núcleos de los átomos que atraviesan. Al interactuar con un átomo puede producirse alguno de los siguientes efectos:

1. La partícula β⁻ es simplemente desviada por un electrón orbitario sin producir otros efectos (fig. 25.11,I), fenómeno denominado **dispersión elástica**.

2. La partícula arranca un electrón dando lugar a la formación de un **par de iones** (II).

3. Es desviada por el núcleo y sale proyectada en una dirección más o menos opuesta a la inicial, conservando su energía (III): **retrodispersión**.

4. La partícula pierde parte de su energía, la que es emitida en forma de radiación electromagnética (IV): **radiación de frenado**.

En la figura se ilustran estas interacciones.

Dada su pequeña masa, las partículas β⁻ son más o menos desviadas de su dirección primitiva en todos los casos.

Las partículas β⁺ pueden dar lugar a fenómenos similares a los descritos, pero además presentan la posibilidad, una vez que han perdido su energía cinética, de aniquilarse por reunión con un electrón. En tal caso, se desprenden dos fotones

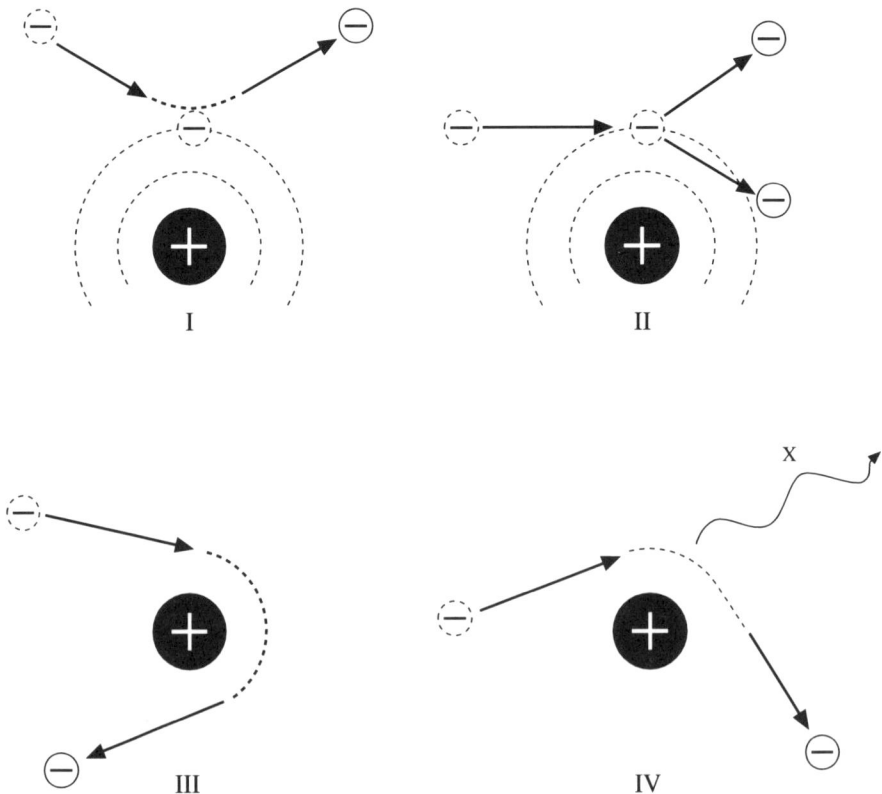

Figura 25.11. *Interacción de la radiación β con la materia. I: dispersión elástica; II: formación de iones; III: retrodispersión; IV: radiación de frenado.*

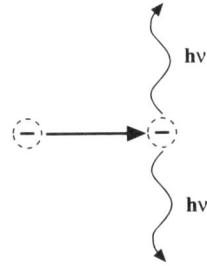

Figura 25.12. *Radiación de aniquilamiento.*

iguales de radiación electromagnética de ***aniquilamiento*** cuyas energías equivalen, de acuerdo con la relación de Einstein, a las masas de las partículas desaparecidas (fig. 25.12).

En virtud de lo explicado en este apartado, las partículas α y β también constituyen radiaciones ionizantes.

2. Neutrones

Debido a la ausencia de carga eléctrica en estas partículas, su interacción con la materia adquiere características especiales. En particular, no son desviadas por los electrones orbitarios de modo que pueden recorrer largos trayectos rectilíneos a través de los átomos, mientras no choquen con un núcleo. Si esto ocurre, pueden producirse tres tipos de procesos diferentes: colisión elástica, captura radiactiva y transmutación.

En la ***colisión elástica***, los neutrones chocan con un núcleo de manera análoga a como lo harían dos bolas de igual o diferente masa (fig. 25.13,I), y la energía del neutrón puede ser transmitida al núcleo en diferentes grados.

Si el núcleo que recibe el impacto pertenece a un átomo de hidrógeno, aquél puede ser proyectado como un simple protón, dejando abandonado a su electrón orbitario (II), y el protón emitido constituye un proyectil que puede ocasionar nuevas reacciones nucleares.

Si no se produce otra clase de interacción, este tipo de colisiones continúa hasta que el neutrón se hace térmico. Cuando ha llegado a ese estado, continúa rebotando aquí y allá hasta que se produce la ***captura radiactiva*** (III). Se llama así a una reacción nuclear del tipo **n**, γ, como la que se muestra en el siguiente ejemplo:

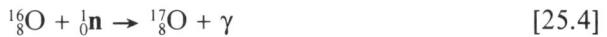

$$^{16}_{8}O + ^{1}_{0}\mathbf{n} \rightarrow ^{17}_{8}O + \gamma \qquad [25.4]$$

Como se observa, en la captura radiactiva, el núclido bombardeado continúa perteneciendo al mismo elemento y no se emiten partículas, sino radiación γ, la cual interactúa a su vez con la materia, como ya hemos estudiado.

Por último, los neutrones rápidos pueden producir ***transmutaciones.*** Se llaman así las reacciones nucleares en las que hay emisión de partículas (IV) y se obtiene un núclido perteneciente a un elemento diferente del original. Por ejemplo:

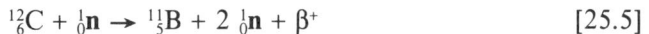

$$^{12}_{6}C + ^{1}_{0}\mathbf{n} \rightarrow ^{11}_{5}B + 2\ ^{1}_{0}\mathbf{n} + \beta^{+} \qquad [25.5]$$

Para que los neutrones produzcan esta reacción deben estar animados de energías del orden de los 10 MeV.

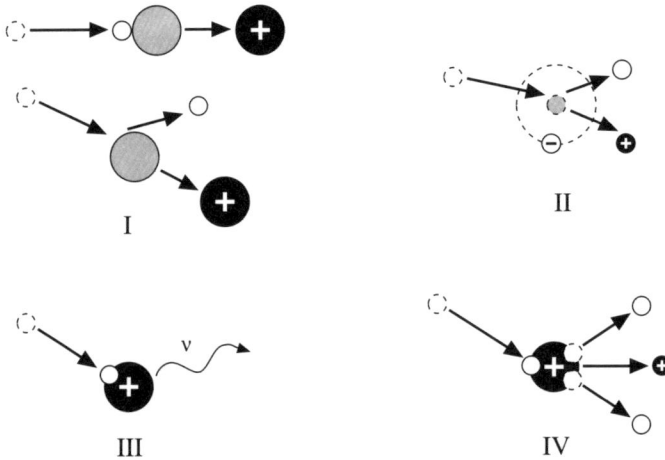

Figura 25.13. *Interacción de los neutrones con la materia. I: colisión elástica; II: colisión elástica con el núcleo de un átomo de hidrógeno; III: captura radiactiva; IV: transmutación.*

Si bien los neutrones no generan iones por sí mismos, las radiaciones a que dan origen actúan sobre la materia, de modo que uno de los resultados es también la producción de iones. Por ello, los neutrones se hallan incluidos entre las radiaciones ionizantes, junto con los rayos X, la radiación γ y las otras radiaciones corpusculares.

C. ATENUACIÓN DE LAS RADIACIONES IONIZANTES POR LA MATERIA

En primer lugar estudiaremos algunos conceptos generales y luego por separado las partículas cargadas y las radiaciones electromagnéticas.

1. Alcance. Ionización específica. Semiespesor

La trayectoria de los diferentes tipos de radiación y la absorción por los cuerpos que atraviesan pueden ser caracterizados por ciertos parámetros, entre los cuales mencionaremos el alcance, la ionización específica y el semiespesor.

a. Alcance

*Se llama **alcance** la distancia que puede recorrer una partícula en un medio determinado.* Este valor se puede expresar en metros, centímetros, milímetros o micrómetros. Como la interacción se efectúa fundamentalmente con los electrones de los átomos que la partícula encuentra en su camino, y el número de aquéllos es aproximadamente proporcional a la masa del material, la pérdida de energía de las partículas (y eventualmente su detención total) depende de la masa del material interpuesto por unidad de sección (g/cm^2 o mg/cm^2).

Imaginemos, por ejemplo, que un haz de radiación atraviesa un cuerpo de sección S (fig. 25.14), espesor x y densidad D. El volumen del material interpuesto es:

$$V = S \cdot x \qquad [25.6]$$

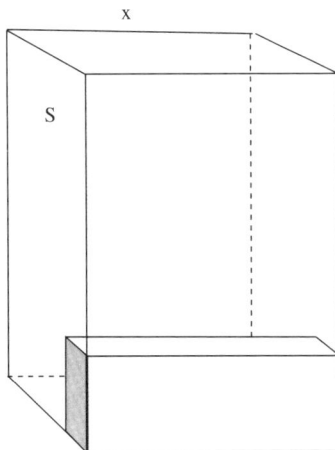

Figura 25.14. *Densidad superficial. (Explicación en el texto.)*

y su masa:

$$M = S \cdot x \cdot D \qquad\qquad [25.7]$$

Pasando S al primer miembro, obtenemos la masa interpuesta en el camino de la radiación por unidad de sección (volumen griseado):

$$G = \frac{M}{S} = x \cdot D \qquad\qquad [25.8]$$

La masa de materia interpuesta por unidad de sección recibe el nombre de **densidad superficial.** Este valor puede ser igual para materiales muy diferentes, siempre que el espesor de cada uno guarde la relación que corresponde con la densidad.

Si la distancia x es suficiente para detener la radiación, la densidad superficial que le corresponde constituye una manera de señalar el alcance de aquélla. En el caso de la radiación β, el alcance expresado de este modo resulta relativamente independiente del material de que se trate: un espesor de plomo de 1 mm, por ejemplo, bloquea aproximadamente la misma cantidad de radiación que un espesor de 4,2 mm de aluminio (fig. 25.15), pues éste tiene una densidad superficial de 1,13 g/cm^2, como la lámina de plomo señalada.

b. Ionización específica

Se llama **ionización específica** *el número de pares de iones que una radiación origina por milímetro de trayectoria.* En el caso de las radiaciones corpusculares cargadas, aquélla es, con aproximación, inversamente proporcional a la velocidad de las partículas. Se comprende que la probabilidad de producir una ionización por separación de un electrón depende de la carga eléctrica de la partícula, y del tiempo durante el cual dicha partícula se encuentra en las cercanías del electrón.

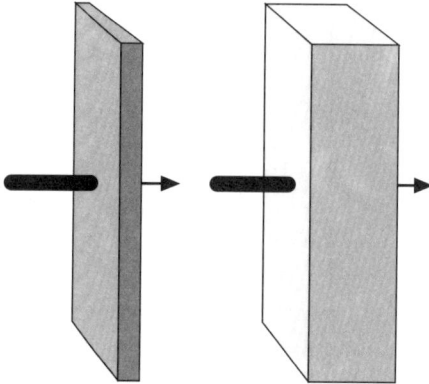

Figura 25.15. *Dos cuerpos de materiales diferentes y de igual densidad superficial.*

c. Semiespesor

Por último, *se llama* **semiespesor** *la cantidad de material que la radiación debe atravesar para reducir su intensidad a la mitad.* Esta cantidad puede ser expresada mediante el espesor del medio atravesado o por la densidad superficial de éste (que depende de ese espesor). La intensidad de un haz de radiación es la energía que atraviesa la unidad de superficie por unidad de tiempo (pág. 415). Esta potencia por unidad de superficie viene determinada por el número de fotones que atraviesa la misma por unidad de tiempo $\ddot{N}_v$ y por la energía E_v que cada fotón transporta (ecuación [22.12]):

$$\varphi_e = \ddot{N}_v \cdot E_v \qquad [25.9]$$

Por lo tanto, cuando se dice que un haz de radiación va perdiendo energía, se está indicando que va perdiendo fotones.

De lo que hemos estudiado en el parágrafo *a*, se infiere que las radiaciones ionizantes van perdiendo su energía a lo largo de su recorrido, y el alcance que pueden tener a través de un cuerpo depende del número de choques que, al azar, hayan tenido en su trayectoria.

Se comprende que ésta será diferente para los neutrones, las partículas cargadas y las radiaciones γ. En los apartados que siguen haremos algunas consideraciones sobre estos dos últimos tipos de radiación.

2. Partículas cargadas

En este caso, tanto la trayectoria como los efectos de la radiación dependen de la energía de las partículas, de su carga eléctrica y de su masa. Como la masa de reposo de las partículas α es aproximadamente 7.000 veces mayor que la del electrón, la velocidad de aquéllas es mucho menor que la de las partículas β de igual energía. Por ejemplo, las partículas α de 5 Mev tienen una velocidad 8.000 veces menor que las β de igual energía.

En virtud de su baja velocidad y de su carga eléctrica, las partículas α son altamente ionizantes, y como en cada ionización pierden parte de su energía, su trayectoria es sumamente corta. Por otra parte, en virtud de su gran masa, comparada con la del electrón, la trayectoria de estas partículas es prácticamente recta.

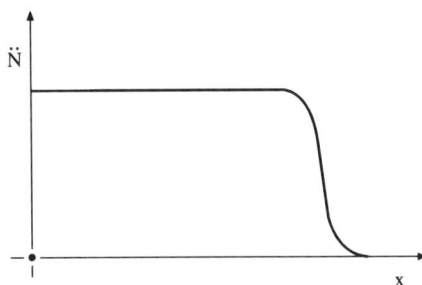

Figura 25.16. *Alcance de las partículas α. (Explicación en el texto.)*

Las partículas α que se desprenden de un determinado núclido lo hacen todas con la misma energía y, como su trayectoria es prácticamente recta, todas deberían tener el mismo alcance en un determinado material. Sin embargo, como los choques se producen al azar, unas partículas tienen alcances mayores que otras, aunque el rango de variación es bastante estrecho. Esto se ilustra en la figura 25.16, que muestra que el número de partículas se mantiene constante a lo largo de una determinada distancia a partir de la cual cae en forma relativamente brusca.

A título de ejemplo, las partículas α de 5 MeV pueden ser frenadas totalmente por unas centésimas de milímetro de aluminio.

Su ionización específica en los tejidos es del orden de 4×10^6 pares/mm.

La figura 25.17 muestra en forma esquemática el pasaje de una partícula α a través de un medio. Se observan en ella la trayectoria relativamente recta, los fenómenos de excitación que puede producir con emisión de rayos X y los pares de iones que origina. Estos últimos pueden ser producidos por la misma partícula o por los electrones desprendidos, los cuales dan origen a ionización secundaria.

Como la velocidad de las partículas β es mucho mayor que la de las α, la ionización específica de aquéllas es más baja, es decir, pueden recorrer trayectos más largos sin producir ionizaciones. Como consecuencia de ello, a igualdad de energía, las partículas β tienen un alcance mayor que las α. Además, como consecuencia de su pequeña masa, las partículas β son fácilmente desviadas por los electrones o los núcleos de los átomos de los medios que atraviesan, de modo que su trayectoria se hace sumamente tortuosa. Esto se muestra en la figura 25.18, en la que se ha representado la formación de iones y la desviación provocada por un núcleo, acompañada de la producción de radiación X de frenado.

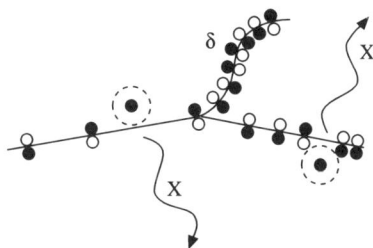

Figura 25.17. *Representación esquemática de la trayectoria de una partícula α y de su interacción con la materia.*

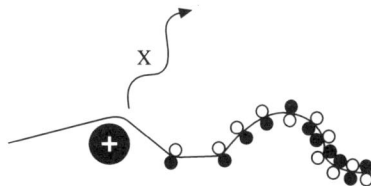

Figura 25.18. *Representación esquemática de la trayectoria de una partícula β y de su interacción con la materia.*

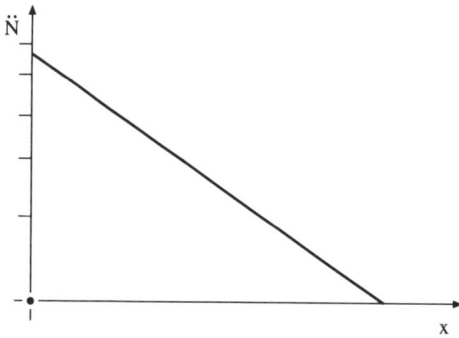

Figura 25.19. *Atenuación de un haz de radiación β. (Representación en coordenadas semilogarítmicas.)*

A diferencia de lo que ocurre en el caso de las partículas α, si un haz de partículas β de una sola energía atraviesa un medio, no tienen todas un alcance aproximado. Como consecuencia de las desviaciones que sufren, aquéllas van dejando de pertenecer al haz, y si se representa el número de partículas en función de la distancia, el mismo cae en forma aproximadamente exponencial (fig. 25.19). Se puede definir para la radiación β un *alcance máximo* $G_{máx}$ (expresado en este caso como densidad superficial) y un *semiespesor* $G_{1/2}$.

Los alcances de las partículas β en el aire son del orden de metros y en el agua, de milímetros.

La ionización específica de la radiación β en los tejidos es del orden de los 8.000 pares/mm.

3. Radiación electromagnética

Cualquiera que sea el tipo de interacción de un fotón con la materia, éste desaparece o es desviado de su trayectoria. En tal caso, si el haz original es delgado y está formado por rayos paralelos, el fotón desviado deja de formar parte de él. Como consecuencia de esta desviación, el número de fotones $\dot{N}_v$ que continúa formando parte del haz decrece a lo largo del mismo, de modo que, para cada distancia x el número de los que lo abandonan $\Delta\dot{N}_v$ en cada pequeño incremento de distancia Δx es directamente proporcional (con signo negativo porque es decremento) al número de fotones que aún forman parte del rayo a esa distancia:

$$\Delta\dot{N} = -\mu \cdot \dot{N} \cdot \Delta x \qquad [25.10]$$

Como ya estudiamos en varios casos (págs. 302, 416), escribiendo una expresión como ésta en forma de ecuación diferencial y resolviéndola, se obtiene:

$$\dot{N}_x = \dot{N}_o \cdot e^{-\mu \cdot x} \qquad [25.11]$$

En la que $\dot{N}_o$ es el número de fotones que atraviesan por unidad de superficie y de tiempo una determinada sección, $\dot{N}_x$ es el número que continúa formando parte del haz a la distancia x de la primera sección y μ es una constante que recibe el nombre de **coeficiente de atenuación**. La representación gráfica de $\dot{N}_x$ en función de x es análoga a la correspondiente a la atenuación de la radiación β, que se ilustra en la figura 25.19.

Nótese que la disminución de la intensidad de la radiación está determinada por la reducción del número de fotones y no por la variación de su energía. Los

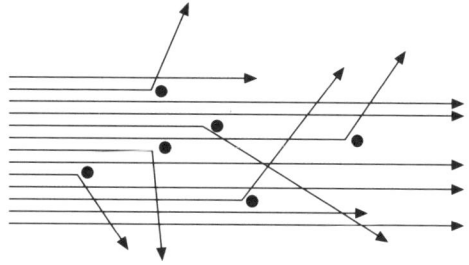

Figura 25.20. Disminución del número de fotones a lo largo de un haz delgado paralelo. Si el haz no es delgado, los fotones desviados pueden seguir perteneciendo a él por un trecho significativo.

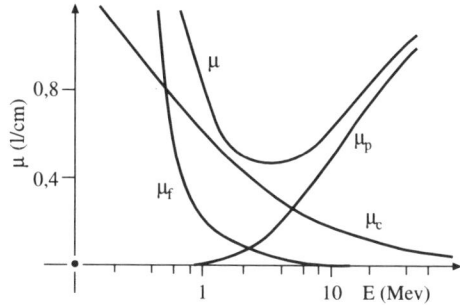

Figura 25.21. Coeficientes de atenuación del plomo para diferentes energías de radiación electromagnética. μ, coeficiente de atenuación lineal; μ_f, coeficiente de atenuación por efecto fotoeléctrico; μ_c, coeficiente de atenuación por efecto Compton; μ_p, coeficiente de atenuación por formación de pares.

fotones no se atenúan, es decir, no van perdiendo energía como lo hacen las partículas α y β. Se mantienen formando parte del haz o desaparecen de él (fig. 25.20).

Es interesante destacar que el coeficiente de atenuación lineal puede ser descompuesto en tres términos μ_f, μ_c y μ_p que representan la atenuación debida a los diferentes efectos: fotoeléctrico, Compton y formación de pares. La mayor o menor participación de cada uno de estos términos depende del número atómico del material atravesado y de la energía de la radiación. A título de ejemplo, se muestra en la figura 25.21 el valor de cada uno de estos coeficientes en plomo, en función de la energía de la radiación. También se representa el coeficiente total μ que, para cada energía, es igual a la suma de los otros tres.

Los semiespesores para la radiación γ son del orden de los metros, centímetros y milímetros, según los medios. Por ejemplo, el semiespesor de plomo para radiaciones de 1,4 MeV es de alrededor de 1,3 cm y el semiespesor de agua para las mismas radiaciones, de 15 cm, aproximadamente.

26 Empleo de radioisótopos en biología y medicina

I. INTRODUCCIÓN

Los radioisótopos constituyen un recurso de gran valor en la investigación biológica y la práctica médica. En este capítulo nos ocuparemos sólo del papel que desempeñan como trazadores, es decir, como especies provistas de una característica particular (las radiaciones que desprenden) que permite seguirlos a lo largo del proceso que se desea investigar. Su aplicación terapéutica la esbozaremos en el capítulo siguiente.

Como a través de un proceso fisicoquímico es mucho más fácil seguir a un isótopo radiactivo que a uno estable, el uso de los primeros se ha impuesto en la gran mayoría de los casos de aplicación biomédica.

A. FUNDAMENTO DEL USO DE LOS RADIOISÓTOPOS

La propiedad fundamental de los radioisótopos, que permite su aplicación en la investigación biológica y en las determinaciones clínicas, consiste en que *el comportamiento fisicoquímico (y por lo tanto) biológico de los isótopos radiactivos de un elemento es el mismo que el de sus isótopos estables.* La única diferencia reside en la emisión de radiaciones y, en algunos casos, en la velocidad de ciertos procesos que pueden depender de la masa molecular o atómica. De todos modos, salvo en el caso de los elementos más livianos, este factor es generalmente despreciable y excepcionalmente sobrepasa el 5%.

El empleo de radioisótopos presenta varias ventajas. En primer lugar son de fácil medición, y pueden ser detectados en cantidades ínfimas. Por ejemplo, 1 fg* de sodio radiactivo, masa que no podría ser reconocida por ningún procedimiento químico, permitiría a un sistema de medición como los que describiremos más adelante, registrar alrededor de 10^4 dpm (desintegraciones por minuto).

Por otra parte, los radioisótopos permiten individualizar una misma sustancia contenida en compartimientos distintos o diferenciar flujos de la misma especie en dos sentidos contrarios. Más adelante volveremos sobre este tema.

La radiación emitida no es en general un inconveniente para el empleo de isótopos radiactivos pues, en las actividades en que habitualmente se usan, aquélla no tiene efectos metabólicos detectables.

B. SUSTANCIAS MARCADAS

Los radioisótopos se obtienen aislados como sustancia simple, en forma de iones o constituyendo sustancias compuestas. En estas dos formas es como generalmente los ofrecen los proveedores al experimentador. Cuando se trata de iones, habitualmente vienen en forma de solución.

---

* fg = femtogramo; 10^{-15} g.

Cuando el radioisótopo forma parte de una sustancia, se dice que está **marcada**. Las siguientes son las fórmulas de algunas sustancias marcadas con H^3, C^{14}, P^{32} y S^{35}. Los átomos de radioisótopos se hallan señalados en ellas con un asterisco.

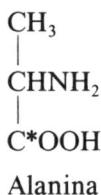

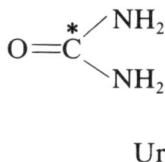

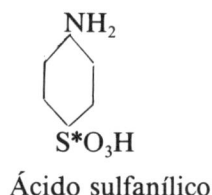

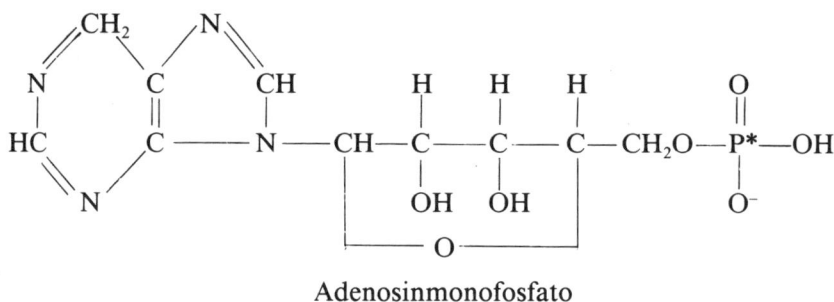

$$CH_3$$
$$|$$
$$CHNH_2$$
$$|$$
$$C{*}OOH$$

$$O=\overset{*}{C}\underset{\diagdown NH_2}{\diagup NH_2}$$

Alanina   Urea   Ácido sulfanílico

Adenosinmonofosfato

El uso de una sustancia marcada permite rastrearla a través de un proceso, si lo sigue sin descomponerse, o seguir el camino metabólico de un átomo o un grupo de átomos determinado. Esto es posible porque se puede marcar una misma sustancia en diferentes lugares de la molécula, como se muestra en el caso de la glucosa en las fórmulas que siguen:

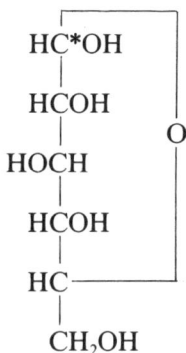

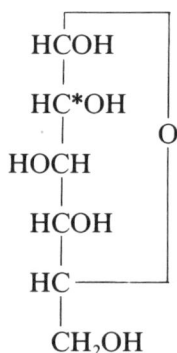

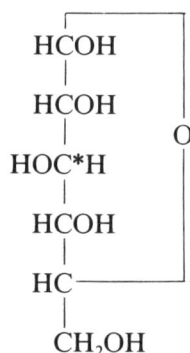

$$HC{*}OH$$
$$|$$
$$HCOH$$
$$|$$
$$HOCH$$
$$|$$
$$HCOH$$
$$|$$
$$HC$$
$$|$$
$$CH_2OH$$

$$HCOH$$
$$|$$
$$HC{*}OH$$
$$|$$
$$HOCH$$
$$|$$
$$HCOH$$
$$|$$
$$HC$$
$$|$$
$$CH_2OH$$

$$HCOH$$
$$|$$
$$HCOH$$
$$|$$
$$HOC{*}H$$
$$|$$
$$HCOH$$
$$|$$
$$HC$$
$$|$$
$$CH_2OH$$

II. DETECCIÓN Y MEDICIÓN DE RADIOISÓTOPOS

A. FUNDAMENTOS

La detección de radioisótopos se puede hacer aprovechando los fenómenos de ionización producidos por sus radiaciones, o registrando los destellos de frecuencias bajas (del orden de la luz) que se pueden originar por excitación de los átomos en sustancias especiales. Este segundo tipo de detección recibe el nombre de detección por centelleo. Por último, las radiaciones pueden ser detectadas también por la impresión que producen en la placa fotográfica.

1. Detección por ionización

a. Fundamento

La figura 26.1 muestra esquemáticamente un sistema para la detección de radiaciones por ionización. El circuito constituido por la fuerza electromotriz E, la resistencia R y los dos electrodos P se encuentra abierto, pues el gas que se interpone entre los electrodos es aislante. En tales condiciones no circula corriente a través de la resistencia, y el voltímetro V no registra ninguna diferencia de potencial.

Si se hace llegar al gas contenido entre las placas una radiación ionizante cualquiera, los iones producidos por ella harán conductor al gas y se producirá la circulación de una corriente I a lo largo del circuito. Como consecuencia habrá una caída de potencial a través de la resistencia, la cual producirá una deflexión en el voltímetro V. Todos los iones producidos por el pasaje de una partícula o fotón contribuirán a la producción de un solo pulso de corriente, que será detectado mediante una deflexión del aparato de registro. Así, pues, cada deflexión del voltímetro corresponde a la desintegración de un átomo que ha sido detectada por el aparato. Cada pulso registrado recibe el nombre de cuenta y la frecuencia con que las partículas ionizantes producen la descarga de la cámara, *frecuencia de contaje*. Ésta se expresa en cuentas por minuto, unidad que se abrevia con las letras cpm. La frecuencia de contaje es proporcional a la actividad de la especie radiactiva.

Se comprende que debido a su inercia mecánica, un voltímetro no sirve para registrar la frecuencia de los pulsos cuando el número de cuentas por minuto es elevado. En la práctica se emplean otros sistemas de contaje que mencionaremos brevemente más adelante.

Para un flujo constante de una determinada radiación, la frecuencia registrada crece al aumentar la diferencia de potencial entre electrodos.

Si la diferencia de potencial entre los electrodos es muy baja, muy pocas partículas ionizantes alcanzan a ser detectadas, porque los iones producidos por ellas no son atraídos suficientemente por los electrodos, y la mayoría se recombinan entre sí antes de llegar a las placas; por otra parte, si el potencial excede ciertos valores, se producen primero descargas múltiples y a valores aún mayores la descarga se hace continua, aun en ausencia de radiaciones ionizantes.

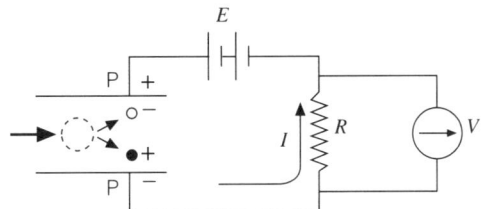

Figura 26.1. Principio de la detección de radiaciones por ionización. (Explicación en el texto.)

b. El tubo de Geiger-Müller

El tubo de Geiger-Müller está especialmente diseñado para que el contaje sea lo más independiente posible del potencial. Consta (fig. 26.2,I) de un cátodo cilíndrico C en cuyo eje se halla el ánodo A, constituido por un alambre. Ambos electrodos se hallan aislados entre sí. El gas contenido en el tubo se encuentra a una presión inferior a la atmosférica, de modo que éste debe ser cerrado con una delgada lámina B de material adecuado (mica), que impida la difusión del gas y deje pasar fácilmente las radiaciones. La curva típica de un tubo de Geiger-Müller tiene la forma mostrada en la figura 26.2,II. Por debajo de un determinado potencial A no es registrado ningún pulso. Luego la curva alcanza una meseta B-C (*plateau*), a lo largo de la cual la frecuencia de contaje cambia muy poco con el potencial, y finalmente entra en la zona de descarga espontánea C-D.

Los potenciales de trabajo de los tubos de Geiger-Müller corresponden al *plateau* y son del orden de los 200 *V* a 2.000 *V*.

El tubo de Geiger-Müller sirve especialmente para el registro de partículas α y β, pero también puede registrar rayos γ, aunque lo hace con una eficiencia mucho menor. Esto se debe a que una gran parte de dichos rayos puede atravesar todo el campo del tubo sin producir iones.

c. Detectores de semiconductores

Estos detectores están constituidos por la unión de dos semiconductores, uno de tipo P y otro de tipo N (v. capítulo 28, pág. 532) en cuya unión se forma una delgada zona "despoblada", desprovista de electrones libres y de "agujeros", que resulta aislante, y a través de la cual se establece un fuerte campo eléctrico. Si se conecta este diodo a una fuente en forma adecuada, la zona "despoblada" se ensancha hasta ocupar un espacio útil para la detección. En esas condiciones, si la zona es atravesada por un destello de radiación ionizante, los iones producidos provocan una descarga eléctrica que es detectada por un circuito registrador.

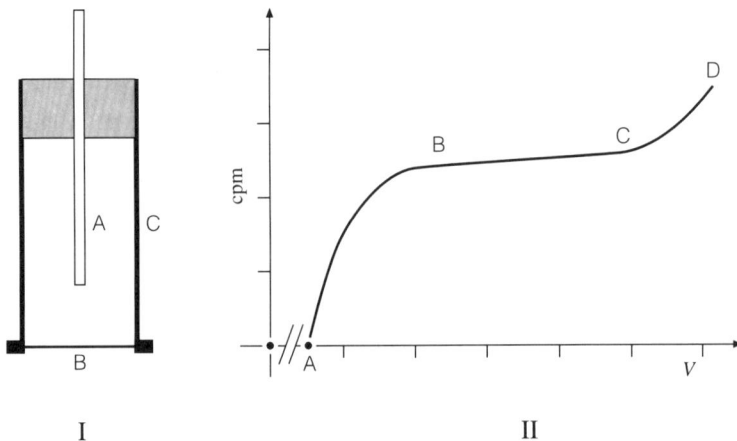

Figura 26.2. Tubo de Geiger-Müller. I: esquema. A, ánodo; C, cátodo; B, ventana. II: curva del contaje en función del potencial. (Explicación en el texto.)

2. Detección por centelleo

a. Fundamento

Hemos explicado en el capítulo 25 que, tanto en el caso de las radiaciones corpusculares como en el de las electromagnéticas, la interacción sobre la materia puede ponerse de manifiesto por la emisión de electrones (efecto fotoeléctrico, formación de pares, etc.). Estos electrones libres, en su trayectoria a través de un cuerpo, pueden excitar sus átomos elevando el nivel energético de los electrones orbitarios, los cuales, al descender a su nivel primitivo, emiten radiación electro-magnética de baja frecuencia (fig. 26.3).

Ciertas sustancias que reciben genéricamente el nombre de *fósforos* tienen la propiedad de emitir luz visible o ultravioleta cuando sus átomos son excitados de esa manera.

Aunque el número de fotones que se podrían originar por extinción completa de un cuanto de una radiación determinada depende de la energía de dicha radiación y de la frecuencia de la luz emitida (p. ej., un cuanto de radiación de 1 MeV equivale a $3,24 \times 10^5$ fotones de radiación violeta de frecuencia $7,5 \times 10^{14}$ s^{-1}), sólo una pequeña parte de la energía total de la radiación original llega finalmente a aparecer como luz, constituyendo un breve destello de muy baja intensidad. Más adelante indicaremos cómo se pueden contar esos destellos.

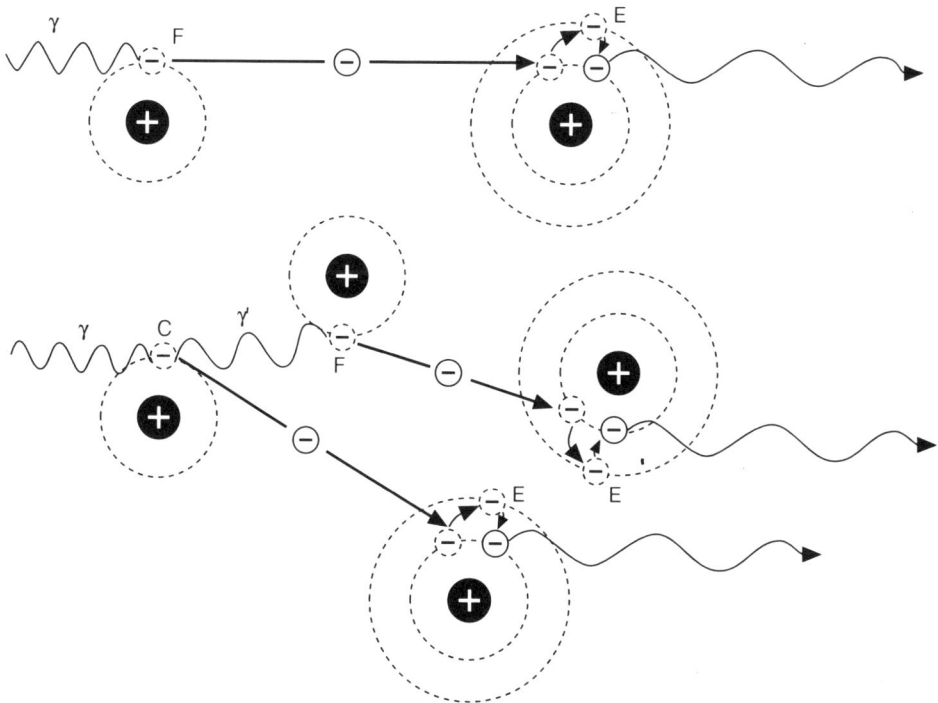

Figura 26.3. *Procesos que participan en la detección por centelleo.* F, *efecto fotoeléctrico;* E, *excitación;* C, *efecto Compton.*

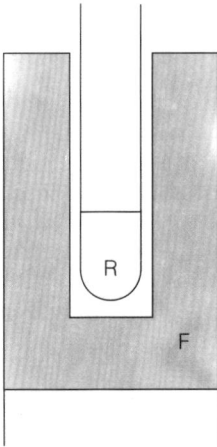

Figura 26.4. *Cristal de centelleo de pozo. F, cristal; R, muestra radiactiva.*

b. Medios de centelleo

El método de centelleo puede efectuarse en medio sólido o en medio líquido.

En el primer caso, se emplean como fósforo sustancias como el yoduro de sodio; este compuesto se puede obtener en forma de cristales de diversos tamaños. En algunos de ellos (fig. 26.4) se puede practicar una cavidad cilíndrica adecuada para introducir un recipiente con la muestra radiactiva. En este caso, el dispositivo, que suele denominarse *contador de pozo,* es especialmente adecuado para medir la radiación γ.

Cuando se desea registrar radiación β muy blanda (de muy baja energía), como puede ser la del C^{14} o la del H^3, es conveniente reducir al mínimo el recorrido que las partículas deben efectuar antes de producir el destello luminoso. Se recurre entonces a un medio líquido de centelleo; para ello se disuelve la muestra radiactiva y se mezcla con un fósforo líquido, de modo que los átomos radiactivos se encuentran en contacto directo con los que serán excitados por su radiación. Como líquido de centelleo se emplean sustancias como el tolueno, a las que se agregan otras, con el objeto de desplazar por fluorescencia la frecuencia de la radiación producida, y situarla dentro del rango de mayor eficiencia del equipo de registro.

Los destellos producidos por los medios de centelleo son en general muy débiles, de modo que deben ser amplificados. Para ello se interpone, entre el medio de centelleo y el equipo electrónico de registro, un dispositivo llamado *fotomultiplicador.* Interesa señalar que este dispositivo genera por cada destello un pulso eléctrico, cuya intensidad es directamente proporcional a la energía de la radiación emitida por el radioisótopo objeto de la medición.

3. Detección fotográfica

Las radiaciones pueden ser detectadas aprovechando la propiedad que tienen de impresionar la placa fotográfica. Este procedimiento se emplea en las llamadas *películas monitoras,* que constituyen un método de estimación de dosis, del que hablaremos en el capítulo siguiente, y en la técnica de *autorradiografía.* Esta última se emplea cuando se desea saber, por ejemplo, en qué parte de un determinado tejido se deposita la sustancia dada. Para ello se le suministra al tejido vivo la sustancia marcada y luego se hacen cortes histológicos que se colocan sobre placas fotográficas. Después de un tiempo suficiente, el estudio microscópico permite determinar las partes en que la sustancia se ha depositado, por el ennegrecimiento de las zonas correspondientes de las placas.

B. RADIACIÓN DE FONDO

Además de las radiaciones provenientes de la muestra que se desea medir, todos los métodos de detección registran también radiaciones provenientes de otros orígenes. Las mismas están constituidas principalmente por los rayos cósmicos y por la radiactividad propia del medio y de fuentes radiactivas próximas. Esta radiación recibe el nombre de **radiación de fondo.**

Para las mediciones de radioisótopos es conveniente reducir al mínimo la radiación de fondo, lo cual se logra en parte rodeando el equipo detector de una capa gruesa de un metal pesado (generalmente plomo). Esta cubierta recibe el nombre de *blindaje* (fig. 26.5). La radiación de fondo restante puede reducirse empleando combinaciones de detectores y circuitos electrónicos especiales; pero aun así es imposible suprimirla totalmente, de modo que, en todos los casos, cuando se efectúa una medición es necesario restar al número de cuentas registrado en un cierto tiempo, el número de cuentas que corresponde a la radiación de fondo en igual tiempo. Este valor se obtiene poniendo en funcionamiento el equipo en las mismas condiciones, pero sin la muestra a determinar.

C. EQUIPO ELECTRÓNICO

Con fines didácticos podemos dividir el conjunto de las unidades electrónicas utilizadas en la medición de radioisótopos en tres tipos fundamentales: *fuentes de tensión,* empleadas para alimentar los detectores; *unidades de medición,* que sumi-

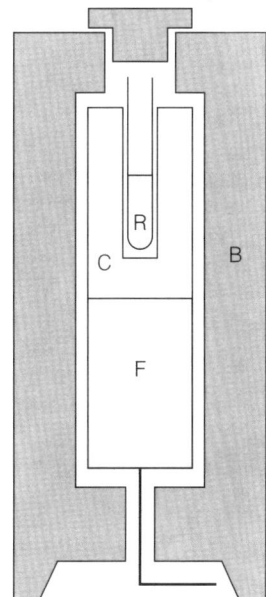

Figura 26.5. *Esquema de blindaje para radiación gamma. R, muestra radiactiva; C, cristal de centelleo; F, fotomultiplicador; B, blindaje de plomo.*

nistran información sobre la cantidad de radioisótopo en la muestra, y *circuitos analizadores,* que permiten diferenciar radiaciones de diferentes energías.

1. Fuente de tensión

La fuente de tensión tiene por objeto proveer, a partir de la corriente alterna de la red, una diferencia de potencial constante, suficientemente elevada para alimentar el equipo detector y ajustable a voluntad con precisión dentro de un rango suficientemente amplio, para que la fuente pueda ser adecuada a diferentes detectores.

En el comercio, la fuente de alta tensión viene incluida con frecuencia en una sola unidad, junto con el equipo de medición.

2. Aparatos de medición

Los aparatos de medición pueden ser de dos clases: *escalímetros* e *integradores.*

Los escalímetros registran directamente el número de pulsos recibidos del detector en un tiempo determinado. A partir de ese número y del tiempo se obtiene entonces la frecuencia de las desintegraciones captadas por el detector.

Un integrador está constituido fundamentalmente por tres partes (fig. 26.6). En la primera A, todas las señales que llegan, constituidas por pulsos de diferentes intensidades, son transformadas en pulsos de igual altura y duración. En la segunda B, la corriente eléctrica llevada por estos pulsos, que es discontinua, es transformada en una corriente continua que se registra en un aparato de medida C, y cuya intensidad, por supuesto, es directamente proporcional al número de pulsos que llegan por unidad de tiempo. En consecuencia, el aparato de medida puede ser directamente calibrado en cuentas por minuto (frecuencia).

3. Analizador

En muchos casos se emplean dos radioisótopos diferentes, y puede ser necesario medir por separado la cantidad de cada uno de ellos en una misma muestra. Cuando los períodos de semidesintegración son muy distintos, como ocurre por ejemplo con el K^{42} (12,4 h) y el Na^{22} (2,6 a), se puede hacer una primera medición, esperar hasta que el radioisótopo de vida más breve haya decaído suficientemente, y hacer una nueva medición; por diferencia entre ambas se puede conocer la radiactividad correspondiente a cada uno de los isótopos.

Pero cuando ambas especies tienen períodos de semidesintegración cercanos o suficientemente largos como para que no convenga esperar, como ocurriría con el Na^{22} y el Cr^{51} (26 d), se pueden diferenciar ambos radioisótopos por la energía de sus radiaciones, que es de 1,28 MeV para la γ del sodio y de 0,32 para la γ del cromo. Para hacer esta separación se emplea el circuito llamado *analizador,* el cual deja pasar sólo los pulsos de potencial superior a un valor de base determinable a

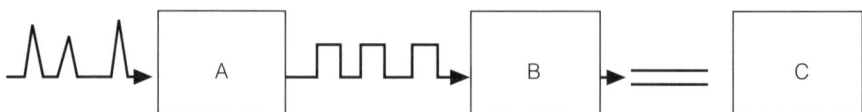

Figura 26.6. *Esquema de bloques del integrador. (Explicación en el texto.)*

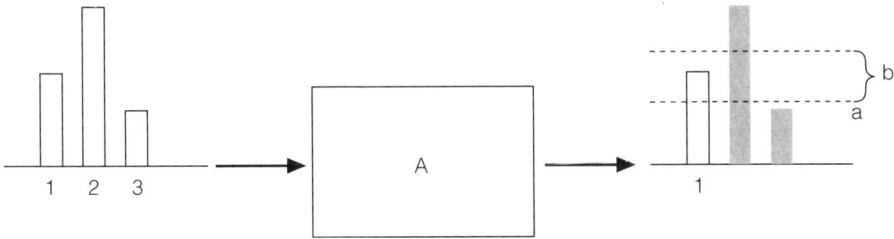

Figura 26.7. *Esquema del funcionamiento del analizador. 1, 2 y 3, pulsos de diferente potencial; A, analizador; a, potencial de base; b, ventana. Sólo el pulso 1 es transmitido por el analizador.*

voluntad, y comprendidos dentro de un intervalo de potencial llamado *ventana*, ajustable también (fig. 26.7).

Mediante el empleo de un dispositivo como el explicado se puede medir por separado la radiación de cada isótopo, y establecer para cada uno de ellos el potencial de base y la ventana adecuada.

D. INTERPRETACIÓN DE LOS RESULTADOS DEL CONTAJE

El objeto de la medición de la radiactividad es generalmente la determinación de una cantidad de una especie química en una muestra.

Para ello es menester, ante todo, considerar la posición de la muestra respecto del detector desde el punto de vista geométrico, establecer qué relación existe entre el resultado del contaje y la cantidad de sustancia en cuestión, y tener en cuenta otros factores, como el decaimiento radiactivo del isótopo empleado y el error que se puede cometer debido a la naturaleza aleatoria de la desintegración.

1. Geometría

La figura 26.8 ilustra en forma esquemática los resultados obtenidos al colocar la misma muestra a diferentes distancias del detector. Las radiaciones son emitidas

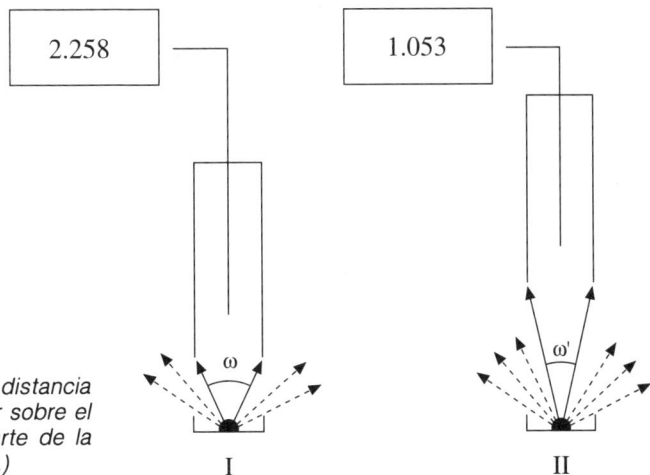

Figura 26.8. *Influencia de la distancia entre la muestra y el detector sobre el contaje. (Sólo se muestra parte de la radiación dirigida hacia arriba.)*

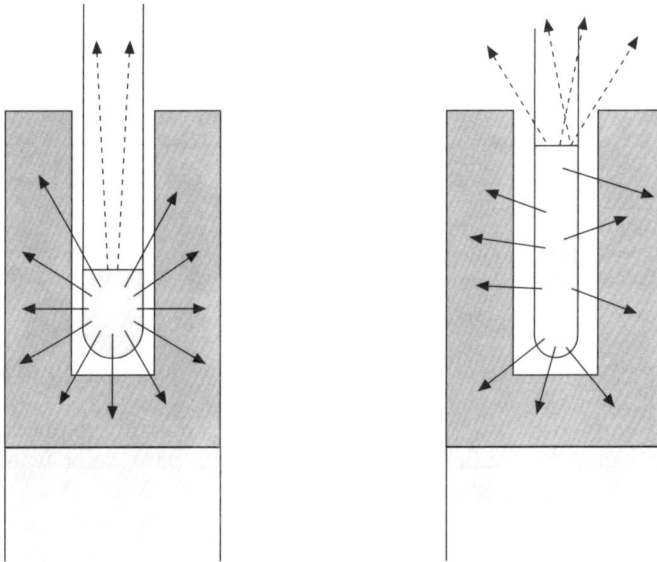

Figura 26.9. *Influencia de la forma del recipiente sobre el contaje.*

en todas direcciones abarcando un ángulo sólido de 4π (el ángulo central de una esfera), pero a una distancia dada (I) sólo las emitidas dentro del ángulo sólido ω llegan al detector, el cual capta una fracción determinada de la radiación que recibe. Si la muestra se encuentra a una distancia mayor, el ángulo sólido abarcado por el detector resulta más pequeño (II) y el contaje registrado en el mismo intervalo disminuye en igual proporción.

La distancia no es el único factor a tener en cuenta. También será diferente el resultado, por ejemplo, si se pone la misma muestra en dos tubos de distintos diámetros (fig. 26.9). Asimismo, influyen sobre los resultados, por la absorción que pueden realizar o por la producción de radiación secundaria, los materiales interpuestos entre la muestra radiactiva y el detector: el aire, el material del blindaje o las mismas sustancias que constituyan la muestra (p. ej., el agua en una solución).

Todos los factores señalados en este apartado caracterizan lo que se ha llamado la geometría del sistema de contaje.

De lo expuesto se infiere que para comparar muestras diferentes, deben ser medidas siempre con la misma geometría o, si las geometrías son distintas, se debe establecer la equivalencia entre ellos.

2. Actividad específica y frecuencia de contaje

En ningún experimento se trabaja con la especie radiactiva pura, sino mezclada con partículas (iones, moléculas) inactivas de la misma especie. Por ejemplo, si se quiere experimentar con glucosa, se agrega la sustancia marcada con C^{14} al tejido y/o al baño, el cual contiene una buena cantidad de glucosa inactiva. Como la especie marcada se comporta como la inactiva y se mezcla con ella uniformemente, basta saber cuántas moléculas de glucosa radiactiva hay en una muestra para conocer la cantidad de glucosa total. A este efecto se define la ***actividad específica*** s, *que es el cociente entre el número de partículas radiactivas* **N*** *y el número de partículas totales* N (prácticamente igual al de partículas inactivas, pues el número de radiactivas es habitualmente despreciable frente al primero):

$$s = \frac{N^*}{N} \qquad\qquad [26.1]$$

La actividad específica decae constantemente, al igual que el número de partículas radiactivas, de modo que la actividad específica debe expresarse para un tiempo definido:

$$s_t = \frac{N_t^*}{N} \qquad\qquad [26.2]$$

Reemplazando N_t^* por su expresión en la primera [24.32], obtenemos:

$$s_t = \frac{N_o^*}{N} \cdot e^{-\lambda \cdot t} \qquad\qquad [26.3]$$

de donde resulta:

$$s_t = s_o \cdot e^{-\lambda \cdot t} \qquad\qquad [26.4]$$

Como para una determinada geometría la frecuencia del contaje es directamente proporcional al número de átomos radiactivos, en la práctica conviene reemplazar la actividad Y por la frecuencia de contaje Y' y definir *actividad específica práctica* como el cociente entre la frecuencia de contaje y el número total de moles de la especie marcada.

$$s' = \frac{Y'}{n} \qquad\qquad [26.5]$$

Para determinar la frecuencia de contaje se registra el número de cuentas N_c en un tiempo dado Δt y se divide por el segundo.

Para determinar la actividad específica práctica s' basta tomar una muestra, medir su frecuencia de contaje Y' y analizarla químicamente para conocer n (si este valor no es ya conocido por la forma en que aquélla fue preparada). Como se observa, en la práctica no es necesario conocer el número absoluto de átomos de elemento radiactivo.

3. Corrección por decaimiento radiactivo

Como consecuencia del decaimiento radiactivo, la frecuencia de contaje de una muestra decrece a lo largo del tiempo. Por ese motivo, para comparar los resultados de mediciones realizadas en momentos distintos, se debe anotar el tiempo en que cada muestra fue medida, y reducir todas las actividades o contajes a los que tendrían las muestras en un tiempo dado, por ejemplo, en el instante 0 a partir del cual se contaron todos los tiempos. Para hacer el cálculo partimos de la segunda ecuación [24.32]:

$$Y_t = Y_o \cdot e^{-\lambda \cdot t} \tag{26.6}$$

de la que despejamos Y_o que es el valor que queremos hallar:

$$Y_o = Y_t \cdot e^{\lambda \cdot t} \tag{26.7}$$

Las mismas ecuaciones se aplican a los resultados de los contajes Y':

$$Y'_o = Y'_t \cdot e^{\lambda \cdot t} \tag{26.8}$$

Por ejemplo, si se midió una muestra que contenía K^{42} (cuya constante λ vale $9,32 \times 10^{-4}$) 8 h después de haber comenzado las determinaciones y se obtuvo un contaje de 1.320 cpm, su actividad en el instante inicial era:

$$Y'_o = 1.320 \text{ cpm} \times 2,7183^{\,9,32 \times 10^{-4} \text{min}^{-1} \times 480 \text{ min}} \tag{26.9}$$

$$Y'_o = 2.065 \text{ cpm} \tag{26.10}$$

4. Error del contaje

Como los átomos de un elemento radiactivo se desintegran al azar, la frecuencia del contaje sufre fluctuaciones. En consecuencia, los resultados de todo contaje están afectados de un error, y éste será tanto menor cuanto mayor sea el número de cuentas registrado.

Si se efectúan numerosos contajes de una misma muestra, se observa que la mayoría de los resultados obtenidos N_c se agrupa alrededor del promedio de todos ellos $\overline{N}_c$. Si se representa gráficamente el resultado del contaje (número de cuentas) en abscisas, se divide este eje en pequeños intervalos y se representa en ordenadas la cantidad q de mediciones que arrojaron resultados comprendidos en cada intervalo, se obtiene una curva en campana* (fig. 26.10). Esta distribución está determinada por dos parámetros: el promedio y la desviación estándar. No daremos la definición de este parámetro pero nos interesa la siguiente propiedad. Dados los resultados de un contaje particular y la desviación estándar σ de la distribución de muchas mediciones, el promedio $\overline{N}_c$ tiene una probabilidad del 86%, aproximadamente, de estar alejado menos de una desviación estándar del resultado particular obtenido:

$$\overline{N}_c + \sigma > \overline{N}_c > \overline{N}_c - \sigma \tag{26.11}$$

y una probabilidad del 95% de alejarse menos de 2 desviaciones estándar:

$$\overline{N}_c + 2\sigma > \overline{N}_c > \overline{N}_c - 2\sigma \tag{26.12}$$

---

* En rigor, no se divide el eje de abscisas en intervalos, ni se representa en el de ordenadas el número de mediciones, sino una función de ese número, pero para nuestros fines puede admitirse esta explicación.

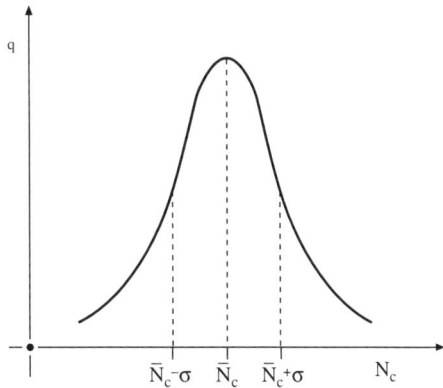

Figura 26.10. *Curva de distribución de las frecuencias de contaje. (Explicación en el texto.)*

Obtenida una sola medición y sin hacer el estudio de la distribución de numerosas mediciones, puede conocerse el valor de σ, pues, para este caso particular, es posible demostrar que la desviación estándar de los contajes es igual a la raíz cuadrada del número de cuentas:

$$\sigma = \sqrt{N_c} \qquad [26.13]$$

Por ejemplo, si el número de cuentas (no la frecuencia) es 100, la desviación estándar es 10, y si aquél es 1.000, ésta es 32.

Nótese que, de acuerdo con esto, la precisión obtenida en un contaje es tanto mayor cuanto mayor es el tiempo de contaje y, en consecuencia, mayor el número de cuentas registrado. Por ejemplo, si en un minuto obtenemos alrededor de 100 cuentas, la desviación estándar será de 10, y tendremos un 86% de probabilidades de que el verdadero valor esté comprendido entre 90 y 110 cpm.

Pero si contamos la misma muestra durante 100 minutos y obtenemos aproximadamente 10.000 cuentas, el valor verdadero tiene esa misma probabilidad de estar comprendido entre 9.900 y 10.100, y como hemos contado durante 100 minutos, la frecuencia está comprendida entre:

$$\frac{9.900}{100} = 99 \text{ cpm} \quad \text{y} \quad \frac{10.100}{100} = 101 \text{ cpm} \qquad [26.14]$$

El resultado del contaje lo escribimos:

$$Y' = 100 \pm 1 \text{ cpm} \qquad [26.15]$$

III. TÉCNICAS DE EMPLEO DE LOS RADIOISÓTOPOS

Las técnicas utilizadas en la aplicación de radioisótopos a la investigación biológica y a la clínica son numerosas, y cada una depende de la finalidad particular que se persigue en cada caso. Por lo tanto, sólo podremos presentar aquí algunos ejemplos del empleo de este recurso.

A. APLICACIÓN EN ANÁLISIS COMPARTIMENTAL

1. Dilución isotópica

En el capítulo 16 (pág. 301) expusimos que se puede determinar el contenido de agua total del organismo empleando para ello la misma sustancia, marcada con tritio (hidrógeno radiactivo de número de masa 3 y de 12,5 años de vida media). Éste es un ejemplo de dilución isotópica que analizaremos a continuación.

Se inyecta una pequeña cantidad de agua que contiene parte de sus moléculas radiactivas (H^3HO), y cuya frecuencia de contaje es Y'_o; de acuerdo con la [26.5]:

$$Y'_o = s'_o \cdot n_o \qquad [26.16]$$

en la que n_o es el número de moles de agua inyectada y s'_o su actividad específica.

Como las moléculas radiactivas se distribuyen uniformemente en el agua total del organismo, si el número de moles de ésta es n, y n_o es despreciable, la actividad específica del agua total resultará:

$$s' = \frac{Y'}{n} \qquad [26.17]$$

Como el decaimiento radiactivo del tritio es despreciable en el lapso del experimento, Y' e Y'_o se pueden considerar iguales pues representan prácticamente el mismo número de átomos. En consecuencia, despejando Y' en la última ecuación e igualando con la anterior, se obtiene:

$$s'_o \cdot n_o = s' \cdot n \qquad [26.18]$$

de la cual se puede despejar n:

$$n = \frac{s'_o \cdot n_o}{s'} \qquad [26.19]$$

Esta ecuación es análoga a la [16.3] explicada al estudiar el método de dilución.

En muchos casos, el número de moles de la sustancia agregada no es despreciable y entonces, en lugar de la [26.19], se debe emplear una ecuación ligeramente más complicada.

El método de dilución isotópica puede emplearse también para determinar cantidades muy pequeñas de una sustancia en una muestra, por ejemplo, el contenido de una hormona en el extracto de un órgano.

A continuación estudiaremos su aplicación a las curvas de eliminación y de equilibrio, y a la determinación de flujos unidireccionales.

2. Curvas de eliminación y de equilibrio

En el capítulo 16 se trató ya el tema de las curvas de eliminación y de equilibrio.

En ambos casos se puede emplear una sustancia marcada y reemplazar la técnica química de medición por la determinación de actividad. Para ello las ecuaciones [16.9] y [16.14] se pueden modificar como sigue.

Como la molaridad de la sustancia está dada por:

$$[S] = \frac{n}{V} \qquad [26.20]$$

y n se puede despejar de la [26.5]:

$$n = \frac{Y'}{s'} \qquad [26.21]$$

resulta:

$$[S] = \frac{Y'}{s' \cdot V} \qquad [26.22]$$

Escribiendo esta ecuación para el instante inicial y para el tiempo t, resulta:

$$[S]_o = \frac{Y'_o}{s' \cdot V} \qquad y \qquad [S]_t = \frac{Y'_t}{s' \cdot V} \qquad [26.23]$$

Reemplazando en la [16.9] y en la [16.14] y simplificando s' · V se obtienen las ecuaciones correspondientes a las curvas de eliminación y de equilibrio a partir de la actividad:

$$Y'_t = Y'_o \cdot e^{-k \cdot t} \qquad [26.24]*$$

$$Y'_t = Y'_o (1 - e^{-k \cdot t}) \qquad [26.25]$$

El estudio de la eliminación de una sustancia marcada tiene la ventaja de que el flujo radiactivo medido no es afectado por el ingreso de nuevas cantidades de la sustancia (no radiactiva) en el compartimiento. Además, conocidas Y'_o e Y'_t en la [26.24], es posible determinar k:

$$k = -\frac{1}{t} \cdot \ln \frac{Y'_t}{Y'_o} \qquad [26.26]$$

y a partir de ese valor conocer la vida media de una sustancia en un compartimiento mediante la [16.13] que repetimos aquí:

$$\tau = \frac{\ln 2}{k} \qquad [26.27]$$

3. Flujos unidireccionales

Imaginemos ahora que en el interior de un compartimiento hay cloruro de sodio marcado con Na^{22}, mientras que en el baño exterior existe la misma sustancia marcada con Na^{24} (fig. 26.11). Las molaridades de estas especies radiactivas son $[Na^{22}]_i$ y $[Na^{24}]_o$, respectivamente. En este caso se producen flujos radiactivos

---

*Los valores de Y'_o y de Y'_t deben ser los corregidos de acuerdo con el decaimiento radiactivo (pág. 493).

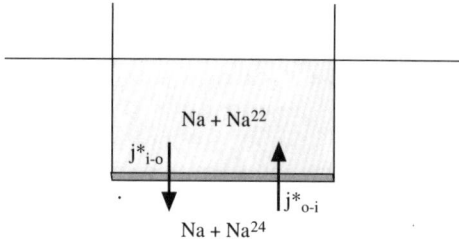

Na + Na^{22}

j*$_{i-o}$

j*$_{o-i}$

Na + Na^{24}

Figura 26.11. *Flujos unidireccionales.*

unidireccionales (pág. 122) a través de la barrera en los dos sentidos. De acuerdo con lo expuesto anteriormente, el flujo radiactivo hacia afuera j*$_{i-o}$ (constituido por Na^{22}) estará determinado por:

$$j^*_{i-o} = k_i \cdot [Na^{22}]_i \qquad [26.28]$$

mientras que el flujo de Na^{24} hacia el compartimiento, j*$_{o-i}$, será igual a:

$$j^*_{o-i} = k_o \cdot [Na^{24}]_o \qquad [26.29]$$

Las constantes k_o y k_i de estas ecuaciones pueden ser iguales o diferentes.

Como los iones radiactivos e inactivos se comportan de igual manera, ambos atraviesan la pared en la misma proporción en que se hallan mezclados en el compartimiento. En consecuencia, si la actividad específica en éste es s'_i, el flujo radiactivo hacia afuera irá acompañado de un flujo total (radiactivo e inactivo) de igual sentido que, de acuerdo con la ecuación [26.1], estará dado por:

$$j_{i-o} = \frac{j^*_{i-o}}{s'_i} \qquad [26.30]$$

De igual manera se puede razonar para el flujo hacia adentro, y se obtiene:

$$j_{o-i} = \frac{j^*_{o-i}}{s'_o} \qquad [26.31]$$

en la que s'_o es la actividad específica del baño.

Los flujos j_{i-o} y j_{o-i} son los *flujos totales* (radiactivos e inactivos) *unidireccionales.*

Como los dos flujos radiactivos pueden diferenciarse por corresponder a isótopos distintos, se puede medir por separado cada uno de los flujos unidireccionales.

B. TÉCNICAS DE REGISTRO EXTERNO

1. Generalidades

Las técnicas de registro externo se emplean fundamentalmente en clínica con propósitos de diagnóstico. Con fines didácticos podemos dividir estas técnicas en dos grupos: en el primero se trata de determinar la acumulación de una especie radiactiva en un órgano o tejido situado en un lugar determinado; en el segundo se trata de hallar el sitio en el que se acumula o deja de acumularse el radioisótopo. Podríamos llamar a las primeras *técnicas para determinar la captación,* y a las segundas, *técnicas de localización.*

2. Captación

El estudio de la captación de determinados radioisótopos permite analizar el estado funcional de ciertos órganos o tejidos. Para ello se suministra al paciente el radioisótopo que interesa, y se mide la radiactividad de un órgano determinado. Un ejemplo característico de los estudios de captación es el relacionado con la función tiroidea, para el cual se emplea I^{131}. Esquemáticamente, cuando se suministra yoduro por vía digestiva, éste es absorbido de modo que en primer lugar aumenta su nivel en la sangre. A medida que ingresa en el torrente sanguíneo parte del yodo es eliminado por la orina, y parte captado por la glándula tiroides, de donde pasa nuevamente a la sangre en forma de yodo orgánico ligado a las proteínas.

Si se suministra a una persona una cantidad de I^{131} en forma de yoduro, luego puede seguirse la evolución de la radiactividad a nivel de la glándula tiroides, y la forma de la curva permite, junto con otros datos, estudiar la función tiroidea.

El estudio de la captación puede ser empleado también para determinar focos inflamatorios y la presencia de tumores malignos, pues en ellos está aumentada la fijación o concentración de ciertos elementos. Por ejemplo, el galio radiactivo permite detectar focos inflamatorios y el tecnecio radiactivo, metástasis óseas de tumores de próstata.

3. Técnicas de localización

Las técnicas de localización se pueden llevar a cabo mediante un barrido efectuado por un detector móvil o por medio de un detector estático.

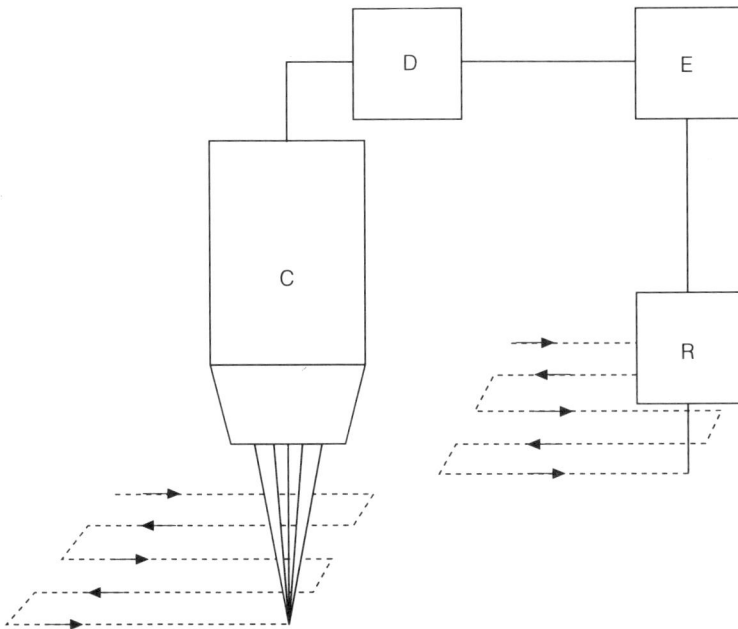

Figura 26.12. Barrido por un detector de centelleo móvil. C, detector; D, discriminador; E, contador; R, inscriptor.

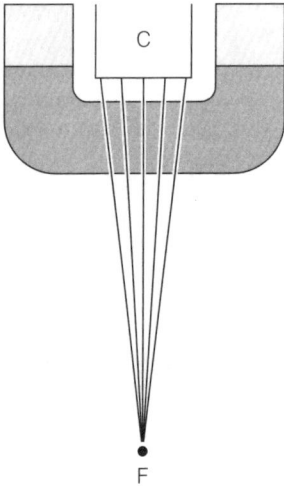

Figura 26.13. Colimador de alta resolución. C, cristal; F, foco radiactivo.

a. Detector móvil

En el primer caso, un detector (cristal de centelleo) provisto de un colimador se desplaza sobre una zona del cuerpo siguiendo una serie de segmentos de recta paralelos entre sí, como se ilustra en la figura 26.12. El colimador (fig. 26.13) es un bloque de plomo atravesado por perforaciones, cuyas direcciones convergen en un foco.

Existen aparatos que realizan automáticamente el rastreo y trazan un mapa de la región explorada llamado *centellograma,* en el que la mayor o menor concentración de la sustancia radiactiva en los distintos puntos se señala por medio de pequeños trazos verticales, o por el ennegrecimiento de una placa fotográfica.

Esta técnica puede ayudar a localizar tumores malignos o a descubrir metástasis. Es típico el caso de las metástasis funcionantes de tumores tiroideos que se detectan (por lo que ya quedó expuesto) gracias a la captación de I^{131}. El rastreo de fuentes de radiación γ puede ser efectuado con un poder de resolución de unos pocos milímetros.

b. Detector estático (fijo)

En este sistema se emplea un cristal de centelleo cilíndrico de gran diámetro (20 a 40 cm), cuyos destellos son captados por un conjunto de fotomultiplicadores (fig. 26.14). Sus señales son procesadas por un ordenador que determina la situación de los puntos emisores a partir de la intensidad de la señal que envían los detectores y de su posición. Esta información también es procesada analógicamente mediante un circuito de posicionamiento, y la imagen obtenida puede verse en la pantalla de un osciloscopio o ser registrada fotográficamente (fig. 26.15).

C. ANÁLISIS POR ACTIVACIÓN

El análisis por *activación* (o radiactivación) permite determinar cantidades pequeñísimas de un elemento, aprovechando la posibilidad de transformarlo en una especie radiactiva, mediante el bombardeo con partículas nucleares en un

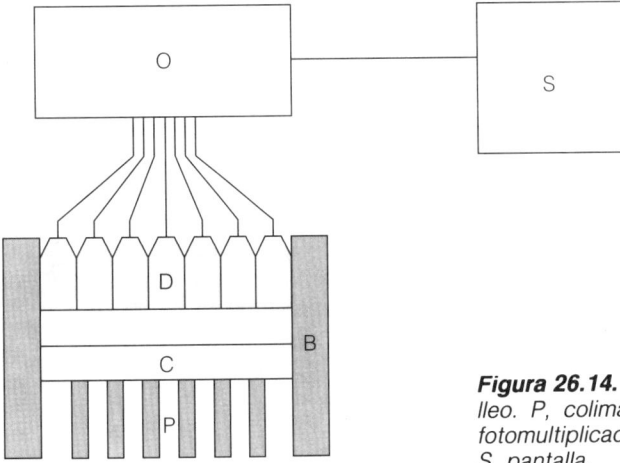

Figura 26.14. *Esquema de la cámara de centelleo. P, colimador; C, cristal de centelleo; D, fotomultiplicadores; B, blindaje; O, ordenador; S, pantalla.*

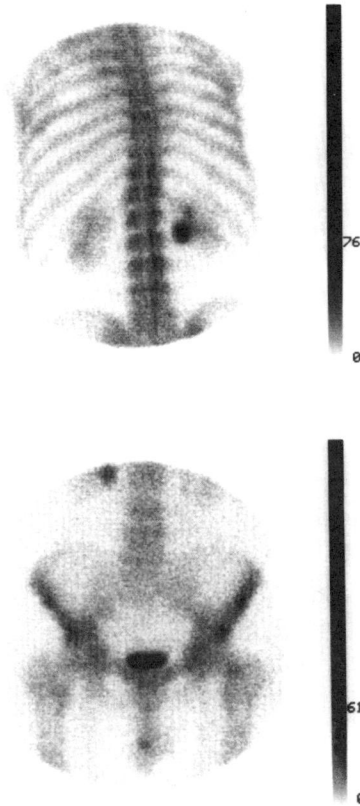

Figura 26.15. *Gammagrafía efectuada con Tc^{99}. Se observa la captación normal del radioisótopo por el esqueleto y su acumulación en la vejiga urinaria, consecuencia de la eliminación del tecnecio por la orina. Aparece una acumulación anormal del trazador en el riñón izquierdo. (Cortesía del doctor Alberto Tuca.)*

reactor. Por lo tanto, las transformaciones que se producen en este tipo de análisis son reacciones nucleares.

Es menester tener presente que por lo general sólo parte del elemento que se desea medir se transforma en una especie radiactiva, pero existen métodos teóricos y prácticos que permiten determinar la masa total a partir de la activación parcial.

Durante la irradiación se pueden hacer radiactivos otros elementos, además del que se desea medir. Por ello, terminada la irradiación se debe separar de las muestras el elemento a determinar, lo que se lleva a cabo por técnicas químicas. El hecho de que la cantidad de la especie radiactiva resultante sea ínfima no es un inconveniente, ya que para su aislamiento se le agrega el mismo elemento inactivo en cantidades suficientes para que lo arrastre en el análisis. Esta cantidad adicional no modifica los resultados, pues no agrega radiactividad.

Por este método se puede determinar, por ejemplo, el contenido de arsénico de una muestra de pelo.

Otros elementos como cobalto, cadmio, cobre, yodo, níquel, etc. pueden ser medidos por este tipo de análisis en los tejidos animales.

BIBLIOGRAFÍA

Comisión Nacional de Energía Atómica. Curso de Aplicación de Radioisótopos. República Argentina 1964.

Faires RA, Parks BH. Radiosisótopos: Técnicas de laboratorio. Buenos Aires, Editorial Universitaria de Buenos Aires, 1960.

Leach KG. Gamma-Ray Detectors. En: McAinsh TF, ed. Physics in Medicine and Biology Encyclopedia. Oxford, Pergamon Press, 1986; 1: 358.

Overman RT. Basic Concepts of Nuclear Chemistry. Nueva York, Reinhold Publishin Corporation, 1967.

Pavía Segura J. Instrumentación para la obtención de imágenes en medicina nuclear. En: Mompín Poblet J, ed. Introducción a la Bioingeniería. Barcelona, Marcombo Boixereu Editores, 1988; 159.

Simon H. Isotope methods applied in Biology. En: Hope W, Lohmann W, Markl H, Ziegler H, eds. Biophysics. Berlín, Springer-Verlag, 1983; 301.

Veal N, Vetter H. Técnicas con Radioisótopos para la Investigación y el Diagnóstico en Clínica. Buenos Aires, Editorial Universitaria de Buenos Aires, 1964.

27 Radiobiología

I. INTRODUCCIÓN

En el capítulo 25 señalamos que los rayos X y γ, así como las radiaciones corpusculares, tienen efectos ionizantes, mientras que las radiaciones electromagnéticas de frecuencias menores (a partir de los rayos ultravioleta) no tienen en general esa propiedad. Dentro de este último grupo, sólo los rayos ultravioleta, la luz visible y la radiación infrarroja tienen efectos biológicos que merecen estudiarse. Convendremos en llamar a esa parte del espectro, radiaciones de baja frecuencia. A ellas dedicaremos el primer título de este capítulo.

II. EFECTOS DE LAS RADIACIONES DE BAJA FRECUENCIA

Entre las radiaciones de baja frecuencia incluimos las infrarrojas, las de la luz visible y las ultravioletas.

Las únicas acciones biológicas que los rayos infrarrojos son capaces de producir, por ejemplo, vasodilatación, son las que resultan del calor que pueden generar en los tejidos.

La piel absorbe o refleja la mayor parte de los rayos infrarrojos, y sólo es relativamente transparente para las longitudes de onda comprendidas entre 0,7 y 15 μm, las cuales no llegan a sobrepasar 3 mm de profundidad, aproximadamente.

Los efectos más importantes de la luz visible sobre los seres vivos son los relacionados con la fotosíntesis y con la visión. Los primeros no se tratan en esta obra. Los segundos ya los hemos considerado en el capítulo 23.

La radiación ultravioleta forma parte de la radiación solar y puede ser producida por fuentes artificiales (lámparas de vapor de mercurio).

La atmósfera absorbe la mayor parte de la componente ultravioleta de la radiación solar, de modo que sólo llegan a nivel del mar las longitudes de onda mayores de 295 nm. Asimismo, estas radiaciones son muy absorbidas por el agua.

Los efectos más importantes de estas radiaciones son su acción fotoquímica, como la transformación del ergosterol y del 7-dehidro-colesterol en sustancias de actividad antirraquítica (vitaminas D_2 y D_3), y su acción bactericida. En el primer caso, la longitud de onda más activa es de 280 nm; en el segundo, de 265 nm. En ambos existe bastante coincidencia entre el espectro de acción y los de absorción de las proteínas y los ácidos nucleicos.

Los rayos ultravioleta son reflejados parcialmente por la piel y la parte que penetra es completamente absorbida por ella, sin llegar a más de 2 mm de profundidad. Sus efectos inmediatos en la piel van desde el eritema ligero hasta la exfoliación o la formación de ampollas con intensa destrucción celular. Como es sabido, el efecto de exposición prolongada consiste en un aumento de la pigmentación.

III. EFECTOS DE LAS RADIACIONES IONIZANTES

Para estudiar los efectos biológicos de las radiaciones ionizantes son necesarios algunos conceptos sobre dosis de radiación y sobre la naturaleza de la unión química. A continuación trataremos estos temas.

A. DOSIS

1. Atenuación y absorción

En el capítulo 25 estudiamos la atenuación de las radiaciones por la materia y, en el caso particular de la radiación electromagnética, establecimos la ecuación [25.11] que reproducimos aquí, la cual permite calcular la pérdida de energía que el haz de rayos sufre al atravesar un medio:

$$\ddot{N}_x = \ddot{N}_o \cdot e^{-\mu \cdot x} \qquad [27.1]$$

Pero como muestra la figura 25.20, energía *perdida* por el haz de rayos no significa forzosamente energía *absorbida* por el medio. Por eso corresponde especificar con precisión qué se entiende por absorción de una radiación. *Se considera* **energía absorbida por el medio** *la que es empleada en la producción de electrones secundarios* (provenientes fundamentalmente de los efectos fotoeléctrico y Compton), es decir, la diferencia entre la energía de los fotones que ingresan en el medio y la de los que emergen de él; no constituye energía absorbida la de los fotones desviados de menor frecuencia que llegan a salir del medio atravesado. Por ese motivo el coeficiente de atenuación lineal μ puede considerarse formado por la suma de dos términos, uno correspondiente a la radiación absorbida μ_a y el otro a la dispersada μ_d.

$$\mu = \mu_a + \mu_d \qquad [27.2]$$

Introduciendo este valor en la ecuación [27.1], tenemos la expresión:

$$\ddot{N}_x = \ddot{N}_o \cdot e^{-(\mu_a + \mu_d) \cdot x} \qquad [27.3]$$

Es necesario hacer esta diferencia, porque sólo la energía absorbida participa en los efectos de las radiaciones en un medio determinado. Para expresar tal cantidad se emplean algunos conceptos que trataremos a continuación.

2. Dosis absorbida e intensidad de dosis

Se llama **dosis absorbida** *a la energía absorbida por unidad de masa de material* (en este caso, tejidos):

$$D = \frac{\Delta E}{\Delta M} \qquad [27.4]$$

En el Sistema Internacional, la unidad de dosis absorbida es el gray. Se dice que *la dosis absorbida es de 1 gray cuando se absorbe 1 joule por kg de medio irradiado:*

$$1 \ Gy = \frac{1 \ J}{1 \ kg} \qquad [27.5]$$

También se emplea el rad, que viene expresado por:

$$1 \ rad = \frac{100 \ erg}{1 \ g} \qquad [27.6]$$

La equivalencia entre el rad y el gray es:

$$1 \ rad = 0,01 \ Gy \qquad [27.7]$$

Nótese que en el concepto de dosis absorbida no figura el tiempo. Una masa de tejido puede haber recibido una dosis de 1 Gy en pocos segundos, en unas horas o a lo largo de un año. Por eso es necesario definir también la ***intensidad de dosis absorbida***. *Se llama así a la dosis absorbida por unidad de tiempo,* es decir, el cociente:

$$\dot{D} = \frac{\Delta D}{\Delta t} \qquad [27.8]$$

La intensidad de dosis absorbida se expresa en Gy/s, Gy/min, etc.

3. Exposición

La dosis absorbida por un medio dado puede ser determinada a partir de la ionización que la misma radiación produce en un material de referencia, que es el aire. Esta capacidad se expresa mediante la magnitud llamada ***exposición***. Se denomina así al *cociente entre la carga ΔQ de todos los iones de un signo producidos por efectos de la radiación en un volumen de aire, y la masa ΔM correspondiente a ese volumen.*

$$X = \frac{\Delta Q}{\Delta M} \qquad [27.9]$$

En el Sistema Internacional, *la exposición se mide en **coulomb por kilogramo**,* aunque subsiste el uso del ***röntgen***. Se denomina así a *una cantidad de radiación X o γ tal que la emisión corpuscular producida por ella en un cm^3 de aire* (en condiciones normales) *genere en el aire iones que lleven una unidad electrostática de carga de cada signo.* Esta definición se refiere a las partículas generadas dentro de un volumen de 1 cm^3, pero las ionizaciones a que dan origen, y cuyas cargas integran la cantidad de electricidad mencionada, pueden ser producidas fuera de ese volumen, en el aire que lo rodea. No se consideran, en cambio, las que puede originar la radiación fuera de ese volumen, aunque entren en él (fig. 27.1). Es imposible diferenciar en la práctica ambas clases de iones, pero existen cámaras

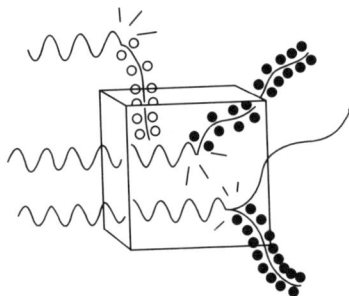

Figura 27.1. *Partículas generadas por la radiación en un volumen de aire. Sólo se consideran las representadas en negro.*

diseñadas de tal modo que la energía de las partículas cargadas que ingresan en un elemento de volumen es igual a la de las que salen de él, y miden una carga eléctrica equivalente a la de los iones producidos por la radiación corpuscular generada únicamente en ese elemento volumen.

Sabiendo qué cantidad de electricidad de un signo puede generar la emisión corpuscular de 1 cm³ de aire, se puede calcular la correspondiente a 1 g de ese gas, y a partir de ese valor y de la carga eléctrica de un electrón, se puede determinar cuántos pares de iones se originan por gramo de aire. Como sabemos que para generar un par de iones es necesaria una energía promedio de 33,7 eV, se puede calcular la energía que esa radiación pierde por gramo de aire. De esta manera se pueden establecer las equivalencias correspondientes a 1 röntgen:

$$1\ \boldsymbol{R} = \frac{86{,}7\ \text{erg}}{\text{g (aire)}} \qquad [27.10]$$

Esta expresión se debe interpretar como sigue: si la exposición a una radiación es capaz de generar 1 unidad electrostática de carga por la emisión corpuscular que produce en 1 cm³ de aire, la misma radiación entrega a 1 g de ese gas una energía de 86,7 erg (fig. 27.2). De acuerdo con esto, la dosis absorbida en el aire con una exposición de 1 röntgen es:

$$\boldsymbol{D}_{\text{aire}} = 0{,}87\ \text{rad} = 8{,}7\ \text{mGy} \qquad [27.11]$$

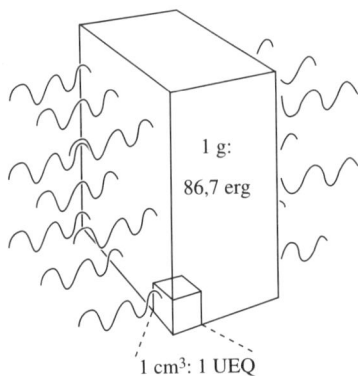

1 g: 86,7 erg

1 cm³: 1 UEQ

Figura 27.2. *Explicación en el texto.*

Y, como dentro del rango de energías empleado habitualmente, la absorción en agua es 1,11 veces mayor, la dosis absorbida en esa sustancia es:

$$D_{H_2O} = 8,7 \text{ mGy} \times 1,11 = 9,6 \text{ mGy} \qquad [27.12]$$

Esta dosis puede ser atribuida a los tejidos pues, a este respecto, se pueden considerar similares al agua.

En forma análoga a como se definió intensidad de dosis absorbida (ecuación [27.8]), se puede definir *intensidad de exposición*:

$$\dot{X} = \frac{\Delta X}{\Delta t} \qquad [27.13]$$

B. ELECTRONES Y ENLACE QUÍMICO

1. Mecanismo

En la tabla 24.1 (pág. 450) se señalaron con un asterisco los gases llamados inertes, que excepcionalmente pueden combinarse con otro elemento. En esa tabla puede observarse que, salvo el helio, que posee una sola capa, la configuración electrónica de todos los demás termina con las subcapas s y p completas. Como este grupo de 8 electrones confiere a estos gases su inercia química, se ha considerado este octeto como la base para explicar el enlace químico.

De acuerdo con esto, se admite que el enlace resulta de la tendencia de todos los átomos a completar el octeto de su capa superior, salvo en el caso de los elementos de número atómico bajo (H, Li) que adoptan la configuración del helio. Debemos hacer notar que los electrones del octeto se distribuyen en cuatro pares, a cada uno de los cuales corresponde una función matemática, que no detallaremos aquí, llamada orbital. En un nivel elemental, cada orbital puede ser visualizado como una distribución espacial determinada. Se dice que dos electrones de un mismo orbital están *apareados*.

Al combinarse los átomos entre sí pueden llegar a completar el octeto de diversas maneras, de las cuales veremos sólo dos ejemplos.

2. Unión electrovalente

Consideremos el caso del cloruro de sodio. En la tabla 24.1 se observa que si el sodio pierde un electrón y el cloro lo gana, ambos átomos quedan con su octeto superior completo. Esto es precisamente lo que ocurre cuando esos elementos se combinan. Pero la transferencia del electrón tiene otras consecuencias; el átomo de sodio queda ahora con una carga positiva en exceso, mientras que el de cloro resulta cargado negativamente. Ambas partículas constituyen entonces dos iones que se mantienen unidos en la red cristalina (capítulo 1, fig. 1.4) por atracción electrostática. Este tipo de enlace químico, que recibe el nombre de *unión electrovalente*, se indica empleando los símbolos de los elementos rodeados de puntos (u otros signos) que representan los electrones de las subcapas s y p de su nivel superior. El ejemplo que hemos mencionado queda representado de la siguiente forma:

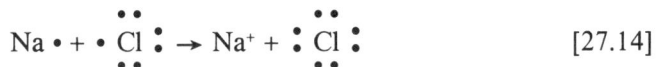

$$Na \bullet + \bullet \overset{\bullet\bullet}{\underset{\bullet\bullet}{Cl}} \bullet \rightarrow Na^+ + \bullet \overset{\bullet\bullet}{\underset{\bullet\bullet}{Cl}} \bullet \qquad [27.14]$$

3. Unión covalente

Otro modo de completar el octeto consiste en la puesta en común de sendos electrones por los dos átomos que participan de la unión. En el caso de la molécula de cloro, por ejemplo, cada átomo comparte con el otro un electrón, de modo que ambos octetos resultan completos:

$$: \overset{\bullet\bullet}{\underset{\bullet\bullet}{Cl}} \bullet \; + \; \bullet \; \overset{\bullet\bullet}{\underset{\bullet\bullet}{Cl}} : \; \rightarrow \; : \overset{\bullet\bullet}{\underset{\bullet\bullet}{Cl}} : \overset{\bullet\bullet}{\underset{\bullet\bullet}{Cl}} : \qquad\qquad [27.15]$$

En este tipo de unión, que recibe el nombre de *enlace covalente*, ninguno de los dos átomos gana ni pierde carga eléctrica.

En el caso del metano, CH_4, el átomo de carbono comparte cada uno de sus cuatro electrones externos con cada átomo de hidrógeno, mientras que éstos comparten los suyos con el carbono. El hidrógeno alcanza así la configuración del helio, mientras que el carbono completa su octeto:

$$\bullet \; \overset{\bullet}{\underset{\bullet}{C}} \; \bullet \; + \; 4 \; H_\times \; \rightarrow \; H \overset{\bullet}{\underset{\times}{:}} \overset{\overset{H}{\bullet\,\times}}{\underset{\times\,\bullet}{C}} \overset{\bullet}{\underset{\times}{:}} H \qquad\qquad [27.16]$$
$$\underset{H}{}$$

Como se observa, cada enlace covalente está constituido por la puesta en común de dos electrones, de modo que para indicarla basta representar los dos electrones compartidos.

Esto es lo único que necesitamos conocer sobre unión química para poder seguir adelante.

C. EFECTOS QUÍMICOS DE LAS RADIACIONES IONIZANTES

Como ya señalamos en el capítulo 25, las radiaciones ionizantes interactúan con la materia principalmente por el arrancamiento de electrones. Esto trae como consecuencia, en muchos casos, la destrucción de moléculas. Se generan así fragmentos que reciben el nombre de *radicales libres*, los cuales son los responsables de una buena parte de los efectos químicos de las radiaciones.

1. Radicales libres

Un radical libre es un átomo o grupo de átomos eléctricamente neutro que tiene su octeto electrónico incompleto y, por lo tanto, posee electrones no apareados. El grupo oxhidrilo (no el ion oxhidrilo) constituye un ejemplo típico de radical libre. La configuración electrónica de este radical se puede simbolizar mediante la expresión gráfica:

$$H \overset{\times}{\underset{\bullet}{:}} \overset{\bullet\bullet}{\underset{\bullet\bullet}{O}} \circ$$

en la que hemos representado con × el electrón proveniente del hidrógeno (apareado con uno del oxígeno); con •, los electrones de oxígeno apareados, y con ○, el electrón no apareado. Para que no se confunda con el ion oxhidrilo, damos a continuación la configuración electrónica de esta especie:

$$H \overset{\times}{\underset{\bullet\bullet}{\bullet\bullet}} O \overset{\bullet\bullet}{\underset{\bullet\bullet}{}} {}^{-}$$

En ella se puede observar que el octeto está completo y que el grupo no es eléctricamente neutro.

Las configuraciones electrónicas de los radicales libres confieren a éstos una gran reactividad química, de modo que en general su vida es muy efímera (10^{-6} s) en medio acuoso, e inmediatamente reaccionan con las moléculas que encuentran en el medio en que se hallan.

2. Efectos sobre el agua pura

Como el agua es la sustancia más abundante de los tejidos, daremos una idea general sobre las transformaciones que pueden ocurrir en ella a partir de ciertos procesos que las radiaciones ionizantes pueden provocar y que, con fines didácticos, llamaremos reacciones iniciales. A continuación veremos algunas de ellas.

a. Reacciones iniciales

Si una partícula arranca un electrón a una molécula de agua, ésta queda transformada en un ion positivo inestable:

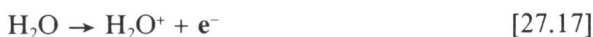

$$H_2O \rightarrow H_2O^+ + e^- \qquad [27.17]$$

El ion formado reacciona con otra molécula de agua de las inmediaciones, dando lugar a la siguiente transformación:

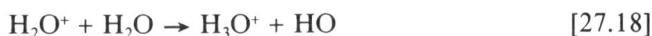

$$H_2O^+ + H_2O \rightarrow H_3O^+ + HO \qquad [27.18]$$

El electrón desprendido (ecuación [27.17]) puede provocar nuevas ionizaciones, pero a medida que las produce va perdiendo su energía hasta hacerse térmico*. En ese estado se rodea de una capa de moléculas de agua, constituyendo un verdadero ion sumamente reactivo que representaremos con el símbolo e_{aq}^-:

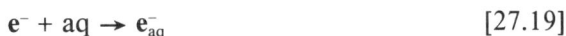

$$e^- + aq \rightarrow e_{aq}^- \qquad [27.19]$$

Por último, el **electrón hidratado** puede reaccionar con los iones hidronio presentes, de acuerdo con la ecuación:

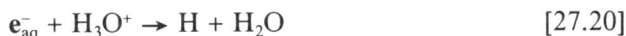

$$e_{aq}^- + H_3O^+ \rightarrow H + H_2O \qquad [27.20]$$

Esta ecuación se interpreta como sigue: el electrón neutraliza la carga eléctrica del ion hidronio, generando agua e hidrógeno atómico y el agua que lo hidrata

---

* El concepto de electrón térmico es análogo al de neutrón térmico descrito en la página 470.

inicialmente pasa a formar parte del medio, el cual no se representa en la ecuación.
Como resultado de las transformaciones [27.18], [27.19] y [27.20] aparecen en
el medio las siguientes especies:

$$H_3O^+ \quad \text{ion hidronio}$$
$$HO \quad \text{radical oxhidrilo}$$
$$H \quad \text{hidrógeno atómico}$$
$$e^-_{aq} \quad \text{electrón hidratado}$$

Como el hidronio es un constituyente normal de toda solución acuosa, no le
prestaremos más atención; en cambio, consideraremos algunos de los procesos en
los que pueden participar las otras especies.

b. Electrón hidratado

Las siguientes son cuatro reacciones típicas en las que esta especie puede participar:

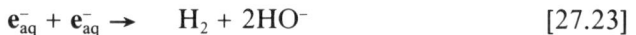

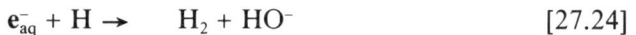

$$e^-_{aq} + H_2O \rightarrow H + HO^- \qquad [27.21]$$

$$e^-_{aq} + H_3O^+ \rightarrow H + H_2O \qquad [27.22]$$

$$e^-_{aq} + e^-_{aq} \rightarrow \quad H_2 + 2HO^- \qquad [27.23]$$

$$e^-_{aq} + H \rightarrow \quad H_2 + HO^- \qquad [27.24]$$

La segunda de estas reacciones desempeña un papel predominante, especialmente si la concentración de hidrogeniones $[H_3O^+]$ es elevada.

c. Radical oxhidrilo

La reacción en que este radical puede intervenir con mayor probabilidad es la
recombinación con hidrógeno, volviendo a formar agua:

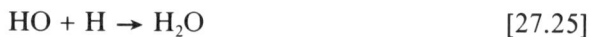

$$HO + H \rightarrow H_2O \qquad [27.25]$$

Pero una de las más importantes por sus efectos es la formación de agua
oxigenada por *dimerización:*

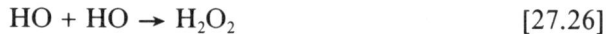

$$HO + HO \rightarrow H_2O_2 \qquad [27.26]$$

d. Hidrógeno atómico

Las reacciones más probables en las que este radical puede participar son la
dimerización, formando hidrógeno molecular:

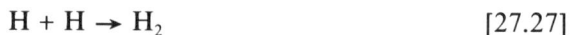

$$H + H \rightarrow H_2 \qquad [27.27]$$

y la recombinación con oxhidrilo ya mencionada [27.25].
Además, el hidrógeno atómico puede reaccionar, como ya expusimos, con el
electrón hidratado (ecuación [27.24]) y con el oxígeno molecular que pudiera
existir en la solución:

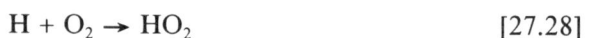

$$H + O_2 \rightarrow HO_2 \qquad [27.28]$$

La estructura del nuevo radical formado, llamado *peróxido*, es:

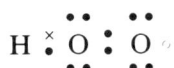

$$H \overset{\times}{\underset{\bullet}{\bullet}} \overset{\bullet\bullet}{\underset{\bullet\bullet}{O}} \overset{\bullet\bullet}{\underset{\bullet\bullet}{\bullet}} \overset{\bullet\bullet}{\underset{\bullet\bullet}{O}}$$

e. Otras reacciones

El agua oxigenada y el radical peróxido (ecuaciones [27.26] y [27.28]) pueden participar en nuevos procesos. Por ejemplo, el agua oxigenada puede reaccionar con el electrón hidratado:

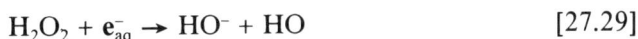

$$H_2O_2 + e^-_{aq} \rightarrow HO^- + HO \qquad\qquad [27.29]$$

dando ion oxhidrilo y radical oxhidrilo.

El radical peróxido puede formar agua oxigenada y oxígeno molecular:

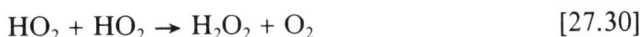

$$HO_2 + HO_2 \rightarrow H_2O_2 + O_2 \qquad\qquad [27.30]$$

Las reacciones señaladas hasta aquí son las más importantes que pueden producirse cuando se irradia agua pura, pero en los tejidos existen infinidad de otras especies químicas. Por ello esbozaremos a continuación la participación de otras sustancias en el proceso.

3. Efectos de la radiación sobre otras sustancias

a. Sustancias orgánicas

Las especies que resultan de los procesos descritos pueden actuar sobre las sustancias orgánicas que se encuentran en la solución. Por ejemplo, el radical oxhidrilo puede separar un átomo de hidrógeno de un compuesto, dejando a éste convertido en un radical libre, como se muestra en la ecuación:

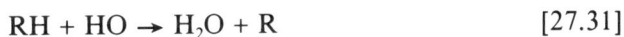

$$RH + HO \rightarrow H_2O + R \qquad\qquad [27.31]$$

en la que R representa el radical orgánico. Desde el punto de vista de la configuración electrónica, esta reacción se podría interpretar:

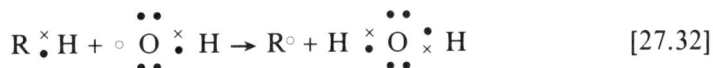

$$R \overset{\times}{\underset{\bullet}{\bullet}} H + \circ \overset{\bullet\bullet}{\underset{\bullet\bullet}{O}} \overset{\times}{\underset{\bullet}{\bullet}} H \rightarrow R\circ + H \overset{\bullet\bullet}{\underset{\bullet\bullet}{\bullet}} \overset{\bullet\bullet}{\underset{\bullet\bullet}{O}} \overset{\times}{\times} H \qquad [27.32]$$

El radical R así formado puede unirse a un nuevo grupo oxhidrilo, el cual queda entonces reemplazando el primitivo hidrógeno. Este proceso, que se llama *hidroxilación,* es uno de los más característicos.

Por otra parte, las radiaciones pueden afectar directamente a las sustancias orgánicas, provocando su alteración, como lo hacen con el agua. Por ejemplo, en el caso de los ácidos nucleicos pueden actuar sobre las bases púricas y pirimídicas, o pueden romper una o ambas cadenas, alterando así el código genético de la célula afectada.

Sobre las proteínas, las radiaciones ionizantes pueden destruir uniones peptídicas, modificar la estructura secundaria, o terciaria etc. Esto altera las propiedades funcionales de la proteína afectada, y si ésta es una enzima, puede perder su actividad.

En general, tanto las sustancias nuevas que se forman como los radicales producidos, pueden originar cadenas de reacciones con efectos muy variados.

b. Papel del oxígeno

La reacción más probable entre el hidrógeno atómico y el radical oxhidrilo es la recombinación del agua (ecuación [27.25]). Cuando esto ocurre, los efectos químicos de la radiación que les dio origen no se producen. Pero si el hidrógeno atómico es captado por moléculas de oxígeno formando radical peróxido (ecuación [27.28]), tanto el oxhidrilo que queda disponible como el peróxido producido favorecen la formación de agua oxigenada, o pueden participar en la alteración de otras moléculas.

Por otra parte, el oxígeno puede contribuir a oxidar los radicales orgánicos formados, participando así en nuevas cadenas de alteraciones. En consecuencia, su presencia contribuye a acentuar el daño producido por las radiaciones.

Se llama relación de amplificación por el oxígeno, RAO, al cociente:

$$RAO = \frac{D}{D_{O_2}} \qquad\qquad [27.33]$$

en el que D es la dosis que en ausencia de oxígeno produce los mismos efectos que la dosis D_{O_2} en su presencia.

c. Macromoléculas

Cuando la radiación arranca un electrón de una cadena hidrocarbonada larga, el vacío ocasionado en uno de los átomos de carbono puede ser llenado por un electrón de un átomo vecino, el cual, a su vez, puede recibirlo de otro, y así sucesivamente. Se produce de este modo un *desplazamiento errante* de electrones hasta que la macromolécula interviene en una reacción, que puede ocurrir al azar en cualquier lugar de ella.

D. TEORÍA DEL BLANCO

Cuando se relacionan ciertos efectos de las radiaciones con las dosis absorbidas, en muchos casos se obtienen curvas de tipo exponencial. Por ejemplo, si se estudia la supervivencia de bacterias, puede observarse que el número de individuos N_D que sobreviven está relacionado con el número inicial N_o y con la dosis absorbida D, por una ecuación de la forma:

$$\frac{N_D}{N_o} = e^{-k \cdot D} \qquad\qquad [27.34]$$

La representación gráfica de esta ecuación en coordenadas semilogarítmicas es una recta con pendiente negativa, que puede ser diferente según corresponda, por ejemplo, a supervivencia de bacterias (fig. 27.3,a) o a la conservación de distintas funciones metabólicas (b, c). Estas curvas se pueden obtener teóricamente, si se

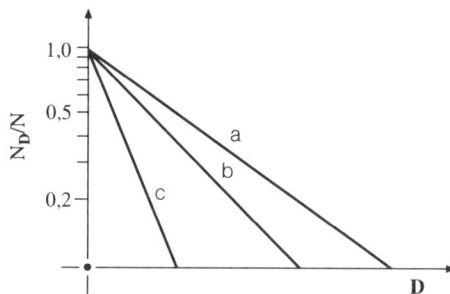

Figura 27.3. *Curva de supervivencia de bacterias o inactivación de funciones.*

supone que existen zonas sensibles en las que la radiación debe hacer uno o varios impactos para que la bacteria muera o la función quede anulada. Esto ha dado origen a la llamada *teoría del blanco* que no podemos desarrollar aquí.

Sólo señalaremos que a partir de ella es posible hacer el estudio teórico de las curvas de supervivencia en poblaciones de células a partir de diferentes modelos, en los que se supone que para producir la muerte de una célula o anulación de una función se requieren condiciones diferentes, por ejemplo: un blanco letal por célula y un solo impacto; varios blancos letales, un blanco letal y varios subletales, etc.

E. EFECTOS BIOLÓGICOS

1. Generalidades

En algunos casos, el efecto de la radiación se produce en forma directa cuando, de acuerdo con la teoría del blanco, el impacto se origina en una zona especialmente sensible (p. ej., un cromosoma) provocando su alteración. Pero en general, para comprender el mecanismo de los efectos biológicos de las radiaciones deberíamos pasar de las alteraciones moleculares a los efectos bioquímicos, de éstos a los celulares e inferir de ellos los trastornos generales. El estudio de ese encadenamiento pertenece al campo de la Patología.

Las manifestaciones celulares o generales pueden presentarse inmediatamente o en forma tardía y ser reversibles o irreversibles.

Cuando los efectos no son inmediatos, muchas veces tiene importancia la intensidad de la dosis, pues si ésta es baja, puede ocurrir que el organismo tenga tiempo de ir reparando las lesiones a medida que las radiaciones las van produciendo.

Por último, en lo que a los efectos se refiere, además de la dosis tienen importancia el tipo de tejido irradiado, el estado de actividad de éste, el tratamiento efectuado después de la irradiación e infinidad de otros factores, como la concentración de oxígeno, la temperatura, el pH del medio, la humedad, etc., sobre los cuales no podemos extendernos.

2. Eficiencia biológica relativa. Dosis equivalente

Para comparar los efectos biológicos de diferentes tipos de radiación, conviene definir la eficiencia biológica relativa, EBR, respecto de una radiación de referencia.

Si la dosis D_i de un tipo de radiación produce el mismo efecto que la dosis D_o de la radiación de referencia, la eficiencia biológica relativa de la primera viene dada por:

$$EBR_i = \frac{D_o}{D_i} \qquad [27.35]$$

y el producto $D_i \cdot EBR$ recibe el nombre de *dosis equivalente*.
Si la dosis absorbida se mide en rad, la equivalente se expresa en rem*, de acuerdo con:

$$D_o \text{ (en rem)} = D_i \text{ (en rad)} \cdot EBR \qquad [27.36]$$

Si se emplea el gray, la dosis equivalente queda expresada en sievert.

$$D_o \text{ (en Sv)} = D_i \text{ (en Gy)} \cdot EBR \qquad [27.37]$$

3. Efectos celulares

Los efectos de la radiaciones sobre las células pueden ser debidos a alteraciones bioquímicas que dan lugar a la inhibición de funciones, a la formación de productos tóxicos resultantes de la alteración de sustancias normales por los radicales libres, a la difusión de sustancias como enzimas liberadas por destrucción de organelas, etc. En general, se ha comprobado que son especialmente sensibles las células de gran actividad reproductora y poco diferenciadas.

Las alteraciones celulares son sumamente variadas y pueden ser morfológicas o funcionales.

Las más interesantes son las que suelen producirse en los cromosomas, los cuales pueden impedir directamente la reproducción de la célula u ocasionar trastornos o modificaciones en las generaciones siguientes.

Por su radiosensibilidad, es posible, en forma un tanto esquemática, ordenar los diferentes tipos de células o tejidos en una serie que, en orden decreciente, es la siguiente:

Linfocito
Tejidos hematopoyéticos
Epitelios
Células conectivas
Nervios
Cerebro
Células musculares

4. Efectos generales

Los efectos generales que aparecen en el animal entero como consecuencia de la irradiación constituyen un cuadro que recibe el nombre de **síndrome de irradiación**, el cual puede ponerse de manifiesto por trastornos inmediatos y tardíos. La

* Del inglés *relative eficiency man*: dosis equivalente en el hombre.

descripción detallada de dicho síndrome constituye un capítulo de la Patología, por lo cual su tratamiento no corresponde a esta obra.

IV. ASPECTOS SANITARIOS

En virtud de lo explicado en la sección anterior, es obvio que deben tenerse en cuenta los riesgos potenciales debidos a las radiaciones.

Aparte de los efectos de las contaminaciones accidentales, constituyen un riesgo las radiaciones originadas en ciertas actividades habituales. Entre ellas se incluyen las radiaciones utilizadas con fines terapéuticos o diagnósticos, las emitidas por los radioisótopos que se usan con esos fines o en investigación, así como las producidas por los desechos radiactivos que resultan de esas actividades y de los reactores que se emplean para la producción de radioisótopos o la provisión de energía.

Los efectos producidos por las radiaciones pueden ser producidos por radiaciones provenientes del exterior del organismo o por fuentes radiactivas incorporadas a él.

A. RADIACIÓN EXTERNA

La radiación externa es emitida por sustancias radiactivas o producida por equipos especiales, como en el caso de los rayos X, y puede ser de naturaleza electromagnética o corpuscular.

1. Radiación electromagnética

En este caso los problemas referentes a la irradiación del organismo están relacionados con la determinación de la dosis absorbida y con los medios de protección.

a. Dosis absorbida

En el caso más sencillo, una fuente de radiación puntual de actividad Y se halla a una distancia d del organismo irradiado.

Si el número de desintegraciones es igual al número de fotones desprendidos ΔN_v, podemos escribir:

$$Y = \frac{\Delta N_v}{\Delta t} \qquad [27.38]$$

Estos fotones se desprenden en forma radial, de modo que, si despreciamos la atenuación por el aire, a la distancia d todos ellos atraviesan una superficie esférica S_{esf} (fig. 27.4) dada por:

$$S_{esf} = 4 \cdot \pi \cdot d^2 \qquad [27.39]$$

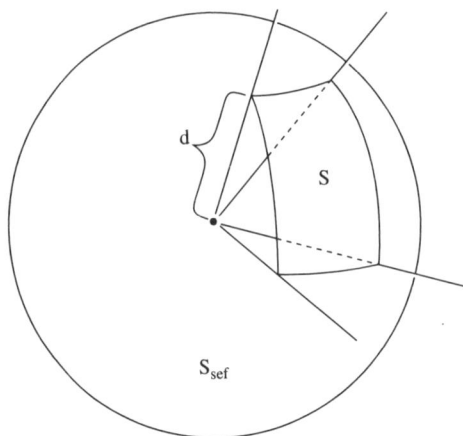

Figura 27.4. *Explicación en el texto.*

En consecuencia, el número de fotones $\ddot{N}_v$ provenientes de la fuente que atraviesa la unidad de superficie a la distancia d por unidad de tiempo se obtiene dividiendo la ecuación [27.38] por esta última expresión:

$$\ddot{N}_v = \frac{\Delta N_v}{\Delta t \; S_{esf}} = \frac{Y}{4 \cdot \pi \cdot d^2} \qquad [27.40]$$

Si la superficie expuesta del organismo irradiado es S, el número de fotones que recibe por unidad de tiempo resulta:

$$\ddot{N} \cdot S = \frac{Y \cdot S}{4 \cdot \pi \cdot d^2} \qquad [27.41]$$

Es decir, el número de fotones que llegan al organismo por unidad de tiempo es inversamente proporcional al cuadrado de la distancia a la fuente radiactiva. A partir de la última ecuación, puede calcularse la intensidad de dosis $\dot{D}$ (energía absorbida por gramo de tejido y por unidad de tiempo) en función del coeficiente lineal de atenuación por absorción μ_a, de la energía de los fotones E_v y de la densidad del tejido. Como estos tres parámetros son constantes para un caso determinado, la intensidad de dosis resulta inversamente proporcional al cuadrado de la distancia a la fuente.

Cabe señalar ahora que el desarrollo realizado constituye sólo una simplificación de los casos reales. Por ejemplo, entre la fuente y el organismo irradiado podría hallarse interpuesto otro material absorbente, y ello debe ser tenido en cuenta al realizar el cálculo.

b. Protección

La protección contra la radiación γ se realiza fundamentalmente mediante el blindaje de la fuente emisora, de modo que la exposición en el ambiente protegido quede por debajo de los límites admisibles. El cálculo del blindaje implica la consideración de factores que dependen de la energía de la radiación, de la geometría del blindaje y del material empleado. No entraremos en el estudio de este tema, pero señalaremos un factor importante que no se puede despreciar.

De acuerdo con las ecuaciónes [25.10] o [25.11], se podría interpretar errónea-mente que basta conocer el coeficiente de atenuación lineal, propio de la radiación, y del material del blindaje, para calcular su espesor x. Pero no se debe olvidar que esas ecuaciones sólo valen para haces delgados (pág. 480) y que, como muestra la figura 25.20, muchos de los fotones que desaparecen del haz dan origen a radiación secundaria emitida en otras direcciones. En consecuencia, cuando los haces no son colimados, lo que constituye el caso más frecuente, los fotones secundarios deben tenerse en cuenta. En la figura 27.5 representamos la exposición que existiría alrededor de una fuente radiactiva blindada por un envase cilíndrico (p. ej., de plomo), si toda la atenuación se produjese por absorción, de modo que la radiación secundaria no existiese (I) y en el caso real, en que se origina radiación secundaria (II). Como se puede observar la intensidad de exposición es mayor que la supuesta. Existe un coeficiente, llamado *factor de multiplicación,* que depende de la energía de la radiación, del material del blindaje y de su espesor, el cual permite calcular la dosis de exposición real a partir de la calculada mediante la ecuación [25.11] para un haz colimado.

2. Emisiones α y β

Las radiaciones α y β provenientes de fuentes externas, sólo tienen importancia cuando se hallan en contacto con el organismo, debido a su corto alcance. En el caso de un emisor α, aun hallándose depositado sobre la piel, no produce efectos nocivos en forma directa, pues las partículas α no llegan a atravesar la capa córnea. Sin embargo, la situación es igualmente arriesgada, pues la sustancia radiactiva podría ser absorbida por la piel y desarrollar sus efectos nocivos a mayor profun-didad.

En el caso de las partículas β, se puede hacer un cálculo aproximado de la intensidad de dosis absorbida, a partir de la actividad de la sustancia depositada por unidad de superficie Y/S, del alcance de las partículas correspondientes al núclido de que se trate, y de la energía que aquéllas pierden por unidad de trayectoria al producir ionizaciones. En el cálculo se debe tener en cuenta que sólo la mitad de las desintegraciones tienen efectos, pues del total de las radiaciones

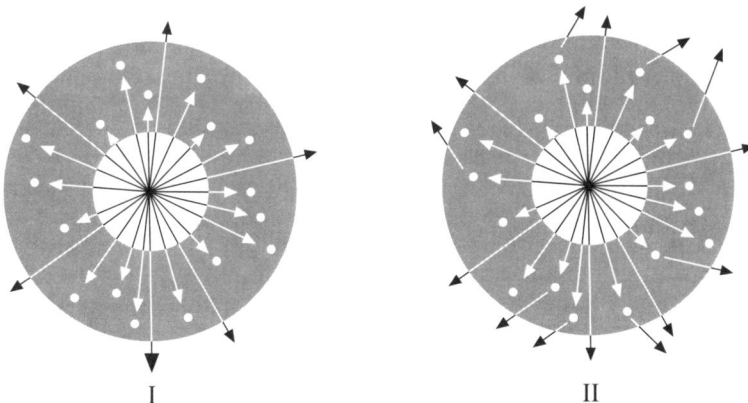

I	II

Figura 27.5. Atenuación de la radiación por un blindaje cilíndrico. (Explicación en el texto.)

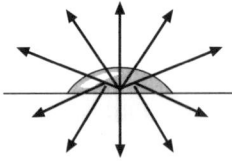

Figura 27.6. *Irradiación de los tejidos por una fuente radiactiva aplicada sobre la piel.*

emitidas, sólo la mitad está dirigido hacia el interior respecto de la superficie de la piel (fig. 27.6). No corresponde a nivel introductorio hacer un estudio más extenso del problema.

B. FUENTES INTERNAS DE RADIACIÓN

Llamamos así a las fuentes que se hallan dentro del organismo, sea porque han llegado a él en forma accidental o porque han sido introducidas con fines diagnósticos o terapéuticos.

1. Conceptos generales

A diferencia de la radiación de origen externo, en cuyo caso es posible limitar el tiempo de permanencia en el lugar peligroso o tomar otras medidas adecuadas, cuando un radionúclido ha ingresado en el organismo el factor tiempo es, en general, incontrolable. Además, los efectos dependen de las propiedades químicas de la especie de que se trate y de factores metabólicos. Estos factores pueden hacer que una sustancia radiactiva se acumule especialmente en un determinado órgano, que recibe el nombre de *órgano crítico*, y podría ocurrir que la alta concentración en él, ocasione perjuicios que no aparecerían si la sustancia se distribuyese uniformemente en todo el organismo*.

En un buen porcentaje de casos se puede afirmar, con bastante aproximación, que la totalidad de la energía de las radiaciones emitidas por una fuente interna, con excepción de la radiación γ, es absorbida por los tejidos.

En el caso de las fuentes internas, es importante la variación de la intensidad de dosis en función del tiempo.

2. Intensidad de dosis y tiempo

Una vez que el radionúclido se ha distribuido uniformemente en el organismo, o acumulado en un órgano determinado, en muchos casos se puede considerar éste o aquél como un compartimiento, y estudiar la eliminación, como lo hicimos en el capítulo 16 (págs. 302 y sig.).

Si S es la especie química a que pertenece el radionúclido, de acuerdo con la [16.9] su molaridad en función del tiempo está dada por:

$$[S]_t = [S]_o \cdot e^{-k_b \cdot t} \qquad\qquad [27.42]$$

en la que el subíndice b indica que se trata de eliminación biológica. Multiplicando

---

* El órgano crítico no es necesariamente el más afectado en todos los casos.

ambos miembros de esta expresión por el volumen del sistema considerado, resulta:

$$n_t = n_o \cdot e^{-k_b \cdot t} \qquad [27.43]$$

en la que n es el número de moles de la especie química. Multiplicando por el número de Avogadro, obtenemos el número total de partículas:

$$N_t = N_o \cdot e^{-k_b \cdot t} \qquad [27.44]$$

De este número total de partículas al tiempo t, una parte son radiactivas. Multiplicando ambos miembros de esta ecuación por la actividad específica s_t para el mismo tiempo, de acuerdo con la [26.1] resulta:

$$N^* = s_t \cdot N_o \cdot e^{-k_b \cdot t} \qquad [27.45]$$

Reemplazando en esta expresión s_t por su valor en la [26.4], se obtiene:

$$N^* = s_o \cdot e^{-\lambda \cdot t} \cdot N_o \cdot e^{-k_b \cdot t} \qquad [27.46]$$

Esta ecuación se puede escribir:

$$N^* = s_o \cdot N_o \cdot e^{-(\lambda + k_b) \cdot t} \qquad [27.47]$$

y, de acuerdo con la [26.1]:

$$N^* = N_o^* \cdot e^{-(\lambda + k_b) \cdot t} \qquad [27.48]$$

Como la actividad es directamente proporcional al número de átomos radiactivos, resulta:

$$Y_t = Y_o \cdot e^{-(\lambda + k_b) \cdot t} \qquad [27.49]$$

Esta expresión muestra que la radiactividad, contenida en el organismo (o en un órgano particular), decrece en función del tiempo de acuerdo con la constante de eliminación (que depende de factores metabólicos propios de la sustancia de que se trate) y con la constante de desintegración (que depende del radionúclido empleado). En consecuencia, se puede definir el *semiperíodo efectivo* τ_e que es el *tiempo necesario para que la actividad contenida en el organismo se reduzca a la mitad de su valor inicial.*

Del mismo modo que obtuvimos el semiperíodo de eliminación biológica (pág. 304, ecuación [16.13]), puede obtenerse el semiperíodo efectivo, el cual queda determinado por:

$$\tau_e = \frac{\ln 2}{k_b + \lambda} \qquad [27.50]$$

Invirtiendo esta ecuación y descomponiendo el segundo miembro en dos términos, resulta:

$$\frac{1}{\tau_e} = \frac{k_b}{\ln 2} + \frac{\lambda}{\ln 2} \qquad [27.51]$$

y, de acuerdo con la [16.13] y la [24.33]:

$$\frac{1}{\tau_e} = \frac{1}{\tau_b} + \frac{1}{\tau} \qquad\qquad [27.52]$$

en la que τ_b es el semiperíodo biológico y τ el semiperíodo de desintegración radiactiva. A partir de esta ecuación se obtiene fácilmente:

$$\tau_e = \frac{\tau \cdot \tau_b}{\tau + \tau_b} \qquad\qquad [27.53]$$

Esta ecuación permite calcular el semiperíodo efectivo a partir del semiperíodo biológico de la sustancia considerada, y del período de semidesintegración del radionúclido empleado.

El papel que desempeña cada una de estas constantes es diferente según los casos. Por ejemplo, el semiperíodo biológico del sodio para el organismo entero es de 10 días, pero en el caso del sodio radiactivo, la reducción efectiva de la actividad dependerá del isótopo de que se trate. Para el Na^{24}, el período de semidesintegración es de 0,62 días, de modo que la disminución efectiva de la radiactividad contenida en el cuerpo está dominada principalmente por el decaimiento reactivo. En cambio, para el Na^{22}, el período de semidesintegración es de 2,6 años; en consecuencia, la disminución efectiva de este núclido depende prácticamente del semiperíodo biológico (fig. 27.7).

En ciertos casos la situación puede resultar particularmente grave, debido a la gran magnitud del semiperíodo efectivo y al papel que desempeña el órgano crítico; como ocurre, por ejemplo, con el Sr^{90} (uno de los productos de fisión de la

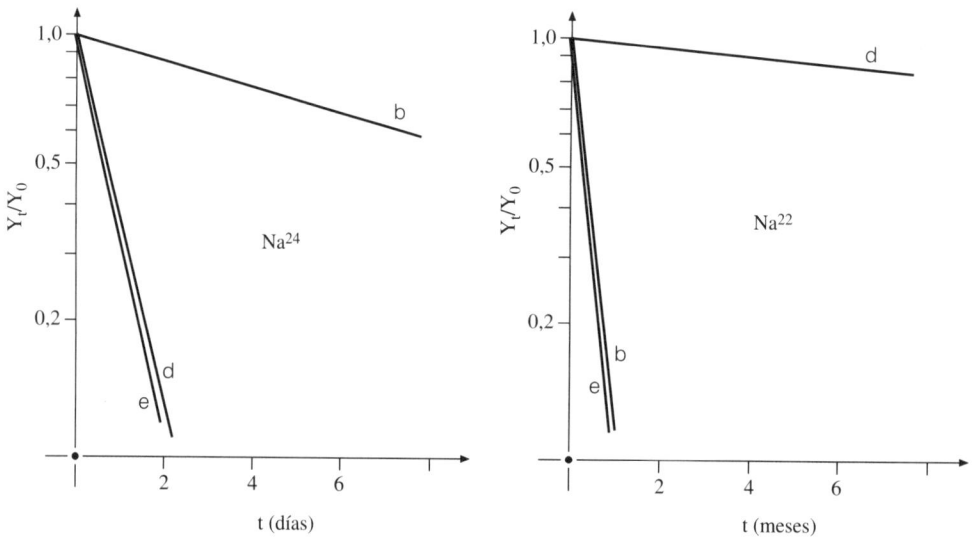

Figura 27.7. Eliminación biológica (b), decaimiento radiactivo (d) y pérdida efectiva de actividad (e) para el caso del Na^{24} y del Na^{22}. (En ambos casos se ha exagerado la separación entre la curva e y la vecina, para que se las pueda reconocer en la gráfica.)

bomba atómica). El semiperíodo efectivo de este núclido es de alrededor de 8 años, y actúa sobre la medula ósea por ser el hueso el órgano crítico.

C. CONSIDERACIONES SANITARIAS GENERALES

A continuación daremos algunos conceptos referentes a las dosis de radiación admisibles y mencionaremos ciertas normas de seguridad.

1. Dosis admisible

En primer lugar, corresponde señalar que durante toda su vida el hombre está sometido a irradiación proveniente de los rayos cósmicos y de los radionúclidos existentes en la naturaleza, inclusive los que forman parte del organismo en condiciones normales. Por encima de este nivel de irradiación permanente, existen circunstancias en las que el hombre recibe niveles superiores. Ello puede deberse al tipo de tareas desempeñadas, a ciertos medios de diagnóstico a los que puede haber sido sometido o a circunstancias del ambiente general. Para éstos y otros casos se ha establecido la mayor dosis que no llegue a implicar para el individuo o para la descendencia de una población un riesgo superior a los habituales de la vida cotidiana. Esta dosis, que recibe el nombre de *nivel máximo admisible,* ha sido establecida teniendo en cuenta que ciertos órganos, como las gónadas o la medula ósea roja, son los más importantes por las consecuencias que puede acarrear su irradiación. Además, se han considerado otros factores, como la edad, el estado de embarazo, etc., y se distingue entre las personas que trabajan con radiaciones, los individuos de la población en general y ésta en su conjunto. Asimismo, se tienen en cuenta las vías posibles de ingreso de radiactividad, entre las que se consideran principalmente el agua ingerida y el aire inhalado. El estudio de todos estos factores ha permitido establecer las normas básicas de seguridad, en materia de protección radiológica recomendadas por la Comisión Internacional de Protección Radiológica. A continuación exponemos algunas normas a modo de ejemplo:

• Para las personas afectadas en el trabajo con radiaciones, la dosis máxima admisible para el cuerpo en general (incluidas las gónadas y la medula ósea) es de 50 mSv por año.

• Las manos, antebrazos, pies y tobillos de quien trabaje con radiaciones pueden recibir hasta 600 mSv por año.

• En cuanto a la población tomada en su conjunto, se considera que la dosis máxima admisible es de 50 mSv hasta los 30 años de edad. Esta dosis se establece considerando fundamentalmente los posibles efectos genéticos.

Con el fin de evitar confusiones, recuérdese la definición de sievert (ecuaciones [27.8] y [27.37]) que se refiere a la *unidad de masa de tejido,* de modo que, si cabe la expresión, la última norma se debe interpretar así: la población en general no debe absorber a lo largo de 30 años más de 0,05 J provenientes de radiación, por kg de población.

2. Normas generales de protección

Para no sobrepasar los niveles máximos admisibles, es necesario adoptar una serie de criterios en el trabajo con fuentes de radiación en general y en particular con radionúclidos. Estos criterios deben ser tenidos en cuenta, toda vez que se trabaje con materiales radiactivos o radiaciones, tanto en el laboratorio como en el uso médico, en la industria, en las plantas de producción de energía nuclear, etc. Como no podemos entrar en detalles, sólo haremos a continuación una breve reseña.

a. Toxicidad

Por su toxicidad, los radionúclidos se clasifican en cuatro grupos, de cada uno de los cuales se dan algunos ejemplos en la tabla 27.1.

Un radionúclido puede llegar al organismo fundamentalmente por ingestión y por inhalación, pero también por las pequeñas heridas o por absorción a través de la piel.

TABLA 27.1. **Algunos radionúclidos clasificados por su grado de toxicidad**

Toxicidad muy alta	Toxicidad alta	Toxicidad moderada	Toxicidad baja
Sr^{90}	Ca^{45}	Na^{24}	
Po^{210}	Fe^{59}	P^{32}	H^3
Ra^{226}	I^{131}	S^{35}	C^{14}
U^{235}	Ba^{140}	Cl^{36}	

b. Condiciones de trabajo con radionúclidos

A continuación ofrecemos algunas reglas para evitar que las sustancias radiactivas lleguen a las puertas de acceso del organismo.

En el ambiente de trabajo las superficies en general deben ser lisas y fáciles de limpiar; no debe haber rendijas o rincones; el aire se debe poder renovar convenientemente; los blindajes no sólo deben proteger el ambiente de trabajo, sino también los que existieran en los pisos superior e inferior del edificio; las ropas de trabajo no deben salir del laboratorio; no se debe comer ni fumar en él.

c. Detección

Una de las principales condiciones que se deben cumplir en cualquier lugar donde se empleen materiales radiactivos, es poder detectar cualquier contaminación o sobreexposición a que pudiera estar sometido el personal que trabaja.

La exposición de las personas se puede detectar por medio de las llamadas películas monitoras. Éstas son pequeños trozos de película fotográfica que, convenientemente protegidos de la luz, se llevan sujetos a la ropa, a modo de prendedor, de manera que están expuestos a los efectos de las radiaciones ionizantes que pudieran llegarles. La dosis recibida se determina periódicamente por el ennegrecimiento producido en la placa.

En cuanto a la contaminación de superficies, ropas, manos y materiales diversos, es posible comprobarla mediante aparatos llamados monitores, que en general consisten en tubos de Geiger o detectores a semiconductores conectados a circuitos, que informan directamente sobre la frecuencia de las desintegraciones.

d. Descontaminación y eliminación de residuos

La descontaminación es una tarea habitual, cuando se aplica a los materiables no descartables que han sido usados en operaciones con radionúclidos. En estos

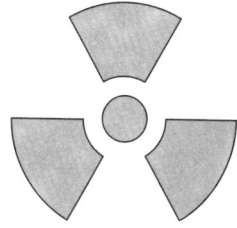

Figura 27.8. *Símbolo de las radiaciones ionizantes.*

casos, la operación se hace generalmente por lavado, para lo cual se pueden usar detergentes, mezcla sulfocrómica o soluciones especiales intercambiadoras de iones.

Cuando se trata de limpiar superficies o instrumentos contaminados accidentalmente puede ser suficiente un simple lavado, o puede requerirse el uso de materiales abrasivos o procedimientos más complejos.

e. Eliminación de residuos

La eliminación de residuos radiactivos puede crear a veces serias dificultades, pero para los laboratorios comunes, el único problema lo constituyen casi siempre los residuos sólidos. Los residuos líquidos pueden ser eliminados en general por la red cloacal, siempre que su toxicidad sea moderada, su período de semidesintegración corto y su actividad baja (menos de 1 mCi) y el caudal de desagüe elevado (más de 500 l diarios).

En cuanto a los residuos sólidos, lo más común es enterrarlos profundamente, teniendo en cuenta, por supuesto, el período de semidesintegración correspondiente, las posibles napas que pueden proveer agua de consumo, etc. Pero en muchos casos plantean serios problemas ecológicos y ambientales.

f. Símbolo

Dada la posible peligrosidad que puede implicar el empleo de material radiactivo, se ha convenido un símbolo internacional que se muestra en la figura 27.8, para señalar los lugares en los que existe posible exposición a radiaciones ionizantes.

V. RADIODIAGNÓSTICO Y RADIOTERAPIA

Las nociones que siguen serán expuestas en la forma más abreviada posible, pues sólo tienen por objeto mostrar la relación entre la Radiobiología y la aplicación médica de las radiaciones.

Las radiaciones ionizantes pueden ser empleadas desde fuentes externas, mediante emisores de radiaciones aplicados localmente o mediante fuentes internas, utilizando sustancias radiactivas que se distribuyen de determinada manera en el organismo, por vía metabólica.

A. FUENTES EXTERNAS

1. Rayos X

a. Producción

La figura 27.9 ilustra el principio en que se basa la producción de rayos X. Un haz de rayos catódicos b, producidos por un cátodo incandescente C, se dirige al ánodo A y choca con el blanco B, llamado anticátodo, constituido por un metal pesado. Al chocar los electrones en el anticátodo, se produce un haz divergente de rayos X.

Estos rayos son de dos tipos: generales y característicos. Los primeros son consecuencia del frenado de los electrones al llegar al anticátodo. Los segundos son el resultado del arranque de electrones de aquél, con ocupación posterior del vacío por electrones de niveles energéticos superiores, que pierden el exceso de energía en forma de rayos X. Como la energía de los rayos originados así depende de los niveles energéticos de los átomos del metal que constituye el anticátodo, las frecuencias son discontinuas y propias de ese metal (fig. 27.10).

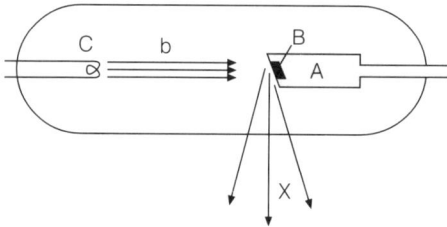

Figura 27.9. *Esquema de un tubo de rayos X. A, ánodo; B, anticátodo; C, cátodo; b, haz de rayos catódicos; X, rayos X.*

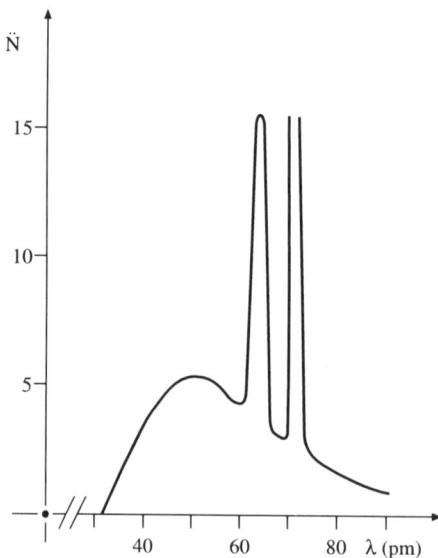

Figura 27.10. *Espectro de radiación X. (En ordenadas, unidades arbitrarias.)*

b. Energía de los rayos X

La energía de un electrón del haz de rayos catódicos está dada por:

$$E_c = e \cdot \Delta V \qquad [27.54]$$

en la que ΔV representa la diferencia de potencial entre el ánodo y el cátodo y e el valor absoluto de la carga de un electrón. Esta es la mayor energía que puede transportar un fotón resultante del choque de ese electrón. Como, de acuerdo con la relación de Plank, ecuación [22.2], la energía de un fotón está ligada a la frecuencia (y por lo tanto a la longitud de onda), los rayos X generados por un tubo se pueden caracterizar por la diferencia de potencial que lo alimenta. Éste es el modo empleado habitualmente en la práctica.

c. Aplicaciones

Como es bien sabido, los rayos X se emplean con fines diagnósticos y terapéuticos. En el primer caso se aprovechan las diferencias de absorción por los distintos tejidos o por sustancias suministradas por diversas vías, y la propiedad de impresionar la placa fotográfica (radiografía) o la de producir fenómenos de fluorescencia, que dan origen a radiación visible (radioscopia).

Su aplicación principal en terapéutica la constituye el tratamiento de enfermedades tumorales, y su efecto está basado en el mecanismo de acción de la radiación electromagnética en los tejidos, ya descrito anteriormente.

2. Radiación γ

Se podrían producir rayos X de mayor energía que los generados por los tubos usuales, pero cuando se requieren energías superiores, es más práctico recurrir a los rayos γ, provenientes de radionúclidos. Existe una serie de condiciones que determinan la conveniencia del radionúclido a emplear (período de semidesintegración largo, energía adecuada de sus radiaciones, alta actividad específica, costo de producción razonable, etc.). El radionúclido que mejor cumple estas condiciones es el Co^{60}, el cual emite radiaciones γ de 1,17 MeV y 1,33 MeV, y tiene un período de semidesintegración de 5,3 años. El Cs^{137} también puede emplearse con fines semejantes.

En cuanto a las aplicaciones de la terapia con radiación γ, son de la misma naturaleza que las de los rayos X.

3. Partículas β⁻

Aunque las partículas β⁻ emitidas por los radionúclidos son altamente ionizantes, como se indicó en el capítulo 25 (pág. 479), tienen un alcance sumamente corto en medio acuoso. Esto las hace inaptas para el tratamiento de afecciones en órganos profundos, si se desea realizar la aplicación desde el exterior. Sin embargo, se pueden obtener electrones de energías muy superiores mediante aceleradores de partículas β⁻, como el betatrón o el acelerador lineal.

Mediante estos aparatos se puede obtener la velocidad de los electrones deseada y hacerlos chocar en un blanco generando rayos X de energías muy elevadas, o proyectarlos al exterior en forma de un haz de radiación β de muy alta energía.

La radiación producida penetra en los tejidos varios centímetros, y puede llegar a las partes más profundas del cuerpo. La dosis absorbida se mantiene alta hasta cierta profundidad, y luego decrece más o menos bruscamente. Esto permite concentrar los efectos en las zonas deseadas, empleando técnicas especiales.

4. Neutrones

En el capítulo 24 (pág. 455) estudiamos la capacidad de ciertos elementos de captar neutrones, produciéndose en tal caso una trasmutación con desprendimiento de partículas. Esta propiedad puede ser aprovechada en algunos casos. El boro, por ejemplo, puede ser concentrado en ciertos tumores cerebrales o de la piel y, al ser irradiado con neutrones, se transforma en berilio, emitiendo radiación α que, por su corto alcance, ejerce sólo efectos locales.

B. APLICACIÓN LOCAL Y LOCALIZACIÓN METABÓLICA

Los núclidos emisores de radiaciones ionizantes pueden ser aplicados en muchos casos en el lugar de la lesión o en sus proximidades. Por ejemplo, la implantación local de agujas de Ir^{192} se puede emplear en el tratamiento de tumores de cuello uterino. En el caso de que el núclido aplicado sea un emisor β puro, sus efectos no van muy lejos, y quedan localizados en la zona en la que son beneficiosos.

En cuanto a la localización metabólica, está basada en la captación selectiva del radionúclido por determinados tejidos. Es evidente que cuando una sustancia radiactiva se ha localizado en un órgano, además de servir a los fines diagnósticos, puede actuar en forma terapéutica por las radiaciones que emite, si su concentración es adecuada. Ejemplos típicos de tratamientos por localización metabólica los constituyen la terapéutica con I^{131} en ciertas afecciones de tiroides y con Sr^{90} en el caso de metástasis óseas de tumores de próstata. El estudio más detallado de los temas mencionados en esta parte, corresponde a los tratados de Radiología y de Medicina Nuclear.

BIBLIOGRAFÍA

Barth RF, Soloway AH, Fairchild RG. Boron neutron capture therapy for cancer. Sci Amer, 1990; 4(68): 263.
Bosch H, Abecasis SM. Nociones de Física Nuclear y Radiodosimetría. Buenos Aires, Editorial Universitaria de Buenos Aires, 1970.
Fowler JF. Radiobiology: charged and uncharged particles. En: MacAinsh TF, ed. Physics in Medicine and Biology Encyclopedia. Oxford, Pergamon Press, 1986; 2: 652.
Hart EJ. The hydrated electron. Science 1964; 46: 19.
Hart EJ. The significance of the hydrated electron on radiation chemistri. Health Physics 1966; 12: 641.
Hudchinson F, Pollard E. Physical Principles in Radiation Action. En: Herrera M, Forssberg A, eds. Mechamisms in Radiobiology. Nueva York, Academic Press, 1961; 1: 1.
Organismo Internacional de Energía Atómica. Normas Básicas de Seguridad en Materia de Protección Radiológica. Viena, 1967.
Zaragoza JR, Gómez Palacios M. Física e Instrumentación Médicas. Bases físicas de la radioprotección. Sevilla, Publicaciones de la Universidad de Sevilla, 1977; 35: 691.

28 Instrumentación biomédica

I. INTRODUCCIÓN

La obtención de información y la medición de magnitudes necesarias en experimentación biológica y en la práctica médica varía en dificultad: en algunos casos los datos requieren una gran precisión; en otros, las magnitudes a medir varían rápidamente en función del tiempo; a veces, el lugar en que se debe recoger la información es difícilmente accesible. En todos estos casos es necesario el empleo de instrumentos especiales. Pero se debe tener en cuenta que, si bien los recursos empleados permiten obtener la información buscada, también el instrumento puede introducir sus propios efectos y distorsionar los resultados. Un termómetro común, por ejemplo, podría modificar la temperatura del sistema que se desea medir, en virtud de su capacidad calorífica.

En resumen, es necesario hacer un estudio de los instrumentos, con el objeto de establecer cuál es la fiabilidad de los resultados que nos pueden brindar.

II. CONDICIONES DE LOS INSTRUMENTOS DE REGISTRO Y MEDICIÓN

Las condiciones que debe reunir un instrumento son muy diversas y dependen de la finalidad que se persiga. Hay tres condiciones, sin embargo, que son muy generales y que debe reunir prácticamente cualquier instrumento de registro o medición: **rango, sensibilidad** y **fidelidad**. Para comenzar el estudio de estas propiedades tomaremos como ejemplo la palanca isotónica porque, aunque superada en la actualidad por instrumentos más prácticos y adecuados, se presta muy bien, por su simplicidad, para facilitar la comprensión de los conceptos iniciales.

1. Palanca isotónica

La palanca isotónica (fig. 28.1,I) es una varilla liviana, sostenida por un eje E y provista de una punta inscriptora L, que deja un trazo en una cinta de papel que se desplaza. Este instrumento se puede emplear, por ejemplo, para medir las variaciones de longitud de un músculo, para lo cual se fija uno de sus extremos en un punto conveniente de la palanca.

2. Rango

Lo primero que debe considerarse al elegir un instrumento para una determinación es el orden de magnitud del valor (intensidad, amplitud, etc.) que se desea registrar. Por ejemplo, habrá que elegir balanzas diferentes para pesar un objeto de 30 kg y otro de 10 g. *Se llama **rango** de un instrumento al intervalo entre el valor*

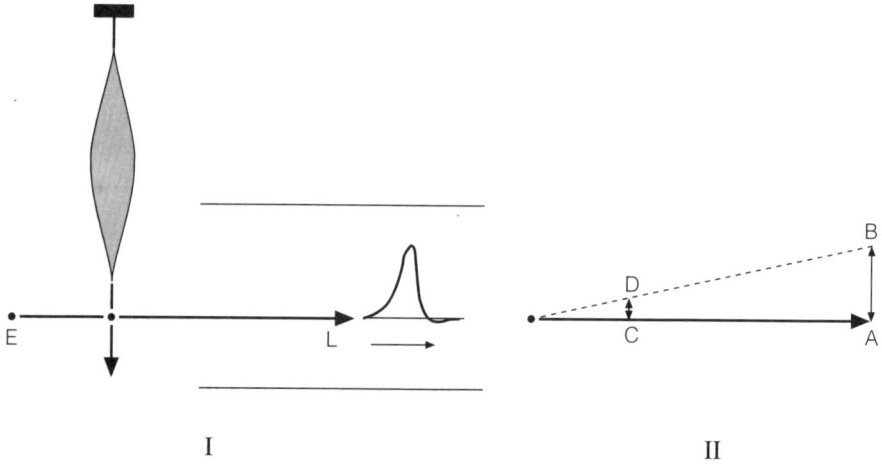

I   II

Figura 28.1. *Palanca isotónica. I: dispositivo; II: factor de amplificación. (Explicación en el texto.)*

mínimo y el máximo de una magnitud dentro del cual el aparato es capaz de registrar adecuadamente. El rango de un instrumento puede ser muy amplio, como el de la balanza mencionada para pesar 30 kg, pero, en general, cuanto mayor es el rango menor es la capacidad del aparato para registrar diferencias pequeñas. La balanza mencionada seguramente no registra diferencias menores de 0,1 g.

En cuanto a la palanca isotónica, ésta sólo puede ser útil dentro de un rango de variaciones de longitud limitado a unos pocos milímetros. En efecto, sólo dentro de ese rango pueden considerarse prácticamente rectos el trazo que inscribe la punta de la palanca y el desplazamiento del extremo móvil del músculo.

El concepto de rango también puede referirse a otras propiedades que no son las que mide el instrumento. Por ejemplo, un espectrofotómetro podría ser útil entre las longitudes de onda de 400 nm y 700 nm. El aparato sirve entonces dentro del rango de la luz visible, aunque no es la longitud de onda lo que mide (ésta se elige) sino el flujo energético correspondiente a la longitud deseada. Por supuesto también deberá ser adecuado el rango de flujos para los cuales se desea emplear el instrumento.

3. Sensibilidad

Supongamos que, mediante la palanca isotónica, deseamos medir variaciones de longitud muy pequeñas, como las que podrían producirse al cambiar la temperatura de un músculo en reposo sometido a una tracción constante. Para poder registrar la variación de longitud, ésta deberá ser amplificada. Esto se logra empleando una palanca de brazo suficientemente largo y sujetando el extremo del músculo cerca del eje de giro. Los desplazamientos que hay que registrar son amplificados por el extremo de la palanca. En este caso llamaremos *factor de amplificación* FA al cociente entre el desplazamiento AB del extremo de la palanca y el segmento a medir CD (fig. 28.1,II).

$$FA = \frac{AB}{CD}$$ [28.1]

El concepto de sensibilidad es ligeramente distinto del explicado, pero es más genérico. *Se llama **sensibilidad** al cociente entre la variación observada en el instrumento Δy y la variación medida Δx* aunque ambas magnitudes sean de diferente especie:

$$s = \frac{\Delta y}{\Delta x} \qquad [28.2]$$

4. Fidelidad

*Se dice que un instrumento tiene tanta más **fidelidad** cuanto más próximos a los valores reales* de la magnitud medida son los datos suministrados por él.* Cuando los valores que se registran son constantes, generalmente basta una calibración adecuada para obtener una fidelidad satisfactoria. En cambio, cuando la magnitud registrada varía en tiempos muy breves, el instrumento debe responder con rapidez suficiente, pues, de lo contrario, pueden aparecer diferencias muy grandes entre los datos suministrados por el aparato y los valores de la magnitud medida. Supongamos que se desean medir variaciones de potencial con un voltímetro analógico común (de aguja). Si las variaciones de potencial son relativamente rápidas, el momento de inercia de la aguja y la bobina, impedirían que aquélla se desplace con aceleración suficiente y, por lo tanto, sus cambios de posición resultarían relativamente lentos. En tal caso, la variación de una magnitud en función del tiempo, como la ilustrada en la figura 28.2,I, podría quedar representada como se muestra en el esquema II. En tal caso se dice que el sistema *distorsiona*.

a. Frecuencia propia

La distorsión que un aparato puede introducir depende en gran parte de la **frecuencia propia**. *Se llama así a la frecuencia con la que el índice del instrumento oscila, si se aleja de su posición de equilibrio y luego se libera, dejándolo retornar a ella.* Para que un dispositivo mecánico registre, sin una distorsión apreciable, la frecuencia propia debe ser unas 5 veces más grande que la mayor frecuencia del fenómeno que se desea registrar.

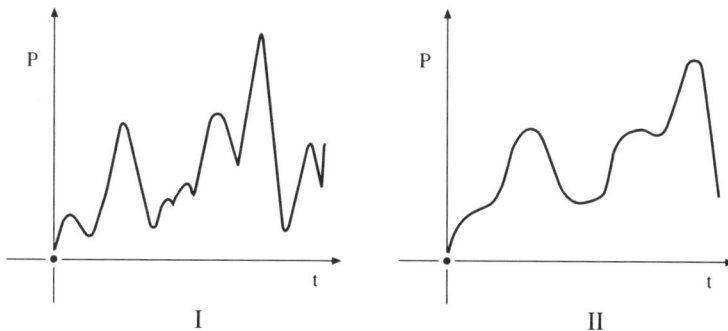

Figura 28.2. Distorsión. (Explicación en el texto.)

---

* De hecho, el valor real de una magnitud nunca se puede conocer. En Teoría de los Errores se estudia la solución de este problema.

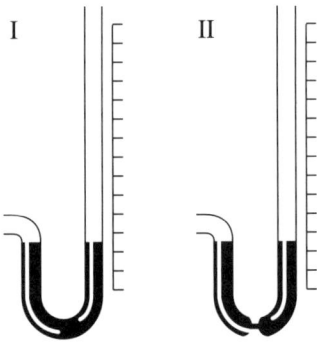

Figura 28.3. *Manómetro de mercurio. (Explicación en el texto.)*

Un manómetro de mercurio de extremo abierto (fig. 28.3,I) constituye un aparato de frecuencia propia muy baja, por lo cual no se podría registrar con él la forma de la curva de presión de la onda del pulso, con sus rápidas oscilaciones. Si además tiene un estrangulamiento en la parte inferior del tubo (II), aumenta notablemente el *amortiguamiento* de las oscilaciones. Esto no siempre es una desventaja; un aparato así permitiría medir la presión arterial media.

b. Linealidad

La linealidad es otro de los factores que desempeñan un papel importante en la fidelidad de un aparato de medida o de registro. *Se dice que la respuesta de un instrumento es* **lineal** *cuando el valor suministrado por él es directamente proporcional a la magnitud medida.* Por ejemplo, si se registran las oscilaciones de la figura 28.4,I con un aparato de buena linealidad, todas las oscilaciones originales serán multiplicadas por un mismo factor (p. ej., 5), como se muestra en la figura 28.4,II; si la linealidad no es buena, los diversos valores originales serán amplificados por distintos factores (III).

Los mismos conceptos de rango, sensibilidad, frecuencia propia y fidelidad que hemos ejemplificado mediante dispositivos mecánicos, valen para los equipos electrónicos, los cuales también se caracterizan por su frecuencia propia y su linealidad.

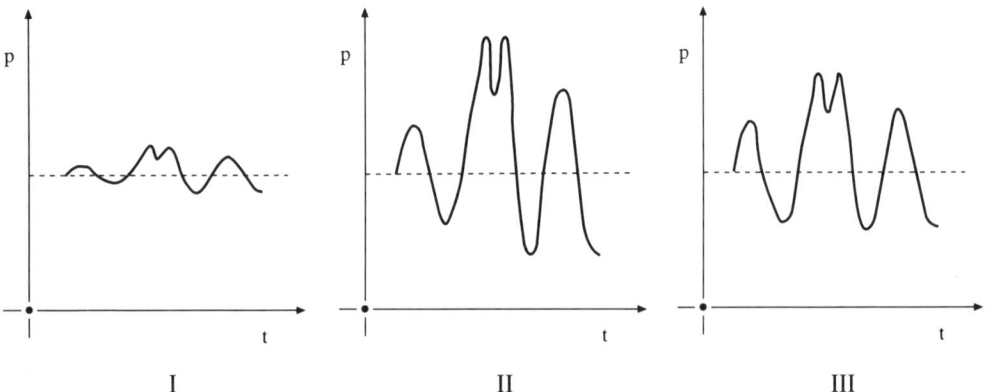

I   II   III

Figura 28.4. *Linealidad. (Explicación en el texto.)*

III. INSTRUMENTACIÓN ELECTRÓNICA

A. FUNDAMENTOS

1. Introducción

La Electrónica es la rama de la ciencia y de la técnica que estudia y aprovecha los fenómenos que requieren para su explicación la participación de los electrones.

Los primeros estudios sobre los electrones fueron la consecuencia del descubrimiento de los rayos catódicos, los cuales se hallan constituidos por una corriente de electrones desprendidos de un cátodo consistente en un filamento incandescente, y proyectados hacia un ánodo, en un tubo ocupado por un gas sumamente enrarecido (fig. 28.5). Entre las primeras aplicaciones de la electrónica se encuentran las llamadas válvulas o tubos termoiónicos, que fueron empleados hasta la década de los años 60, entre otros fines, para rectificación y amplificación. En la actualidad, los tubos termoiónicos han sido casi completamente sustituidos por dispositivos construidos con materiales llamados semiconductores.

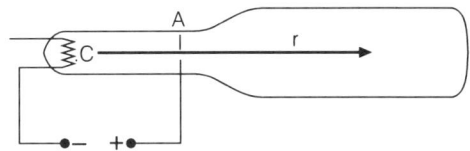

Figura 28.5. Tubo de rayos catódicos. C, cátodo; A, ánodo; r, haz de rayos.

2. Rectificación

La diferencia de potencial entre ambos terminales de un pila en condiciones de funcionamiento es contante, así como la intensidad de la corriente que puede generar a través de una resistencia. En la figura 28.6,I, se representa la diferencia

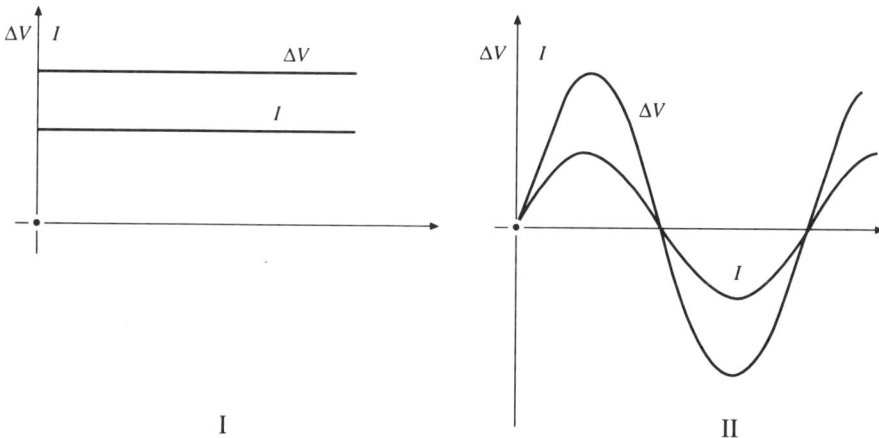

I

II

Figura 28.6. Explicación en el texto.

de potencial y la intensidad de la corriente generada por una pila, en función del tiempo. La corriente que circula en un solo sentido se llama directa.

Si la diferencia de potencial que alimenta un circuito se invierte alternativamente, recibe el nombre de alterna. Si con esa diferencia de potencial variable se alimenta una resistencia, la intensidad de la corriente producida también es alterna, es decir, la corriente cambia de sentido con la misma frecuencia. Si se representa la diferencia de potencial y la intensidad de corriente generada en función del tiempo, se obtienen sendas sinusoides (fig. 28.6,II)*. El origen de la forma sinusoidal de las gráficas es análogo al explicado en las páginas 373 y 374 para el movimiento oscilatorio armónico, y proviene del movimiento rotatorio de los generadores de energía de las centrales eléctricas. La corriente alterna tiene numerosas ventajas sobre la directa, en los aspectos industrial y doméstico, pero en los dispositivos electrónicos es necesario, con suma frecuencia, contar con potenciales constantes y con corrientes directas. La transformación de un potencial o de una corriente alternos, como los de la figura 28.6,II, en directos, como los representados en I, recibe el nombre de *rectificación* y el aparato que la produce, *rectificador*.

3. Semiconductores

a. Concepto

La corriente eléctrica que puede circular por un conductor metálico es transportada por los electrones libres pertenecientes a órbitas superiores que no participan en uniones covalentes (pág. 508). Por el contrario, los elementos aisladores, como el silicio o el germanio, constituyen una estructura cristalina, sostenida por uniones de esa clase, como la que se esquematiza en la figura 28.7. Se observa en ella que cada átomo tiene 4 electrones de valencia, apareados con los provenientes de otros tantos átomos iguales. El material resulta aislante porque no existen electrones libres. Pero si en un cristal de esta clase algunos átomos de germanio son reemplazados por un elemento pentavalente, como el antimonio (fig. 28.8,I), de los 5 electrones de valencia de este elemento, sólo 4 participan en uniones covalentes y uno queda en libertad (más grueso en la figura), de modo que puede conducir corriente. El germanio impurificado de esta manera se hace conductor pero, a

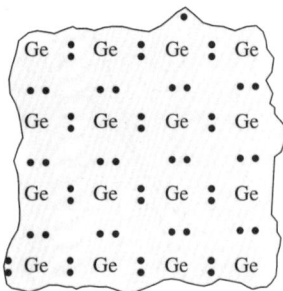

Figura 28.7. Representación esquemática de la distribución de los electrones de valencia en la red cristalina del germanio.

---

* Hemos evitado expresamente en la gráfica el desfase entre corriente y tensión que aparece cuando en el circuito intervienen capacitancias y/o inductancias.

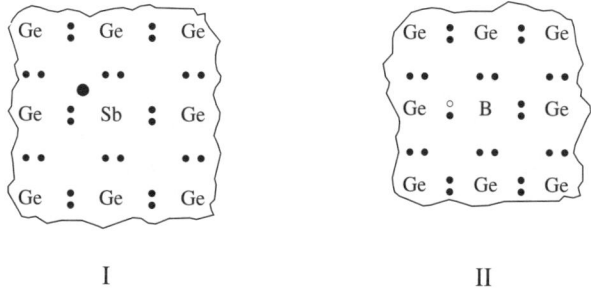

Figura 28.8. I: electrón libre por reemplazo de un átomo de germanio por antimonio. II: producción de un "agujero" por reemplazo de un átomo de germanio por boro.

I   II

diferencia de los metales, cuenta con una pequeña cantidad de electrones libres para el transporte de corriente. Los materiales de esta clase reciben el nombre de *semiconductores*.

En el ejemplo ofrecido, las propiedades eléctricas se deben a la presencia de electrones libres (negativos), razón por la cual se dice que estos semiconductores son del tipo N. Pero si en lugar de impurificar el germanio con un metal pentavalente, se hace con un metal trivalente como el boro (fig. 28.8,II) falta un electrón para completar una ligadura (círculo vacío en la figura), y se dice que hay un *agujero*. Este hueco puede ser ocupado por un electrón de una unión vecina, el cual, al desplazarse, deja en su lugar un agujero. En consecuencia, los cristales de este tipo también pueden conducir la corriente y constituyen semiconductores. Se dice que éstos son del tipo P (positivo).

b. Aplicaciones

Cuando se unen entre sí dos o más semiconductores de tipos diferentes, aparecen en las uniones saltos de potencial. Estos saltos se modifican, si las uniones son atravesadas por una corriente generada por una fuerza electromotriz exterior, adquiriendo valores que dependen de la intensidad y sentido de la corriente (fig. 28.9). Gracias a esto, pueden obtenerse sistemas que cumplen, entre otras, las funciones de rectificador y de amplificador. En el primer caso, el dispositivo permite el pasaje de corriente en un solo sentido, y está constituido por un cristal del tipo N y uno del tipo P. En el segundo caso, el sistema está formado por dos cristales de un mismo tipo (p. ej., P) llamados emisor y colector, separados por un delgado cristal del otro tipo, llamado base. Estos dispositivos, que tienen la propiedad de amplificar la señal que reciben, se denominan *transistores*. Gráficamente, los transistores se simbolizan con un pequeño trazo, que representa la base N (figura 28.10) y dos trazos oblicuos a él P y P', que representan el emisor y el colector; el primero de ellos lleva una punta de flecha, cuyo sentido depende del tipo de cristales que constituyen el emisor y el colector.

Los transistores pueden ser introducidos en un circuito conectando sus electrodos de diversas maneras, y de ello dependen las funciones que cumplen. En la figura 28.11 se muestra un transistor conectado de manera muy simple. La señal de entrada ΔV_e (una diferencia de potencial) ingresa por los electrodos P y Q y modifica la intensidad de la corriente que llega a la base del transistor. Esta variación en la corriente de base produce una modificación amplificada de la intensidad de la corriente que circula por el circuito ABTCD, lo cual, a su vez, provoca un cambio en la diferencia de potencial de salida ΔV_s, que se registra entre

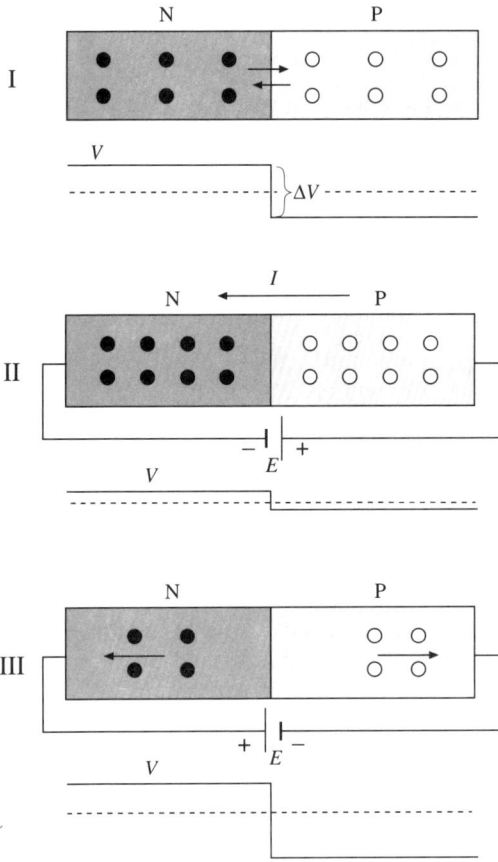

Figura 28.9. Salto de potencial en una unión N-P cuando no circula corriente a través de ella (I), y cuando se la hace circular mediante un circuito exterior en dos sentidos diferentes (II y III). Círculos negros, electrones libres; círculos blancos, "agujeros" V, perfil del potencial; E, fuerza electromotriz exterior; I, corriente generada.

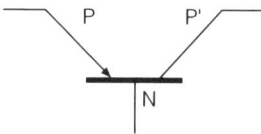

Figura 28.10. Representación gráfica de un transistor. (Explicación en el texto.)

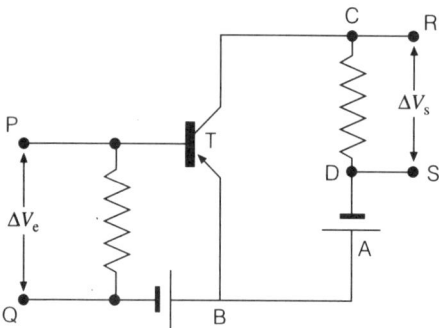

Figura 28.11. Transistor conectado en un circuito amplificador. (Explicación en el texto.)

los electrodos R y S. Mayores detalles sobre este circuito exceden el objetivo de este capítulo.

Aparte del ejemplo considerado, existen otros dispositivos a base de semiconductores, que pueden cumplir otras funciones, por ejemplo, emisión de luz cuando circula corriente (diodo emisor de luz), conducción de corriente al recibir luz (fototransistor), ofrecer una alta impedancia a la circulación de corriente de entrada a un circuito, etc.

B. EL EQUIPO ELECTRÓNICO

Como las magnitudes que se deben estudiar en ciencias biomédicas son de muy diversos tipos, para analizarlas mediante un equipo electrónico, deben ser forzosamente transformadas en señales eléctricas que generalmente resultan de muy pequeña magnitud. Por lo tanto, para lograr su registro son necesarios, con frecuencia, los siguientes pasos: *a)* transformar la magnitud que se desea registrar en una señal eléctrica; *b)* amplificar dicha señal hasta llegar al orden de magnitud adecuado, para alimentar con ella el registrador. El primer paso se logra mediante dispositivos llamados ***transductores***; los que realizan el segundo, se denominan ***amplificadores***; el tercer paso es generalmente realizado por un osciloscopio de rayos catódicos o por un registrador gráfico.

Esquemáticamente, las etapas del registro se pueden representar mediante un diagrama de bloques, como el ilustrado en la figura 28.12.

1. Transducción

*Un **transductor** es un dispositivo que transforma una señal determinada por el valor o la variación de una magnitud física* (p. ej., fuerza) *en otra señal consistente en una variación de otra magnitud* (p. ej., potencial eléctrico) *que guarda correspondencia unívoca con la primera**.

Los transductores tienen gran aplicación en investigación y en la práctica médica. Las magnitudes para cuyo registro se emplean son de las más variadas, y de su naturaleza depende el tipo de transductor que se debe utilizar.

Una fuerza, por ejemplo, puede ser transformada en una señal eléctrica por la deformación que puede provocar en conductores especiales, que tienen la propiedad de modificar su resistencia eléctrica al ser flexionados. Si uno de estos conductores forma parte de un puente de Wheatstone, la señal *fuerza* da origen a una diferencia de potencial que puede ser procesada electrónicamente.

Una presión se puede medir mediante un transductor (fig. 28.13) provisto de un diafragma unido, por un vástago aislador, a dos nudos de un puente de

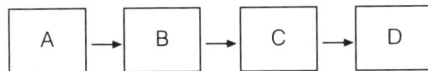

Figura 28.12. *Diagrama de bloques del equipo para el registro de variables biológicas. A, sistema en estudio; B, transductor; C; amplificador; D, registrador.*

---

* Constituye un error suponer que un transductor transforma un tipo de energía, en energía de otra clase.

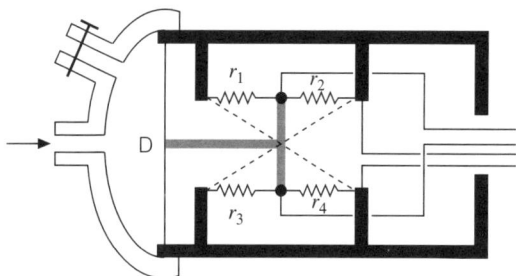

Figura 28.13. *Transductor de presión.* D, *diafragma;* r_1, r_2, r_3 *y* r_4, *resistencias del puente de Wheatstone.*

Wheatstone. Éste está constituido por un material elástico cuya resistencia es sensible al estiramiento y a la compresión. Al desplazarse el diafragma, dos de las resistencias se alargan y dos se comprimen, y el puente acusa una diferencia de potencial directamente proporcional a la presión.

Una velocidad puede ser registrada desplazando un conductor perpendicularmente a las líneas de fuerza de un campo magnético (fig. 28.14,I), puesto que en ese caso la fuerza electromotriz generada en los extremos del conductor es directamente proporcional a la velocidad del desplazamiento. En este principio se basan los llamados *flujímetros electromagnéticos,* que sirven para medir caudal sanguíneo. En estos dispositivos la sangre misma constituye el conductor que se desplaza dentro del campo magnético cortando las líneas de fuerza (fig. 28.14,II).

El caudal de los gases de la respiración puede ser medido mediante un *neumotacógrafo* (fig. 28.15). En este dispositivo, el gas, cuyo caudal se desea medir, atraviesa una zona que ofrece una pequeña resistencia a su pasaje y se mide la caída de presión (proporcional al caudal) a lo largo de la resistencia. Las presiones se miden con transductores de presión suficientemente sensibles.

La temperatura puede medirse mediante el uso de *termistores*, que son conductores con un alto coeficiente de variación térmica de su resistencia. Esta variación puede traducirse en una diferencia de potencial.

Un fototransistor o un fotomultiplicador (pág. 488) constituyen transductores para señales luminosas.

La concentración de muchas especies químicas puede ser medida por medio de electrodos especiales, muchos de ellos basados en el principio explicado en la

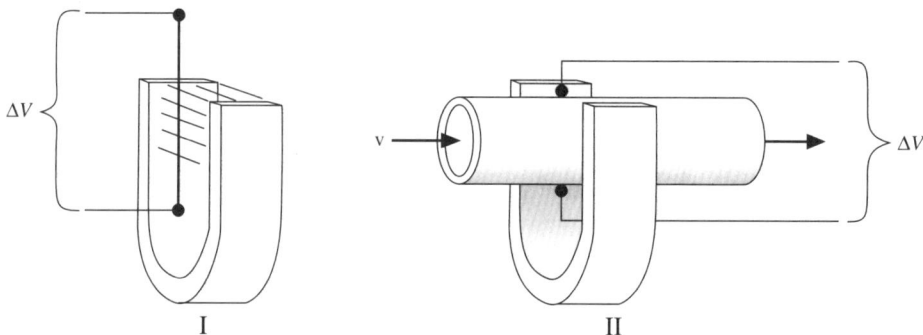

Figura 28.14. *Flujímetro electromagnético.* I: *fundamento;* II: *aplicación a la medición del caudal sanguíneo.*

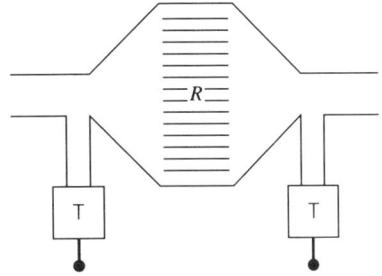

Figura 28.15. *Neumotacógrafo. R, resistencia; T, transductores de presión.*

página 113 y siguiente. Existen electrodos específicos sensibles a las concentraciones de diferentes iones así como a la de oxígeno y la de dióxido de carbono. Estos electrodos forman parte de los equipos empleados corrientemente en la práctica médica.

2. Amplificación

a. Concepto

El elemento básico del circuito de amplificación lo constituye el transistor en el cual, como ya comentamos, una pequeña variación de potencial de entrada produce, a través de los cambios que provoca en las intensidades de corriente, una variación mayor en el potencial de salida. En consecuencia, si se conectan varios de estos elementos de modo que la señal de salida de uno constituya la señal de entrada del siguiente, se puede lograr un sistema de amplificación que provea a partir de una señal de pocos microvoltios, una variación de potencial suficiente para alimentar las placas verticales del osciloscopio (pág. 541) o la bovina de un registrador gráfico

b. Características de un amplificador

El amplificador debe cumplir con las condiciones de rango, sensibilidad y linealidad que ya hemos mencionado. Es conveniente que detallemos algo más estas características y que señalemos otras que no hemos considerado aún.

Los amplificadores pueden ser de potencia, de intensidad o de potencial. Tomaremos como ejemplo estos últimos.

1. Sensibilidad. En la página 528 incluimos el concepto de sensibilidad de un instrumento en general. En electrónica, y en particular en amplificación, se emplea el término *ganancia.* Se llama así al cociente entre el valor del potencial de salida y el de entrada. La ganancia de un amplificador puede tener valores muy diversos y, en muchos casos, es regulable a voluntad. Para tener una idea de los órdenes de magnitud de los amplificadores comunes, téngase presente que no son nada raros los amplificadores cuya ganancia es del orden de 10^3.

2. Linealidad. Cuando un amplificador tiene buena linealidad, si se representa en abscisas el valor del potencial de entrada, y en ordenadas, en una escala reducida, el de salida (fig. 28.16,I), la gráfica que representa la relación es una recta que pasa por el origen. Por ejemplo, si la escala de ordenadas está reducida por 1.000, y al valor de entrada 1 corresponde el valor de salida 800, al valor de

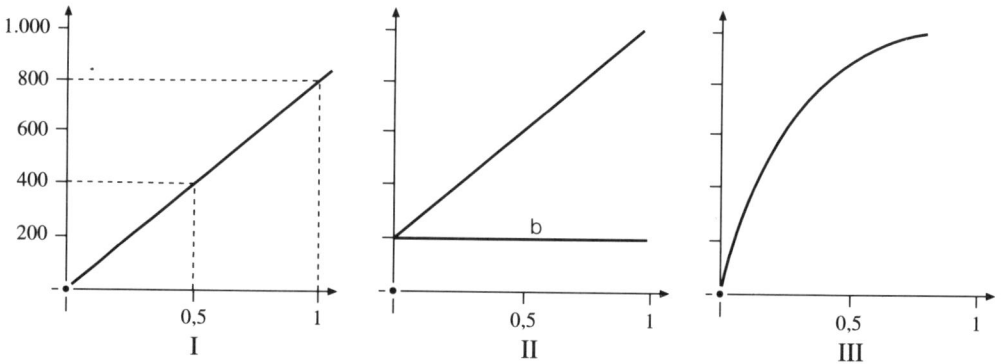

Figura 28.16. *Representación gráfica de la salida de un amplificador en función de la entrada. (Explicación en el texto.)*

entrada 0,5, corresponde 400 y, en general, se mantiene la proporcionalidad directa. Si la recta no pasa por el origen (II), esto significa que al valor 0 de la entrada corresponde un valor distinto de 0 de la salida, y no se cumple la relación de proporcionalidad directa, pero esto generalmente se puede corregir modificando, mediante un comando del propio amplificador, la línea de base que puede ser desplazada (en este caso) hacia arriba (línea b).

Sin embargo, puede ocurrir que la amplificación no sea lineal, y que para valores bajos de la entrada, aquélla sea elevada, mientras que para valores mayores la ganancia se reduzca (fig. 28.16,III). En este caso, el amplificador no es lineal, y los valores obtenidos requieren una corrección, aunque en algunos casos, este tipo de respuesta puede ser conveniente. Por ejemplo, podría ser ventajoso que los valores de salida fueran proporcionales al logaritmo de los de entrada.

3. Ruido. Es prácticamente imposible que a los potenciales que se desean registrar no se agreguen otros indeseables. Estos potenciales indeseables, que generalmente aparecen en la gráfica como pequeñas oscilaciones, reciben el nombre de *ruido.* El ruido no es un inconveniente si no llega a enmascarar las variaciones que se desean registrar. En la figura 28.17,I, aparece la gráfica teórica (sin ruido) de una señal registrada. En II está acompañada de oscilaciones espurias

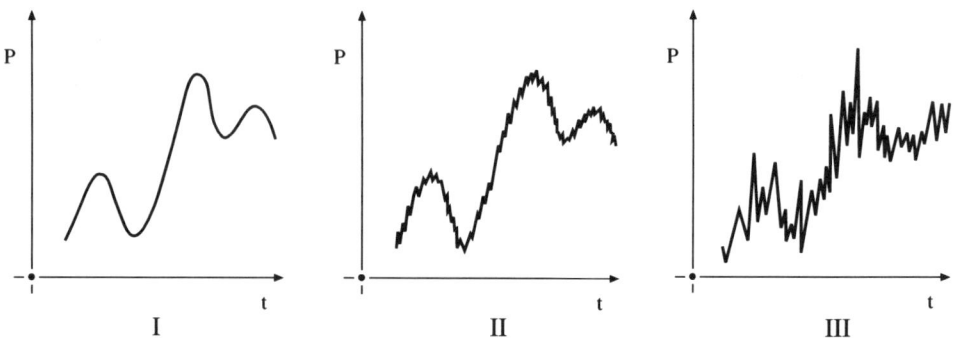

Figura 28.17. *Importancia del ruido en la señal de salida de un amplificador. (Explicación en el texto.)*

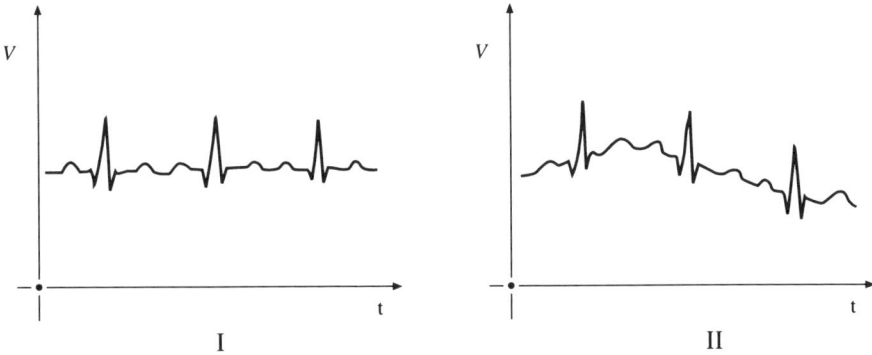

Figura 28.18. *Deriva. (Explicación en el texto.)*

que no le quitan valor al registro; pero en III, las oscilaciones del ruido son de un orden cercano a las del registro, y llegan a enmascararlas. Por eso es importante la llamada *relación señal-ruido*, que es el cociente entre la magnitud de la señal que se desea registrar y la de las oscilaciones del ruido.

4. Deriva. La deriva es la desviación gradual respecto de la línea de base, del punto representativo, cuando al amplificador no ingresa señal alguna, en cuyo caso la gráfica debería ser una recta. En la figura 28.18 aparece un electrocardiograma registrado sin deriva (I), y en el caso de que ésta se produzca (II).

5. Respuesta de frecuencia. En el título II de este capítulo tratamos de la frecuencia propia de un instrumento en general. En el caso de la amplificación, tiene cabida un concepto similar: la respuesta de frecuencia. Se llama así a la relación que mantiene la ganancia del amplificador con la frecuencia de las variaciones que debe registrar. La respuesta de frecuencia se expresa muy a menudo en forma gráfica representando la frecuencia en abscisas, en escala logarítmica, y la ganancia en ordenadas. En la figura 28.19 se representa la respuesta de frecuencia de un amplificador que mantiene la ganancia constante entre las frecuencias de 10 y 10^4, pero decae en ambos extremos de este rango.

6. Impedancia de entrada. Como los circuitos de amplificación suelen contener inductancias y capacitancias, se habla de impedancia de entrada en lugar de resistencia, pero para explicar el concepto tomaremos el ejemplo más sencillo en que sólo participan resistencias.

La figura 28.20 representa la primera parte del circuito de la figura 28.11, conectado a un sistema en estudio. Los bornes de entrada P y Q se hallan

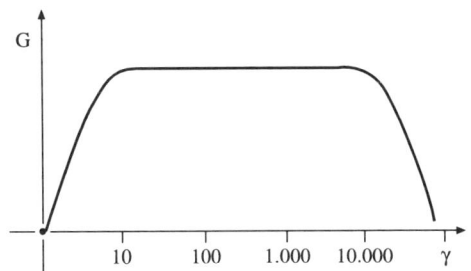

Figura 28.19. *Respuesta de frecuencia. En este ejemplo el amplificador es lineal entre 10 Hz y 10 kHz, pero no fuera de ese rango. (Explicación en el texto.)*

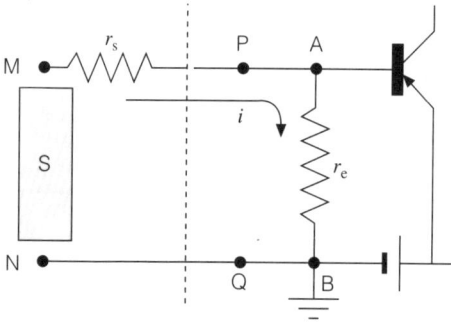

Figura 28.20. *Impedancia de entrada. (Explicación en el texto.)*

conectados a los puntos M y N del sistema S, cuyos potenciales se desean registrar. La resistencia r_s puede formar parte del sistema en estudio o del circuito interpuesto entre aquél y el amplificador. La resistencia r_e pertenece al amplificador y representa la impedancia de entrada.

El punto Q se halla unido a tierra como el B, de modo que su potencial es 0. Supongamos que en el punto M aparece un potencial de 100 mV respecto de N; este potencial generará una corriente de intensidad *i,* que circulará de M hacia B a través de la resistencia r_s, cuyo valor es en nuestro ejemplo de 900.000 Ω, y de r_e, a la cual, para comparar, le atribuiremos 2 valores posibles. Si valiese, por ejemplo, 100.000 Ω habría una caída de potencial de 90 mV entre M y P, y de 10 mV entre este punto y tierra. En ese caso entraría en la base una señal (10 mV) 10 veces más pequeña que la magnitud original. En cambio, si el valor de r_e fuese bastante mayor, por ejemplo, 8.100.000 Ω, la caída de potencial entre M y P sería de sólo 10 mV, el punto P tendría un potencial de 90 mV y el resto de la caída se produciría entre el punto A y tierra. A la base llegaría entonces una señal que sería el 90% del valor original.

De lo explicado surge que la impedancia del amplificador debe ser mucho más alta que la impedancia del circuito que le precede, incluyendo en el mismo el sistema en estudio, el transductor que pudiera utilizarse o cualquier otro instrumento que se intercale.

Como la relación que hemos explicado entre la impedancia que precede al amplificador y la de entrada de éste es válida para cualquier conexión entre dos elementos de la cadena, se infiere que es conveniente que todas las unidades que forman el equipo tengan alta impedancia de entrada y baja de salida.

3. El osciloscopio de rayos catódicos

El osciloscopio de rayos catódicos está constituido por una ampolla de vidrio de la forma representada en la figura 28.21, que contiene las siguientes partes:

1. Un sistema productor del haz de rayos.
2. Un sistema de deflexión.
3. Una pantalla.

a. Sistema productor del haz de rayos

Este sistema, llamado cañón electrónico, está formado por un cátodo C, que se mantiene incandescente por efecto Joule; un ánodo A perforado, para permitir el

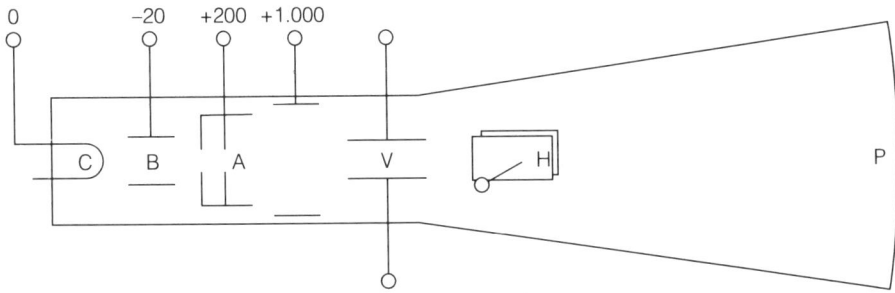

Figura 28.21. *Esquema de un osciloscopio de rayos catódicos.* C, *cátodo;* A, *ánodo;* B, *sistema de enfoque;* V, *placas verticales;* H, *placas horizontales.*

pasaje de los rayos, y un sistema de enfoque B que hace converger el haz de rayos en un punto de la pantalla P.

b. Sistema de deflexión

El sistema de deflexión está formado por dos pares de placas, V y H, situadas de modo tal que el haz de rayos pase entre ellas. Las placas del segundo par, H, se hallan en posición vertical y si entre ellas se establece una diferencia de potencial, desvían el haz de rayos (constituido por electrones) hacia la placa positiva, produciendo una deflexión horizontal del haz. Por ello, estas placas se llaman *horizontales* o *placas X*, a pesar de estar dispuestas verticalmente. Mediante estas placas es posible desplazar el punto de incidencia del haz en la pantalla de izquierda a derecha con la velocidad que se desee, y volverlo en forma prácticamente instantánea al punto de origen de la izquierda. Este desplazamiento horizontal del haz de rayos recibe el nombre de *barrido*, y la diferencia de potencial variable entre placas necesaria para producirlo es suministrada por un circuito especial que, como es de esperar, se llama *circuito de barrido*.

Las placas del primer par, V, se hallan dispuestas horizontalmente y producen en el haz de rayos desviaciones verticales, por lo que se llaman placas *verticales* o *placas Y*.

Si el haz de rayos es desviado verticalmente por la variación del potencial de las placas Y, a la vez que se realiza el barrido mediante el otro par de placas, el punto de incidencia del haz en la pantalla describe una curva que representa la variación de potencial mencionada en función del tiempo.

c. Pantalla

El frente P del tubo sobre el que incide el haz de rayos catódicos está provisto de una sustancia fluorescente que emite luz en los puntos que reciben el haz de rayos. De esta manera se hace visible en la pantalla una curva que depende de los desplazamientos horizontales y verticales del haz de rayos. El desplazamiento horizontal generalmente representa el tiempo, y es de velocidad constante, mientras que las desviaciones verticales representan las variaciones de la magnitud medida en función del tiempo (fig. 28.22).

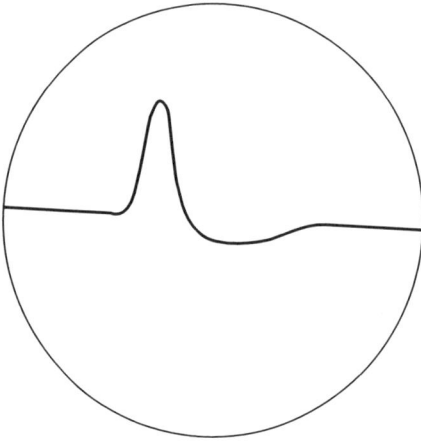

Figura 28.22. Trazado en la pantalla de un osciloscopio. Abscisas, tiempo; ordenadas, potencial.

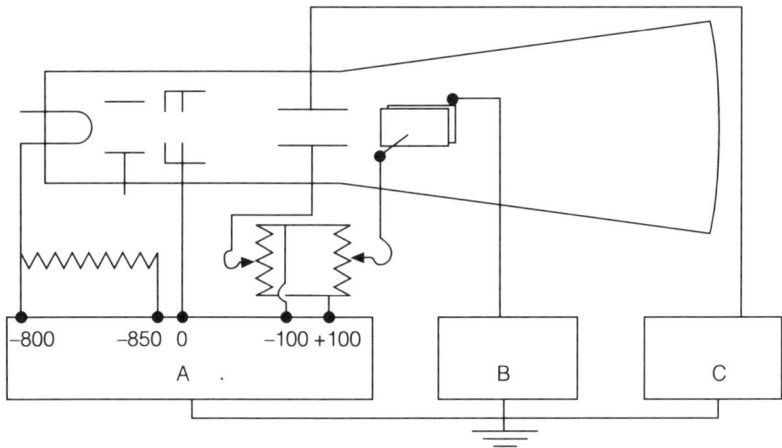

Figura 28.23. Diagrama de bloques de los circuitos de alimentación (A), de barrido (B) y de deflexión vertical (C).

d. Circuitos accesorios

El tubo de rayos catódicos requiere varios circuitos que se representan en forma de bloques en la figura 28.23. Las menciones del epígrafe son suficientes para nuestros fines.

Lo explicado constituye lo elemental del osciloscopio de rayos catódicos. En la práctica, los osciloscopios incluyen muchos otros elementos que les dan grandes posibilidades, como la regulación de la intensidad del haz de rayos, y por lo tanto la del punto luminoso en la pantalla, la sincronización del barrido con fuentes externas y viceversa, conversión analógico-digital y almacenaje en memoria, etc.

BIBLIOGRAFÍA

Navajas D, Rotger MM, Farré R. Medidas en el sistema respiratorio. En: Poblet Mompín J, ed. Introducción a la Bioingeniería, Barcelona, Marcombo Boixereu Editores, 1988; 91.

Pallás Areny R. Transductores bioeléctricos. En: Poblet Mompín J, ed. Introducción a la Bioingeniería, Barcelona, Marcombo Boixereux Editores, 1988; 57.

Reichenberger H. Blood pressure, blod flow. En: Pätzold J, Kresse H, eds. Handbook of Electromedicine. Nueva York, John Wiley & Sons, 1985; 71.

Reyner JH. Osciloscopio de Rayos Catódicos. Buenos Aires, Pagano Hnos. Editores, 1948.

Strong P. Biophysical Measurements. Beaverton, Tektronics, Inc., 1970.

Hwitfield IC. An Introduction to Electronics for Physiological Workers. Londres, Macmillan and Co. Ltd., 1959.

29 Obtención de imágenes

I. INTRODUCCIÓN

En este capítulo estableceremos los conceptos básicos elementales de dos clases de recursos empleados en la obtención de imágenes. En una de ellas incluimos la microscopia electrónica, recurso muy empleado en investigación y que ha permitido grandes avances en el conocimiento de la estructura fina de los sistemas biológicos. La segunda clase comprende la visualización óptica del interior del organismo y la reconstrucción de imágenes del mismo en forma indirecta.

II. MICROSCOPIA ELECTRÓNICA

1. Amplificación y poder separador

Todos sabemos que el microscopio común puede amplificar una imagen por un factor del orden de 1.000, el cual no permite observar la estructura fina de muchas organelas, como por ejemplo las mitocondrias. El aumento de un microscopio se puede incrementar tanto como se quiera con sólo proyectar la imagen en una pantalla del tamaño adecuado, pero esto no revela más detalles que los que se pueden observar a través del ocular. En la figura 29.1,I se esquematiza la estructura de una mitocondria y en II se ilustra cómo aparece al ampliar la imagen que brinda el microscopio. Así como los detalles más finos que pueden observarse en una fotografía están limitados por el tamaño del grano de la placa, los menores detalles de la imagen de un microscopio óptico están limitados por la longitud de onda de la luz empleada, la cual, como sabemos, se halla alrededor de 0,5 µm. Para

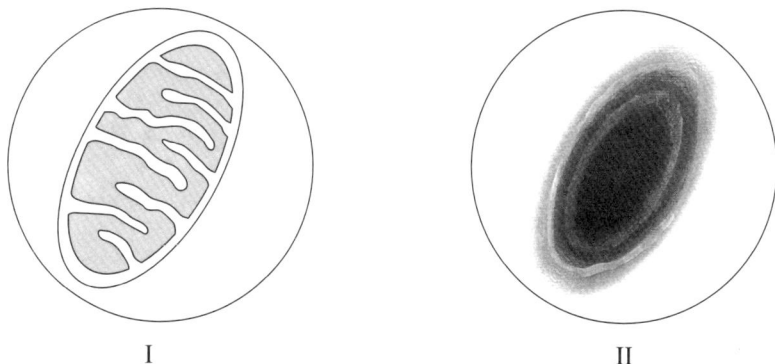

| I | II |

Figura 29.1. *Explicación en el texto.*

expresar la capacidad de un instrumento de revelar la estructura fina de un objeto, se define el **poder separador**. *Se llama así a la inversa de la menor distancia que debe separar dos puntos para que formen imágenes diferentes,* de modo que puedan ser observados distintamente. Es decir, a mayor poder separador, menor la distancia de los puntos que pueden registrarse por separado. El poder separador de un microscopio óptico está unido a la longitud de onda de la luz empleada y a otras características del objetivo y del medio interpuesto entre éste y el objeto, que no corresponde desarrollar aquí. Sólo señalaremos que a menor longitud de onda corresponde mayor poder separador. En consecuencia, para sobrepasar en forma significativa el límite del microscopio óptico se deben emplear radiaciones de longitudes de onda menores que las de la luz.

2. Fundamento de la microscopia electrónica

El fundamento de la microscopia electrónica reside en el empleo de rayos catódicos en lugar de luz visible.

Como vimos en el capítulo 22, los rayos catódicos se caracterizan por una longitud de onda dada por la segunda ecuación [22.7]. De acuerdo con ella, cuanto mayor es la velocidad de los electrones, y por lo tanto su momento, menor es la longitud de onda que los caracteriza. Como por otra parte, la velocidad de los electrones depende de la diferencia de potencial que los acelera, aumentando adecuadamente ésta, se reduce la longitud de onda. Por ejemplo, para una diferencia de potencial de 100.000 V en el tubo de rayos catódicos, corresponde una longitud de onda de 4 pm, y esto daría un poder separador 100.000 veces mayor que el del microscopio óptico. Sin embargo, en la práctica no se alcanza semejante valor, y la resolución de un microscopio electrónico es del orden de los nanómetros.

3. Microscopio electrónico de transmisión

En el microscopio electrónico de transmisión, la muestra se sitúa en forma similar a la empleada en el microscopio óptico y la marcha de los rayos es parecida. Aparte de esto, dada la naturaleza de los rayos catódicos (formados por electrones), existen diferencias significativas entre ambas clases de miscroscopia.

En primer lugar, los rayos catódicos deben ser producidos en un tubo de gas altamente enrarecido, y la óptica empleada para desviarlos debe estar constituida por lentes electrostáticas o magnéticas que generan campos adecuados. Estos campos desvían los rayos catódicos como lo hacen las lentes empleadas en los microscopios ópticos.

En segundo lugar, los rayos catódicos no se ven, de modo que la imagen debe ser registrada en una pantalla fluorescente o captada por una placa fotográfica.

La figura 29.2 muestra la marcha de los rayos en un microscopio electrónico y los principales elementos que lo constituyen.

En cuanto al preparado a observar, éste no puede ser montado sobre un portaobjetos de vidrio, pues impediría el pasaje de los rayos. En su lugar se emplean finísimas láminas de diversos materiales plásticos. Por último, el teñido de la muestra no se realiza con colorantes sino mediante sustancias como el tetróxido de osmio, que se fijan en ciertas estructuras haciéndolas opacas a los rayos catódicos.

Además del microscopio electrónico de transmisión, existe el microscopio electrónico de barrido que describimos brevemente a continuación.

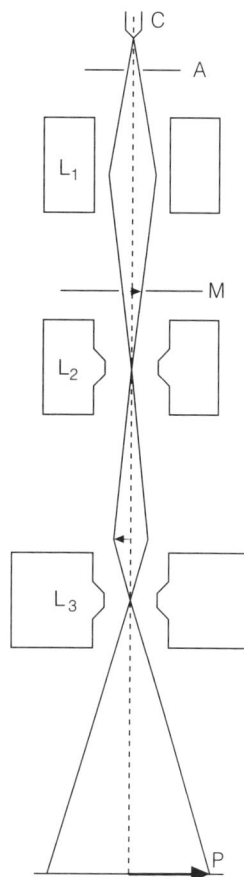

Figura 29.2. Marcha de los rayos en el microscopio electrónico. C, cátodo; A, ánodo; L_1, condensador; M, muestra; L_2, objetivo; L_3, lente proyectora; P, pantalla.

4. Microscopio electrónico de barrido

En la figura 29.3 se esquematiza lo esencial del microscopio electrónico de barrido.

El cañón electrónico C genera un haz de rayos catódicos que, mediante las lentes L y L', es concentrado en un punto F de la muestra en estudio M.

Al llegar el haz de rayos a la muestra, por su interacción con el material de la misma, se desprenden electrones que son atraídos por un detector D, constituido por un sistema de electrodos positivos, un cristal de centelleo y un fotomultiplicador. Al recibir los electrones, el cristal de centelleo produce destellos que son captados por el fotomultiplicador. La señal eléctrica de éste, convenientemente amplificada, es enviada a un tubo T análogo al de un televisor y empleada para modular el brillo que el haz de rayos produce en la pantalla.

Un sistema de deflexión S desvía el haz de rayos, de modo que el punto F efectúa un barrido de toda la muestra, siguiendo líneas paralelas como en el barrido de un televisor. El sistema de barrido está sincronizado con el del tubo T, de modo que las sucesivas posiciones del punto F en la muestra son reproducidas simultáneamente por el punto F' en la pantalla.

El desprendimiento de electrones de la superficie de la muestra que se produce al hacer impacto en ella el haz de rayos depende, entre otros factores, del ángulo

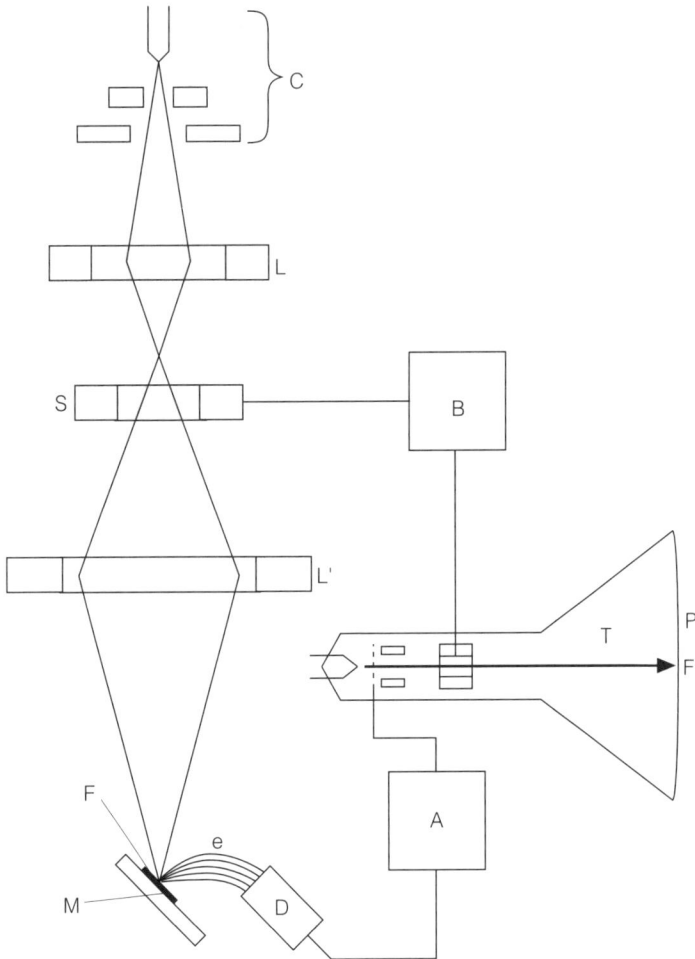

Figura 29.3. *Esquema de un microscopio electrónico de barrido.* C, *cañón electrónico;* L *y* L', *lentes magnéticas;* S, *sistema de deflexión;* F, *foco del haz de rayos catódicos;* M, *muestra;* e, *electrones secundarios;* D, *detector;* A, *amplificador;* B, *circuito de barrido sincronizado;* T, *tubo de rayos catódicos;* P, *pantalla;* F', *foco del haz de rayos catódicos en la pantalla.*

que ofrece al haz la superficie de la muestra. Debido a esto, al efectuar los puntos F y F' los respectivos barridos, el segundo va variando su brillo y generando así una imagen que puede ser impresa en una placa fotográfica. La imagen obtenida reproduce, con una notable sensación de relieve, la forma de la superficie barrida por el punto (fig. 29.4).

III. VISUALIZACIÓN ÓPTICA DEL ORGANISMO

La visualización óptica del interior del organismo desempeña en Medicina un papel de mayor importancia cada día. Esto se hace posible gracias al empleo de la llamada *fibra óptica,* cuyo fundamento describimos a continuación.

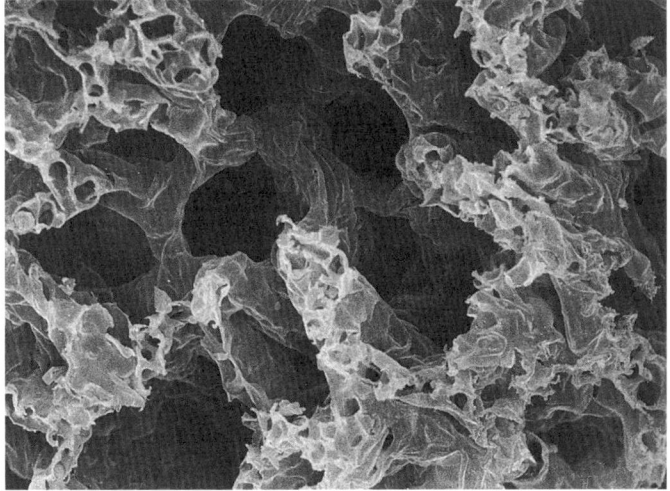

Figura 29.4. *Imagen del parénquima pulmonar obtenida con el microscopio electrónico de barrido. Pueden verse varios alvéolos, los tabiques interalveolares y los capilares sanguíneos en el espesor de los tabiques. (Gentileza del Prof. Bernardo Castellano.)*

1. Reflexión y refracción

Cuando un rayo de luz llega a una superficie de separación entre dos medios transparentes, parte del rayo se refleja y parte pasa al segundo medio, desviándose generalmente de su dirección primitiva. Las leyes de la reflexión, así como las de la refracción, pueden consultarse en cualquier texto elemental de Física.

Sólo recordaremos aquí que cuando un rayo pasa de un medio transparente a otro, el seno del ángulo de incidencia α_1 y el seno del ángulo de reflexión α_2 (fig. 29.5) guardan una relación constante igual a la inversa de la relación entre los índices de refracción, n_1 y n_2 de ambos medios:

$$\frac{\text{sen } \alpha_2}{\text{sen } \alpha_1} = \frac{n_1}{n_2}$$

[29.1]

El índice de refracción de un medio cualquiera se define mediante la misma ecuación [29.1] respecto del vacío. El del agua es 1,33 y el del vidrio oscila alrededor de 1,50.

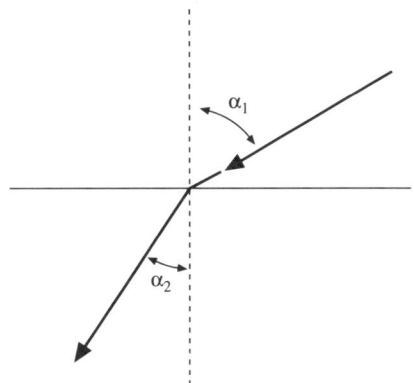

Figura 29.5. *Refracción. (Explicación en el texto.)*

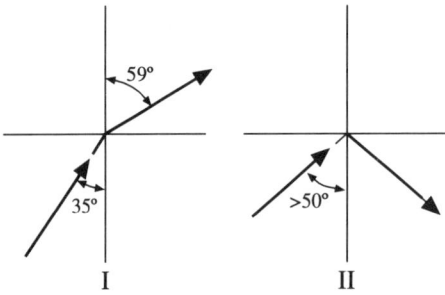

Figura 29.6. *Reflexión total. (Explicación en el texto.)*

Consideremos que un rayo que viaja por vidrio (fig. 29.6,I) y llega a una superficie de separación con aire con un ángulo de 35°. El rayo refractado emergerá con un ángulo de 59°, puesto que:

$$\frac{\text{sen } 59°}{\text{sen } 35°} = \frac{0,857}{0,574} = 1,5 \qquad\qquad [29.2]$$

Pero imaginemos ahora que el rayo llega a la superficie con un ángulo de 45° o mayor; el seno de ese ángulo es 0,707; el seno del ángulo de refracción, para guardar la relación 1,5, debería valer 1,060. Como el valor máximo del seno de un ángulo es 1, el rayo, en lugar de atravesar la superficie, se refleja totalmente en ella (fig. 29.6,II).

2. Fibra óptica

Como consecuencia del fenómeno explicado, que recibe el nombre de *reflexión total*, si un rayo entra por una de sus bases en un cilindro de vidrio, con un ángulo adecuado, se propaga a lo largo del mismo, sin salir por su superficie lateral, hasta alcanzar la otra base (fig. 29.7). Si el cilindro es suficientemente delgado y largo como para que pueda flexionarse, constituye la llamada **fibra óptica**, la cual se comporta como un "conductor de luz" (fig. 29.8).

En la actualidad se construyen *fibroscopios* integrados por miles de fibras suficientemente delgadas como para que cada una conduzca el haz correspondien-

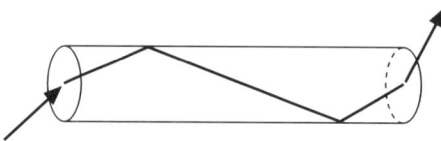

Figura 29.7. *Reflexión total en un cilindro de vidrio.*

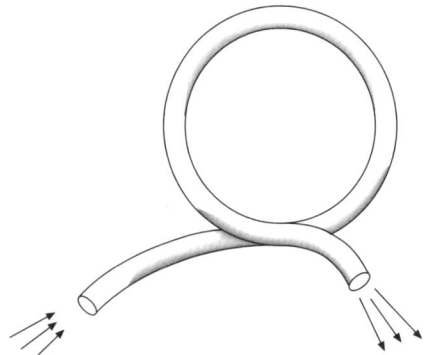

Figura 29.8. *Fibra óptica.*

te a una pequeñísima fracción de la imagen que, gracias a una óptica adecuada, se forma en el extremo interior del endoscopio. En el extremo exterior la imagen se reproduce nuevamente mediante un dispositivo óptico, y puede ser vista por el observador.

El fibroscopio puede ir acompañado de un dispositivo para la extracción de muestras o de instrumental para realizar intervenciones quirúrgicas, accediendo al lugar de la operación por vías naturales o a través de incisiones muy pequeñas.

IV. OBTENCIÓN INDIRECTA DE IMÁGENES

Durante años, esta función fue desempeñada por la radiografía con rayos X, cuya atenuación al atravesar el organismo hace que los diferentes órganos proyecten distintas sombras sobre la placa radiográfica. Este método ofrece serias limitaciones. Una de ellas es el riesgo de la exposición a la radiación, otra la superposición de las sombras que no permite, muchas veces, el reconocimiento de las estructuras superpuestas y, por último, la frecuente necesidad de introducir sustancias opacas a los rayos X para producir contrastes.

En lo que resta de este capítulo, daremos una noción de un recurso, la *tomografía*, la cual (además de suministrar otras informaciones) *permite reconstruir la forma de las diferentes estructuras interiores a partir de imágenes que representan cortes del organismo (o de parte de él) perpendiculares a un eje determinado*, con mucha frecuencia, el eje longitudinal del cuerpo.

A. FUNDAMENTO DE LA TOMOGRAFÍA

La tomografía se basa en el análisis de las sombras proyectadas sobre varias superficies al ser atravesado el organismo, en distintas direcciones por diversos haces de rayos.

Cualquier mecánico avezado puede inferir la forma de una pieza a partir de varias de sus proyecciones. Esto se estudia en Geometría Descriptiva.

Consideremos, por ejemplo (fig. 29.9), las dos proyecciones (sombras) que sendos haces de luz producen de una tijera y de una lámina rectangular sobre el

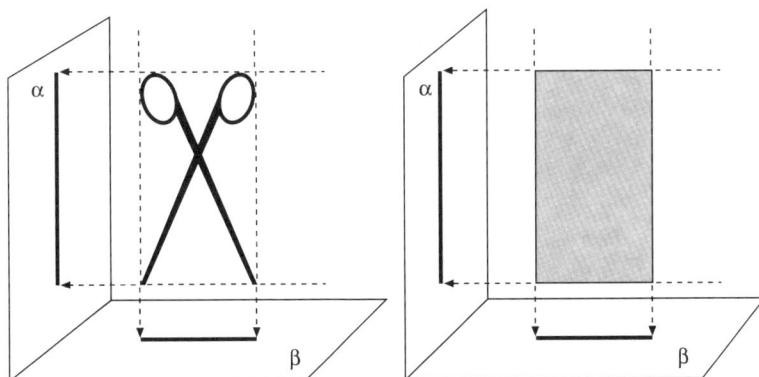

Figura 29.9. *Explicación en el texto.*

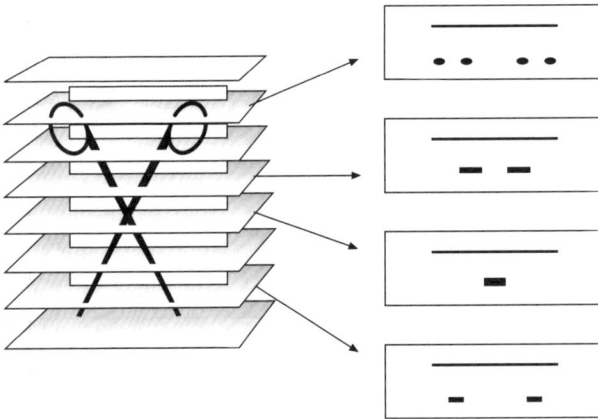

Figura 29.10. *Explicación en el texto.*

plano vertical α y el horizontal β representados en la figura. Ningún avezado mecánico podría inferir la forma de la pieza a partir de esas proyecciones. Dando por sentado que el mecánico conoce la existencia y forma de las tijeras, el secreto quedaría de inmediato desvelado mediante la proyección en un plano vertical posterior, pero no podría resolver el problema, si estuvieran ambos objetos presentes y sus sombras se superpusiesen en ese plano. Sin embargo, se enteraría de la disposición del sistema, si se le suministrasen suficientes cortes horizontales del mismo, efectuados a diferentes alturas, algunos de los cuales se muestran en la figura 29.10. El problema consiste ahora en establecer cómo se logran esos cortes.

Consideremos por ejemplo varios tarugos verticales, cuyas proyecciones sobre el plano horizontal α de la figura 29.11 queremos conocer. Se podría considerar, por ejemplo, que a partir de las sombras proyectadas por dos haces, como se ilustra en la misma figura, se podría inferir la distribución de los tarugos, pero no es así; las mismas sombras se obtendrían con los vástagos dispuestos de muchas maneras distintas (fig. 29.12). Como se ve, las dos proyecciones no son suficientes; pero una tercera, a 45° respecto de las otras dos, permitiría establecer en forma unívoca la distribución de los tarugos, si consideramos, además, que se cumplen cuatro

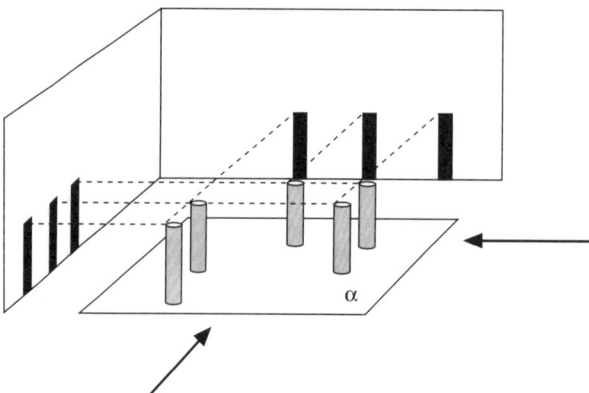

Figura 29.11. *Explicación en el texto.*

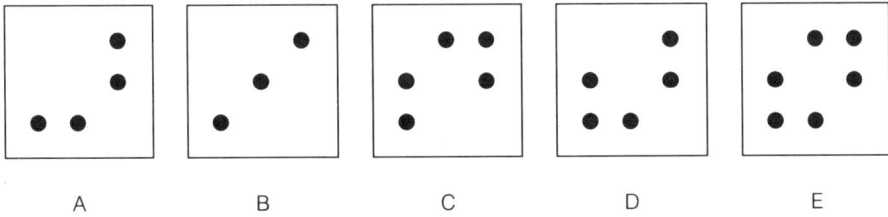

A   B   C   D   E

Figura 29.12. Explicación en el texto.

condiciones: dos que pueden ser reales; los tarugos son transparentes y absorben parte de la radiación recibida, y dos imaginarias que aceptaremos por ahora por razones didácticas, y que corregiremos luego; los vástagos no desvían la luz y cada uno absorbe la mitad de la radiación original (no la mitad de la que recibe).

Admitido esto, analizaremos la figura 29.13,I, en la que se muestra el plano del corte, y las sombras proyectadas sobre los tres planos mencionados. Estas sombras se presentan con trazo simple cuando son el resultado de la pérdida de la mitad del flujo del rayo (sombras de un tarugo), y doble cuando la pérdida es total (sombras de dos tarugos). Por razones de simplicidad, los vástagos se dispusieron de modo que todos fueron alcanzados por los rayos provenientes de las tres fuentes (no puede haber tres tarugos en el trayecto de un mismo rayo).

La distribución de los tarugos se puede inferir a partir de las sombras de la siguiente forma:

1. En la figura 29.13,II, trazamos, a partir de las sombras, todos los rayos que fueron interceptados.

2. Señalamos todos los puntos en que se cruzan 3 rayos (pues cada tarugo da 3 sombras). A estos puntos los llamaremos estrellas.

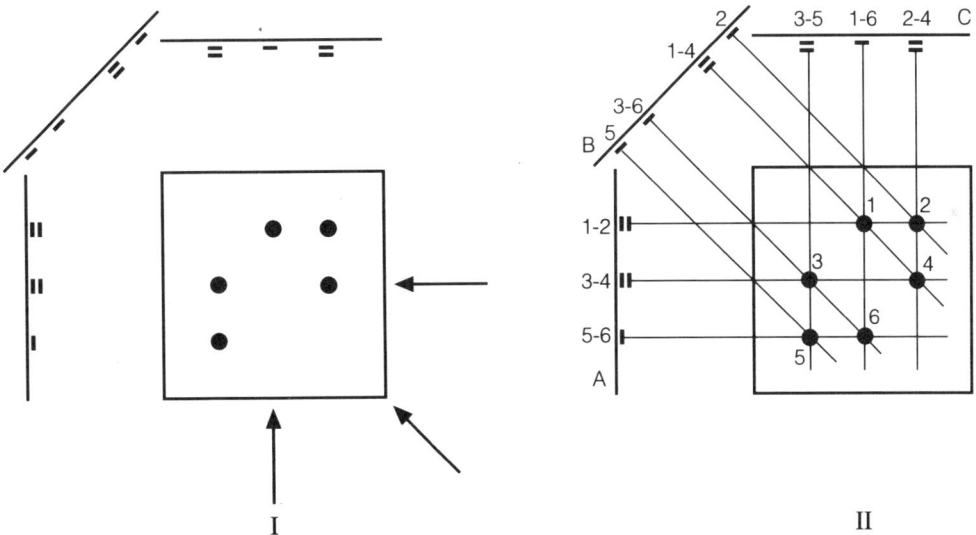

I   II

Figura 29.13. Determinación de la posición de 5 tarugos verticales a partir de 3 proyecciones. (Explicación en el texto.)

3. A primera vista, se podría pensar que corresponde un tarugo a cada estrella, pero esta distribución se contradice con la información que brinda la intensidad de las sombras. En efecto, la sombra 5-6 en el plano A corresponde a un solo tarugo, aunque en la trayectoria del rayo aparecen 2 estrellas, así como las sombras 3-6 en el plano B y 1-6 en el plano C.

4. Obviamente, quien molesta es el supuesto tarugo 6, que no existe. En consecuencia, la única disposición que puede inferirse a partir de las sombras es la de la figura 29.12,C, que coincide con la original.

El razonamiento que hemos seguido en los puntos 1 a 4, podría haberse realizado también mediante un algoritmo matemático, y no habría resultado demasiado complicado.

Pero en la realidad, en el organismo, las estructuras que se interponen en el camino de los rayos no limitan su flujo, como hemos supuesto, sino que los atenúan de acuerdo con una ley exponencial o los reflejan parcialmente. Por otra parte, las estructuras del organismo no son 5 tarugos iguales, sino infinidad de unidades de volumen de diferente coeficiente de atenuación, y cuyas dimensiones dependen del poder de resolución del recurso empleado. El menor elemento de volumen reconocible constituye un *voxel*, y el menor elemento de superficie diferenciable en las imágenes obtenidas por estos medios recibe el nombre de *pixel*. En la tomografía computarizada de rayos X, por ejemplo, 1 voxel puede ser un elemento de 1 mm^3.

Se comprende que para hacer un estudio de esta naturaleza, con elementos de volumen tan pequeños, es necesario un gran número de proyecciones y el cálculo matemático (sumamente complicado) debe ser hecho por un ordenador. De ahí el nombre de tomografía *computarizada*.

B. RECURSOS

1. Tomografía computarizada de rayos X

La tomografía computarizada de rayos X se puede efectuar empleando diferentes técnicas, de las que muy someramente describiremos sólo una. Se emplea para ello un emisor de rayos X que se hace rotar sobre el eje longitudinal del cuerpo, el cual está rodeado de receptores fijos (fig. 29.14). Cada uno de ellos registra la señal radiante y la transforma en una señal eléctrica que depende del flujo de radiación

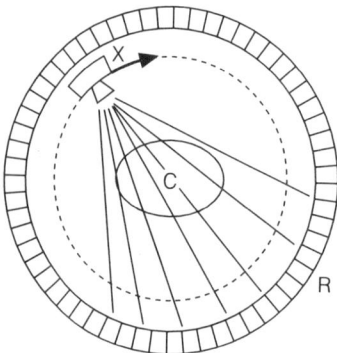

Figura 29.14. Esquema de un dispositivo para tomografía computarizada con rayos X. X, tubo emisor de rayos; C, *cuerpo*; R, *receptores.*

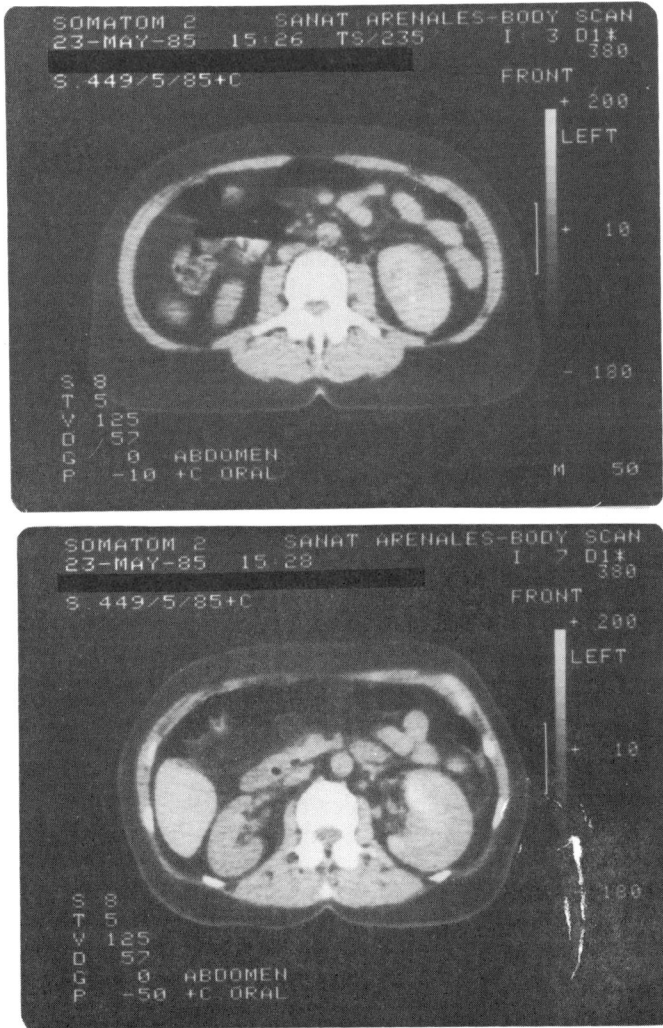

Figura 29.15. Tomografía computarizada de rayos X a nivel del polo inferior y a nivel del hilio del riñón derecho. Ambos cortes de este riñón muestran una imagen normal. En el lugar del riñón izquierdo se observa una abundante colección sanguínea.

recibido por el receptor. Este flujo, a su vez, depende de la atenuación de los rayos por las estructuras que ha atravesado. Las señales eléctricas analógicas son convertidas en señales digitales y éstas ingresan en un ordenador que compone una imagen del corte (fig. 29.15). Esta imagen se puede modificar parcialmente a voluntad, por ejemplo, regulando el grado de contraste y haciendo así resaltar determinado tipo de estructuras.

La tomografía computarizada de rayos X tiene diversas ventajas, entre las cuales cabe mencionar la alta resolución espacial (voxels del orden de 1 mm^3), la rapidez de su ejecución (menos de 2 s), el buen contraste que puede lograrse entre ciertas estructuras, la posibilidad que brinda de reconstruir la forma de un órgano a partir de tomografías a varios niveles, y otras. Persiste la desventaja de la exposición del paciente a las radiaciones ionizantes.

2. Ecografía

a. Ultrasonidos

Cualquiera sea la forma de la superficie emisora, los sonidos audibles se expanden en todas direcciones, aunque sus propiedades direccionales aumentan al aumentar la frecuencia y se incrementan mucho más en los ultrasonidos. Así por ejemplo, un ultrasonido de una frecuencia de 1 Mhz se propaga prácticamente en línea recta. En ese sentido, los ultrasonidos de frecuencias elevadas tienen muchas propiedades similares a las de la luz: se reflejan, se refractan, son absorbidos en mayor o menor grado por los diferentes medios, presentan fenómenos de interferencia y se difractan (Cap. 22). Como en el caso de la luz, la difracción es tanto menor cuanto menor es la longitud de onda.

La velocidad de los ultrasonidos en los diferentes medios es la misma que la de los sonidos audibles: 330 m/s en el aire, 1.500 m/s en el agua, entre 1.400 m/s y 1.700 m/s en los tejidos blandos y entre 3.000 m/s y 4.000 m/s en el tejido óseo.

Con estos datos podemos calcular cuánto tarda en regresar el eco a la misma fuente emisora si, en el seno de una masa de tejidos blandos, se refleja a 8 cm de la fuente. Como el espacio que el ultrasonido debe recorrer para llegar nuevamente al punto de origen es 0,16 m, si suponemos que la velocidad de propagación es de 1.500 m/s, el tiempo t queda determinado por:

$$t = \frac{l}{v} = \frac{0,16 \text{ m}}{1.500 \text{ m/s}} = 1,1 \times 10^{-4} \text{ s} \qquad [29.3]$$

es decir, el tiempo que emplea el eco en llegar al punto de origen, en las dimensiones del cuerpo humano, es del orden de diezmilésimas de segundo. Esto es importante, por lo que vamos a explicar.

Los ultrasonidos tienen efectos biológicos, pero éstos no son un inconveniente a las potencias (del orden de 10^{-2} W/cm^2) con que se emplean en ecografía.

b. Técnicas ecográficas

El registro ecográfico está basado en la determinación del tiempo que tarda en regresar al emisor un breve tren de ondas ultrasonoras que se refleja en una superficie que separa dos medios de distinta densidad*.

La duración de los trenes de ondas emitidos debe ser muy breve para que no se produzcan interferencias entre el haz de ida y los ecos de regreso. Los trenes de ondas penetran en el organismo y, además de ser gradualmente absorbidos a lo largo de su camino, se reflejan parcialmente en cada superficie de separación de densidades distintas, lo que también contribuye a la atenuación del haz que prosigue. En consecuencia, los ecos que provienen de mayor profundidad, además de llegar más tarde, son de menor magnitud.

---

* En rigor se debería decir impedancia acústica, pero este concepto no nos resulta necesario para comprender este tema.

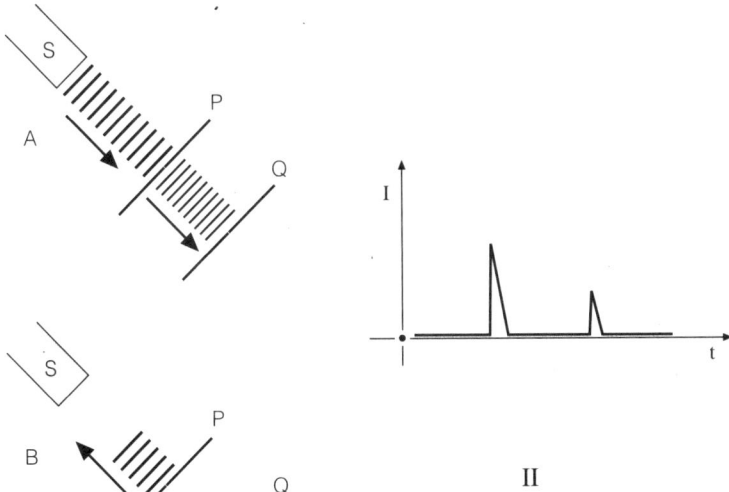

Figura 29.16. Ecografía A. I: emisión (A) y retorno de los ecos (B) de un pulso generado por el emisor-,receptor S que se refleja en las superficies P y Q. II: Registro gráfico de los ecos.

Describiremos brevemente dos modos de obtención de la imagen ecográfica.

1. Ecografía A. Si el tiempo de llegada de cada eco se representa en abscisas, y en ordenadas la intensidad correspondiente, para un tren de ondas reflejadas como se muestra en la figura 29.16,I correspondería una gráfica como la ilustrada en II. Esta gráfica puede resultar suficiente en muchos casos para obtener la información que se requiere.

2. Ecografía B. Ecotomografía. Si la sonda (emisor-receptor) efectúa un barrido desplazándose linealmente (fig. 29.17,I), si el eje de abscisas se representa verticalmente y se desplaza en una pantalla como lo hace la sonda, y si las intensidades de los ecos se representan mediante puntos (en lugar de picos), cuyas luminosidades sean proporcionales a las intensidades de los ecos, se obtiene una imagen como la ilustrada en la figura 29.17,II, que no es más que una tomografía. Claro está que,

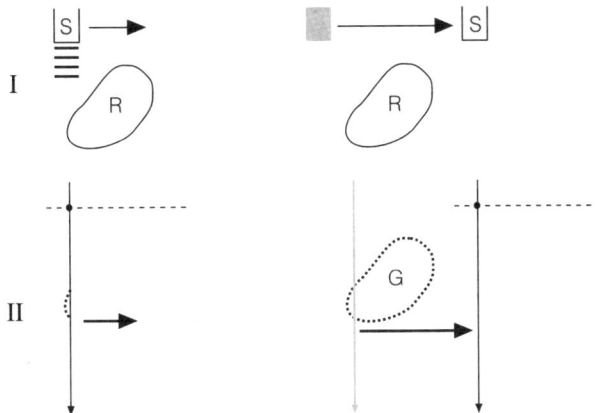

Figura 29.17. Ecotomografía. S, emisor-receptor; R, órgano; G, tomografía.

para que la imagen visual tenga un significado concordante con la realidad, la luminosidad de los puntos debe ser corregida en función de las atenuaciones que el rayo sufre por reflexión y absorción.

3. Otras posibilidades. Existen otros métodos de empleo de la ecografía, por ejemplo, se puede hacer rotar la fuente situada en un punto fijo en lugar de desplazarla linealmente, pueden obtenerse representaciones del movimiento de estructuras como las paredes de las cavidades cardíacas, etc., El estudio más detallado no corresponde a los objetivos de esta obra.

3. Resonancia magnética nuclear

El estudio de la resonancia magnética nuclear requiere unos conocimientos de mecánica cuántica, cuyo empleo está fuera de los límites de esta obra. Aún el estudio simplificado de las bases del recurso empleado, que puede hacerse mediante un modelo vectorial, nos llevaría muchas páginas de explicaciones. Por lo tanto, sólo podremos dar aquí una somera idea del mismo, que forzosamente resultará incompleta.

a. Comportamiento magnético del núcleo atómico

Como sabemos, el núcleo atómico está constituido por protones y neutrones*. Añadiremos ahora que los núcleos atómicos se comportan como si estuviesen animados de movimiento de rotación, y muchos de ellos, como el H^1, el Na^{23}, el P^{31}, etc., generan por ese motivo un campo magnético. Otros, como el C^{12}, el O^{16}, no lo poseen. Esto depende del número de protones y de neutrones que integran el núcleo.

Si una carga eléctrica positiva efectúa un movimiento circular, genera un campo magnético que sigue la regla del "tirabuzón": las líneas de fuerza tienen el sentido en que avanzaría un tirabuzón que girase en el mismo sentido en que lo hace la carga eléctrica (fig. 29.18). Se llama *momento magnético* al producto:

$$\mu = \frac{1}{2} \cdot q \cdot r \cdot v \qquad [29.4]$$

en el que q es la carga eléctrica, r el radio de giro y v la velocidad tangencial. En virtud de la regla mencionada, dicho momento puede representarse mediante un vector. De acuerdo con lo explicado, muchos núcleos se comportan como si fuesen pequeñas barras imantadas.

Por otra parte, en virtud de su masa, los núcleos en rotación tienen un momento angular dado por:

$$J = m \cdot r \cdot v \qquad [29.5]$$

en el que m es la masa en rotación.

---

* Hace excepción el núcleo del átomo de hidrógeno, formado sólo por un protón.

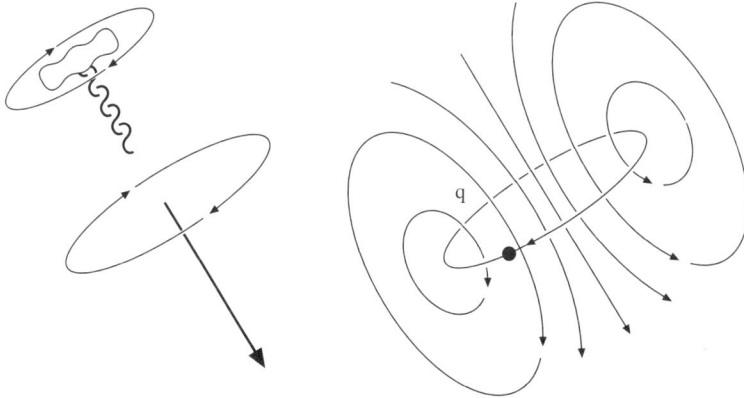

Figura 29.18. *Regla del tirabuzón y representación vectorial del momento magnético.*

Dividiendo el momento magnético por el momento angular, se obtiene la llamada constante giromagnética γ:

$$\gamma = \frac{\mu}{J} = \frac{1}{2} \cdot \frac{q \cdot r \cdot v}{m \cdot r \cdot v} = \frac{q}{2 \cdot m} \qquad [29.6]$$

Esta constante es nula en el caso de los núcleos cuyo momento magnético vale cero, y tiene un valor elevado en el caso del núcleo del hidrógeno. La misma es importante por lo que explicamos a continuación.

En adelante nos referiremos sólo al átomo de hidrógeno por su constante giromagnética elevada y por ser el elemento más abundante en el organismo.

Cuando sobre el hidrógeno no actúa ningún campo, los momentos magnéticos de sus núcleos se encuentran orientados al azar; pero si a un sistema en cuya composición participa el hidrógeno se le aplica un campo magnético exterior constante B_o, los momentos de los núcleos de ese elemento se orientan y, de acuerdo con las restricciones de la mecánica cuántica, se distribuyen en dos niveles energéticos: los de menor nivel orientan sus momentos magnéticos acercándose a la dirección y sentido de B_o; los del nivel más alto lo hacen en sentido contrario. Se dice que los primeros están en estado paralelo y los de nivel mayor, antiparalelo. La diferencia de energía entre los dos niveles es mayor cuanto mayor es la intensidad del campo magnético constante aplicado, y está dada por:

$$\Delta E = \frac{h}{2 \cdot \pi} \cdot \gamma \cdot B_o \qquad [29.7]$$

Esta energía es la que puede transportar un fotón de radiación electromagnética, si su frecuencia es la que corresponde de acuerdo con la relación de Plank dada en el capítulo 22 (ecuación [22.2]):

$$\Delta E = h \cdot v \qquad [29.8]$$

Igualando las dos últimas ecuaciones, simplificando y reordenando se obtiene:

$$\dot{v} = \frac{\gamma}{2 \cdot \pi} \cdot B_o \qquad [29.9]$$

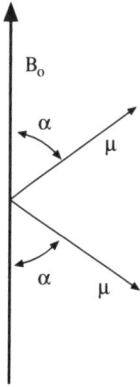

Figura 29.19. *Explicación en el texto.*

Esta frecuencia recibe el nombre de *frecuencia de Larmor*.

Por razones que no podemos detallar, los núcleos no llegan a orientar sus momentos de acuerdo con el campo B_o, sino que guardan con él un cierto ángulo (fig. 29.19). En estas condiciones, sus momentos describen, como lo hace un trompo desviado de la vertical, un movimiento como el ilustrado en la figura 29.20,I, llamado de *precesión*. Se puede demostrar que la frecuencia de este movimiento es precisamente la frecuencia de Larmor dada en la [29.9].

Los núcleos en estado paralelo son más numerosos que los que se hallan en estado antiparalelo y, aunque la relación entre ambas poblaciones es muy cercana a 1, la resultante M de todos los momentos de los núcleos no es nula, y está en la dirección y sentido del campo exterior (fig. 29.20,II).

b. Resonancia

Si en este estado se aplica al sistema, mediante una bobina, un campo magnético oscilatorio con la frecuencia de Larmor, perpendicular al primero, la energía

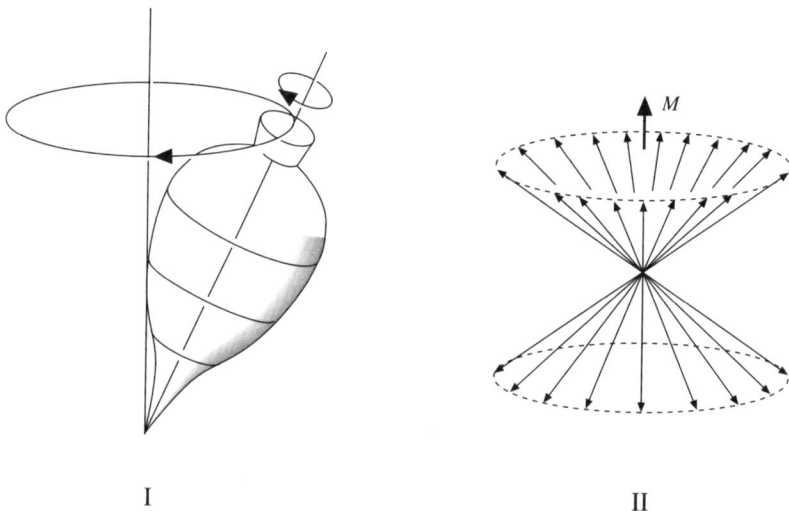

I   II

Figura 29.20. *Precesión y resultante de los momentos magnéticos. (Explicación en el texto.)*

transportada por este campo puede ser absorbida por los átomos que se encuentran en estado paralelo, los cuales van pasando al estado de mayor energía, antiparalelo. Si el pulso de radiación electromagnética excitador se mantiene suficiente tiempo (del orden de los μs), ambas poblaciones pueden llegar a igualarse, de modo que el momento magnético resultante llegue a hacerse nulo. Si el tiempo se prolonga, puede incluso llegar a invertirse la relación entre las dos poblaciones.

Nótese que el efecto sólo se produce, si la frecuencia de la radiación excitadora coincide con la frecuencia del movimiento de precesión, es decir, sólo absorben energía los núcleos que tienen una determinada constante giromagnética y se hallan en un campo magnético de intensidad B_o. De ahí el nombre de resonancia.

c. Relajación

Una vez finalizado el pulso excitador, los núcleos en exceso en estado antiparalelo vuelven al estado de menor energía. Este proceso recibe el nombre de relajación y, durante el mismo, los núcleos devuelven una radiación de frecuencia igual a la recibida la cual puede ser captada por la misma bobina emisora que entonces hace el papel de antena.

Empleando radiaciones excitadoras de diferentes frecuencias se puede determinar cuáles resultan absorbidas y representar un espectro de absorción en función de la frecuencia. Como la frecuencia de resonancia depende de B_o, y como los átomos que participan en la estructura molecular modifican parcialmente este campo, también modifican las frecuencias absorbidas. A partir de ellas se puede obtener información sobre los grupos atómicos que integran las moléculas.

d. Tomografía

Combinando de diversas maneras distintos campos magnéticos que se agregan al campo exterior constante, es posible que éste tenga un determinado valor sólo en un pequeño elemento de volumen, en una sucesión de esos elementos a lo largo de una recta o en un plano determinado. Como sólo los elementos de volumen que tienen la intensidad adecuada del campo magnético responden a la radiación excitadora se puede determinar de qué punto proviene la radiación emitida durante la relajación. Sobre esta base, se puede reconstruir una imagen tomográfica de resonancia empleando diversos artificios, sobre los fundamentos explicados en la sección A u otros de naturaleza semejante.

La resonancia magnética nuclear tiene la ventaja de requerir el empleo de longitudes de onda del orden de las de radiofrecuencia (para las que el organismo es transparente y que no tienen efectos ionizantes), y de brindar información sobre la naturaleza química de ciertas sustancias, como por ejemplo, los lípidos, por el gran número de átomos de hidrógeno que integran sus moléculas.

BIBLIOGRAFÍA

Devey GB, Wells NT. Ultrasound in medical diagnosis. Sci Amer 1978; 238(5): 98.
Everhard TE, Hayes TL. The Scanning electron microscope. Sci Amer 1972; 226(1): 54.
Gili Planas J. Introducción a los fundamentos físicos de la tomografía por resonancia magnética nuclear (RMN). Medicina Clínica 1984; 82(supl. 1): 1.
Gordon R, Herman GT, Johnson SA. Image reconstruction from projections. Sci Amer 1975; 233(4): 56.

Jansen PC. An introduction to the electron microscope. Science and Industry 1960; 7: 33.

Katzir A. Optical fibers in Medicine. Sci Amer 1989; 260(5): 86.

Ridyard JNA. Computerize Axial Tomography. En: McAinsh TF, ed. Physics in Medicines and Biology Encyclopedia. Oxford, Pergamon Press, 1986; 1: 214.

Shaw D. Nuclear Magnetic Resonance: General Principles. En: McAinsh TF, ed. Physics in Medicine and Biology Encyclopedia. Oxford, Pergamon Press, 1986; 1: 529.

APÉNDICE Elementos de Matemática

I. INTRODUCCIÓN

La mayor parte de este libro puede ser comprendida sobre la base de un conocimiento suficiente de la Matemática que se estudia a nivel secundario. Por eso, en este apéndice repasaremos algunos conocimientos que, aunque corresponden a ese nivel, podrían requerir una revisión, a fin de darles, si es posible, mayor precisión.

Además, como en varios capítulos se hace uso de algunos temas no habituales en ese nivel, trataremos de dar al lector una noción relativa a esos temas.

Como los tópicos de este capítulo han sido elegidos en su mayoría de acuerdo con las necesidades del contenido del libro, no guardan relaciones entre sí, por lo que podrán parecer un tanto inconexos. Si deseamos ser breves esto es inevitable.

II. FUNCIONES ELEMENTALES

En el capítulo 1 (pág. 3) dimos los conceptos de variable independiente y de función. A continuación estudiaremos los tipos de funciones más sencillas, que son las que empleamos en general en esta obra.

1. Proporcionalidad directa

Veamos, por ejemplo, cómo se puede estudiar la relación entre el tiempo y el gasto de oxígeno* por una persona. Para ello se miden los volúmenes de oxígeno consumidos en diferentes intervalos, y con los datos obtenidos se confecciona un cuadro de valores (tabla A.1).

TABLA A.1. **Relación entre tiempo y consumo de oxígeno**

Tiempo (min)	Volumen de oxígeno (l)
5	0,69
10	1,38
15	2,07
20	2,76
30	4,14

---

* Por supuesto esta relación es obvia pero, por razones didácticas, se eligió precisamente por eso.

Se comprueba en ella, que al duplicar el primer valor del tiempo (5 × 2 = 10) también se duplica el volumen (0,690 × 2 = 1,380), relación que se cumple si se multiplica por cualquier otro número.

En general se observa que, si se divide el valor del volumen por el del tiempo que le corresponde, el cociente es siempre el mismo:

$$\frac{0,69}{5} = 0,138; \quad \frac{1,38}{10} = 0,138; \quad \frac{2,07}{15} = 0,138; \text{ etc.} \qquad \text{[A.1]}$$

Sobre esta base, establecemos la siguiente definición:

Se dice que *dos magnitudes son directamente proporcionales cuando el cociente entre los valores correspondientes es constante.* En nuestro ejemplo, representando con V_1, V_2, V_3, etc., los valores del volumen, y con t_1, t_2, t_3, etc., los del tiempo, se cumple:

$$\frac{V_1}{t_1} = \frac{V_2}{t_2} = \frac{V_3}{t_3} = K \qquad \text{[A.2]}$$

donde K es el valor constante de todos los cocientes. En forma más general, para cualquier valor del volumen y del tiempo, escribimos:

$$\frac{V}{t} = K \qquad \text{[A.3]}$$

y pasando t al segundo miembro:

$$V = K \cdot t \qquad \text{[A.4]}$$

La constante K recibe el nombre de *constante de proporcionalidad.*

La relación de proporcionalidad directa puede ser representada gráficamente en un sistema de coordenadas ortogonales (fig. A.1) representando en cada eje los valores de una magnitud (p. ej., el tiempo en abscisas y el volumen en ordenadas). Se observa así que los puntos representativos de cada par de valores pertenecen a una recta que pasa por el origen de coordenadas.

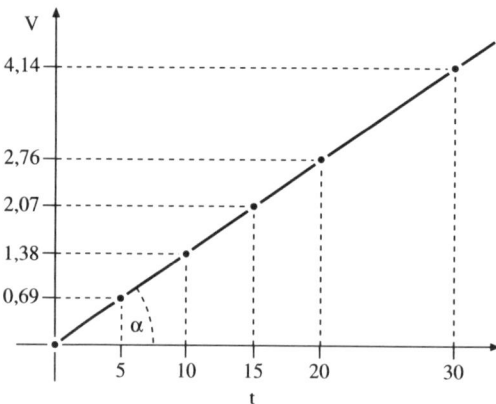

Figura A.1. *Representación gráfica de la relación de proporcionalidad directa.*

Como de acuerdo con la [A.2] la constante K es el cociente entre la ordenada y la abscisa de cualquier punto de dicha recta, su valor es el de la tangente trigonométrica del ángulo α formado por la recta y el eje de abscisas:

$$K = \text{tag } \alpha \qquad [A.5]$$

Téngase presente que para que dos magnitudes sean directamente proporcionales, no basta que al aumentar una de ellas aumente también la otra; *el cociente entre ambas debe ser constante.*

2. Función lineal

En la tabla A.2 se presentan los resultados obtenidos al estudiar la relación entre la potencia *P* del ejercicio físico realizado por una persona y la frecuencia cardíaca f.

TABLA A.2. **Relación entre la potencia del ejercicio físico y la frecuencia cardíaca**

Potencia (W)	Frecuencia cardíaca (c/min)
0	60
30	83
65	109
100	135
130	158

En esta tabla se observa que al aumentar la potencia sube la frecuencia cardíaca, pero no existe proporcionalidad directa, pues los cocientes no son constantes. En cambio, se puede comprobar que cada valor de la frecuencia cardíaca se obtiene multiplicando la potencia por 0,75 y sumándole 60.

Por ejemplo:

$$30 \times 0,75 + 60 = 83$$

$$130 \times 0,75 + 60 = 158 \qquad [A.6]$$

En general:

$$f = 0,75 \times P + 60 \qquad [A.7]$$

Se observa aquí que el valor de la función está dado por la variable independiente multiplicada por una constante (0,75), más otra constante (60). Cuando una variable se relaciona con otra de esta manera, se dice que es una *función lineal* de ésta. La definición es la siguiente:

Una variable y es función lineal de otra x cuando ambas están ligadas por una relación de la forma:

$$y = a \cdot x + b \qquad [A.8]$$

donde a y b son constantes.

La representación gráfica de una función lineal es una recta que en general no pasa por el origen (fig. A.2). En cuanto a los significados de las constantes *a* y *b* de la ecuación [A.8], los deducimos a continuación.

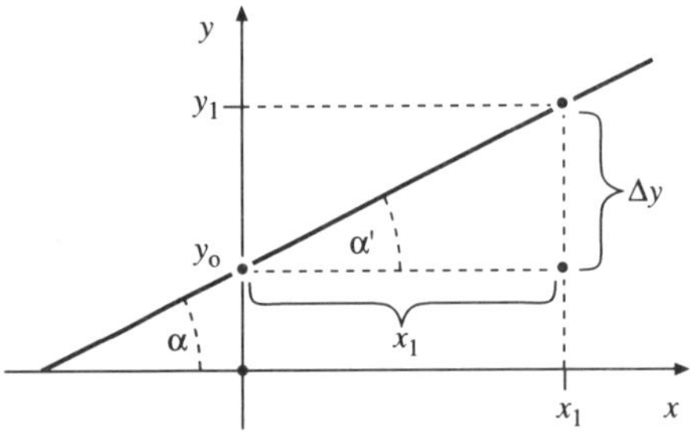

Figura A.2. Representación gráfica de una función lineal.

De la [A.8] se infiere que cuando x vale cero:

$$y_0 = b \qquad\qquad [\text{A.9}]$$

Esta expresión muestra que b es la ordenada en el origen, es decir, la ordenada determinada por la intersección de la recta con el eje de ordenadas. La constante b recibe el nombre de *término independiente*. Si escribimos ahora la ecuación [A.8] para $x = x_1$ (fig. A.2), obtenemos:

$$y_1 = a \cdot x_1 + b \qquad\qquad [\text{A.10}]$$

Y si a ésta le restamos la [A.9] resulta:

$$y_1 - y_0 = a \cdot x_1 \qquad\qquad [\text{A.11}]$$

es decir:

$$\frac{\Delta y}{x_1} = a \qquad\qquad [\text{A.12}]$$

Como se aprecia en la figura, el cociente entre Δy y x_1 es la tangente del ángulo α', que a su vez es igual a α.

La tangente del ángulo formado por la recta y el eje de abscisas recibe el nombre de *pendiente* de la recta, y la constante a se llama, por ese motivo, *coeficiente angular*. Si este coeficiente es negativo, la recta desciende hacia la derecha.

Cuando el término independiente vale cero, la ecuación [A.8] queda reducida a la siguiente:

$$y = a \cdot x \qquad\qquad [\text{A.13}]$$

análoga a la [A.4]. Como se ve, la proporcionalidad directa es un caso particular de función lineal.

3. Proporcionalidad inversa

Si se sumerge el extremo de un capilar en agua, la presión necesaria para que se desprendan burbujas de aire por el extremo sumergido (fig. A.3), está relacionada con el diámetro del tubo. En la tabla A.3 se dan las presiones necesarias para lograr

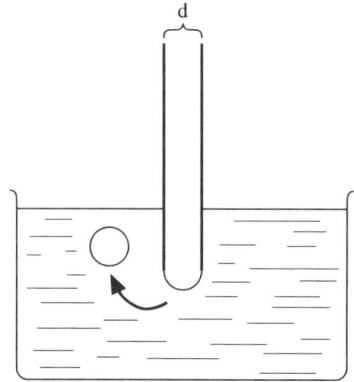

Figura A.3. *Desprendimiento de burbujas del extremo de un capilar sumergido.*

TABLA A.3. **Presión necesaria* para el desprendimiento de burbujas por el extremo sumergido en agua de capilares de diferentes diámetros**

Diámetro del tubo, d (mm)	Presión necesaria, P (cmH_2O)
0,4	7,2
0,8	3,6
1,2	2,4
1,6	1,8
1,8	1,6

* Corregidas de acuerdo con la presión hidrostática dependiente de la profundidad de inmersión del tubo.

el desprendimiento de burbujas de aire por dicho extremo, para diferentes diámetros.

En esta tabla se observa que al multiplicar el primer diámetro por 2 (0,4 × 2 = 0,8) se divide por el mismo número el valor correspondiente de la presión (7,2 : 2 = 3,6). Esto se puede expresar de otro modo; en toda la tabla se cumple que el producto de los dos valores de cada par es constante:

$$0,4 \times 7,2 = 0,288$$
$$0,8 \times 3,6 = 0,288 \qquad [A.14]$$
$$1,2 \times 2,4 = 0,288 \text{ etc.}$$

En forma general, para los dos valores de cualquier par, se puede escribir:

$$d \cdot P = K \qquad [A.15]$$

donde K es una constante. Esta expresión se puede adoptar como definición de proporcionalidad inversa. Se dice que *dos magnitudes son inversamente proporcionales cuando el producto entre los valores correspondientes es constante.*

La representación gráfica de este tipo de función es una hipérbola que tiene los ejes de coordenadas por asíntotas (fig. A.4).

P
(cmH$_2$O)

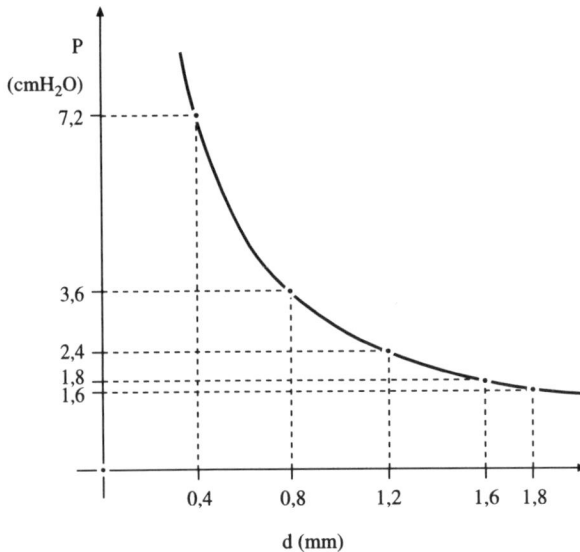

Figura A.4. *Representación gráfica de la relación de proporcionalidad inversa.*

d (mm)

III. ALGUNOS CONCEPTOS DE GEOMETRÍA

A. ECUACIÓN DE LA RECTA

En la página 564 comprobamos que la representación gráfica de una función de la forma:

$$y = a \cdot x \quad \text{(ecuación [A.4])} \qquad [A.16]$$

es una recta que pasa por el origen, lo cual es la consecuencia de que los diferentes valores de y (y_1, y_2, y_3, etc.) sean directamente proporcionales a los valores correspondientes de x (fig. A.1).

Ahora bien, si a todos los valores de y, expresados mediante la ecuación [A.16] se suma el término constante b:

$$y = a \cdot x + b \qquad [A.17]$$

todos los puntos de la recta se desplazarán verticalmente (la distancia b), de modo que se obtendrá otra recta que no pasa por el origen (fig. A.5).

La expresión [A.17] es la *ecuación general de la recta*. El significado del coeficiente a y del término independiente b ya fueron estudiados en páginas anteriores. De acuerdo con lo expuesto, la ecuación general permite trazar la recta a partir de su pendiente y de la ordenada en el origen.

B. ÁNGULOS

1. Ángulos planos

Es habitual expresar la medida de un ángulo en grados, definiendo esta unidad como la noventava parte (1/90) de un ángulo recto, pero para muchos fines, y en

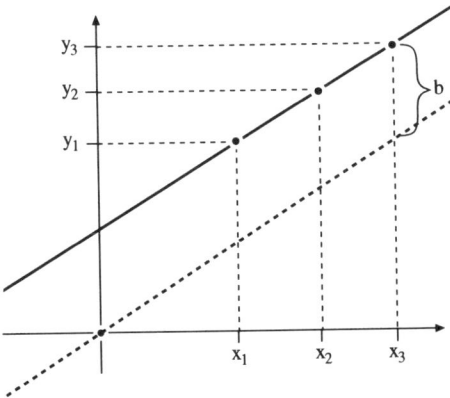

Figura A.5. Función lineal. (Explicación en el texto.)

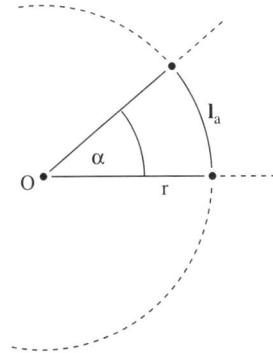

Figura A.6. Medida de un ángulo en radianes. (Explicación en el texto.)

partícular en física, es mucho más conveniente definir la medida de un ángulo α como la relación entre la longitud del arco de circunferencia l_a, con centro en el vértice O del ángulo, y el radio r de ésta (fig. A.6):

$$\alpha = \frac{l_a}{r} \qquad [A.18]$$

Este cociente es independiente del radio de la circunferencia considerada, pues al variar aquél se modifica el arco en igual proporción. En la figura A.7, por ejemplo, se cumple que:

$$\alpha = \frac{CB}{OB} = \frac{C'B'}{OB'} \qquad [A.19]$$

Cuando se expresa la medida de un ángulo de esta manera la unidad es el *radián*. Se llama así a *un ángulo cuyo arco es igual al radio.* En ese caso:

$$\alpha = 1 \text{ rad} \qquad [A.20]$$

De acuerdo con este modo de medir los ángulos, y como la longitud l_c de una circunferencia está dada por:

$$l_c = 2\pi \cdot r \qquad [A.21]$$

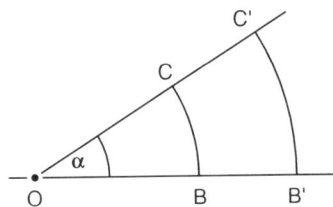

Figura A.7. Explicación en el texto.

su ángulo central (360°) viene determinado:

$$360° = \frac{2\pi \cdot r}{r} = 2\pi \text{ rad} \qquad [A.22]$$

Como el arco correspondiente a un ángulo recto está dado por:

$$l_a = \frac{2\pi \cdot r}{4} \qquad [A.23]$$

su medida en radianes es:

$$\alpha = \frac{2\pi \cdot r}{4 \cdot r} = \frac{\pi}{2} \text{ rad} = 1,57 \text{ rad} \qquad [A.24]$$

2. Ángulo sólido

Dada una superficie S, limitada por un determinado contorno (fig. A.8) y un punto cualquiera O, el conjunto de todas las semirrectas de origen en O que pasan por el contorno de S constituye una superficie (de forma cónica) que divide el espacio en dos semiespacios, cada uno de los cuales constituye un *ángulo sólido*. Uno de dichos ángulos, ω, contiene la superficie S, mientras que el otro no la contiene.

Como en el caso de los ángulos planos, la medida de un ángulo sólido también está establecida por un cociente, pero en este caso el mismo se efectúa entre la porción S de una superficie esférica S_{esf} (fig. A.9), con centro en el vértice O del ángulo sólido, y el cuadrado del radio de la esfera:

$$\omega = \frac{S}{r^2} \qquad [A.25]$$

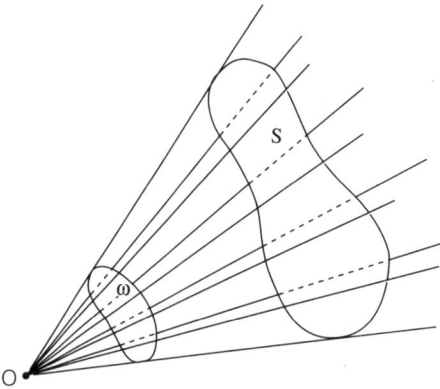

Figura A.8. *Ángulo sólido. (Explicación en el texto.)*

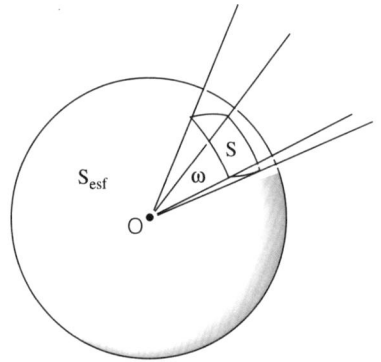

Figura A.9. *Medida de un ángulo sólido en esterradianes. (Explicación en el texto.)*

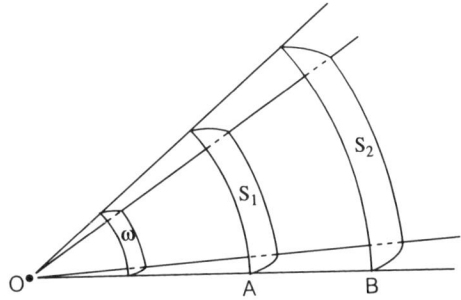

Figura A.10. *Explicación en el texto.*

Es fácil demostrar que, para un ángulo sólido determinado, la medida obtenida es independiente del radio de la esfera considerada (fig. A.10), de modo que:

$$\omega = \frac{S_1}{OA^2} = \frac{S_2}{OB^2} \qquad [A.26]$$

La unidad de ángulo sólido es el *esterradián;* se denomina así *un ángulo sólido que subtiende una porción de superficie esférica igual al cuadrado del radio.* En este caso:

$$\omega = \frac{S}{r^2} = \frac{r^2}{r^2} = 1 \text{ sr} \qquad [A.27]$$

Para una esfera completa, como su superficie S_{esf} está dada por:

$$S_{esf} = 4\pi \cdot r^2 \qquad [A.28]$$

la medida de su ángulo central es:

$$\omega = \frac{4\pi \cdot r^2}{r^2} = 4\pi \text{ sr} = 12,57 \text{ sr} \qquad [A.29]$$

C. TEOREMA DEL COSENO

En Geometría elemental se demuestra que, dadas las longitudes de dos lados de un triángulo y el ángulo comprendido entre ellos, queda determinada la longitud del tercero. Esa longitud se puede obtener gráficamente, si se dibuja un triángulo con dos lados que determinen el ángulo dado y cuyas longitudes sean las establecidas.

Pero también puede hacerse el cálculo teóricamente; en Trigonometría se demuestra que, en un triángulo cualquiera, el cuadrado de un lado es igual a la suma de los cuadrados de los otros dos, menos el doble producto de ellos por el coseno del ángulo comprendido (fig. A.11):

$$c^2 = a^2 + b^2 - 2 \cdot a \cdot b \cdot \cos \alpha \qquad [A.30]$$

En la figura aparecen dos triángulos. El lector puede comprobar la verdad de la [A.30] calculando la longitud de los lados c y c'. Para ello debe medir en cada

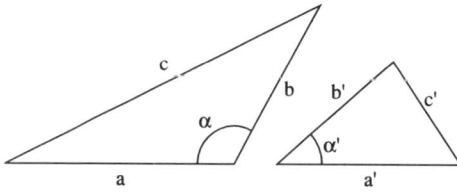

Figura A.11. *Teorema del coseno. (Explicación en el texto.)*

triángulo los otros dos lados y el ángulo comprendido entre ellos, y aplicar la ecuación.

IV. POTENCIAS Y LOGARITMOS

A. POTENCIAS DE 10

El lector habrá visto expresado, por ejemplo, el número de Avogadro (pág. 7) de la siguiente manera:

$$N = 6,02 \times 10^{23} \qquad\qquad [A.31]$$

lo que significa:

$$N = 6,02 \times 100.000.000.000.000.000.000.000 \qquad\qquad [A.32]$$

es decir:

$$N = 602.000.000.000.000.000.000.000 \qquad\qquad [A.33]$$

Observando estas expresiones, se podría pensar que empleamos la [A.31] en lugar de la [A.33], porque la primera es más breve que la segunda; pero el motivo fundamental no es éste. Por ejemplo, si se desea expresar el volumen de aire que respira por hora una persona, se escribe:

$$V = 4,8 \times 10^2 \ l \qquad\qquad [A.34]$$

lo cual equivale matemáticamente a:

$$V = 480 \ l \qquad\qquad [A.35]$$

Como se observa, la segunda expresión es más simple que la anterior, a pesar de lo cual debe usarse la primera. El motivo es el siguiente: en la primera expresión hay dos cifras cuyos valores se dan explícitamente, 4,8; en la segunda, las cifras dadas son tres, 480. Esto obedece a una convención que se emplea para expresar los resultados experimentales, según la cual sólo se anotan las cifras cuyos valores son seguros, y se descartan aquellas que están comprendidas dentro del error experimental o cuyo valor es variable. Según la primera expresión, el volumen respirado en 1 hora está comprendido entre 475 y 485 l; según la segunda, las variaciones serían mucho menores, pues estarían comprendidas entre 479,5 l y 480,5 l.

En otros casos, las potencias de 10 llevan exponente negativo. Por ejemplo, la concentración de iones hidrógeno en una solución puede ser:

$$[H^+] = 2,3 \times 10^{-8} \frac{mol}{l} \qquad [A.36]$$

lo cual significa:

$$[H^+] = 2,3 \times \frac{1}{10^8} \frac{mol}{l} \qquad [A.37]$$

Es decir:

$$[H^+] = 0,000000023 \frac{mol}{l} \qquad [A.38]$$

En muchas ocasiones, las potencias de 10 constituyen un procedimiento cómodo, pues permiten simplificaciones convenientes al efectuar los cálculos. Por ejemplo, para calcular el caudal de un líquido, cuya viscosidad es de 2 centipoises, al fluir por un tubo de 0,5 mm de radio y 25 cm de longitud bajo una diferencia de presión de 100 hPa, aplicamos la fórmula de Poiseuille (pág. 173):

$$\mathscr{C} = \frac{3,14 \times 100 \text{ hPa} \times (0,05 \text{ cm})^4}{8 \times 25 \text{ cm} \times 0,02 \text{ P}} \qquad [A.39]$$

$$\mathscr{C} = \frac{3,14 \times 10^4 \text{ Pa} \times 6,25 \times 10^{-14} \text{ m}^4}{8 \times 25 \times 10^{-2} \text{ m} \times 2 \times 10^{-3} \text{ Pa·s}} \qquad [A.40]$$

$$\mathscr{C} = \frac{19,625 \times 10^{-10}}{4 \times 10^{-3}} \frac{\text{m}^3}{\text{s}} \qquad [A.41]$$

$$\mathscr{C} = 4,9 \times 10^{-7} \frac{\text{m}^3}{\text{s}} = 0,49 \frac{\text{cm}^3}{\text{s}} \qquad [A.42]$$

Procediendo de esta manera, es mucho más improbable equivocarse en los lugares de las comas o en los números de ceros que corresponden a los resultados.

B. LOGARITMOS

1. Generalidades

a. Concepto

Se llama *logaritmo en base a de un número n al exponente que debe llevar a para obtener n.* Es decir, si

$$n = a^b \qquad [A.43]$$

b es el logaritmo en base a de n:

$$b = \log_a n \qquad\qquad [A.44]$$

b. Propiedades

Sólo mencionaremos aquí, a modo de repaso, las propiedades principales de los logaritmos, sin dar las demostraciones correspondientes.

1. El logaritmo de 1 es 0;

$$\log_a 1 = 0 \qquad\qquad [A.45]$$

2. El logaritmo de un producto es igual a la suma de los logaritmos de los factores:

$$\log_q (a \cdot b) = \log_q a + \log_q b \qquad\qquad [A.46]$$

3. El logaritmo de un cociente es igual a la diferencia entre el logaritmo del dividendo y el del divisor:

$$\log_q \frac{a}{b} = \log_q a - \log_q b \qquad\qquad [A.47]$$

4. El logaritmo de la inversa de un número es el logaritmo del número, cambiado de signo:

$$\log_q \frac{1}{a} = -\log_q a \qquad\qquad [A.48]$$

5. El logaritmo de una potencia es igual al logaritmo de la base multiplicado por el exponente:

$$\log_q a^p = p \cdot \log_q a \qquad\qquad [A.49]$$

6. El logaritmo de una raíz es igual al logaritmo del radicando dividido por el índice:

$$\log_q \sqrt[p]{a} = \frac{\log_q a}{p} \qquad\qquad [A.50]$$

7. Los números negativos no tienen logaritmos en el campo de los números reales.

2. Logaritmos decimales

Se llaman *logaritmos decimales* los que tienen por base 10. Se representan simplemente con la abreviatura log, sin especificar la base; cuando ésta no figura, se entiende que el logaritmo es decimal.

De acuerdo con la definición, el logaritmo de la unidad seguida de ceros es directamente el número de ceros:

$$\log \quad 1 = 0 \text{ puesto que } 10^0 = \quad 1$$

$$\log \quad 10 = 1 \text{ puesto que } 10^1 = \quad 10 \qquad [A.51]$$

$$\log 100 = 2 \text{ puesto que } 10^2 = 100$$

Los números positivos menores que 1 tienen logaritmos negativos. Éstos son números enteros cuando se trata de la unidad precedida de ceros:

$$\log 0,1 \quad = -1, \text{ puesto que } 10^{-1} = 0,1$$

$$\log 0,01 = -2, \text{ puesto que } 10^{-2} = 0,01 \qquad [A.52]$$

En cambio, son irracionales cuando se trata de otros decimales:

$$\log 0,02 = -1,69897... \qquad [A.53]$$

3. Logaritmos naturales

a. Concepto

Consideremos la expresión:

$$b = \left(1 + \frac{1}{n} \right)^n \qquad [A.54]$$

en la que n es un número entero positivo cualquiera, y calculemos el valor que adquiere a medida que damos a n valores cada vez mayores:

Si n vale 2, la ecuación será:

$$b = \left(1 + \frac{1}{2} \right)^2 = 2,25 \qquad [A.55]$$

Para n = 3:

$$b = \left(1 + \frac{1}{3} \right)^3 = 2,3703... \qquad [A.56]$$

Para n =   4 $b = 2,4414...$

Para n =   10 $b = 2,5937...$ [A.57]

Para n = 100 $b = 2,7048...$

Como se observa, a medida que n aumenta también lo hace b; pero en tanto que el valor de n puede crecer sin límite alguno, el de b se va aproximando cada vez más al valor constante de 2,71828.... Se dice entonces que éste es el *límite* de b cuando *n tiende a infinito*. A ese límite se llama e:

$$e = 2,71828... \qquad [A.58]$$

y constituye la base de los logaritmos naturales.

De acuerdo con lo que acabamos de explicar, el logaritmo natural de un número m es el exponente que hay que ponerle a e para obtener m, es decir:

$$\text{si } e^q = m \qquad q = \log_e m \qquad\qquad [A.59]$$

Los logaritmos naturales se representan mediante la abreviatura ln, por ejemplo:

$$\ln 10 = 2,30258... \approx 2,303 \qquad\qquad [A.60]$$

b. Motivos de los logaritmos naturales

El lector se podría preguntar qué necesidad hay de emplear como base de logaritmos un número como e, siendo aparentemente más sencillo utilizar la base 10.

Es imposible en el nivel de este curso hacer una demostración que evidencie la necesidad de usar ese número como base de logaritmos; sólo podemos señalar que el límite de $\left(1 + \dfrac{1}{n}\right)^n$ cuando n tiende a infinito aparece necesariamente en el curso del desarrollo de muchas ecuaciones, empleadas en Física y en Fisicoquímica. Así, por ejemplo, la fuerza electromotriz de una pila de concentración (pág. 114) está dada por:

$$E = \frac{R \cdot T}{z \cdot F} \cdot \ln \frac{M_2}{M_1} \qquad\qquad [A.61]$$

y la concentración de una sustancia que es eliminada de un compartimiento (pág. 302) varía en función del tiempo de acuerdo con:

$$[S]_t = [S]_o \cdot e^{-k \cdot t} \qquad\qquad [A.62]$$

c. Equivalencia entre logaritmos naturales y decimales

El logaritmo natural y el decimal de un número cualquiera están relacionados por:

$$\ln n = \ln 10 \times \log n \qquad\qquad [A.63]$$

y de acuerdo con la [A. 60]:

$$\ln n = 2,303 \times \log n \qquad\qquad [A.64]$$

Este factor suele aparecer en la [A.61] cuando se emplean logaritmos decimales en lugar de naturales:

$$E = \frac{R \cdot T}{z \cdot F} \cdot 2,303 \cdot \log \frac{M_2}{M_1} \qquad\qquad [A.65]$$

4. Función exponencial

Al hacer el estudio del crecimiento de una cepa de bacterias en caldo, se encontraron los datos que se muestran en la tabla A.4. En la primera columna aparece el tiempo contado a partir del momento en que las bacterias comienzan a reproducirse con regularidad. En la segunda columna figura el número de bacterias expresado en millones por mm^3.

TABLA A.4. **Relación entre el número de bacterias y el tiempo en un medio de cultivo**

Tiempo (h)	Número de bacterias (millones/mm³)	Logaritmos decimales de los valores de la segunda columna
0	1,631	0,2125
2	2,368	0,3744
4	3,438	0,5363
6	4,99	0,6982
8	7,25	0,8602

Se puede comprobar en esta tabla que el número de bacterias (expresado en millones por mm^3) N_t y el tiempo t están ligados por la relación:

$$N_t = 1,631 \times 1,205^t \qquad [A.66]$$

En efecto, reemplazando t por sus valores de la primera columna, se obtienen los números de bacterias de la segunda:

$$1,631 = 1,631 \times 1,205^0$$
$$2,368 = 1,631 \times 1,205^2 \qquad [A.67]$$
$$3,439 = 1,631 \times 1,205^4 \text{ etc.}$$

En este tipo de relación, la variable independiente figura como exponente. Por eso se dice que el número de bacterias es una *función exponencial* del tiempo.

En forma general, una función exponencial se puede representar mediante la ecuación:

$$y = a \cdot b^{c \cdot x} \qquad [A.68]$$

donde a, b y c son constantes. Puede darse a la base b el valor que más convenga, pero establecido éste, queda determinado el valor de c. Unas veces por comodidad en los cálculos y otras por la naturaleza misma del fenómeno, es común atribuir a b el valor 10 o e (2,71828...). Para nuestro ejemplo, si empleamos como base e, $a = 1,63$; $b = $ e; $c = 0,1866$ puesto que:

$$e^{0,1866 \cdot t} = (e^{0,186})^t = 1,205^t \qquad [A.69]$$

En consecuencia la [A.66] se puede escribir:

$$N_t = 1,631 \times e^{0,186 \cdot t} \qquad [A.70]$$

El gráfico que representa esta relación es una curva llamada *exponencial* (fig. A.12), que en este caso va subiendo hacia la derecha cada vez con mayor pendiente.

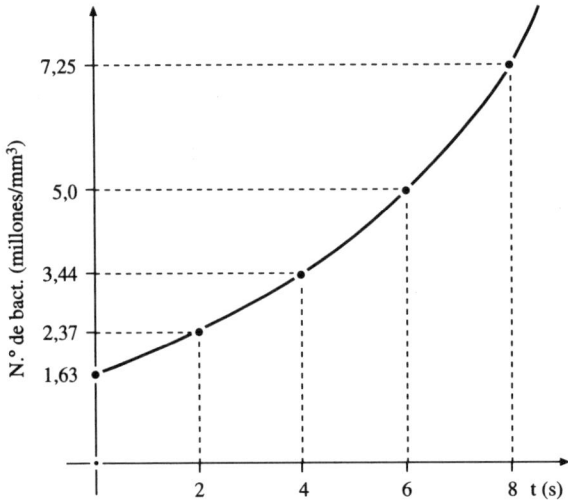

Figura A.12. Representación gráfica de una función exponencial creciente.

A veces se presenta una relación parecida a la que acabamos de ver, en la cual el exponente tiene signo negativo. En tal caso, la curva que la representa va descendiendo hacia la derecha (fig. A.13).

Funciones como las descritas en este apartado son muy frecuentes en Biología. Se presentan en el proceso de crecimiento celular, en la acción de los fermentos, en la difusión de sustancias a través de membranas y en infinidad de otros procesos.

Las funciones exponenciales también pueden ser representadas en forma logarítmica en base 10. Expresada de este modo, la ecuación [A.66] queda:

$$\log N_t = \log 1{,}631 + t \cdot \log 1{,}205 \qquad\qquad [A.71]$$

es decir:

$$\log N_t = 0{,}2125 + 0{,}081 \cdot t \qquad\qquad [A.72]$$

Esta ecuación muestra que el logaritmo del número de bacterias es una función lineal del tiempo. Por lo tanto, si esta variable se representa en abscisas, y en

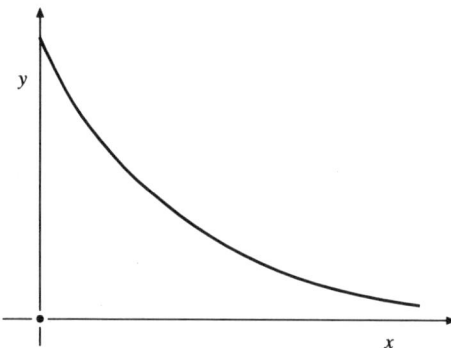

Figura A.13. Función exponencial decreciente.

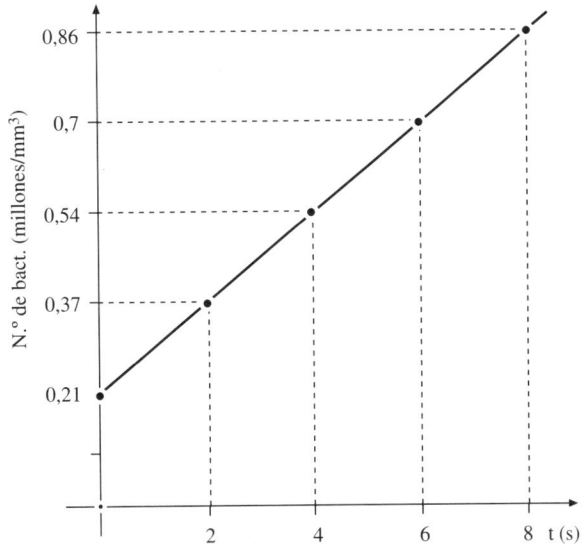

Figura A.14. *Representación de la función exponencial de la figura A.12 en coordenadas semilogarítmicas.*

ordenadas se anota el logaritmo del número de bacterias, se obtiene una recta (fig. A.14). Para trazar esta clase de gráfica existe un tipo de papel cuadriculado, semejante al milimetrado, en el que ya vienen impresas las escalas adecuadas; en el eje de abscisas figuran valores naturales, y en el eje de ordenadas se representa el logaritmo de los números, aunque se anotan sus valores naturales. Este tipo de coordenadas se llaman *semilogarítmicas.*

En la tercera columna de la tabla A.4 aparecen los logaritmos de los valores numéricos de la segunda columna. La gráfica de la figura A.14 se ha trazado con los valores de la primera y la tercera columnas.

V. CONCEPTOS ELEMENTALES DE CÁLCULO DIFERENCIAL E INTEGRAL

En esta parte daremos en forma más o menos intuitiva ciertos conocimientos necesarios para comprender algunas expresiones que aparecen en esta obra, excluyendo las demostraciones matemáticas rigurosas.

1. Límites

En la figura A.15 se ha representado la masa de sodio radiactivo, elemento que se va desintegrando, en función del tiempo. Como se aprecia, en cada período de aproximadamente 15 horas la masa se reduce a la mitad de la que corresponde al período anterior, de modo que su valor se va acercando a 0. Como se comprende, si esta ley se cumpliera indefinidamente, a medida que el tiempo aumenta, la masa disminuiría cada vez más, pero a ningún valor finito del tiempo (por grande que fuera) la masa llegaría a hacerse nula. Se dice entonces que a medida que el tiempo

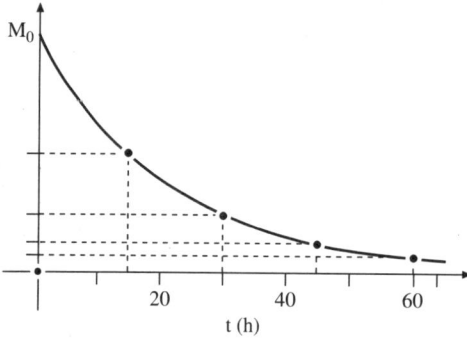

Figura A.15. *Curva de decaimiento radiactivo.*

tiende a infinito la masa de sodio tiende a 0 o que 0 *es el límite* a que tiende la masa cuando el tiempo tiende a infinito. Esto se escribe de la siguiente forma:

$$\lim_{t \to \infty} M = 0 \qquad \text{[A.73]}$$

y se lee: "el límite de la masa cuando el tiempo tiende a infinito es cero".

En el ejemplo que hemos presentado, el tiempo es la variable independiente, y la masa, la función. Ésta tiende a su límite cuando la primera tiende a infinito, pero no siempre ocurre así. Por ejemplo, el límite del seno de un ángulo, cuando éste tiende a $\pi/2$ (90°) es 1:

$$\lim_{a \to \pi/2} \text{sen } \alpha = 1 \qquad \text{[A.74]}$$

pues el valor del seno es tanto más próximo a 1, cuanto más se aproxima el ángulo a $\pi/2$ (fig. A.16). Pero el seno no tiende a un límite cuando el ángulo tiende a infinito.

En Matemática es posible definir límite con toda precisión, de modo que se puede operar con este concepto, pero la noción que hemos dado aquí, aunque imprecisa, es suficiente para comprender las expresiones que aparecerán más adelante.

2. Infinitésimos

Un *infinitésimo* es una variable que tiende a 0. Por ejemplo, la masa de sodio radiactivo, mencionada anteriormente, es un infinitésimo. Pero no siempre es

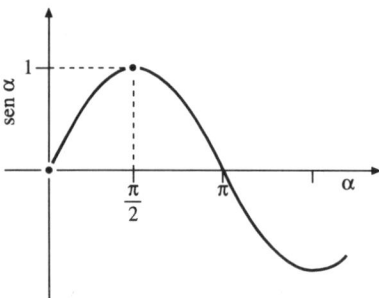

Figura A.16. *Representación gráfica del seno en función del ángulo.*

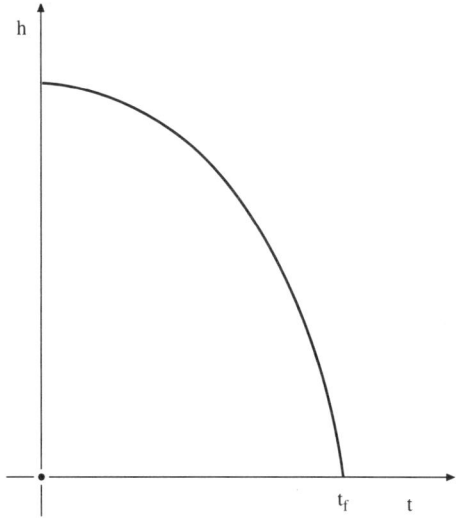

Figura A.17. *Caída libre. Representación de la altura en función del tiempo.*

necesario, como en ese caso, que la variable independiente tienda a infinito para que la función sea un infinitésimo. Por ejemplo, en la figura A.17 se ha representado la altura (respecto del suelo) de un cuerpo que cae, en función del tiempo. Como se ve, a medida que el tiempo tiende a t_f la altura h tiende a 0. Por lo tanto, esta variable es un infinitésimo.

3. Concepto de derivada

El lector sabe que para el movimiento uniforme, la velocidad se define como el cociente entre el espacio recorrido y el tiempo empleado en recorrerlo:

$$v = \frac{\Delta l}{\Delta t} \qquad [A.75]$$

En la figura A.18 se representa gráficamente el movimiento uniforme. Como se observa, el espacio recorrido (representado en ordenadas) es una función lineal del

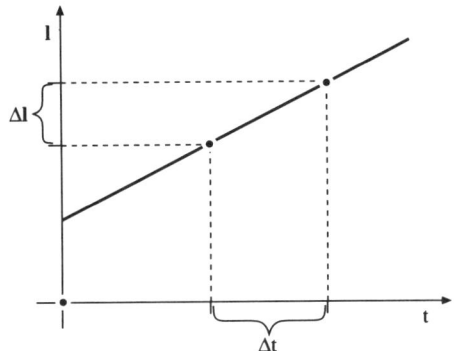

Figura A.18. *Movimiento uniforme. Representación del espacio en función del tiempo.*

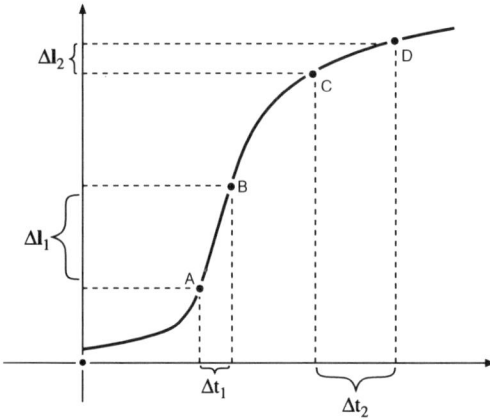

Figura A.19. *Movimiento variado. Representación del espacio en función del tiempo.*

tiempo. La velocidad v es constante e independiente de la magnitud de los intervalos Δt considerados.

Pero en el caso del movimiento variado (fig. A.19), la gráfica no es una recta, y el cociente $\Delta l/\Delta t$ depende del intervalo considerado. Por ejemplo, en la porción AB la velocidad es alta, pues a un incremento de tiempo Δt_1 relativamente pequeño corresponde un espacio recorrido grande Δl_1, mientras que en el segundo segmento CD la velocidad es baja, pues a un incremento de tiempo relativamente grande Δt_2 corresponde un incremento de espacio pequeño Δl_2.

Consideremos ahora el segmento BC de la misma curva, que representamos amplificado en la figura A.20. Si para calcular la velocidad en ese intervalo dividimos el incremento Δl por Δt, obtenemos un valor igual a la tangente del ángulo α. Sin embargo, no es correcto atribuir la velocidad así obtenida a todos los puntos del segmento BC, pues, como ya expusimos, aquélla varía a lo largo de la curva. Si en cada punto de ésta la velocidad tiene un determinado valor diferente del correspondiente a los demás, lo correcto es calcular la velocidad instantánea en cada uno de ellos. Se comprende que si en lugar de tomar el segmento BC, para determinar la velocidad del móvil, hubiésemos tomado el segmento BC', los segmentos Δt y Δl habrían sido menores, la velocidad así calculada se habría acercado más a la instantánea del punto B, y el cociente entre los segmentos Δt y Δl

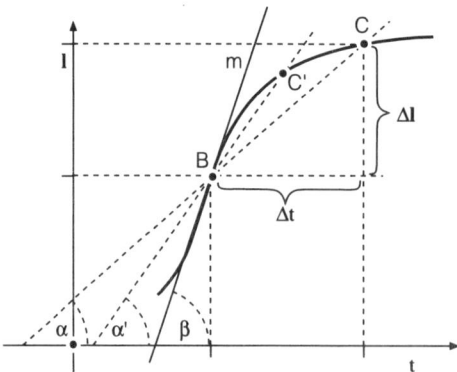

Figura A.20. *Concepto de derivada. (Explicación en el texto.)*

habría resultado igual a la tangente del ángulo α'. Por último, si se continúa acercando gradualmente el punto C' hasta coincidir con B, los incrementos de Δt y Δl tienden a 0 y su cociente tiende a ser igual a la tangente del ángulo β, determinado por el eje de abscisas y la recta m. Empleando el concepto de límite esbozado anteriormente, podemos escribir:

$$\lim_{\Delta t \to 0} \frac{\Delta l}{\Delta t} = \text{tag } \beta \qquad [A.76]$$

expresión que se lee: "el límite del cociente entre Δl y Δt, cuando Δt tiende a cero, es la tangente del ángulo β".

Nótese que cuando Δl tiende a cero también lo hace Δt. Entonces, si considerásemos ambos límites por separado, tendríamos el cociente:

$$\frac{0}{0} \text{ (indeterminado)}$$

Éste, sin embargo, no es el límite del cociente de los incrementos. Como lo muestra la ecuación [A.76], dicho límite es perfectamente determinado, y ello es debido a que, por ser l una función de t, queda indicada la forma de la curva y la tangente en el punto B.

El límite que aparece en la expresión [A.76] recibe el nombre de *derivada de l respecto de t*. La definición de derivada es la siguiente: *dada una variable y, función de la variable independiente x, se llama derivada de y respecto de x al límite del cociente entre el incremento Δy y el incremento Δx cuando este último tiende a 0*. La derivada se representa mediante el símbolo dy/dx, el cual no debe interpretarse como un cociente sino como un *solo símbolo*. La definición dada se representa así:

$$\frac{dy}{dx} = \lim_{\Delta x \to 0} \frac{\Delta y}{\Delta x} \qquad [A.77]$$

De acuerdo con lo expuesto (fig. A.20), si se realiza la representación gráfica de y en función de x, la derivada de y respecto de x es igual a la tangente trigonométrica del ángulo determinado por el eje de abscisas, y la tangente geométrica a la curva en el punto correspondiente al valor de x considerado.

Como se comprende, el valor de la derivada depende del punto de la curva de que se trata.

Sabiende qué función de x es y, es posible en general calcular matemáticamente el valor de la derivada para un valor dado de x, pero no tendremos necesidad de efectuar dichos cálculos. En esta obra sólo se usa el concepto aquí desarrollado.

4. Sumatorias

En la página 13 se representa el cociente entre la masa de un componente de una solución y la masa total de ésta, de la siguiente manera:

$$i_1 = \frac{M_1}{M_s} \qquad [A.78]$$

4

Como la masa total es la suma de las masas de todos los componentes, si la solución tiene n componentes, escribimos:

$$i_1 = \frac{M_1}{M_1 + M_2 + M_3 + \ldots M_n} \qquad [A.79]$$

La suma del denominador se puede abreviar empleando el símbolo Σ de la siguiente manera:

$$M_1 + M_2 + M_3 + \ldots M_n = \Sigma_1^n M_i \qquad [A.80]$$

Esta expresión se lee: "*sumatoria* desde 1 hasta n de M_i". La sumatoria representa, por lo tanto, la suma de distintos sumandos M_i, en los que el subíndice i va tomando sucesivamente los valores 1, 2, 3, etc., hasta n.

El símbolo de sumatoria es particularmente práctico cuando el número de sumandos representados por él es muy grande, pero para nosotros adquiere especial interés como base del concepto de integral que se da a continuación. Por tal motivo hemos presentado aquí este concepto, aunque no pertenece en realidad al cálculo infinitesimal.

5. Concepto de integral

Consideremos la ecuación:

$$y = \text{sen } x \qquad [A.81]$$

cuya representación gráfica se muestra en la figura A.21. Vamos a tratar de hallar el área A de la parte gris en la figura. Para ello dividimos el intervalo de x entre 0 y π en pequeños incrementos iguales Δx (fig. A.22,I), y tomando esos intervalos como base, construimos otros tantos rectángulos, considerando como altura de cada uno el valor de y correspondiente a un punto intermedio de cada incremento. Llamaremos a esas alturas y_1, y_2, y_3, etc. La suma de las áreas de todos esos rectángulos será aproximadamente igual al área A que queremos hallar. Podemos escribir entonces:

$$A \approx \Delta x \cdot y_1 + \Delta x \cdot y_2 + \Delta x \cdot y_3 + \ldots \qquad [A.82]$$

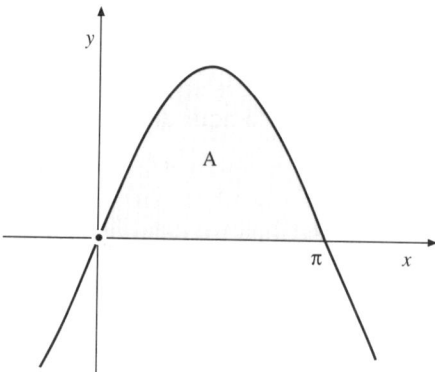

Figura A.21. *Explicación en el texto.*

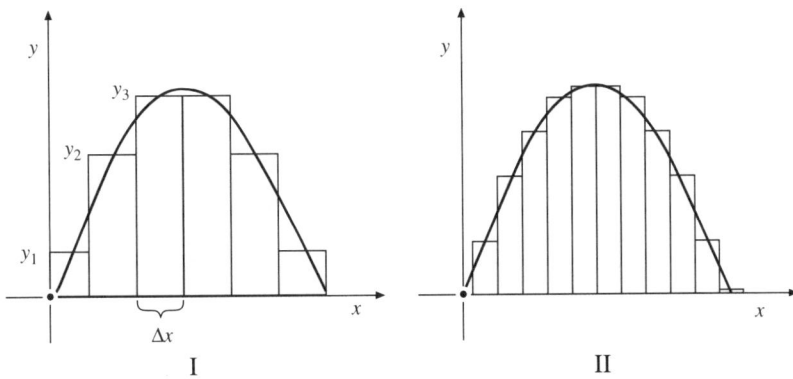

Figura A.22. *Explicación en el texto.*

lo cual se puede abreviar empleando el símbolo de sumatoria ya conocido:

$$A \approx \Sigma \; y_i \cdot \Delta x \qquad \text{[A.83]}$$

Ahora bien, el área obtenida sumando las superficies de esos rectángulos será más aproximada al área real que queremos hallar, si los incrementos Δx, empleados para construir los rectángulos, se hacen menores, como se muestra en la figura A.22,II. Como se comprende, la sumatoria [A.83] se aproximará tanto más al área que se desea hallar cuanto más pequeños sean los incrementos Δx. Por lo tanto, el área A será igual al límite a que tiende la sumatoria de la [A.83], cuando Δx tiende a 0, y el número de sumandos, en consecuencia, tiende a infinito.

$$A = \lim_{\Delta x \to 0} \Sigma \; y_i \cdot \Delta x \qquad \text{[A.84]}$$

El límite de una sumatoria de esta naturaleza recibe el nombre de *integral*. En nuestro caso se escribe:

$$A = \int_0^\pi y \cdot \mathrm{d}x \qquad \text{[A.85]}$$

y se lee: "integral, entre 0 y π, de y diferencial x". Los símbolos 0 y π, colocados respectivamente en los extremos inferior y superior del símbolo de integral, representan los valores de x entre los cuales se halla comprendida el área que se desea determinar.

Para poder calcular la integral, es necesario escribir el valor de y en función de x. De acuerdo con [A.81] escribimos entonces:

$$A = \int_0^\pi \operatorname{sen} x \cdot \mathrm{d}x \qquad \text{[A.86]}$$

En cálculo infinitesimal existen medios para hallar el valor de una integral, pero no los emplearemos en esta obra. Lo que necesitamos en el curso de la misma es saber plantear una integral o interpretar su significado. Si se necesita su solución, se puede recurrir a tablas que brindan directamente la solución de los diferentes tipos de integrales.

Bibliografía general sobre física y fisicoquímica

Bosch GM, Abecasis SM. Nociones de física nuclear y radiodosimetría. Buenos Aires, Editorial Universitaria de Buenos Aires 1965.

Bray HG, White K. Kinetics an thermodynamics in biochemistry. Nueva York, Academic Press, Inc, 1957.

Bull HB. Physical biochemistry. Nueva York, John Wiley and Sons, Inc, 1951.

Castelfranchi G. Física Moderna. Milán, Ulrico Hoepli 1964.

Clarck WM. Topics in physical chemistry. Baltimore, The Williams and Wilkins Company 1952.

Edsall JT, Wyman J. Biophysical chemistry. Nueva York, Academic Press, Inc, 1958.

Feynman RP, Leighton RB, Sands M. Lectures on physics. Addison-Wesley. Reading, 1965.

Glasstones S. Tratado de química física. Madrid, Aguilar 1966.

Hobbie RK. Intermediate physics for medicine and biology. Nueva York, John Wiley and Sons 1978.

Hodgmaan CD, Weast RC, Selby SM. Handbook of chemistry and physics. Cleveland, Chemical Rubber Publishing Company, 1956.

Klotz IM. Chemical Thermodynamics. Nueva York, Printice Hall Inc, 1955.

Lefort M. Las radiaciones nucleares. Buenos Aires, Editorial Universitaria de Buenos Aires 1965.

Moore JM. Química física. Barcelona, Manuel Marín y Cía., 1953.

Overman RT. Basic concepts of nuclear chemistry. Nueva York, Reinhold Publishing Corporation 1967.

Partington JR. An advanced treatise on physical chemistry. Londres, Longmans, Green and Company, Limited, 1949.

Perucca E. Física general y experimental. Barcelona, Editorial Labor, S.A. 1948.

Sears FW, Zemansky MW. Física general. Madrid, Aguilar 1981.

Strother GK, Bromberg P, Orejuela MA. Física aplicada a las ciencias de la salud. Bogotá, McGraw-Hill 1981.

Vanderverf CA. Acids, bases, and the chemistry of the covalent bond. Nueva York, Reinhold Publishing Corporation 1961.

Índice de materias